全国医药高职高专规划教材

（供护理及相关医学专业用）

中医护理学

第2版

主编　刘健美　王秀霞

中国医药科技出版社

内容简介

本书是全国医药高职高专规划教材之一，依照教育部教育发展规划纲要等相关文件要求，结合卫生部相关执业考试特点，根据《中医护理学》教学大纲的基本要求和课程特点编写而成。全书分上、中、下三篇，上篇介绍中医护理基础知识，中篇介绍中医护理技能方法，下篇介绍中医临床病证护理。

本书本着“理论适度够用，技术应用能力突显”的原则，注重培养医药卫生类高职学生的综合职业能力，适合医药卫生高职教育及专科、函授、自学高考等相同层次不同办学形式教学使用，也可作为医药行业培训和自学用书。

图书在版编目（CIP）数据

中医护理学/刘健美，王秀霞主编．—2 版．—北京：中国医药科技出版社，2012．9
全国医药高职高专规划教材．供护理及相关医学专业使用
ISBN 978－7－5067－5555－9

Ⅰ．①中…　Ⅱ．①刘…②王…　Ⅲ．①中医学－护理学－高等职业教育－教材
Ⅳ．①R248

中国版本图书馆 CIP 数据核字（2012）第 166879 号

美术编辑　陈君杞
版式设计　郭小平

出版　中国医药科技出版社
地址　北京市海淀区文慧园北路甲 22 号
邮编　100082
电话　发行：010-62227427　邮购：010-62236938
网址　www. cmstp. com
规格　787×1092mm 1/16
印张　26
字数　518 千字
初版　2009 年 7 月第 1 版
版次　2012 年 9 月第 2 版
印次　2016 年 8 月第 4 次印刷
印刷　航远印刷有限公司
经销　全国各地新华书店
书号　ISBN 978－7－5067－5555－9
定价　49.00 元

第2版 编写说明

作为我国医药教育的一个重要组成部分，医药高职高专教育为我国医疗卫生战线输送了大批实用技能型人才。近年来，随着我国医药卫生体制改革的不断推进，医药高职高专所培养的实用技能型人才必将成为解决我国医药卫生事业问题，落实医药卫生体制改革措施的一支生力军。

《国家中长期教育改革和发展规划纲要（2010～2020年）》提出当前我国职业教育应把提高质量作为重点，到2020年，我国职业教育要形成适应经济发展方式转变和产业结构调整要求、体现终身教育理念、中等和高等职业教育协调发展的现代职业教育体系。作为重要的教学工具，教材建设应符合纲要提出的要求，符合行业对于医药职业教育发展的要求、符合医药职业教育教学实际的要求。

2008年，根据国发［2005］35号《国务院关于大力发展职业教育的决定》文件和教育部［2006］16号文件精神，在教育部和国家食品药品监督管理局的指导之下、在与有关人员的沟通协调下，中国医药科技出版社与全国十余所相关院校组建成立了全国医药高职高专规划教材建设委员会，办公室设在中国医药科技出版社，并于同年开展了首轮护理类25种教材的规划和出版工作。

这批教材的出版受到了全国各相关院校广大师生的欢迎和认可，为我国医药职业教育技能型人才培养做出了重大贡献。

2010年，相关职业资格考试做出了修订调整，对医药职业教育提出了新的、更高的要求。本着对教育负责、对该套教材负责的态度，全国医药高职高专规划教材建设委员会经多方调研，于2011年底着手开展了本轮教材的再版修订工作。

在本轮教材修订再版工作中，我们共建设24个品种，涵盖了医药高职高专专业基础课程和护理专业的专业课程。

在修订过程中我们坚持以人才市场需求为导向，以技能培养为核心，以医药高素质实用技能型人才培养必需知识体系为要素，规范、科学并符合行业发展需要为该套教材的指导思想；坚持“技能素质需求→课程体系→课程内容→知识模块构建”的知识点模块化立体构建体系；坚持以行业需求为导向，以国家相关执业资格考试为参考的编写原则；坚持尊重学生认知特点、理论知识适度、技术应用能力强、知识面宽、综合素质较高的编写特点。

该套教材适合医药卫生职业教育及专科、函授、自学高考等相同层次不同办学形式教学使用，也可作为医药行业培训和自学用书。

全国医药高职高专规划教材建设委员会

2012年6月

全国医药高职高专规划教材建设委员会

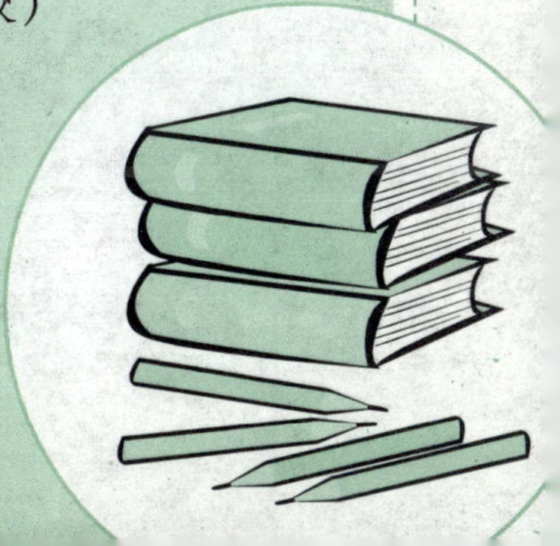

本书编委会

主　编　刘健美　王秀霞

副主编　谭跃勤　孙世山

编　委（以姓氏笔画为序）

于丽丽（山东中医药高等专科学校）

王玉敏（漯河医学高等专科学校第三附属医院）

王秀霞（漯河医学高等专科学校）

任　旭（益阳医学高等专科学校）

刘健美（山东中医药高等专科学校）

孙世山（曲阜中医药学校）

吴喜庆（益阳医学高等专科学校）

董晓红（黑龙江中医药大学佳木斯学院）

谭跃勤（益阳医学高等专科学校）

薛　良（山东中医药高等专科学校）

前言

PREFACE

《中医护理学》是将中医学基础理论、中医护理学基本知识、中医常用疗法及护理操作技术融为一体的一门综合学科，是护理专业的主干课程之一。该课程体现了中医传统理论、医药、医护合一的特点，既突出理论的系统性和临床的实用性，又注重各学科之间的联系和区别，反映出中医护理学的基本特点。

依据《全国医药高职高专规划教材编写要求》和《中医护理学》教学大纲的要求，编写过程中在保证核心教学内容的同时，为了充分体现职业教育对高职高专护理专业人才知识、能力和培养目标的要求，秉承了“以岗位群技能培养为目标，具备适度理论深度”的高职高专教学特点，凸显了职业教育“学中做、做中学”的特色，注重岗位技能培养和岗位知识学习，使学生通过学习后能够了解中医学基础理论，掌握中医护理知识和基本技能，并熟练地应用到临床实践中。

编写过程中参照护士执业考试及中医护理行业的技术标准规范，力求职业教育与就业有机衔接，为培养实用技能型高级护理专业人才奠定良好的专业基础。

全书分上、中、下三篇。上篇重点介绍中医护理基础知识，如阴阳五行学说、藏象学说等；中篇重点介绍中医护理技能方法，如中医护理程序、内容、中医护理常用疗法等；下篇为中医临床常见病证，择要介绍内、外、妇、儿科相关病证的辨证施护。

在编写本书过程中，编者参考了近年来出版的高等中医药专业中医基础理论、中医诊断学及中医护理学基础、中医护理学等方面的教材。在此，谨向原书作者表示真挚的谢意。

对山东中医药高等专科学校的领导及黄学英、吕美珍、高秀兰、唐永忠、赵桂芝、祝建才等老师，给予本书的大力支持和帮助，表示衷心地感谢。

本教材虽经集体讨论、共同审定，但由于学术水平和工作经验所限，不足之处在所难免。敬望各位专家及广大师生给予批评指正，不胜感谢。

编　者

2012 年 6 月

目录
CONTENTS

上篇　中医护理基础知识

中篇　中医护理技能

下篇 中医临床常见病证护理

上篇

中医护理基础知识

第一章 绪　　论

学习目标

1. 掌握中医护理学的的基本特点。
2. 熟悉病、症、证的概念。
3. 了解中医护理学的形成和发展。

中医护理学是以中医学理论为指导，运用整体观念，对疾病进行辨证施护，结合预防、保健、康复、医疗实践等各种医疗与护理活动，对病人及老、弱、幼、残者加以照料，并施以独特的中医护理技术，以保护、维持、恢复人类健康的一门综合性应用学科，是中医药学的重要组成部分。

第一节　中医护理学发展概况

古时候中医护理的基础理论与技术操作都蕴藏在中医学理论之中，长期以来一直保持着医、药、护不分状态，护理工作一直由医师或病人家属承担，未形成自己的体系。有关中医护理内容的记载，也散见于中医学的预防、养生、保健康复、医疗等理论之中。新中国成立以后，随着中医药事业的蓬勃发展，医学分科越来越细，中医护理理论也更趋丰富和完善，逐步地具体化、系统化，最终从中医学中独立出来，成为一门古老而又新兴的学科——中医护理学。其形成与发展大体经过以下几个时期。

一、中医护理学的起源（原始社会）

原始社会早期，人类的祖先在同恶劣自然条件作斗争的过程中，各种外伤不断发生，为缓解疼痛和止血等，往往用苔藓、树叶、草茎、泥土、唾液等来敷裹涂抹伤口。经过反复实践，不仅发现了一些治疗外伤的外用药，还逐渐掌握一些极为简单的包扎法、按摩术和止血法等。原始社会后期，人们为庆贺狩猎归来、农业丰收、婴儿降生等，往往采取跳跃的形式，来表达内心的喜悦。随着时间的推移，渐渐发现舞蹈跳跃有消肿、解痛和舒筋健骨等良好作用，以此为基础逐渐形成早期的导引疗法。另外，火的使用和发明以及原始纺织技术的产生等，使人们变生为熟，有“衣”可穿，对减少疾病、增进健康和延长寿命大有裨益，这是人类卫生保健和护理的巨大进步。

二、春秋战国、秦、汉时期（初步形成阶段）

夏商周时期，人们已认识到健康与卫生习惯、饮食、情志、四时季节、婚姻生育等的关系，指出“鸡初鸣，咸盥漱”（《礼记》）；“春多酸、夏多苦、秋多辛、冬多咸”（《周礼》）；“百病怒起”、“忧郁生疾”（《周礼》）；“春时有痟首疾，……冬时有嗽上气疾”（《周礼》）；“男三十娶，女二十嫁”、“男女同姓，其生不蕃”（《周礼》）。周代，医学进一步发展，医学进行了分科，分为食医、疾医、疡医、兽医四科，其中食医相当于现代的营养师，说明人们已很重视对病人饮食方面的调理。正是在长期生活实践和与疾病作斗争的过程中，人们逐渐获得并积累了医药护理方面的知识和方法，从而形成了中医护理的雏形。

春秋、战国、秦、汉时期，人们已有了洗手、洗脸、洗澡等良好的习惯。《礼记》中记载“头有疮则沐，身有疡则浴”。在饮食的调护方面，则提出饮食应与四时季节相适应，“春多酸、夏多苦、秋多辛、冬多咸”等。商代出现了金属的刀、针，并开始用酒剂治疗伤病，为护理工作奠定了基础。这一时期，由于社会的急剧变化，政治经济、科学文化的进步等，中国医药学迅速发展，《黄帝内经》、《神农本草经》、《伤寒杂病论》等医学典籍相继问世，中医学理论体系基本确立，同时也为中医护理学的发展奠定了基础。

《黄帝内经》，是我国现存最早一部系统、完整、全面阐述中医学基本理论的古典医籍，始于战国成于西汉。该书创立了中医学基本理论体系，不仅全面系统地阐述人体的组织结构、生理、病理、诊断、治疗等问题，并记载了中医护理学的各个方面，包括饮食起居、服药、情志、预防和养生等方面的护理知识。另外，《内经》中针灸、导引、推拿、热熨等疗法，也体现出中医护理学的思想。

《神农本草经》成书于东汉时期，是我国现存最早的药物学专著。该书总结汉代以前许多药物学知识，根据药物性能与功效的不同，将药物分为上、中、下三品，并系统地阐述君臣佐使，四气五味，七情合和等药物学理论和一系列用药原则。在临床用药护理方面，指出：“病在胸膈以上者，先食而后服药；病在心腹以下者，先服药而后食；病在四肢血脉者，宜空腹而在旦；病在骨髓者，宜饱满而在夜”。若用毒药疗病，“先起如黍粟，病去即止”，并强调应从小剂量开始，逐渐加大剂量，以免发生药物中毒。

东汉末年，著名医家张仲景所著的《伤寒杂病论》，是一部理法方药具备的临床医学巨著。该书总结东汉以前防治疾病的丰富经验，并以六经论伤寒，以脏腑论杂病，确立辨证论治的诊疗体系。同时，张氏也开创了辨证施护的先河，对煎药方法、服药注意事项、药后反应及饮食宜忌等方面的调护，都有具体论述。如服用桂枝汤时应啜热稀粥以助药力，并加衣盖被，以达到周身微微汗出，连绵不断，切不可大汗淋漓，以防亡阳伤阴之变。在观察服药反应方面，又告诫后人“若一服汗出病瘥，停后服，不必尽剂。若不汗，更服依前法。又不汗，后服小促其间，半日许，令三服尽。若病重者，一日一夜服，周时观之”。在服药期间，还应禁食生冷、难消化、腐败变质及辛辣、酒酪等刺激性食物。另外，该书还提出了许多护治结合的方法，如治狐惑病的熏洗法、烟熏法；治咽痛的含咽法等。在饮食宜忌方面，提出五脏病食忌、四时食忌、冷热食忌、妊娠食忌，明确指出饮食也应辨证。

后汉时期的名医华佗，是我国外科和医疗体育的奠基人。在古代气功导引基础上，模仿虎、鹿、猿、熊、鸟五种动物的动作姿态，创立了“五禽戏”的健身运动。这既是一种增强体质，延年益寿的保健体操，也是一种治疗与护理疾病的重要方法，是健身与医学护理的有机结合。华佗的另一伟大贡献是发明了麻沸散。麻沸散作为麻醉剂应用于外科手术中，为外科学和外科护理学的发展作出巨大贡献。

三、晋、隋、唐时期（发展阶段）

晋、隋、唐时期是中医护理与专科护理开始全面发展的时期。特别在诊断、针灸、病源、方药等方面，出现了总结性的专科著作。

晋代葛洪的《肘后备急方》对传染病、各科急证及内、外、妇、五官、精神和骨伤各科病证都有论述，并提出了一些护理要求。如在“治卒大腹水病方”中曰：“勿食盐，常食小豆饭，饮小豆汁，鲤鱼佳也。”对创伤大出血患者护理时，明确指出禁食刺激性食物，并避免活动和情绪波动以保持安静。在骨伤科方面，首次记载下颌关节脱位的复位方法，并创用竹片作为大小夹板的外固定法，显示出该时期骨伤科的治疗和护理水平。

隋·巢元方等编撰的《诸病源候论》，书中阐述了内、外、妇、儿、五官等各科的病源和证候，并论述各种疾病的调护方法。如对外科肠吻合术后的饮食护理指出：“当作研米粥饮之，二十余日，稍作强糜食之，百日后乃可进饭耳。饱食者，令人肠痈决漏”。该书还引北齐徐之才“十月养胎法”，强调妊娠期间应注意饮食起居与精神调养，并要适当活动，体现出妇产科方面的护理思想。

唐·孙思邈编撰《千金要方》和《千金翼方》。两书详细地记载了唐以前的医学理论、方剂、诊法、治法、食养、导引等方面的内容，堪称我国第一部医学百科全书。孙思邈尤重视妇女、儿童疾病的诊治。在妇产科护理方面，强调妊娠妇女应“居处简静”，“调心神，和性情，节嗜欲”。临产时，产妇不要匆忙，家人也要沉稳，勿使产妇忧虑，否则易引起难产。在小儿日常护理方面，主张在风和日暖之时，将小儿抱出室外活动，有利于健康发育；在喂养方面提倡母乳喂养。除此之外，还详细地论述其他临床各科病证的护理方法。如对内科消渴病的调护，指出：“所慎者有三：一饮酒，二房室，三咸食及面”，并强调“能慎此者，虽不服药而自可无他，不知此者，纵有金丹亦不可救”。首创了“葱管导尿术”，比1860年法国发明的橡皮管导尿术早1200多年，丰富和发展了中医护理学。同时，孙思邈对医德尤其重视，提出医生在医德方面的要求和所要达到的境界，如要有大慈恻隐之心，敢担当风险，对病人一视同仁等。对后世医护人员的医德实践和医德修养，具有重要指导意义。

四、宋、金、元时期（充实阶段）

宋金元时期是我国科学技术发展较快、成果较多的时期。随着科技文化的发展，医学也有了长足进展。其中针灸科、妇科、儿科、外伤科及法医学方面的成就尤为突出。同时，中医护理学的内容也更加充实。

宋·陈自明在《妇人大全良方》中，论述妇科、产科诸种证候的治疗和调护。产科方面分为胎教、候胎、妊娠疾病、难产、产后五门。该书是一部内容丰富的总结性妇产科专著，体现出宋代妇产科的护理水平，长期为后世所用。

元·危亦林撰《世医得效方》，书中所载肱骨骨折整复法及腕关节脱臼整复法，同目前使用的方法基本一致。对前臂骨折用四块小夹板固定的治疗记录，也与现代所用的方法大致相同，体现出宋元时期骨伤科较高的治疗与护理技术水平。

金元时期，百家争鸣，流派纷呈，开创了医学发展的新局面。“金元四大家”之一的李东垣非常重视胃气在发病中的决定性作用，倡言“百病皆由脾胃衰而生也”。因此，在治疗时善用温补调理脾胃之法，后人称其为“补土派”。元·朱丹溪根据“天人相应”的理论，创造性地阐明了相火之常和相火之变，认为相火有“生生不息”的功能，“人非此火不能有生”，然相火妄动，必消耗阴精，从而提出“阳常有余，阴常不足”的结论。治疗上，善用滋阴降火之剂，被后人尊为“滋阴派”。在临证护理方面，独创了滋阴降火护理法，把顾阴护精作为防止相火妄动和养生保健的主要原则，认为人们应清心寡欲，以保真阴。

五、明、清时期（成熟阶段）

明清时期是中医学理论综合汇通和深化发展的阶段。既有许多新发明和创造，又有对前人医学成就的总结，大量医学全书、丛书和类书问世。此时期，中医护理学也进入一个全新的发展阶段，进一步总结和发展前人的经验，逐步向独立和完整的理论体系发展。特别是在传染病、养生保健等方面，形成系统的理论和方法，丰富了临床护理内容。

张介宾、赵献可等医家，认为温补肾阳和滋养肾阴对养生康复和防治疾病具有重要作用。张介宾提出“阳非有余”、“真阴不足”的见解，主张补养肾阳和肾阴。赵献可认为命门是人身之主和至宝，特撰《医贯》一书，强调“命门之火”在养生、防病中的重要意义。命门学说对中医学理论和临床各科的发展有较大的影响，尤其对养生防病及慢性病、老年病的康复治疗与护理，有重要的指导意义。

明·吴又可在《温疫论》中提出“疠气”学说，是当时传染病病因学的卓越创见。本书认为温疫病是由六淫之外的异气——“疠气”所致，在治疗与护理方面，主张“客邪贵乎早逐”，运用中“要量人之虚实，度邪之轻重，察病之缓急”。在“论食”、“论饮”及“调理法”三篇专论中，详细论述温疫病的护理措施，而对内热烦渴病人，给服“梨汁、藕汁、蔗浆、西瓜”以清热止渴生津。清·叶天士的《温热论》，系统地阐述温病的发生、发展规律，创立卫气营血辨证与施护纲领以及用蒸气消毒的护理技术。

清代医家吴鞠通，著《温病条辨》，创立三焦辨证法。其中在调护方面指出："阳明温病，下后热退，不可即食，食则必复"，并以"雪梨浆"治疗温病口渴，说明吴氏非常注重饮食调护在温病治疗中的作用。

明代隆庆年间，我国发明了人痘接种法预防天花，开创人工免疫的先河，为我国人民，也为世界各国人民的防病保健事业作出巨大贡献。

明清时期对医德、医风方面也非常重视，论述颇多。如清·俞茂鲲在《痘科金镜赋集解》中提到："无论富贵贫贱请视即当亲往，不可欲去不去，故意留难，乔装身份，亦不可因馈赠厚薄而分等差"。清代医家沈金鳌在《沈氏尊生书》中指出："人之生至重，必知其重而有以尊之，庶不致草菅人命"。这不仅是医生，也是护理人员必须遵从的医德规范。

六、新中国成立后（蓬勃发展阶段）

新中国成立后，在党和国家的大力支持下，遵照中医政策和"中医药学是一个伟大的宝库，应当努力挖掘，加以提高"，以及"团结中西医"的精神，中医药事业得以复兴并迅猛发展。中医护理工作也开始独立开展起来，中医有了严格的医护分工。尤其是近20年来，中医护理事业蓬勃发展，教学、临床、科研等各方面都取得长足进展。

1955年中医研究院成立，20世纪60年代初，中医护理培训班在南京首次举办，各地相继开办了护士学校和中医护理学习班，中医护理学开始成为一门独立的学科。1958年江苏省中医院创办了第一所中医护校。1959年南京出版了第一部系统的护理学专著《中医护理学》。1985年北京中医学院成立中医护理系，创建中国医学史上第一个中医护理大专班。目前，中医护理教育事业正在迅速发展，多层次、多渠道、多形式的中医护理教育体系在全国范围内逐步形成。大学、高职、中专、自考、函授以及网络远程教育等中医教育形式大量涌现，培养出一大批具有献身精神的中高级护理专业技术人才，中医护理队伍在不断地发展壮大。

临床上，中医护理工作从照搬西医护理，转变为逐步开展中医护理临床实践，并于1997年7月由国家中医药管理局制定、颁布了具有中医特点的《中医护理常规技术操作规程》，要求全国中医院及有关单位、部门遵照执行，使中医医院护理工作走向标准化、规范化、合法化。同时，全国各地市级以上中医医院都设立护理部，落实院长领导下的护理部主任负责制，以保证护理工作的顺利进行。

1984年全国成立"中医、中西医结合护理学术委员会"，对中医护理学的发展方向，以及辨证施护的研究进行深入探讨。1993年中华护理学会举办"全国首届护理科技进步奖"评审活动，评出"中药空气消毒液作用的临床观察与实验研究"等六项中医护理科研成果，填补了中医护理科研的空白。1995年在"全国第二届护理科研进步奖"评审中，又评出"现代中医护理应用与研究"等五项科研成果。如今"学科学，搞科研，兴护理"的科研风气正在全国护理界兴起。

近年来，中医护理学日益受到国际护理界的瞩目，许多国家的护理代表团先后来我国参观或考察。这不仅有利于国际间的学术交流，也扩大了中医护理在国际上的影响，促使中医护理走出国门，走向世界，让世界各族人民感受到中医护理方法的独特魅力。

第二节 中医护理学的基本特点

中医护理学在长期的医疗实践中，逐步形成了一套独特的理论体系。这一理论体系的基本特点是整体观念和辨证施护。

一、整体观念

整体就是统一性，完整性。整体观念是中医护理学关于人体自身的完整性及人与自然、社会环境统一性的认识。中医护理学非常重视人体本身的完整性、统一性，认为人体是一个由多层次结构构成的有机整体。同时认为人与自然、社会环境也是一个密切相关的整体。这种机体自身整体性及其内外环境统一性的思想，称之为整体观念。整体观念是中医认识和护理疾病的重要指导思想，体现在中医护理的基础理论和临床实践中。

（一）人体是一个有机整体

人体是由若干脏腑、形体和官窍组成的。各个脏腑、形体和官窍都有其各自不同的结构和生理功能，这些不同的生理功能又都是整体生理活动的一个组成部分。

1. 生理方面 人体由五脏、六腑、五体、五官、九窍等组织器官共同构成。通过经络系统的联络作用，构成心、肝、脾、肺、肾五大系统。以心、肝为例：心——小肠——脉——舌（心系统），肝——胆——筋——目（肝系统）。五大系统以五脏为中心，而五脏中又以心为最高统帅，心为“五脏六腑之大主”，能主宰整个人体的生命活动。五大系统在正常情况下，彼此之间相互协调和相互制约，并通过精、气、血、津液等作用，共同完成人体的生理活动，从而表现出生命活动的整体联系。

2. 病理方面 人体既然生理上相互联系，那么病理上必然会相互影响。内脏有病，可以通过经络反应于相应的体表、组织、官窍；反之，体表组织官窍异常，也可通过经络内传于脏腑，如胃火过亢，可致牙龈肿痛；体表感受风寒等邪，可传及肺脏，影响肺的宣降，出现咳嗽、气喘、吐痰等症状。此外，脏腑之间在病理上也会相互影响，如肝火过亢，不仅肝脏本身出现胁痛、口苦等病变，而且影响胃的通降功能，出现胃脘胀痛、嘈杂吞酸等症；还可上灼于肺，而见咳嗽、咯血等症。

3. 诊治与护理方面 在诊察疾病时，从整体出发，采用“察外知内”的方法，通过观察形体、官窍、舌脉、面色、声音等外在的变化，来了解和判断内脏的病变。正如《灵枢·本藏》所说：“视其外应，以知其内脏，则知所病矣。”如口舌生疮，往往是心火旺盛的表现，因心开窍于舌。治疗和护理疾病时，同样要注重整体性。如上述口舌生疮糜烂，是心与小肠火盛的表现，因心开窍于舌，与小肠相表里，故从整体出发，采用清心泻小肠之火的治疗方法。在护理上，除局部药物护理外，还应加强对病人情志、饮食等方面的调护，嘱其保持心情舒畅，不食煎炸油腻、辛辣等助热生火之品，宜食清淡泻火之物，如绿豆汤、苦瓜等，以通过泻小肠之火而清心火，使口舌糜烂自愈。再如久泻不愈者，若属肾阳虚衰引起，其病发于下，但可以艾灸巅顶之百会穴调之，督脉阳气得温，肾阳得充，则泄泻自愈，此即所谓“下病上取”；眩晕欲仆，若为水不涵木引起，属病发于上，但可针灸足心之涌泉穴调之，使肾水得充，肝阳不亢，则眩晕自减，此即所谓“上病下取”。这都是在整体观念指导下确立的治疗和护理方法。

总之，人体是一个有机的整体，这个整体在结构上不可分割，在生理上相互联系、相互制约，在病理上则相互影响，因此，在诊断、治疗和护理疾病时，必须从整体出发，才能诊断明确，治疗与调护得当。

（二）人与外界环境的统一性

外界环境包括自然环境和社会环境。人生活在自然环境和社会环境中，其生理功能和病理变化，必然受自然环境和社会环境的影响。人类在适应和改造自然与社会环境的斗争中维持机体的正常生命活动。

1. 人与自然界的统一性 人类生活在自然界中，自然界存在着人类赖以生存的必备条件。同时，自然界的运动变化又可直接或间接地影响机体的生命活动，而机体则相应地产生生理性反应，超越这个范围，就是病理性反应。故《灵枢·邪客》说：“人与天地相应也”。这种人与自然息息相关的观点，称为“天人一体观”。中医学历来重视人与自然环境的关系，有关季节气候、昼夜晨昏、地理环境对人体影响的论述颇多。

（1）季节气候对人体的影响：一年四季，春温、夏热、秋凉、冬寒。自然界的生物受这种气候变化的影响，有春生、夏长、秋收、冬藏的适应性变化。人类也不例外，必须作出适应性的变化。如《灵枢·五癃津液别》指出：“天暑衣厚则腠理开，故汗出，……；天寒则腠理闭，气湿不行，水下流于膀胱，则为溺与气。”说明春夏阳气升发，气血容易趋于体表，腠理疏松开泄，出汗增多，以此来散热降温。秋冬阳气收敛，气血潜藏于内，肌腠致密，出汗减少，体内必须排出的水液就从小便下达。同样，人体的脉象也随着四时气候的变化而出现相应的规律性变化，春弦、夏洪、秋浮、冬沉。脉象的这种浮沉变化，就是由于机体受四时交替的影响，在气血方面发生的适应性调节变化。另外，人体经络气血的运行，还受风雨晦明的影响。气候温和，日色晴朗，人体阳气也随之充盛，故气血运行流畅；气候寒冷，天气阴霾，人体阳气亦弱，故气血涩滞不畅。四时气候变化，是万物生长的重要条件，但有时也会成为生物生存的不利因素。人类适应自然环境的能力是有限的，当气候变化过于剧烈，超过机体调节功能的一定限度，或由于机体本身不够健全，不能对自然气候的变化作出适应性调节时，就会产生疾病。在四时气候变化中，每一季节都有各自不同的气候特点，受其影响，常发生一些季节性的多发病，或时令性流行病。如春季多温病，夏季多痢疾、腹泻，秋季多疟疾，冬季多伤寒等。此外，某些慢性宿疾往往在气候急剧变化之际，或季节交替之时复发或加剧，如某些哮喘往往在春夏缓解，秋冬发作；关节疼痛的病证，常在寒冷或阴雨天气时加重等。

(2)昼夜晨昏对人体的影响：昼夜晨昏的阴阳变化没有四季变迁那样明显，但对人体也有一定程度的影响。《素问·生气通天论》指出："故阳气者，一日而主外，平旦人气生，日中而阳气隆，日西而阳气已虚，气门乃收。"说明人体的阳气会随着昼夜晨昏的变化而变化，白天趋向于表，夜晚趋向于里。而且这种变化会在体温的升降、精神的兴奋与抑制等方面表现出来。昼夜晨昏的变化，对疾病同样有一定的影响。如《灵枢·顺气一日分为四时》指出："夫百病者，多以旦慧昼安，夕加夜甚……朝则人气始生，病气衰，故旦慧；日中人气长，长则胜邪，故安；夕则人气始衰，邪气始生，故加；夜半人气入脏，邪气独居于身，故甚也。"说明一般疾病多在清晨、上午病情较轻，从下午起逐渐加重，特别是夜晚更甚。随着昼夜阴阳的变化，人体的阳气也存在着生、长、收、藏的消长变化规律，故病情就有旦慧、昼安、夕加、夜甚的起伏变化。

(3)地理环境对人体的影响：地理环境主要指地势的高低、地域性气候、水土及风俗习惯等。地域气候的差异，地理环境和生活习惯的不同，在一定程度上对人体的生理活动产生影响，进而影响到体质的形成。如江南地区，地势低平，气候偏于湿热，人体腠理多疏松；北方地区，地势高而多山，气候多燥寒，人体腠理则多致密。长期居住某地的人，一旦易地而处，环境突然发生变化，初期常感到不太适应，习惯上称为"水土不服"，但经过一段时间后，也就逐渐适应了。地理环境不同，所患疾病也有差异。如北方地区，气候寒冷，常易感受寒邪而致病；东南沿海地区，气候多潮湿温热，则易见湿热为病；江湖沼泽之地的人群，可因疫水的感染而致血吸虫病；久居低洼潮湿之地的人，多发痹证；远离海洋的某些山区，人们则易患瘿病等。尤其是某些地方性疾病的发生，与地理环境的关系更为密切，如克山病、瘴疟等。

综上所述，人类生活在大自然中，其生理、病理无不受自然界的影响。这就启示我们在治疗和调护疾病时，要因时、因地制宜。即根据春生、夏长、秋收、冬藏的自然变化规律，做好四时的生活起居和病变的护理，并加强对病人夜间的观察及护理，以防病情突变。同时，还应根据各地区环境气候特点的不同，制定相应的护理措施，以预防疾病或使疾病早日康复。

2. 人与社会环境的统一性 人生活在复杂的社会环境中，是社会的组成部分。人的活动能影响社会，反之，社会的变动对人也有影响，政治、经济、文化、宗教、法律、婚姻、人际关系等社会因素，必然通过与人的信息交换影响着人的生理活动和病理变化。因此，人与社会环境也是一个密切联系的整体。

社会的治或乱，直接影响人体的身心健康。社会安定，天下太平，人们丰衣足食，生活规律，则抗病力强，得病较少，寿命较长，如《论衡》所说："太平之世多长寿人"。社会动荡，战乱纷起，人们缺医少食，颠沛流离，生活没有规律，精神紧张，则抗病力差，易患各种疾病，死亡率较高，寿命较短。

社会经济、文化的发展，对人体也有影响。一般说来，社会进步，经济、文化发展，人们精神、物质生活丰富，有利于身心健康。因此，人类的寿命随着社会的进步而越来越长。但是，社会经济、文化发展的同时，也给人们的健康带来许多负面的影响，如激烈的社会竞争，都市的各种噪音，大气、水、土壤的污染，交通的拥挤等，在一定程度上影响着人们的生命活动，使人精神紧张，昼夜不宁，并且会感染多种疾病，从而成为当今社会影响人们身心健康的新因素。

社会政治、经济地位的高低、变化，对人的身心功能有很大的影响。政治、经济地位过高，易使人骄傲、霸道、目空一切，如《灵枢·师传》指出养尊处优的“王公大人，血食之君，骄恣纵欲，轻人”。政治、经济地位低下，又容易使人产生自卑心理、抑郁情绪，导致脏腑气血失调。同时，政治、经济地位的差异和变化，会引起精神情志的变化，影响人体的健康。故中医学特别强调精神情志对人的影响，主张“和喜怒而安居处”、“恬淡虚无，真气从之”，以维持正常的精神情志活动，防止疾病的发生。这就启示医护人员在防治疾病的实践中，注意加强精神情志方面的调护，改善病人的精神情绪，促进身心的早日康复。

二、辨证施护

辨证施护是中医认识和护理疾病的基本原则，是中医学对疾病独特的研究和护理方法，也是中医护理学的基本特点之一。

（一）症、证、病的基本概念

1. 症 是指疾病的具体临床表现，包括症状和体征两方面。症状，是病人的主观异常感觉或某些病态改变，如头痛、发热、咳嗽、恶心、呕吐等。体征，是医生通过望闻问切四诊及其他检查方法，客观查出患病机体的异常现象，如舌红、苔黄、脉滑数等。症状是发病过程中的最小单位，孤立的症状和体征不能反映疾病或证候的本质，因而不能作为治疗和护理的依据。

2. 证 即证候。是对机体在疾病发展过程中某一阶段的病理概括，它包括四个要素，即病因、病位、病性和邪正关系。能反映出疾病过程中某一阶段病理变化的本质，比“症”更全面、更深刻、更准确地揭示疾病的本质，因而可作为确立治法、用药调护的依据。

3. 病 即疾病。是指有特定的病因、发病形式、病机、发展规律和转归的一种完整的病理过程，如感冒、哮喘、中风、麻疹、痢疾等。

症、证、病三者既有区别又有联系。一种疾病常常包含着几个不同的证候，一个证候包含着一组不同症状。病的概念过于笼统，而症仅仅是疾病的个别表面现象，只有证候才是病理本质的反映。因此，证是中医认识和治疗护理疾病的核心。

（二）辨证施护的基本概念

1. 辨证 是认识疾病过程中确立证候的思维和实践过程，即将四诊（望、闻、问、切）所收集的病情资料，包括症状和体征等，运用中医学理论进行分析、综合，辨清疾病的原因、性质、部位及邪正之间的关系，概括、判断为某种性质的证候。

2. 施护 是根据辨证的结果，确定相应的护理原则和方法。

辨证和施护是诊治、调护疾病过程中相互联系、不可分割的两个方面。辨证是认识疾病，判断证候；施护是依据辨证的结果，确立调护疾病的手段和方法。辨证是施护的前提和依据，施护是辨证的延续，通过施护的效果可以检验辨证的正确与否。辨证与施护，是理论和实践相结合的体现，是理、法、方、药及调护在临床上的具体运用，是指导中医临床诊治调护疾病的基本原则。

3. 同病异护和异病同护　同病异护和异病同护是辨证施护的特点和优势。

同病异护，是指同一种疾病，由于发病的时间、地域以及患者的机体反应性不同，或疾病的发展阶段或类型不同，故表现出的证候不同，因而施护的方法也就有异。以感冒病为例，由于发病的季节和感受的邪气不同，施护的方法也就有异。暑季感冒，常易感受暑湿之邪，应采用祛暑化湿的调护方法。如室内注意通风凉爽，饮食应给清热利湿之品，如西瓜、绿豆汤、番茄、苦瓜等，忌生冷、油腻和辛辣等助湿化热之物。冬令时节感冒，宜采用中药温服，给生姜红糖葱白汤等热饮料以助药力，服药后覆衣盖被，使其周身微微汗出，以达汗出表解之目的。可见，同属感冒病，发病季节和病因不同，施护的方法就不一样。

异病同护，是指几种不同的疾病，在其发展过程中，出现性质相同的证，可采用相同的调治护理方法。如久痢脱肛、子宫下垂、胃下垂等不同的疾病，在其发展过程中，可能出现“中气下陷”这一相同的证候，故都可用“补益中气”的调护方法。给予黄芪、党参，或苡仁粥、茯苓粥等益气健脾之品，并嘱咐患者注意休息，避免过劳，以培育中气；还可辅以针灸疗法，取百会、关元、长强等穴以补气升提。

由此可见，中医调护疾病，不是着眼于“病”的异同，而是着眼于病机的区别和“证”的不同。相同的病机和证候，可采用基本相同的护理方法；不同的病机和证候，则采用不同的护理措施，即所谓“证同护亦同，证异护亦异”。这种针对疾病发展过程中不同性质的矛盾，采用不同解决方法的护理法则，是辨证施护的精神实质，也是临床医护人员所应具备的基本技能。

第三节　《中医护理学》的主要内容

《中医护理学》主要阐述中医基础理论、中医护理学基本知识、常用中医疗法及护理操作技术，是护理专业的主干课程之一。其内容主要包括上篇的中医护理学的发展简史、阴阳五行、藏象、气血津液、经络、病因发病病机；中篇的中医护理基本内容、防治与护理原则、中药方剂、中医常用疗法及护理操作技术、中医护理文件书写规范；下篇的中医内、外、妇、儿科常见病证的护理与治疗等十七个章节。

阴阳五行学说，属于古代哲学范畴，具有唯物论和辨证法思想。中医学用以阐明人体的生理、病理现象，并指导疾病的诊治与护理等。本书重点介绍阴阳五行的基本概念、基本内容及在中医学中的应用。

藏象，是研究人体各脏腑组织器官的生理功能、病理变化及其相互关系，以及脏腑组织器官与外界环境相互关系的学说，是中医理论体系的核心。本章重点论述脏腑的生理功能及脏腑之间的相互关系。

气血津液，主要阐述气、血、津液的生成、运行、生理功能及其相互关系，说明气、血、津液既是脏腑功能活动的物质基础，又是脏腑功能活动的产物。

经络学说，是研究人体经络系统的生理功能、病理变化及其与脏腑相互关系的学说。本章主要阐述经络的概念、经络系统的组成，十二经脉的走向交接规律、循行规律、流注次序、循行路线，以及经络的生理功能和应用；腧穴的分类、作用、常用定位法以及常用腧穴。

病因发病病机，是阐述各种致病因素的性质、致病特点及其所致病证的临床表现，发病规律和疾病病理变化机制的学说。主要介绍六淫、疠气、七情、饮食劳逸、病理产物等致病因素，及其正邪在发病中的作用和邪正盛衰、阴阳失调、气血失常、津液代谢障碍等基本病机。

中医护理基本内容，主要介绍望、闻、问、切四诊的基本方法和内容，生活起居、情志、病证恢复期及康复护理的基本原则和方法，饮食护理的基本原则和饮食宜忌，常用中药内服法的护理及中药中毒的解救方法，常用中药外用法与护理，如贴药法、药熨法、熏洗法、中药擦洗降温法、换药法、涂药法、吹药法、坐药法、中药保留灌肠法、中药离子导入法、全身药浴法等的适应证和操作程序。

防治与护理原则，主要论述未病先防、既病防变的预防思想，正治与反治、治标与治本、扶正祛邪、调整阴阳、三因制宜等治疗与护理的基本原则。

中药方剂，重点介绍中药的性能、应用与分类，方剂的组成、剂型与常用中药方剂。

辨证施护，是依据四诊所提供的病情资料，以辨识证候，并根据证候的差异，确立不同的治疗与护理措施。本章主要介绍八纲辨证施护、脏腑辨证施护及常见危重症的辨证施护。

常用中医疗法及护理操作技术，重点介绍毫针、三棱针、耳针的操作方法和异常情况的防护处理，以及灸法、拔罐法、刮痧法、推拿法等操作程序、适应证及注意事项。

中医临床常见病证护理，重点介绍内、外、妇、儿科常见病证的发病原因、病因病机与辨证施护的方法。

最后附“方剂索引”。

思考题

1. 试述中医护理学的基本特点有哪些。
2. 说出整体观念具体内容。
3. 解释异病同护、同病异护的含义。

（谭跃勤）

第二章 阴阳五行学说

学习目标

1. 掌握阴阳五行学说的基本概念。
2. 熟悉阴阳五行学说的基本内容。
3. 了解阴阳五行学说在中医学中的应用。

阴阳五行学说，是阴阳学说和五行学说的合称，属于我国古代哲学的范畴。这一哲学思想广泛地渗透到中医学理论体系的各个方面，用以阐述人体的生理和病理变化，指导临床的诊断、治疗和调护等，成为中医学的理论工具和方法论，是中医学理论体系的重要组成部分。

第一节 阴阳学说

阴阳学说，是古人用以认识自然和解释自然的一种世界观和方法论，是古代朴素的对立统一理论，具有唯物论和辨证法思想。它认为世界是物质的，物质世界是阴阳二气对立统一的结果。由于阴阳二气的相互作用，促成了事物的发生、发展和变化。《素问·阴阳应象大论》指出："阴阳者，天地之道也，万物之纲纪，变化之父母，生杀之本始，神明之府也。"

一、阴阳的基本概念

阴阳，是对自然界相互关联的某些事物或现象对立双方属性的概括，含有对立统一的意思。它既可代表两个相互对立的事物或现象，又可代表同一事物或现象内部对立着的两个方面。

阴阳的基本涵义最初是很朴素的，仅指日光的向背而言，向日为阳，背日为阴。随着观察面的扩展，阴阳的涵义逐渐被引申扩大。如向日光处温暖、明亮；背日光处寒冷、晦暗。于是古人就把光明与黑暗，温暖与寒冷分属阴阳。通过不断地引申，阴阳不再特指日光的向背，而成为概括自然界中具有相对属性的事物或现象双方的抽象概念，如天地、上下、日月、水火等。

事物或现象的阴阳属性，是由其性质、位置、趋势等因素所决定的。一般地说，凡是运动的、外向的、上升的、温热的、明亮的、轻清的、兴奋的，统属于阳的范畴；相对静止的、内守的、下降的、寒冷的、晦暗的、重浊的、抑制的，统属于阴的范畴。如以天地而言，天在上为阳，地在下为阴。将这种区分事物和现象阴阳属性的方法引入医学领域，则人体具有推动、温煦、兴奋等作用的物质和功能，统属于阳；人体具有凝聚、滋润、抑制等作用的物质和功能，皆属于阴。但必须指出的是：用阴阳来概括或区分属性的事物或现象，必须是相互关联的一对事物或现象，或是一个事物中相互对立的两个方面。另外，阴阳不是指具体的事物或现象，而是抽象的属性概念。兹将事物或现象的阴阳属性，归纳如下（表2-1）。

表2-1 事物或现象属性的阴阳归纳表

属性	空间（方位）	时间	季节	温度	湿度	亮度	事物状态			
阳	上 外 南 天	昼	春 夏	温 热	干燥	明亮	功能	上升	动	兴奋
阴	下 内 北 地	夜	秋 冬	寒 凉	湿润	晦暗	物质	下降	静	抑制

一切事物的阴阳属性并不是绝对的，而是相对的。这种相对性主要表现在三个方面：一是在一定条件下，事物的阴阳属性可以发生相反方向的转化，阴可以转化为阳，阳也可以转化为阴。如在疾病发展过程中，属阳的热证在一定条件下，可以转化为属阴的寒证；属阴的寒证在一定条件下，可以转化为属阳的热证。二是阴阳之中可以再分阴阳，事物具有无限可分性。例如：昼为阳，夜为阴。而白天的上午和下午相对而言，则上午阳气趋旺为阳中之阳，下午阳气渐衰而为阳中之阴。故《素问·阴阳离合论》言："阴阳者，数之可十，推之可百，数之可千，推之可万，万之大，不可胜数，然其要一也。"三是事物的阴阳属性往往因比较对象的改变而改变。如在季节气候当中，春季与冬季比较，其气温而属阳；若与夏季比较，则其气凉而属阴。

二、阴阳学说的基本内容

阴阳学说的基本内容，主要包括阴阳的对立制约、互根互用、消长平衡、相互转化和相互交感。

（一）阴阳对立制约

阴阳的对立制约，是指属性相反的阴阳双方在统一体中的相互斗争、相互制约和相互排斥。阴阳学说认为，自然界中的一切事物或现象都存在着相互对立的阴阳两个方面，如上与下、左与右、天与地、动与静、出与入、升与降、昼与夜、明与暗、寒与热、水与火等等。阴阳双方既是对立的，又是统一的，实质是"阴阳者，一分为二也。"

阴阳的相互对立，主要表现在它们之间的相互斗争、相互制约。正是由于阴与阳之间的这种相互对立制约才维持了阴阳之间的动态平衡，促进了事物的发生发展和变化。自然界中春、夏、秋、冬四时气候周而复始，循环不已的变化，正是阴阳二气相互制约、相互对抗的结果。春夏之所以温热，是因为春夏阳气上升抑制了寒凉之气；秋冬之所以寒冷，是因为秋冬阴气上升抑制了温热之气的缘故。

阴阳的对立制约，不仅促进了自然界一切事物的发展变化，同时也贯穿于人体生命过程的始终。人体在正常生理状态下，相互对立的阴阳双方也不是互不相干的共处于统一体中，而是处于相互制约、相互对抗的动态平衡之中。阴阳平衡，则人体的生命活动健康有序。故《素问·生气通天论》指出："阴平阳秘，精神乃治。"如果阴阳的这种动态平衡遭到破坏，就会导致疾病的发生。《素问·阴阳应象大论》言："阴胜则阳病，阳胜则阴病。"

（二）阴阳互根互用

阴阳互根，是指一切事物或现象中相互对立的阴阳两方面，具有相互依存、互为根本的关系。阴依存于阳，阳依存于阴，阴和阳任何一方都不能脱离对立的另一方而单独存在，每一方都以对方的存在为自己存在的前提和条件。如昼为阳，夜为阴。没有昼，就无所谓夜；没有夜，就无所谓昼。天为阳，地为阴。没有天，就无所谓地；没有地，就无所谓天。热为阳，寒为阴。没有热，就无所谓寒；没有寒，也就无所谓热等等。

阴阳互用，是指阴阳双方具有相互资生、促进和助长的关系。如"阴者，藏精而起亟也；阳者，卫外而为固也"（《素问·生气通天论》）。意思是藏于体内的阴精，不断地化生为阳气；保卫于体表的阳气，使阴精得以固守于内。《素问·阴阳应象大论》言："阴在内，阳之守也；阳在外，阴之使也。"这是指阴阳在事物统一体中双方相互为用的关系。结合人体来说，阴指物质，阳指功能。物质居于体内，所以说"阴在内"；功能表现于外，所以说"阳在外"。在外的阳是内在物质运动的表现，故说阳为"阴之使"；在内的阴是产生功能的物质基础，故说阴为"阳之守"。亦正如王冰注《素问·生气通天论》言："阳气根于阴，阴气根于阳，无阴则阳无以生，无阳则阴无以化。"

阴阳的互根互用关系，是自然界事物的普遍规律。如果由于某种原因，使阴阳双方的这种互根互用关系遭到破坏，一方面人体阴阳之间互根关系彻底失调，就会出现有阴无阳或有阳无阴，导致"孤阴不生，独阳不长"，甚至"阴阳离决，精气乃绝"而死亡。另一方面，互资互用关系失常，就会出现阳损及阴或阴损及阳的异常变化，最终导致阴阳俱损。如人体功能（阳）的衰退，而导致生命物质（阴）的匮乏；或营养物质（阴）的不足，而导致生命活动（阳）的衰退，就是阴阳互损的实例。

（三）阴阳消长平衡

阴阳消长，是指对立的阴阳双方不是一成不变的，而是处于不断地增长和消减的运动变化过程之中。阴阳双方在彼此消长的运动过程中保持着动态平衡。

阴阳消长是阴阳运动变化的一种形式，而导致阴阳消长变化的根本原因，在于阴阳之间存在着对立制约和互根互用的关系。阴阳对立制约关系导致的阴阳消长变化，主要表现为阴阳的互为消长，或表现为阴长阳消，或表现为阳长阴消；阴阳互根互用关系导致的阴阳消长变化，主要表现为阴阳的同消同长，或表现为此长彼亦长，或此消彼亦消。

1. 阴阳互为消长　在阴阳双方彼此对立制约的过程中，阴与阳之间可出现某一方增长而另一方消减，或某一方消减而另一方增长的互为消长的变化。前者表现为阳长阴消或阴长阳消，后者表现为阳消阴长或阴消阳长。如以四时气候变化为例，从冬至春及夏，气候从寒冷逐渐转暖变热，这是“阳长阴消”的过程；由夏至秋及冬，气候由炎热逐渐转凉变寒，这是“阴长阳消”的过程。四时气候的变迁，寒暑的更易，反映了阴阳消长的过程，但从一年的总体来说，阴阳还是处于相对的动态平衡。再以人体的生理活动而言，白天阳气盛，故机体的生理功能以兴奋为主；夜晚阴气盛，故机体的生理功能以抑制为主。子夜一阳生，日中阳气隆，机体的生理功能由抑制逐渐转向兴奋，即是“阴消阳长”的过程；日中至黄昏，阳气渐衰，阴气渐盛，机体的生理功能也从兴奋转向抑制，即是“阳消阴长”的过程。

2. 阴阳同消同长 在阴阳双方互根互用的过程中，阴与阳之间又会出现此长彼亦长、此消彼亦消的同消同长的消长变化。如在四时气候变化中，随着春夏气温的逐渐升高而降雨量也逐渐增多，此即为此长彼亦长的阴阳皆长；随着秋冬气候的转凉而降雨量也逐渐减少，此即为此消彼亦消的阴阳皆消。又如在人体的生理活动中，饿时出现气力不足，即是由于阴精不足不能化生阳气而导致阳的不足，此属此消彼亦消的阴阳同消；若补充营养物质，产生能量，增加了气力，则属此长彼亦长的阴阳皆长。

总之，阴阳的消长平衡，是自然界事物发生、发展、变化的普遍规律。阴与阳之间的互为消长是不断进行的，是绝对的；而阴与阳之间的平衡则是相对的，是动态的平衡，但决不能因此忽视相对平衡的重要性和必要性。因为只有不断地消长和不断地平衡，才能推动事物正常的发展，对人体来说才能维持正常的生命活动。若阴阳的消长变化超越正常的限度，打破了阴阳的动态平衡，形成阴或阳的偏盛偏衰，在自然界会出现异常的气候变化，在人体则是疾病的发生。

（四）阴阳相互转化

阴阳转化，是指相互对立的阴阳双方，在一定条件下，可以各自向相反的方向转化，即阴可以转化为阳，阳可以转化为阴。

阴阳转化是阴阳运动变化的又一基本形式。阴阳双方的消长变化发展到一定阶段，事物内部阴与阳的比例出现了颠倒，则该事物的属性就会向相反的方向转化，所以说转化是消长的结果。因此，在事物的发展过程中，如果说阴阳的消长是一个量变的过程，阴阳的转化则是在量变基础上发生的质变。

阴阳相互转化，必须具备一定的条件。《素问·阴阳应象大论》以“重阴必阳”、“重阳必阴”、“寒极生热”、“热极生寒”来阐述阴阳转化的机制，其中“重”和“极”就是阴阳转化的条件。

阴阳的相互转化，存在着渐变和突变两种形式。如四时寒暑的交替，一日之中的昼夜变化等，都属于渐变形式。若炎夏突降冰雹，急性热病中由高热突然体温下降、面色苍白、四肢厥冷等，则属于突变形式。

在疾病的发展过程中，阴阳的转化常常表现为在一定条件下表证与里证、寒证与热证、虚证与实证的相互转化。如邪热壅肺的病人，表现为高热、面红、咳喘、烦渴、脉数有力等，属于阳热实证。若邪热极盛，耗伤正气，正不敌邪，而突然出现面色苍白、四肢厥冷、精神萎靡不振、脉微欲绝等一派虚寒表现的阴证，此即属阳证转化为阴证。再如寒饮中阻的患者，本为阴证，但寒饮停留日久，郁滞不行，可以化热，转为阳证。上述两个病例中，前者的热毒极盛，后者的寒饮久停，即是促成阴阳相互转化的内在必备条件。

（五）阴阳交感

所谓阴阳交感，是指阴阳二气在运动中相互感应而交合的过程。阴阳交感是万物化生的根本条件，如果阴阳二气在运动中不能交合感应，新事物和新个体就不会产生。故《易传·系辞下传》指出："天地氤氲，万物化醇；男女媾精，万物化生。"

阴阳交感是生命产生的基本条件。在自然界，天之阳气下降，地之阴气上升，阴阳二气交感，形成云、雾、雷电、雨、露，生命得以诞生，从而化生出万物。在人类，男女媾精，新的生命个体诞生，人类得以繁衍。如果没有阴阳的交感运动，就没有生命，也就没有五彩缤纷的自然界。

阴阳交感是在阴阳二气的运动过程中进行的，没有阴阳二气的运动，也就不会发生阴阳交感。可见，阴阳二气的运动是阴阳交感得以实现的基础，阴阳交感则是阴阳二气在运动中相互感应的一个阶段，是阴阳在运动过程中的一种最佳状态。这一状态的实现来自阴阳二气在运动过程中的平衡协调，当它们在运动过程中相遇而又处于和谐状态时，就会发生交感作用。阴阳的相互交感，使对立着的两种事物或力量统一于一体，于是产生了自然界，产生了万物，也就产生了人类，并使自然界生生不息。

综上所述，阴阳的对立制约、互根互用、消长平衡、相互转化和相互交感，是从不同的角度来说明阴阳之间的相互关系及其运动规律的。它们之间并不是孤立的，而是相互联系、相互影响、相反相成、互为因果的。阴阳两方面不仅相互对立与制约，又是相互依存、互根互用的，以达到两者的对立统一。阴阳的消长、转化，又是以阴阳的对立、互根为内在根据的。阴阳消长是一个量变的过程，阴阳转化是一个质变的过程，阴阳消长是阴阳转化的前提与基础，阴阳转化是阴阳消长的结果。而阴阳交感，则是阴阳关系的最佳状态，与阴阳的对立、互根、消长、转化是密不可分的。理解了这些基本观点，对于阴阳学说如何运用于中医学之中，就比较容易掌握了。

三、阴阳学说在中医学中的应用

阴阳学说贯穿于中医学理论体系的各个方面，可用来说明人体的组织结构、生理功能、病理变化，并可指导疾病的诊治和养生调护等。

（一）说明人体的组织结构

人体是一个有机的统一整体，人体内部充满着阴阳对立统一的关系，人体的一切组织结构，既是有机联系的，又可以划分为相互对立的阴阳两部分。故《素问·宝命全形论》说："人生有形，不离阴阳"。

"夫言人之阴阳，则外为阳，内为阴。言人身之阴阳，则背为阳，腹为阴。言人身之脏腑中阴阳，则脏者为阴，腑者为阳。肝、心、脾、肺、肾五脏皆为阴，胆、胃、大肠、小肠、膀胱、三焦六腑皆为阳"（《素问·金匮真言论》）。阴阳学说正是这样按阴阳属性，将人体的组织结构——部位、脏腑、经络、形气等都作了具体划分。就人体部位而言，上部为阳，下部为阴；体表属阳，体内属阴；背部属阳，腹部属阴；四肢外侧属阳，内侧属阴。就人体脏腑而论，肝心脾肺肾五脏属阴，胆胃大小肠膀胱三焦六腑属阳。脏腑之中又可再分阴阳，如五脏中心肺居上属阳，肝脾肾居下属阴。具体每一脏腑还可用阴阳划分，如心脏分为心阴心阳；肾脏分为肾阴肾阳等；胃腑可分胃阴胃阳。就人体经络而言，经属阴，络属阳。经中又分阴经、阳经；络中又分阴络、阳络。就人体气血而言，气为阳，血为阴；气中之卫气为阳，营气为阴等。

总之，人体内外、表里、上下、前后及各组织结构之间，每一组织结构本身，只要是相对又相互关联的两方面，皆可用阴阳来概括。

（二）概括人体的生理功能

中医学认为人体的正常生理活动，是阴阳双方保持着对立统一的协调平衡的结果，也可以用阴阳来加以概括。

人体的生理功能，体现在阴精（物质）与阳气（功能）对立统一的复杂关系之中。阴精是阳气的物质基础，没有阴精，无以化生阳气，即没有物质基础，就不可能产生能量。阳气是阴精的能量表现，没有阳气，无以化生阴精，即没有功能活动，就不可能转化为营养物质。阴精与阳气，物质与功能之间，能很好地体现出阴阳双方的对立、互根、消长、转化关系。只有阴与阳，物质与功能之间保持动态平衡的状态，才能维持人体正常的生理活动。故《素问·生气通天论》言：“阴平阳秘，精神乃治。”

人体中气和血的生理活动也能体现出阴阳双方的对立互根，消长转化关系。气属阳，血属阴。气具有生血、行血和摄血等功能，所以气的功能正常才能维持血的正常功能。而血又具有载气和养气等功能，所以血的功能正常也有助于气充分发挥其生理效应。可见，气和血之间也体现着阴阳双方的对立统一关系。

（三）说明人体的病理变化

阴阳学说认为，阴阳两者之间的协调平衡，是人体进行正常生命活动的基本条件。若这种平衡协调的关系被打破，阴阳失去平衡，就会产生病理改变，疾病由此而生。因此，阴阳平衡失调是疾病发生的根本病机。

疾病的形成和发展主要取决于两方面的因素：一是正气，二是邪气。正气与邪气也有阴阳两种属性，正气有阴精与阳气之别，邪气有阴邪（如寒邪、湿邪等）和阳邪（如风邪、暑邪等）之分。疾病发生发展的过程，就是正邪斗争的过程，正邪斗争就会导致阴阳失调，出现阴阳偏盛和偏衰等各种病理变化。

1. 阴阳偏盛　阴阳偏盛是指阴或阳的任何一方过于亢盛所形成的病理变化。《素问·阴阳应象大论》指出：“阴胜则阳病，阳胜则阴病，阳胜则热，阴胜则寒。”

阳胜则热，阳胜则阴病：阳胜，是指阳邪侵犯人体，或功能活动中属于阳的一方超过正常的生理限度，达到绝对亢盛的程度。由于阳的特性是热，故说“阳胜则热”。如温热之邪侵犯人体，可出现高热、烦躁、面红目赤、脉数等热象。由于阳能制约阴，故阳气过亢必然消耗和制约人体的阴液，从而引起阴液不足的病理变化，即所谓“阳胜则阴病”。如外感温热病在其发展过程中，往往会出现口干咽燥、舌红少津等阴液耗伤的临床表现。

阴胜则寒，阴胜则阳病：阴胜，是指阴邪侵犯人体，或功能活动中偏于阴的一方超过正常的生理限度，达到绝对亢盛的程度。由于阴的特性是寒，故说“阴胜则寒”。如寒邪侵犯脾胃，可出现面白形寒、脘腹冷痛、大便稀溏，舌淡苔白，脉沉迟或沉紧等寒象。由于阴能制约阳，故阴过亢必然会损伤和制约人体的阳气，从而引起阳气不足的病理变化，故说“阴胜则阳病”。随着病情的发展，可出现肢冷、蜷缩、下利清谷、脉沉微欲绝等阳衰之象。

阴阳偏盛初、中期所形成的病证是以邪气亢盛为主要矛盾，阳偏盛导致实热证，阴偏盛导致实寒证。故《素问·通评虚实论》说：“邪气盛则实”。

2. 阴阳偏衰　阴阳偏衰是指阴或阳任何一方低于正常水平的病理变化。

阳虚则寒：阳虚，是指体内的阳气虚损，推动、温煦作用明显降低的病理变化。根据阴阳相互制约的理论，阳虚不能制约阴，则阴相对偏盛而出现一系列虚寒之象。如机体阳气虚弱，可出现面色苍白、畏寒肢冷、神疲蜷卧、自汗、脉微等虚寒之症。

阴虚则热：阴虚，是指体内的阴液亏虚，滋润和濡养作用不足的病理变化。阴虚不能制约阳，故导致阳的相对偏亢而出现热象。如久病伤阴或素体阴液不足等，都可出现潮热、盗汗、五心烦热、口干咽燥、舌红少津、脉细数等虚热之症。

阴阳偏衰所导致的病证是以正气亏虚为主要矛盾，阴虚出现虚热证，阳虚出现虚寒证。故《素问·通评虚实论》说：“精气夺则虚”。

人体中的阴阳两方面，在相互消长的过程中，除了造成阴阳偏盛偏衰的病理变化以外，还可以在一定条件下，各自向相反的方向转化，即阴证可以转化为阳证，阳证也可以转化为阴证。故《灵枢·论疾诊尺》篇说：“重阴必阳，重阳必阴”。

此外，由于阴阳之间互根互用，所以任何一方虚损到一定程度时，必然导致另一方的不足。如阳虚至不能化生阴液时，可出现阴虚的现象，即“阳损及阴”。同样，阴虚至不能化生阳气时，也可出现阳虚的现象，称“阴损及阳”。阳损及阴和阴损及阳在发展过程中，最终导致“阴阳俱虚”。

（四）指导疾病的诊断

由于疾病发生、发展变化的根本原因在于阴阳失调，所以任何疾病，尽管其症状与体征错综复杂，但都可用阴阳来加以概括说明。《素问·阴阳应象大论》说：“善诊者，察色按脉，先别阴阳。”阴阳学说用于疾病的诊断，主要包括分析四诊所搜集的资料和概括各种证候的阴阳属性。

1. 分析四诊资料　即将望、闻、问、切四诊所搜集的各种资料，以阴阳理论概括其属性。

色泽辨阴阳：观察面部的颜色和光泽，可以辨别疾病的属性。如色泽鲜明为病属于阳，色泽晦暗为病属于阴。

声息辨阴阳：听取病人语言、呼吸等方面的声音，可以辨别病情的阴阳属性。如语声高亢宏亮、言多而躁动者，多属实证、热证，为阳；语声低微无力，少言而静者，多属虚证、寒证，为阴。呼吸有力，声高气粗者，大多属于阳证；呼吸微弱，动则气喘者，大多属于阴证。

症状辨阴阳：通过询问病人或陪诊者，了解患者的寒热、润燥、动静等情况，以辨别病证的阴阳属性。如身热恶热者属阳，身寒喜暖者属阴；躁动不安者属阳，蜷卧静默者属阴。

脉象辨阴阳：辨脉之部位、至数、形状等，可区分病证的阴阳属性。如以诊脉的部位分，寸为阳，尺为阴；以脉动的至数分，则数者为阳，迟者为阴；以脉之形状特点分，则浮大洪滑为阳，沉涩细小为阴等。

2. 概括疾病证候 在临床中，还可用阴阳学说来概括分析错综复杂的各种证候，以帮助认识疾病的本质，做到执简驭繁。八纲辨证中，表证、热证、实证属阳；里证、寒证、虚证属阴。如病人出现高热、烦渴、大汗出、脉洪大等，则概括为阳证；出现畏寒肢冷、面色苍白、大便溏泻、脉沉迟等，则概括为阴证。

（五）用于疾病的防治和调护

调整阴阳，使之保持或恢复相对平衡，达到阴平阳秘，是养生防病和治疗调护的基本原则，也是阴阳学说用于防治与调护的主要内容。

1. 指导养生 养生，又称“摄生”，就是人们运用各种方法，增强体质，提高健康水平，延缓人体衰老。人体中阴阳的动态平衡，是生命活动的根本，故养生最重要的就是善于调理阴阳，以保持人体阴阳的相对平衡。

中医的养生学说，是在“天人相应”的整体观念指导下建立起来的。善于养生者，就要使人体中的阴阳，顺应四时气候的阴阳变化和昼夜间的阴阳交替，保持人与自然的协调统一。《素问·四气调神大论》说：“夫四时阴阳者，万物之根本也。所以圣人春夏养阳，秋冬养阴，以从其根；故与万物浮沉于生长之门，逆其根，则伐其本，坏其真矣。”即是说在日常生活过程中，根据春夏之时阳气升发，秋冬之时阳气收敛的规律，养生当遵“春夏养阳”、“秋冬养阴”的原则。另外对于“能夏不能冬”的阳虚阴盛体质者，夏当用温热之品治疗调护，以预培其阳，则冬不易发病；对“能冬不能夏”的阴虚阳亢体质者，冬宜用凉润之品治疗调护，以预养其阴，则夏不易发病。此即所谓“冬病夏治”、“夏病冬养”之法。

2. 确定治疗和调护原则 由于阴阳失调是疾病发生、发展变化的根本原因，而偏胜偏衰和互损又是其基本表现形式，因而在掌握阴阳失调情况的基础上，采用药物、针灸、饮食等调护方法，调整其偏胜偏衰和互损，恢复阴阳的协调平衡，是治疗和调护疾病的基本原则之一。故《素问·至真要大论》说：“谨察阴阳所在而调之，以平为期。”

阴阳偏胜的治疗调护原则：阴阳偏胜形成的多是实证，故总的治疗调护原则是“实则泻之”，即通过损其有余，以达到恢复阴阳平衡的目的。对于阳偏胜导致的实热证，用“热者寒之”的治疗调护方法；阴偏胜而导致的实寒证，则用“寒者热之”的治疗调护方法。若阴阳偏胜的同时导致“阳胜则阴病”或“阴胜则阳病”，出现阴虚或阳虚时，则又当兼顾其不足，于“实则泻之”中酌配滋阴或助阳之品以治疗调护之。

阴阳偏衰的治疗调护原则：阴阳偏衰引起的多是虚证，故总的治疗调护原则是

“虚则补之”，即通过补其不足恢复阴阳平衡。对于阴偏衰产生的“阴虚则热”的虚热证，当扶阴抑阳，用滋阴之品进行治疗调护，即所谓“壮水之主，以制阳光”，《内经》称之为“阳病治阴”。对于阳偏衰而产生的“阳虚则寒”的虚寒证，当扶阳抑阴，用温补助阳之品进行治疗调护，即“益火之源，以消阴翳”，《内经》称之为“阴病治阳”。

阴阳互损的治疗调护原则：阴阳互损导致阴阳两虚，为不足之证，故应采用双补阴阳的治疗调护原则。对阳损及阴导致的以阳虚为主的阴阳两虚证，当补阳为主，兼以养阴；对阴损及阳导致的以阴虚为主的阴阳两虚证，当补阴为主，兼以扶阳。如此则阴阳双方相互资生，相互为用，达到正常的平衡状态。

3. 分析和归纳药物的性能　阴阳学说不仅用于确定治疗调护原则，而且也用来分析概括药物的性能，作为指导临床用药的依据。药物的性能，主要从它的气（性）味、升降浮沉来决定，而药物的气味及升降浮沉，又皆可用阴阳来归纳说明（表2－2）。

药性是指药物的寒、热、温、凉四种性质，又称“四气”。其中寒、凉药物能减轻或消除热证，属阴；温、热药物能减轻或消除寒证，属阳。

五味是指酸、苦、甘、辛、咸。有些药物还具有淡味和涩味，故实际上不止五味，但习惯上仍称为“五味”。其中辛、甘、淡三味属阳，酸、苦、咸三味属阴。如《素问·至真要大论》说：“辛甘发散为阳，酸苦涌泄为阴，咸味涌泄为阴，淡味渗泄为阳。”

升降浮沉是指药物在体内发挥作用的趋向。升浮之药多具有上升发散的特点，故属阳；沉降之药多具有收涩、泻下、重镇的特点，故属阴。

表2－2　药物阴阳属性归类表

	药　性	五　味	升降浮沉
阳	温　热	辛　甘（淡）	升　浮
阴	凉　寒	酸　苦　咸	降　沉

临床用药就是依据药物性能的阴阳属性，针对病证的阴阳盛衰情况，选择相应的药物，以纠正阴阳的失调状态，从而达到治愈疾病之目的。

综上所述，中医学中的阴阳学说认为，人之所以生病，是由于某些原因使人体阴阳失去相对的平衡，形成偏胜偏衰的结果。若继续发展到阴阳互根关系彻底破裂，即所谓“阴阳离决”，人的生命将随之终止。所以，在日常生活过程中，应根据四时气候的变化情况调整阴阳，保持阴阳的协调平衡，以防病延年益寿；在诊断疾病时，则必须分清阴阳的胜衰；在治疗调护疾病时，同样要根据病证阴阳失调的具体情况，确定治疗调护原则：偏胜者，泻其有余；偏衰者，补其不足。然后再根据药物四气五味和升降浮沉的阴阳属性选择适当的药物，以调整疾病过程中的阴阳失调，使之向恢复平衡方面发展，从而达到治愈和缓解病情之目的。

第二节 五行学说

五行学说是研究木、火、土、金、水五类物质的内涵、特性、归类方法以及生克乘侮规律，并用以解释宇宙万物发生、发展、变化及相互关系的一种古代哲学思想，属于中国古代唯物论和辨证法的范畴。五行学说认为世界是物质的，主要由木、火、土、金、水五种基本物质构成，自然界各种事物和现象的发展变化，都是这五种物质不断运动和相互作用的结果。

中医学在发展过程中，深受五行学说的影响。将五行学说应用于医学领域，以阐释人体局部与局部、局部与整体、体表与内脏的有机联系以及人体与外界环境的统一，并用以说明人体的生理、病理，指导疾病诊断和治疗。五行学说对中医理论体系的形成起了较大推动作用，对中医学的发展产生了深远的影响。

一、五行的基本概念

“五”，是指木、火、土、金、水五类基本物质；“行”，是指运行、运动变化的意思。五行，即指木、火、土、金、水五类基本物质及其运动变化。

五行的最初涵义与“五材”有关。我国古代劳动人民在长期的生活和生产实践中，认识到木、火、土、金、水是人们生活中不可缺少的五种最基本物质。如《尚书正义》记载：“水火者，百姓之所饮食也；金木者，百姓之所兴作也；土者，万物之所资生也，是为人用。随着人们对物质世界认识的不断深化，进而对这五种物质的特性、相互关系、运动变化等，加以抽象推演，才形成了五行学说。由此，五行学说中的“五行”，不再特指木、火、土、金、水五类基本物质本身，而是一个抽象的哲学概念。古人以五行的抽象特性，采用取象比类和推演络绎的方法，来归纳和概括自然界的各种事物和现象，并以五行的“相生”、“相克”关系来解释各种事物和现象发生、发展变化的规律。

二、五行的特性及事物属性的五行归类

（一）五行的特性

古人在长期的生活和生产实践中，对木、火、土、金、水五类基本物质悉心观察，形成了对五行特性的直观、朴素认识。《尚书·洪范》载：“水曰润下，火曰炎上，木曰曲直，金曰从革，土爰稼穑。”在此基础上，进行抽象引申而逐步形成了五行特性的基本概念。现将五行特性分述如下：

木曰曲直：曲，屈也；直，伸也。曲直，是指树木的枝条具有生长、柔和，能屈又能伸的特性，引申为凡具有生长、升发、条达、舒畅等性质或作用的事物和现象，均归属于木。

火曰炎上：炎，有焚烧、炎热之义；上，是上升。炎上，是指火具有炎热、上升的特性。引申为凡具有温热、升腾等性质和作用的事物和现象，均归属于火。

土爰稼穑：稼，指播种谷物；穑，即收获谷物。稼穑，泛指人类种植和收获谷物的农事活动。引申为凡具有生化、承载、受纳等性质或作用的事物和现象，均归属于土。

金曰从革：从，是顺从的意思；革，即变革。从革，是说金属是通过变革而产生的，即大多由矿石经过冶炼而来，古有“革土生金”之说。由于金属沉重、坚硬、锐利，且常被制成兵器用于杀戮，因而引申为凡具有肃杀、潜降、收敛等性质或作用的事物和现象，均归属于金。

水曰润下：润，即滋润、濡润；下，即向下、下行。润下，是指水具有滋润、下行的特性。引申为凡具有滋润、下行、寒凉、闭藏等性质或作用的事物和现象，均归属于水。

从上述五行的特性可以看出，五行学说中的木、火、土、金、水，已经不是这五种具体事物本身，而是五大类物质不同属性的概括，具有更广泛更抽象的内涵。

（二）事物属性的五行归类

古人运用五行学说，将自然界的各种事物和现象，以及人体的脏腑组织、生理病理等现象，作了广泛地联系和探讨，按照事物的不同性质、作用与形态，分别将其归属于木、火、土、金、水五行之中，借以阐述人体脏腑组织之间生理、病理的复杂联系以及人体与外界环境之间的关系。事物和现象五行归类的方法，主要有取象比类法和推演络绎法。

取象比类法：取象，即是从事物的形象（形态、作用、性质）中找出能反映本质的特有征象；比类，即是以五行各自的抽象属性为基准，与某种事物所特有的征象相比较，以确定其五行归属。事物或现象的某一特征与木的特性相类似，则将其归属于木；与水的特性相类似，则将其归属于水；其他以此类推。如以方位配五行：日出东方，与木升发的特性相似，故东方归属于木；南方炎热，与火的特性相类似，故南方归属于火；日落于西方，与金的特性相类似，故西方归属于金；北方寒冷，与水之特性相类似，故北方归属于水；中原地带土地肥沃，万物繁茂，与土之特性相类似，故中央归属于土。

推演络绎法：即根据已知的某些事物的五行归属，推演归纳其他相关的事物，从而确定这些事物的五行归属。例如：已知肝属木，由于肝与胆相表里、主筋、其华在爪、开窍于目，因此将胆、筋、爪、目皆归属于木；同理，心属火，小肠、脉、面、舌与心相关，故归属于火；脾属土，胃、肌肉、口、唇与脾相关，故亦属于土；肺属金，大肠、皮肤、毛发、鼻与肺相关，故亦属于金；肾属于水，膀胱、骨、发、耳、二阴与肾相关，故亦属于水。

五行学说以五行特性为依据，运用取象比类和推演络绎的方法，将自然界的各种事物和现象分别归属于木、火、土、金、水五类中，每一类事物和现象之间都有着相同或相似的特定属性，彼此构成了一定的联系（表2－3）。

表 2-3 事物属性的五行归类表

自然界						五	人体				
五味	五色	五化	五气	五方	五季	行	五脏	五腑	五官	五体	五志	五液
酸	青	生	风	东	春	木	肝	胆	目	筋	怒	泪
苦	赤	长	暑	南	夏	火	心	小肠	舌	脉	喜	汗
甘	黄	化	湿	中	长夏	土	脾	胃	口	肉	思	涎
辛	白	收	燥	西	秋	金	肺	大肠	鼻	皮	悲	涕
咸	黑	藏	寒	北	冬	水	肾	膀胱	耳	骨	恐	唾

事物属性的五行归类，以天人相应为指导思想，以五行为中心，以空间结构的五方、时间结构的五季、人体结构的五脏为基本框架，将自然界的各种事物和现象以及人体的生理病理现象，按其属性进行归纳，从而将人体的生命活动与自然界的事物或现象联系起来，形成了联系人体内外环境的五行结构系统，该系统充分说明人体自身的统一性及人与自然环境的统一性。

三、五行学说的基本内容

古人在生活、生产实践中认识到木、火、土、金、水这五类基本物质并非孤立存在，各不相干的，而是相互依存，相互为用的。如水能促使草木生长，叫做水生木；木能燃烧，故曰木生火；草木燃烧后的灰烬可以化为泥土，故说火生土；土中多埋藏金石及各种矿物，故曰土生金；金属冶炼能熔化成液态物质，因而称金生水。同时，五行之间又是彼此制约的，如水能灭火，称为水克火；火能使金属熔化，故曰火克金；金石制成刀斧可砍伐树木，故称金克木；树木的根能钻入泥土之中，并能消耗土中的营养物质，因而称为木克土（亦有说古代用木犁翻土，是谓木克土）；土能筑堤堵水，故曰土克水。五行学说不仅以五行之间的相生、相克关系来探索和阐释事物之间的相互联系，还以五行之间的相乘、相侮及母子相及关系，来阐释事物之间协调关系破坏后的相互影响。

（一）五行相生与相克

五行相生相克关系，是事物运动变化的一般规律，在自然界属于正常情况，在人体则维持了正常的生理活动。正因为这五类基本物质之间具有生克制化关系，物质世界才会维持事物生化不息的动态平衡。

1. 五行相生 是指五行之间存在着递相资生、助长和促进的关系。其顺序依次是：木生火，火生土，土生金，金生水，水生木。五者依此资生，循环无端（图 2-1）。

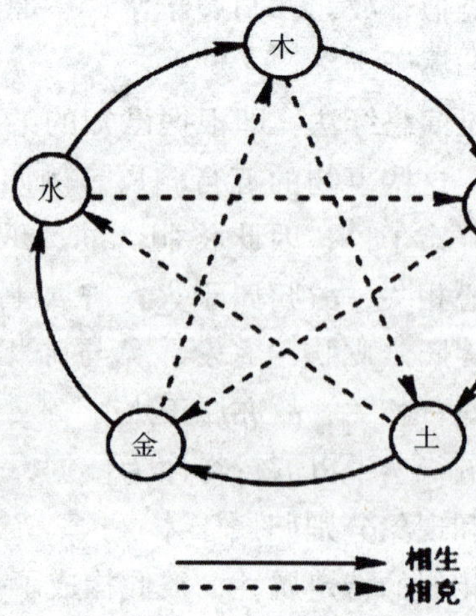

图 2-1 五行相生相克示意图

在相生关系中，任何一行都具有“生我”、“我生”两方面的关系。“生我”者为母，“我生”者为子，故相生关系又可称为“母子关系”。以水为例：生我（水）者为金，我（水）生者为木，故金为水之母，木为水之子。金与水是母子关系，水与木也是母子关系。

2. 五行相克　又称“相胜”。五行相克是指五行之间存在着递相克制、制约的关系。其顺序依次是：木克土，土克水，水克火，火克金，金克木（图2-1）。

在五行相克关系中，任何一行都具有“克我”、“我克”两方面的关系。“克我”者为我所不胜，“我克”者为我所胜。所以，五行的相克关系，又叫“所胜”、“所不胜”关系。以金为例，克我（金）者为火，我（金）克者为木，故火为金之所不胜，木为金之所胜。

纵观五行相生相克关系，五行中任何一行与其他四行都有“生我”、“我生”、“克我”、“我克”四方面的关系。以金为例，生我者为土，我生者为水，克我者为火，我克者为木。这样，每一行既受它行的资助，又受它行的制约；既可资助它行，也可制约它行。在五行系统中，各个部分不是孤立的，而是密切相关的，每一部分的变化，必然影响其他所有部分，同时也受五行整体的统一制约，从而使五行中的每一行都能保持相对平衡状态。

在五行生克关系中，相生与相克是相互为用、不可分割的两个方面。没有相生，就没有事物的发生和成长；没有相克，就不能维持事物正常平衡协调下的变化与发展。因此，必须生中有克，克中有生。这种生克相互为用的关系，称为“生克制化”关系。它推动和维持着事物正常的生长、发展和变化。以此阐释自然界季节气候的正常变迁、自然界的生态平衡以及人体的正常生理活动。正如《类经图翼·运气》所说：“造化之机，不可无生，亦不可无制，无生则发育无由，无制则亢而为害。”

（二）五行相乘、相侮与母子相及

五行相克关系失去协调，就会打乱五行的正常克制关系，而出现反常的变化。相克关系的异常包括“相乘”和“相侮”两方面。五行相生关系异常，则会出现“母子相及”的反常变化。

1. 五行相乘　乘，有乘虚侵犯的意思。五行相乘是指五行中一行对其所胜一行的过度制约或克制，属于相克太过，使事物之间失去了正常协调关系。五行相乘的次序与相克相同，即木乘土，土乘水，水乘火，火乘金，金乘木（图2-2）。

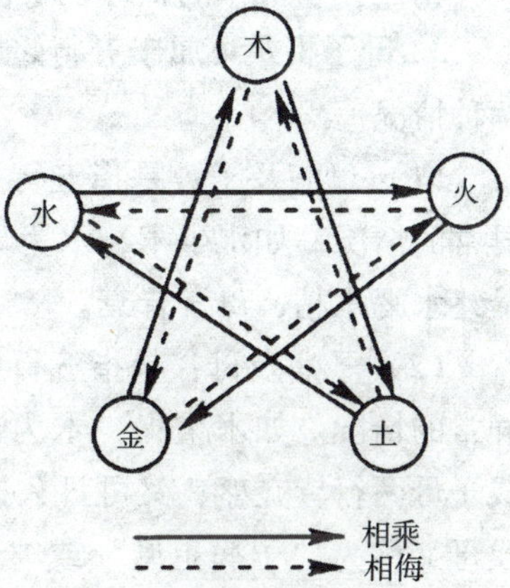

图2-2　五行相乘相侮示意图

导致五行相乘的原因有“太过”和“不及”两种情况。太过导致的相乘是指五行中的某一行过于亢胜，对其所胜一行克制太过，引起其所胜一行的虚弱，从而导致五行之间的协调关系失常。以木克土为例：正常情况下，木能克土，土为木之所胜。若木气过于亢盛，对土克制太过，可致土的不足。这种由于木的亢盛所引起的相乘，称为“木旺乘土”。不及导致的相乘是指五行中的某一行过于虚弱，难以抵御其所不胜一行正常限度的克制，从而使其更加虚弱。仍以木克土为例，正常情况下，木能制约土，若土气不足，木虽然处于正常水平，土仍难以承受木的克制，因而造成木乘虚侵袭，使土更加虚弱。这种由于土的不足而引起的相乘，称为“土虚木乘”。

相乘与相克虽然在次序上相同，但本质上是有区别的。相克是正常情况下五行之间的制约关系，相乘则是五行之间的异常制约现象。在人体，相克表示生理现象，相乘引起病理现象。

2. 五行相侮 侮，有恃强凌弱的意思。五行相侮是指五行中某一行对其所不胜一行的反向制约或克制，属反克，又称反侮。其次序是：木侮金，金侮火，火侮水，水侮土，土侮木（图2-2）。

导致相侮的原因亦有“太过”和“不及”两种情况。太过所致的相侮是指五行中的某一行过于强盛，使其所不胜一行不仅不能克制它，反而受到它的反向克制。以金克木为例：当木气过于亢盛时，其所不胜一行的金不仅不能克制木，反而受到木的欺侮。这种由于木的过亢而发生的反向克制现象，称为“木亢侮金”。不及所致的相侮是指五行中某一行过于虚弱，不仅不能制约其所胜的一行，反而受到其所胜一行的“反克”。以木克土为例；当木过于虚弱时，则不仅不能制约土，反而受到土的反克。这种由于木的虚弱而发生的反向克制现象，称为“木虚土侮”。

总之，五行的相乘和相侮，都是异常的克制现象，二者之间既有区别又有联系。相乘是按五行的相克次序发生的过度克制现象，相侮则是与五行相克次序相反方向发生的克制现象。因而，相乘和相侮之间有着严格的区分。但在发生相乘时，也可同时发生相侮；发生相侮时，也可同时发生相乘。如当木过于强盛时，既可以乘土，又可以侮金；金虚时，既可受到木的反侮，又可受到火的相乘。可见，相乘和相侮之间也有着密切的联系。《素问·五运行大论》说：“气有余，则制己所胜而侮所不胜；气不及，则己所不胜，侮而乘之，己所胜，轻而侮之。”这是对五行相乘和相侮产生的原因及其相互关系所作的很好说明。

3. 母子相及 属于五行之间相生关系异常引起的变化，包括母病及子和子病及母两种情况。

（1）母病及子：是指五行中属于母行的一行异常，累及其子行，导致母子两行皆异常的情况。如水生木，水为母行，木为子行。若水不足，不能生木，导致木也虚弱，最终水竭木枯，母子皆衰。

（2）子病及母：是指五行中属于子行的一行异常，影响其母行，导致子母两行皆异常的情况。如木生火，木为母行，火为子行。若火气太旺，既可引起木的过亢，形成子母两行皆亢盛；又可日久损木，木损则生火无力，最终导致子母两行皆衰。子病及母又称为“子病犯母”或“子盗母气”。

四、五行学说在中医学中的应用

中医学主要运用五行学说关于事物属性的五行归类方法和生克乘侮的变化规律，来阐述人体的生理、病理现象，并指导临床诊断和疾病的治疗。

（一）说明五脏的生理功能及相互关系

五行学说在生理方面的应用，主要包括以五行特性类比五脏的生理特点，构建天人一体的五脏系统，以生克制化说明五脏之间的相互联系等几个方面。

1. 说明五脏的生理特点　按五行学说的分类方法，将人体的五脏分别归属于五行，并以五行的特性来说明五脏的生理功能。如木有生长、升发、条达、舒畅的特性，肝喜条达而恶抑郁，具有疏泄的功能，故肝归属于木。火有温热、升腾的特性，心阳亦有温煦之功，故心归属于火。土性敦厚，万物依土而化生，脾主运化水谷，化生精微以营养五脏六腑及四肢百骸，为气血生化之源，故脾归属于土。金性清肃、收敛，肺具有肃降的特性，以清肃下降为顺，故肺属金行。水性滋润，有寒凉、闭藏的特性，肾藏精，主水，亦有封藏之性，故肾归属于水。

2. 构建天人一体的五脏系统　五行学说除以五行特性类比五脏的生理特点，确定五脏的五行属性外，还以五脏为中心，推演络绎整个人体的各种组织结构与功能，将人体的形体、官窍等分属于五脏，构建了以五脏为中心的生理病理系统。同时又将自然界的五方、五气等与人体的五脏联系起来，建立了以五脏为中心的天人一体的五脏系统，体现了天人相应的整体观念。

3. 说明五脏之间的生理联系　人体是一个有机整体，五脏的功能活动不是各不相关的，而是彼此联系的。五行学说不仅用五行的特性来说明五脏的生理特点，还运用五行生克制化理论来说明五脏生理功能的内在联系，即五脏之间存在着相互资生和相互制约的关系。

（1）说明五脏之间的资生关系：木生火，即肝生心，肝藏血以济心，肝之疏泄可助心行血。火生土，即心生脾，心阳可温煦脾阳，以助脾之运化。土生金，即脾生肺，脾化生水谷精微以养肺。金生水，即肺生肾，肺津下行以养肾阴，肺气清肃以助肾主纳气。水生木，即肾生肝，肾藏精以养肝血，肾阴资助肝阴以防肝阳上亢。

（2）说明五脏之间的制约关系：木克土，即肝克脾，肝气条达，可以疏泄脾气，以防脾气壅滞。土克水，即脾克肾，脾之运化水液，可防止肾水泛滥。水克火，即肾克心，肾水上济于心，可防心火过亢。火克金，即心克肺，心火之温煦，可防止肺气清肃太过。金克木，即肺克肝，肺之清肃下降，可制约肝阳的上亢。

（3）说明五脏之间的协调平衡：根据五行学说的脏腑归类，五脏中的每一脏都具有生我、我生和克我、我克的生理联系。每一脏在功能上因有他脏资助而不至于虚损，又因有他脏制约而不至于过亢；本脏之气过盛，则有他脏之气制约；本脏之气虚，又可由他脏之气补之。这种制化关系防止任何一脏的太过和不及，从而维持五脏整体系统的协调平衡。

但是以五行的特性及其生克次序来说明五脏的生理功能及其相互资生、相互制约的关系，存在一定的局限性。因为五脏的生理功能是多样的，其相互间的关系也是复杂的。五行的特性并不能说明五脏的所有功能，而五行的生克制化也难以完全解释五脏间复杂的生理联系。因此，在研究五脏的生理功能及其相互间的内在联系时，不能只局限于五行之间相生相克的理论。

（二）说明五脏病变的相互影响

五行学说不仅可用以说明生理情况下五脏间的相互联系，而且还可用以说明五脏间病理情况下的相互影响。脏腑之间病变的相互影响，也可称为传变。以五行学说阐释五脏病变的相互传变，可分为相生关系的传变和相克关系的传变两个方面。

1. 相生关系的传变 相生关系的传变，即母子相传，包括“母病及子”和“子病及母”两个方面。

（1）母病及子：是指疾病的传变顺序是由母脏传及子脏。如肾属水，肝属木，水生木。若先有肾水不足，不能滋养肝木，形成肝肾阴虚而肝阳上亢的“水不涵木”证，即属母病及子的传变。母病及子，多见母脏不足累及子脏亏损的母子两脏皆虚的病证。

（2）子病及母：是指疾病的传变顺序是由子脏传及母脏。如肝属木，心属火，木生火。如心火过亢，引动肝火，而形成心肝火旺证，或心血不足累及肝血亏少而致的心肝血虚证，皆属子病及母。子病及母，既有子脏虚损引起母脏也虚的两虚证，也有子脏亢盛导致母脏亦盛的俱实证，还可见有子脏亢盛导致母脏虚的虚实夹杂证等等。

2. 相克关系的传变 相克关系的传变，即乘侮相传，包括相乘和相侮两个方面的传变。

（1）相乘传变：是指五脏中某一脏过强或其所胜一脏过弱，从而导致某一脏对其所胜一脏过度克制所引起的病理现象。如肝属木，脾属土，木能克土，若木气过亢，肝气横逆，可犯胃乘脾，而形成肝胃（脾）不和证，即属木旺乘土。

（2）相侮传变：是由于五脏中某一脏过强或其所不胜一脏过弱，从而导致某一脏对其所不胜一脏进行反向克制所引起的病理现象。如肺属金，肝属木，金能克木。若肝木过于旺盛，可上逆而影响肺金，形成肝火犯肺证，即属木侮金。

五行学说认为五脏病变时的相互影响，可以用五行中的母子相及和乘侮关系来阐释。但应指出的是，在患病的情况下，由于受邪的性质不同、患者的正气有强弱，以及各种疾病本身发生发展的规律各异，所以疾病时的五脏传变，并不完全按照五行的生克乘侮规律传变。因此，应从具体情况出发，才能真正把握住疾病的传变规律，以有效地防治疾病。

（三）指导疾病的诊断

人体是一个有机整体，当内脏有病时，可以反映到相应的体表组织器官，出现色泽、声音、形态、脉象等方面的异常。正如《灵枢·本脏》所说：“视其外应，以知其内脏”。五行学说把五脏与五色、五音、五味等以五行分类归属联系起来，因而，在临床诊断疾病时，可以综合望、闻、问、切四诊所得到的资料，按五行归属及生克乘侮规律，来推断病情。如面见青色、喜食酸味、脉见弦象，其病多在肝；面色红、口味苦、脉洪数，多为心火亢盛之病；脾虚病人，若面见青色，为木来乘土，是肝亢乘脾；

心脏病人，面见黑色，为水来乘火，往往见于肾水凌心等。

五行学说还将色、脉结合起来，以五行的生克乘侮规律来推断病情的顺逆。色脉相合，其病顺；若色脉不合，已见其色，不得其脉，得克则死，得生则生。如肝病色青见脉弦，为色脉相合，其病顺；若不得弦脉反见浮脉，则属克己之脉（金克木），为病逆，预后不佳；若得沉脉则属相生之脉（水生木），其病顺，预后较好。

但是，疾病的临床表现往往是错综复杂的，要正确诊断疾病，必须四诊合参，不可拘泥于五行理论的推断，以免贻误诊断而影响治疗。

（四）指导疾病的治疗

中医学还利用五行学说指导疾病的治疗，主要表现在：控制疾病的传变及确定治则治法；指导脏腑用药；指导针灸取穴和情志疾病的治疗等方面。

1. 控制疾病的传变　根据五行生克乘侮的理论，五脏中一脏有病，可以传及其他脏腑而发病。因此，在临床诊治疾病过程中，可运用五行生克乘侮关系来推断和概括疾病的传变规律，以制定防治措施。如临床治疗疾病时，除对所病本脏进行治疗外，还要依据五行传变规律，兼顾其他脏腑，以防疾病的传变。如肝气太过时，每多犯及脾胃，故治疗时除了疏肝平肝以外，还应健脾护胃，以防肝病传至脾胃。正如《难经·七十七难》所说："见肝之病，则知肝当传之于脾，故先实其脾气。"

疾病的传变是非常复杂的，往往因人、因时、因证等而异。因此，在临床实践中，既要根据五行的生克乘侮传变规律来推测疾病的传变，又要具体病情具体分析，切不可刻板地套用。

2. 确定治则治法　五行学说不仅可用以指导疾病的诊断和预防，还可根据五行的生克乘侮规律来确定治疗疾病的原则和方法。

（1）根据相生规律确定的治则治法：根据相生规律确定的治疗原则包括"虚则补其母"和"实则泻其子"。"补母"，适用于母子关系的虚证。"泻子"，适用于母子关系的实证。

根据"虚则补其母"的原则所确定的治疗方法，常用的有以下几种：①滋水涵木法：又称滋肾养肝法或滋补肝肾法，是滋养肾阴以养肝阴的方法。适用于肾阴虚损而致的肝阴不足，甚或肝阳上亢的病证。②培土生金法：又称健脾补肺法，是通过培补脾气以益肺气的方法。适用于脾气虚弱，不能充养肺气而见肺脾俱虚的证候，或因肺气虚而引起的肺脾两虚证。③金水相生法：即滋养肺肾法，是通过肺肾同治以滋养肺肾之阴的方法。适用于肺虚不能输布精微以滋肾；或肾阴不足，不能上滋肺阴而致肺肾阴虚者。④益火补土法：又称温肾健脾法或温补脾肾法，是用温补肾阳以助脾阳的方法。适用于肾阳衰微而致脾阳不振，或脾阳亏虚，久病及肾的脾肾阳虚证。

应当指出的是，如按五行相生规律，心属火，脾属土，火生土即是心生脾。"火不生土"，本应理解为心火不生脾土。但自从命门学说兴起之后，这个概念有所改变。临床上多将此"火"专指肾阳（或命门之火）而言，"火不生土"的含义，也就变成肾阳亏虚不能温煦脾阳了，很少再指心与脾的关系。

根据"实则泻其子"的原则所确定的治疗方法，常用的有以下几种：①肝火泻心法：是用清心火以治疗肝火旺盛的方法，适用于心肝火旺证。②利水祛痰法：是用利水以治疗肺实痰壅的方法，适用于肺肾同病，痰气壅滞，咳逆上气之证。③心火泻胃法：是用泻胃火以治疗心火旺的方法，适用于胃腑有热，熏蒸于心而致的神志不宁等。

（2）根据相克规律确定的治则治法：包括“抑强”和“扶弱”两个方面。克者为强，表现为功能亢进；被克者为弱，表现为功能衰退。治疗时必须同时采取抑强扶弱的治疗原则，使双方的力量对比恢复均衡。抑强，用于相克太过引起的相乘和相侮。抑其强者，则其弱者的功能自然易于恢复；扶弱，用于相克不及引起的相克和相侮。扶其弱者，增强其力量，有利于恢复脏腑的正常生理功能。

根据抑强扶弱原则确定的治疗方法主要有以下几种：①抑木扶土法：又称疏肝健脾法或调理肝脾法，是通过疏肝、平肝，佐以健脾等法治疗肝旺脾虚证的方法，适用于木旺乘土或土虚木乘之证。通过抑制肝木的过旺，扶助脾土的不足，使两者之间的关系恢复正常。临床应用时，根据具体情况的不同，抑木和扶土也应有所侧重。如用于木旺乘土证时，则以抑木为主，扶土为辅；若用于土虚木乘证时，则应以扶土为主，抑木为辅。②培土制水法：又称敦土利水法，是通过温运脾阳或温肾健脾以治疗水湿停滞病变的方法，适用于脾虚不运，水湿泛滥而致的水肿胀满之候。③佐金平木法：又称滋肺清肝法，是滋肺阴清肝火以治疗肝火犯肺病证的方法，适用于肝火犯肺证。④泻南补北法：又称泻火补水法或滋阴降火法，是用泻心火补肾水以治疗心肾不交病证的方法，适用于肾阴不足，心火偏亢，水火失济的心肾不交证。

3. 指导脏腑用药和针灸取穴

（1）指导脏腑用药：中药种类繁多，不同的药物有不同的颜色和气味。颜色上主要有青、赤、黄、白、黑五色；味道上主要有酸、苦、甘、辛、咸五味。根据五行的分类归属方法，中药的五色、五味与人体的五脏都可分属于五行，从而使药物与五脏有了一种相应关系。如青色、酸味入肝；赤色、苦味入心；黄色、甘味入脾；白色、辛味入肺；黑色、咸味入肾。临床上可根据不同的脏腑病证，选择不同颜色、味道的药物。在调护疾病中，也可结合饮食之五味调护疾病。如脾胃湿热，当少用或忌用甘味；肾虚水泛，当少食咸味；肝阴不足，则多食酸味以调补之。

（2）指导针灸取穴：在针灸治疗中，根据病情也常用五行的生克乘侮规律来选穴治疗。如治疗肝的虚证时，根据“虚则补其母”的原则，可用补法针刺肾经的经穴；而治疗肝的实证，根据“实则泻其子”的原则，针刺时可取心经的经穴用泻法予以治疗。通过补虚泻实，以恢复脏腑的正常功能。

4. 指导情志疾病的治疗　脏腑和情志同归属于五行，不同的情志变化之间也有着相生相克的关系。因此，临床上可运用不同情志变化间的相互制约关系，来治疗精神情志病证。早在《内经》中就有关于治疗情志疾病的论述。如怒伤肝，悲胜怒（金克木）；喜伤心，恐胜喜（水克火）；思伤脾，怒胜思（木克土）；忧伤肺，喜胜忧（火克金）；恐伤肾，思胜恐（土克水）。这种利用情志间的相互制约关系治疗精神情志病证的方法，就是所谓的“以情胜情”法。

五行的生克乘侮规律，有一定的临床指导意义，但并非所有的疾病都可用五行的生克关系来诊治，应根据病情灵活运用。

综上所述，阴阳学说和五行学说都属于我国古代唯物辨证法的范畴，两者各有特点，但又是相辅相成的。阴阳学说着重以“一分为二”的观点来说明相对事物或一个事物中相对的两个方面之间存在着对立、互根、消长、转化和交感的关系，认为宇宙是一个对立的统一体，人体是由各种对立的组织机构所组成的统一体，人与自然也是对立的统一体。五行学说则着重以“五”为基数来阐释事物之间生克制化的相互关系，认为宇宙是由木、火、土、金、水五种基本物质的生克制化所组成的整体，人体的五脏、五官、五体、五志等各系统之间也是一个存有生克制化关系的整体。并认为自然界的五气、五方、五季等都内应脏腑，脏腑的生理活动与自然环境之间同样存在着生克制化的整体性联系。阴阳学说和五行学说在医学领域中的运用，常常是相互联系、不可分割的。如在探讨脏腑的功能时，不仅要明确脏腑之间或脏腑本身的阴阳属性，还须明确脏腑之间确实存在着相生相克的制化关系。阴阳五行学说的结合，不仅可以说明事物矛盾双方的一般关系，而且可以说明事物之间相互联系和制约的较为具体和复杂的关系，有利于解释人体复杂的生命现象和病理过程。

阴阳五行学说作为古代的哲学思想，对中医学理论体系的形成和发展起了很重要的作用，但阴阳五行学说毕竟是一种古代的哲学理论，有一定的局限性，也不可能完全解释宇宙间的一切事物和人体复杂的生命现象。特别是五行学说，由于它采用了直观的“取象比类”和主观的“抽象推演”方法，因而不可避免地存在着机械的弊端。所以，对于阴阳五行学说，我们既要肯定它的实用价值，又要看到它的局限性。

思考题

1. 说出阴阳学说与五行学说的基本内容。
2. 为什么说阴阳的属性具有相对性？

（薛　良）

第三章 藏象学说

学习目标

1. 掌握五脏六腑各自的主要生理功能及系统联系。
2. 熟悉脏腑之间的关系。
3. 了解奇恒之腑的主要生理功能。

“藏象”一词，首载于《素问·六节藏象论》。藏，是指藏于体内的内脏。象，其涵义有二：一是指内脏表现于外的生理、病理现象；二是指内脏的解剖形态。《类经·藏象类》注云：“象，形象也。藏居于内，形见于外，故曰藏象。”可见，中医学的“藏象”，是对人体内脏的形态结构、生理功能、病理变化和表现于外的生命现象的高度概括。

藏象学说是通过对人体生理、病理现象的观察，研究人体各个脏腑的生理功能、病理变化及其与外界环境相互关系的学说，是中医基础理论的核心，对于临床实践具有普遍的指导意义。人体内脏根据功能特点的不同，将其分为五脏（心、肝、脾、肺、肾）、六腑（胆、胃、小肠、大肠、膀胱、三焦）和奇恒之腑（脑、髓、骨、脉、胆、女子胞）三类。五脏的共同生理功能是化生和贮藏精气；六腑的共同生理功能是受盛和传化水谷；奇恒之腑的功能似脏，贮藏精气，形态似腑，却不纳水谷，而有异于六腑，故称之为“奇恒之腑”。

藏象学说的形成，主要与以下四个方面相关：一是古代解剖学的知识。《灵枢·经水》说：“其死，可解剖而视之。其脏之坚脆，腑之大小，谷之多少，脉之长短，血之清浊……皆有大数。”可见，古代的解剖知识为藏象学说的形成奠定了形态方面的基础。二是长期对人体生理和病理现象的观察。如皮肤受凉而感冒，会出现鼻塞、打喷嚏、咳嗽等症状，从而推断出皮毛、鼻和肺之间存在着某些联系。三是反复医疗实践的总结。如许多目疾，从肝着手治疗而获愈，久之，便得出“肝开窍于目”的理论；根据“气血者，人之神”的原理，用养血安神的药物治愈心悸、失眠等心神不宁的病证，佐证了“心主神志”的论点。四是古代哲学思想的渗透。以阴阳、五行学说为代表的古代哲学思想渗透到中医学中，对藏象理论的形成也起了重要作用。如用阴阳学说说明人体的部位、功能等多个方面，五行学说促进了五行藏象体系的建立等。

藏象学说的主要特点是以五脏为中心的整体观。主要体现在两方面：一是以五脏为中心，以气血津液为基础，以形神活动为根本，通过经络系统“内属于脏腑，外络于肢节”将六腑、五体、五官、九窍、四肢百骸等构成了一个有机整体；二是天人相应，即人体五脏的生理活动与自然界季节气候及地域环境等密切联系，形成一个息息相关的统一体。

藏象学说的理论体系，虽有一定的古代解剖知识为基础，认识了内脏的某些功能，但其发展主要基于“有诸内，必形诸外”、“视其外应，以知内脏”以及“取象比类”的思维方法来认识人体脏腑的功能，其观察分析的结果，大大超越人体解剖学脏器的范畴，形成了中医独特的生理和病理学理论。因此，藏象学说中的心、肺、肝、脾、肾等内脏的名称虽与西医人体解剖学脏器名称相同，但其生理、病理的内涵却不完全一样。中医脏腑的某一功能，可能包含西医解剖生理学中几个脏器的生理功能；反之，解剖生理学中某一脏器的生理功能，亦可分散在藏象学说中几个脏腑的生理功能之中。可见，中医“藏”的概念不仅是一个解剖学的概念，更重要的是概括某一系统的生理、病理学方面的概念。如藏象学说中的心脏，除代表解剖学上的实体外，还包括一部分神经系统，尤其是大脑方面的某些功能，所以中医学的“心”不能与西医解剖学上的心等同看待，这是应当注意的。

第一节 五 脏

心、肺、肝、脾、肾合称为五脏。在经络学说中，心包络亦称为脏，合之为六脏，但在藏象学说中习惯把其归属于心。五脏除具有化生和贮藏精气的共同生理功能，又各有其所司，彼此协调，共同维持人体的正常生命活动。

一、心

心位于胸腔，两肺之间，膈膜之上，外有心包护卫。由于心对人体生命活动起着主宰的作用，故称心为“君主之官”、“生之本”、“五脏六腑之大王”。心的主要生理功能是主血脉和主神志。心在体合脉，其华在面，开窍于舌，在志为喜，在液为汗。手少阴心经与手太阳小肠经相互属络于心与小肠，相为表里。

（一）主要生理功能

1. 主血脉 主，有主持、管理之意。血，即血液；脉，即脉管，是气血运行的道路，又称之为“血府”。心主血脉，包括主血和主脉两方面。

（1）主血：心主血是指心气具有推动血液在脉内运行的生理功能。心与血脉相连，构成一个密闭的循环系统，这个系统的生理功能都由心所主。在生命活动中，心脏不停的搏动，将血液输送到全身，发挥其营养和滋润的作用，故《素问·五藏生成》说：“诸血者，皆属于心”。而心脏的正常搏动，主要依赖心气的推动和调控作用。心气充沛，能够维持正常的心力、心率和心律，血液才能在脉内正常运行，表现为面色红润光泽，脉象和缓有力，节律整齐；反之，心气不足，心脏搏动无力，则血液亏虚，可见面色无华，心悸气短，脉象细弱无力等。

心主血的另一方面是心阳具有促进血液化生的功能。血液主要由营气和津液组成，而营气和津液在进入血脉的过程中，依赖心阳的温煦气化作用，才能变化而赤生成血液，所以有“心生血”的说法。若心阳不足，气化功能减弱，则可导致血的生成不足，形成血虚证，亦可见有面色无华，心悸健忘，唇舌色淡，脉细弱无力等症。

（2）主脉：心主脉是指心气推动和调控心脏的搏动及脉管的舒缩，使脉道通利，血液流畅。心气充沛，心脏有节律的搏动，则脉管有规律的舒缩，血液循脉道布散全身，发挥营养和滋润作用，以维持人体正常的生命活动。

脉为血之府，是容纳和运输血液的通路。血液能正常运行，发挥营养和滋润作用，除心气充沛外，还有赖于血液的充盈和脉道的通利。血液充盈，心主血脉的生理功能才能发挥正常；脉道通利，则血行无阻，周流全身。因此，心气充沛、血液充盈、脉道通利，是血液正常运行必备的三个条件。

心主血脉的功能正常与否，可从面色、胸部感觉、舌色及脉象等方面表现出来。如心主血脉的功能正常，则面色红润光泽，舌质淡红荣润，脉搏和缓有力、节律整齐。若心主血脉的功能异常，心血不足，血脉空虚，则面色无华，心悸失眠，舌质淡白，脉细涩无力；心火亢盛，则面赤，心中烦热，舌红，舌尖起芒刺或溃烂疼痛，脉滑数；心脉痹阻，则面色灰暗，心胸憋闷或刺痛，舌质青紫或见瘀点瘀斑，脉涩或结代。

2. 主神志　心主神志，又称心主神明或心藏神。神，有广义和狭义之分。广义之神，是指整个人体生命活动的外在表现，是对人体生命活动的高度概括，可通过人的眼神、表情、言语、应答、动作姿态等表现出来；狭义之神，是指人的精神、意识、思维活动。心主神志，主要指狭义之神。

人的精神、意识和思维活动，是大脑的生理功能，即大脑对外界客观事物的反映。但藏象学说则将人的精神、意识和思维活动分归于五脏，而且主要归属于心的功能。如《灵枢·本神》指出：“所以任物者为之心。”心是接受外界客观事物并作出反应，进行意识和思维活动的脏器。这一系列复杂的精神活动，实际上是在心的主导下，由五脏协作共同完成的。由于心为藏神之脏，君主之官，生之本，五脏六腑之大王，故情志所伤，首伤心神，次及相应脏腑，导致脏腑气机紊乱。

心主神志的功能正常，则精神振奋，神志清晰，思维敏捷，睡眠安稳等。心主神志的功能失常，可见精神萎靡，反应迟钝，失眠多梦，神志不宁，甚则狂妄谵语或昏迷不省人事等。因此，临床神志方面的病变，多从心论治。

心主神志与心主血脉的功能是密切相关的。心藏神，能调节心气行血和心阳生血的作用，有利于心主血脉。血液又是神志活动的物质基础之一，如《灵枢·营卫生会》言：“血者，神气也”。心血充足，则能藏神养神，而使心神灵敏不惑。心藏神的功能失常，可引起血行异常，如心神失常，心烦失眠，可见脉搏加快；反之，心主血脉的功能失常，亦可引起心神异常，如心血不足，可见失眠、多梦等症。

（二）与体、窍、志、液的关系

1. 在体合脉，其华在面　心在体合脉，是指心与脉在结构上相接相连，形成一个密闭循环的管道系统。脉道的舒缩与通利依赖于心气的推动与调节，故称心在体合脉。

华，有荣润、光彩之意。其华在面，是指心的功能状态常可显露于面部。由于头面部血脉极为丰富，全身气血皆上注于面，故面部的色泽变化能反映心的生理功能和病理变化。心气旺盛，血脉充盈，脉道通畅，则面色红润而有光泽。心气不足，心血亏虚，则面色无华；心火亢盛，则面色红赤；心脉痹阻，则面色青紫；心阳暴脱，则面色苍白或晦暗。故《素问·五藏生成》说："心之合，脉也；其荣，色也"。

2. 在窍为舌　窍，指孔窍、苗窍。心在窍为舌，又称心开窍于舌，是指心的气血盛衰在舌象上反映最明显，因此观察舌的变化可以了解心主血脉和主神志功能是否正常。

舌为心之窍，其理论依据主要有三方面：一是心与舌体在经络上有密切联系。《灵枢·经脉》说："手少阴之别……循经入于心中，系舌本。"二是心与舌在生理上密切相关。心主行血生血，使气血上注于舌，保持舌体的正常形态和色泽；心主神志，使精神思维活动正常，保证舌能发挥其司味觉、搅拌食物和辅助发音等生理功能。三是舌黏膜薄而透明，舌体血管又极为丰富，所以舌质色泽变化可直接反映心主血脉的功能状态。可见，从舌的变化可以察知心的功能状态。心的功能正常，则舌体红活荣润，柔软灵活，味觉灵敏，语言流畅。心的功能异常，亦可从舌上反映出来。如心阳不足，则舌质淡白胖嫩；心阴不足，则舌质红绛瘦瘪；心火上炎，则舌质红赤，甚至起刺生疮；心血瘀阻，则舌质紫暗或有瘀点瘀斑；心神失常，则舌强、语謇或失语等。

3. 在志为喜　喜，是人对外界信息的反应，属于良性刺激。喜乐适度对心的生理功能有调节作用，但喜乐过度或不及，均可使心神受伤。如过度喜乐，则使人喜笑不休，精神涣散不收；不及则使人易悲、精神不振。另外，心为神明之主，不仅喜能伤心，而且五志过极均能损伤心神。所以《灵枢·邪气脏腑病形》说："愁忧恐惧则伤心"。

4. 在液为汗　汗，是津液通过阳气的蒸化后，经汗孔排出肤表的液体，如《素问·阴阳别论》说："阳加于阴谓之汗。"汗液的生成、排泄与心血、心神的关系密切。心主血脉，血液与津液同源互化，津液渗入脉内则形成血液，而血液中的水液渗出脉外则为津液，津液是汗液化生之源。心血充盈，津液充足，化汗有源，既可滋润皮肤，又可排出体内代谢后的产物。但汗出过多，津液大伤，耗伤心血，可见心慌、心悸；大汗不止，还可导致心阳暴脱。反之，心的功能失常可导致汗出异常，如心气虚常见自汗；心阴虚多见盗汗。故有"津血同源"，"血汗同源"，以及"汗为心之液"之说。另外，汗液的排泄又受心神的调节，所以情绪的波动，亦可见有汗出现象。

［附］心包络

心包络，简称心包，亦称"膻中"是心脏外面的包膜，具有保护心脏的作用。在经络中，手厥阴心包经与手少阳三焦经相为表里，故将心包络归属于脏。古代医家认为，心为君主，不得受邪，所以外邪犯心，则心包络当先受病，故心包有"代心受邪"之功。后世明清温病学派受"心不受邪"思想的影响，在温病学说中，将外感温热病邪影响心神而出现神昏、谵语等病理变化，称之为"热入心包"或"痰热蒙蔽心包"。实际上，心包受邪所表现的病证，就是心的病证，心和其他脏腑一样，皆可受到邪气的侵袭而发病。

二、肺

肺位于胸腔，左右各一，覆盖于心之上，犹于宰辅，故《素问·灵兰秘典论》称之为“相傅之官”。肺位于五脏六腑之上，位置最高，又有“华盖”之称。肺叶娇嫩，外合皮毛，上通鼻喉，直接与外界相通，不耐寒热燥湿诸邪，易被侵袭，故又称之为“娇脏”。肺的主要生理功能是主气、司呼吸，主宣发肃降，通调水道，朝百脉，主治节。肺在体合皮，其华在毛，在窍为鼻，在志为悲（忧），在液为涕。手太阴肺经与手阳明大肠相互属络于肺与大肠，相为表里。

（一）主要生理功能

1. 主气、司呼吸 肺主气，首见于《内经》，如《素问·五藏生成》说：“诸气者，皆属于肺”。肺主气包括主呼吸之气和主一身之气两方面。

（1）主呼吸之气：肺主呼吸之气，是指肺具有主司呼吸运动的作用，是体内外气体交换的场所。人体通过肺的呼吸运动，不断地呼出体内浊气，吸入外界清气，吐故纳新，促进人体新陈代谢的正常进行，以维持人体的生命活动。所以《素问·阴阳应象大论》说：“天气通于肺”。

（2）主一身之气：肺主一身之气，是指肺具有主持、调节全身各脏腑之气的作用，即全身之气都归肺所主。肺主一身之气体现在两方面：一是气的生成，特别是宗气的生成方面。宗气主要依赖肺吸入的自然界清气，与脾胃运化的水谷精气相结合于胸中而生成。宗气是一身之气的重要组成部分，因此，肺的呼吸功能正常与否，直接影响着宗气的生成，也影响着一身之气的盛衰。二是对全身气机的调节作用。肺的节律性呼吸，对全身气机的升降出入运动起着重要的调节作用。肺的呼吸均匀通畅，节律一致，则各脏腑及经络之气升降出入运动通畅协调。

肺主一身之气，实际上隶属于肺的呼吸功能。肺的呼吸均匀是气的生成和气机调畅的根本条件。如果肺的呼吸功能失常，不仅可以导致宗气及一身之气的生成不足，出现呼吸无力，声低气怯，或少气不足以息，肢倦乏力等气虚不足的症状，并且可影响一身之气的调节，导致各脏腑及经络之气的升降出入运动失调。若肺丧失了呼吸功能，清气不能吸入，浊气不能排出，新陈代谢停止，人的生命活动也随之终止。所以说，肺主一身之气的作用，主要取决于肺的呼吸功能。

2. 主宣发肃降 宣发，即宣布和发散；肃降，即清肃和下降。肺主宣发是指肺气具有向上升宣和向外周布散的作用；肺主肃降是指肺气具有向下向内清肃通降的作用。肺的宣发与肃降功能，是由肺气的升降运动来实现的，故称“肺气宣发”和“肺气肃降”。

肺气的宣发作用，主要体现在三方面：一是呼出体内浊气。机体在新陈代谢过程中产生的浊气，通过肺的呼吸运动，将废气排出体外。二是宣布精微物质。即在肺气的推动作用下，将脾转输的部分水谷精微和津液上输头面诸窍，外布全身皮毛肌腠。三是宣发卫气，调节腠理，控制汗液的排泄。肺气宣发卫气于肌表，调节腠理开合，将代谢后的水液化为汗液，并在卫气的作用下控制和调节其排泄。如《灵枢·决气》说："上焦开发，宣五谷味，熏肤，充身，泽毛，若雾露之溉。"若外感风寒而致肺失宣发，则呼吸不利，鼻塞喷嚏，胸闷咳喘；卫气郁遏，腠理闭塞，则恶寒无汗；津液内停，痰饮内生，阻塞气道，则见呼吸困难，喘咳不得卧等症。

肺气的肃降作用，主要体现在三方面：一是吸入自然界之清气。肺气下降，才能将吸入之清气与脾转输的水谷精微融合成宗气。二是下布精微物质。是将肺吸入之清气和脾转输至肺的部分水谷精微及津液，向下向内布散于其他脏腑，以发挥滋润营养的作用。三是向下输送浊液。肺气下降，将脏腑代谢后产生的浊液下输肾和膀胱，成为尿液生成之源。肺居胸中，为五脏六腑之华盖，其气以清肃下降为顺。因此，肺失肃降，可见呼吸表浅，咳喘气逆，或小便不利、水肿等水液代谢障碍的病变。

肺气的宣发和肃降，是相互制约，相互为用的两方面。肺的宣发功能正常，将气津等不断地向上向外布散，有利于肺气下降；肺的肃降功能正常，将气津等向下向内布散，有利于肺气的宣发。只有宣发与肃降的功能协调，则气道通畅，呼吸均匀，体内外气体得以交换，水谷精微及津液得以正常的输布和代谢。在病理情况下，宣发与肃降的功能失调，就会发生"肺气失宣"或"肺失肃降"的病变。一般而言，外邪侵袭，多影响肺气的宣发，以肺气不宣的病变为主；内伤及肺，多影响肺气的肃降，以肺失肃降的病变为主。宣发与肃降失常又是相互影响的，如外感风寒常以肺失宣发的胸闷鼻塞，恶寒无汗等症为主，又可兼见肺失肃降的咳喘气逆等症。

3. 通调水道　通，即疏通；调，即调节；水道，即水液运行和排泄的通道。肺的通调水道功能，是指肺的宣发和肃降对体内水液的输布、运行和排泄起着疏通和调节的作用。肺主通调水道，主要体现在两方面：一是通过肺的宣发作用，将脾转输于肺的津液向上向外布散，上至头面诸窍，外至全身皮毛肌腠，以充养、润泽各组织器官，而且将输送到皮毛肌腠的津液，在卫气的推动和调节作用下，化为汗液排出体外。二是通过肺气的肃降作用，将脾转输的津液向内向下输布，以充养、滋润脏腑，而且还将代谢后的水液不断地向下输送，成为尿液生成之源，再经肾和膀胱的气化作用，生成尿液而排出体外。所以说"肺主通调水道"或"肺主行水"。又因肺为华盖，在五脏六腑中位置最高，参与调节全身的水液代谢，故又有"肺为水之上源"之说。肺的通调水道功能正常，则皮肤润泽，排汗正常，小便通畅。如果肺的通调水道功能失常，就会发生水液停聚，生痰成饮，甚则水泛为肿。

4. 朝百脉，主治节　朝，即朝向、汇合之意；治节，即治理、调节。肺朝百脉，是指全身的血液通过诸脉而流经于肺，通过肺的呼吸运动进行气体交换，然后再将新鲜血液输布到全身。全身的血脉统属于心，心气的推动是血液运行的基本动力。而血液的运行又依赖于肺气的推动与调节，即肺气具有助心行血的作用。通过肺的呼吸运动，调节全身气机，从而促进血液的运行。同时，肺吸入自然界的清气与脾胃运化而来的水谷精微相结合，生成宗气，而宗气有"贯心脉"以推动血液运行的作用。肺气充沛，宗气旺盛，气机调畅，则血运正常。肺气不足，不能助心行血，则可导致心血运行不畅，出现心悸胸闷，唇青舌紫等症；反之，心气虚衰或心阳不振，心血运行不畅，也可影响肺气的宣降，出现咳嗽、气喘等症。

肺主治节，是指肺气具有治理调节肺之呼吸和全身气、血、津液的作用。肺主治节的作用主要表现在四方面：一是调节呼吸。肺的呼吸均匀，对完成机体内外气体交换起着极其重要的作用。二是调节气机。通过肺的呼吸，调节一身之气的升降出入，保持全身气机的调畅。三是助心行血。通过肺朝百脉和调节气的升降出入，辅佐心脏推动和调节血液的运行。四是调节津液的代谢。通过肺气的宣发与肃降，推动和调节津液的输布和排泄。由此可见，肺主治节，实际是对肺的主要生理功能的高度概括。

（二）与体、窍、志、液的关系

1. 在体合皮，其华在毛 皮毛，包括皮肤、汗孔、毫毛等组织，是一身之表。具有防御外邪，调节津液代谢，调节体温和辅助呼吸的作用。肺合皮毛的机制主要体现在两方面：一是通过肺气的宣发，向外布散卫气和输精于皮毛，以温养和滋润皮毛。皮毛得养，则润泽光亮，以发挥保卫机体，抵御外邪侵袭的屏障作用。若肺气不足，宣发卫气和输精于皮毛的生理功能减退，则卫表不固，抵御外邪侵袭的能力下降，则易于感冒，甚或皮毛失养，多见有皮毛憔悴枯槁等症。二是主司皮毛汗孔的开合，以调节肺的呼吸功能。汗孔不仅是排泄汗液的门户，同时随着肺的宣发和肃降参与体内外气体交换，故汗孔又有“气门”之称。如寒邪袭表，毛窍闭塞，卫气郁遏，肺气失宣，则见恶寒无汗，呼吸不利等症。

2. 在窍为鼻 肺在窍为鼻，又称肺开窍于鼻。肺与鼻的关系体现在两方面：一是鼻为呼吸出入的通道，具有通气功能，而肺主气、司呼吸，故有“鼻为肺窍”之说。二是鼻主司嗅觉，协助发音，其功能主要依赖于肺气的宣发作用。肺气宣畅，则呼吸通利，嗅觉灵敏，声音能彰；若肺失宣发，则呼吸不利，鼻塞不通或嗅觉不灵，不闻香臭。

此外，喉为呼吸的门户和发音器官，肺的经脉经过咽喉，故喉的通气和发音功能也与肺气的宣发有关。肺气虚弱，则声音低微；风寒束肺，则声音嘶哑或失音等。

3. 在志为悲（忧） 悲，指悲伤；忧，指忧愁。悲和忧虽略有差异，但对人体生理功能的影响是类同的，故皆为肺之志。悲和忧均属不良情绪变化，对人体的主要影响是使气不断地消耗，可见呼吸气短，精神萎靡，倦怠乏力等症状。如果肺气充盛，则对外来不良情志刺激的耐受力强，不易产生过度的悲忧；反之，肺气虚损，宣降失常时，机体对外来不良情志刺激的耐受力下降，易产生悲忧的情绪变化。

4. 在液为涕 涕是鼻腔黏膜分泌的粘液，具有润泽鼻窍，保持呼吸道通畅的作用。涕由肺所主，主要依赖于肺气的宣发作用。肺的宣发功能正常，涕不外流而润泽鼻窍，则肺气通畅，呼吸均匀。在病理情况下，肺寒则鼻流清涕；肺热则涕稠黄浊；肺燥则鼻干少涕。

三、脾

脾位于中焦偏左，横膈之下，与胃以膜相连。脾的主要生理功能是主运化，主升，主统摄血液。脾与胃同居中焦，是人体对饮食物进行消化、吸收并输布其精微的主要脏腑。人出生以后，生命活动的维持，气血津液的化生，均依赖于脾胃运化的水谷精微，故称脾胃为“后天之本”、“气血生化之源”。脾在体合肌肉，主四肢，在窍为口，其华在唇，在志为思，在液为涎。足太阴脾经与足阳明胃经相互络属于脾与胃，相为表里。

（一）主要生理功能

1. 主运化　运，即转运输送；化，即消化吸收。脾主运化，是指脾具有把饮食水谷转化为精微物质，并将精微物质吸收及转输到全身各个脏腑组织器官的生理功能。脾的运化功能包括运化水谷和运化水液两方面。

（1）运化水谷：水谷泛指各种饮食物。运化水谷是指脾气促进饮食物的消化和吸收并转输其精微的过程。饮食物的消化吸收，虽在胃和小肠中进行，但必须依赖脾运化功能的参与。其运化过程大体分为三个阶段：一是促进水谷的消化。即在脾气的运动作用下，促进胃的受纳、腐熟，将食物变为食糜和小肠的受盛化物，使之进一步消化，并化解为精微和糟粕两部分。二是吸收精微物质。即精微部分，在脾气运动的参与下，促进胃肠道的吸收。三是输送精微物质。一方面通过脾直接向四周布散；另一方面将精微物质上输于肺，经过肺的宣发肃降而输布全身，内养五脏六腑，外养四肢百骸，皮毛筋骨等。因此，脾运化水谷的功能强健，能为化生气血津液等提供充足的养料，全身各脏腑组织器官才能得到足够的营养，以维持正常的生理活动。若脾运化水谷的功能减退，可引起食欲不振，腹胀便溏等消化不良的症状，甚则可因精微吸收障碍，气血化生不足，不能营养周身，引起体倦乏力，日渐消瘦等病变。

（2）运化水液：运化水液，是指脾具有吸收、转运、输布水液，防止水液在体内停滞的功能。其功能主要表现在三方面：一是在脾气运化的参与下，将胃和小肠等吸收的水液，通过脾气的转运作用上输于肺，再由肺的宣发肃降布散全身，以发挥濡润滋养的作用。二是脾居中焦，为水液升降输布的枢纽。如肺气的宣发肃降，肾气的蒸腾气化等，都离不开脾气的枢转作用，使之上行下达，畅通无阻，从而维持了水液的代谢平衡。三是输送至各脏腑组织的津液被利用后，多余的水液，在脾气的转运输送作用下，经过肺和肾等脏腑的气化功能，化为汗液和尿液排出体外。脾运化水液的功能减退，导致水液在体内停滞，发生各种病变，或产生湿、痰、饮等病理产物，或流注肠道而成泄泻，或溢于肌肤而成水肿。如《素问·至真要大论》说：“诸湿肿满，皆属于脾。”

脾运化水谷和运化水液两方面的功能，是相互促进，相互影响，一种功能失调常可导致另一方面的功能失常，故其病理往往是同时并见。

另外，脾胃为“后天之本”、“气血生化之源”的理论，对养生防病有着重要意义。在日常生活调护中，要注意保护脾胃，使脾的运化功能强健，气充血足，正气旺盛，不易被邪气侵袭而发病。否则，脾气不健，气血亏虚，则易感受邪气而发病，故有“百病皆由脾胃衰而生也”的说法。

2. 主升　升，即上升。脾主升，是指脾气运动的特点以上升为主，具体表现在升清和升举内脏两方面。

（1）升清：清，指水谷精微等营养物质。脾主升清，是指脾气的上升转输作用，将水谷精微等营养物质上输心肺，化为气血，以营养全身各脏腑组织器官。脾气的升清作用，实际是脾气运化功能的表现形式。脾主升清与胃主降浊相对而言。脾以升为健，胃以降为和。脾升胃降，升清降浊，相反相成，共同完成饮食物的消化、吸收和输布。若脾气虚弱，不能升清，气血化源不足，可见面色无华，头晕目眩，神疲乏力；清气不升，反下走肠道，则见便溏、泄泻。正如《素问·至真要大论》所说："清气在下，则生飧泄。"

（2）升举内脏：脾主升举内脏，是指脾气上升具有维持内脏位置的相对恒定，防止其下垂的作用。脾升举内脏的功能正常，是防止内脏位置下移的重要保证。若脾虚日久，无力升举，反而下陷，可见腹胀下坠，久泻滑脱，甚则可导致某些内脏下垂，如胃下垂、肾下垂、子宫脱垂、脱肛等。故临床治疗内脏下垂，常采用健脾升陷法。

3. 主统血 统，即统摄、控制之意。脾主统血，是指脾气有统摄、控制血液在脉中正常运行而不逸出脉外的功能。故有"心主血，肝藏血，脾能统摄于血"及"五脏六腑之血，全赖脾气统摄"之说。脾气统摄血液的功能，实际是气对血的固摄作用。脾气健运，则一身之气充盛，固摄功能强健，故脾统血与气摄血是统一的。若脾气虚弱，运化不利，气生无源，固摄功能减退，则血不归经而导致出血。脾气有升举的特性，而且主一身之肌肉，因此，临床上习惯把下部出血和皮下肌肉出血，如便血、尿血、崩漏及肌衄等，称为"脾不统血"。脾不统血是由气虚所致，出血除色淡质稀外，常伴有肢倦乏力、纳呆、腹胀等脾气不足之征象。

（二）与体、窍、志、液的关系

1. 在体合肉、主四肢 脾在体合肉，或称脾主肌肉，是指脾的运化功能与肌肉的壮实及其功能活动的发挥有着密切的联系。全身之肌肉，均有赖于脾胃运化的水谷精微和津液来营养滋润，才能丰满壮实，以发挥正常的收缩运动功能，如《素问·痿论》说："脾主身之肌肉。"

人体的四肢，同样依赖脾胃运化的水谷精微及津液的营养和滋润，以维持其正常的生理活动。因此，脾的运化功能强健，为肌肉、四肢提供足够的营养物质，则肌肉丰满强壮，四肢活动轻劲有力；脾失健运，精微物质的生成和转输障碍，肌肉、四肢也随之失去营养，则肌肉消瘦，四肢软弱无力，甚至痿废不用。

2. 在窍为口，其华在唇 脾在窍为口，又称脾开窍于口，是指人的食欲、口味与脾的运化功能密切相关。脾气健运，则食欲旺盛，口味正常；脾失健运，湿浊内生，则见食欲不振，口淡乏味，或口腻、口甜等口味异常的感觉。

脾之华在唇，是指口唇的色泽可反映脾运化功能的盛衰。如脾气健运，营养充足，气血充盈，则口唇红润而有光泽；反之，脾失健运，营养不足，气虚血少，可见口唇色淡无华。

3. 在志为思 脾在志为思，是指脾的生理功能与思虑相关。思虽为脾志，但与心主神志有关，故有"思出于心，而脾应之"之说。正常限度内的思虑，是人人皆有的情志活动，对机体的生理活动及脾的运化功能并无不良影响。但思虑过度，或所思不遂，则会影响气的正常运行，导致气滞或气结。从影响脾脏的生理功能来说，一方面阻碍脾气的运化功能，使脾胃之气结滞，表现为不思饮食或食不知味，脘腹胀闷；另一方面影响脾的升清功能，出现头晕目眩、气短乏力等症。

4. 在液为涎 涎为口津，即唾液中质地较清稀少沫的部分。脾在液为涎，是指脾的运化和统摄能产生和控制涎液的分泌。涎具有润泽口腔，保护口腔黏膜的作用，在进食时分泌增多，有助于食物的吞咽和消化。脾的运化功能正常，则涎液化生适量，上注于口而不溢于口外。若脾胃不和或脾虚失摄，则导致涎液分泌急剧增加，而发生口涎自出等病理现象，故说“脾在液为涎”。

[附] 胰

胰位于左上腹，在膈之下，胃的后方，与脾相邻。胰的主要功能是参与消化，为脾之副脏，中医学多将胰参与消化的功能归属于“脾主运化”之中。

四、肝

肝位于腹腔，横膈之下，右胁之内，下附有胆。肝的主要生理功能是主疏泄和主藏血。肝在体合筋，其华在爪，在窍为目，在志为怒，在液为泪。足厥阴肝经与足少阳胆经相互属络于肝与胆，相为表里。

（一）主要生理功能

1. 主疏泄 疏，即疏通；泄，即宣泄、畅达、升发。肝主疏泄，是指肝具有疏通、畅达全身气机，进而促进精血津液的运行输布、脾胃的运化、胆汁的分泌排泄及情志的畅达等作用。肝主疏泄主要表现在四方面：

（1）调畅气机：气机，是指气的升降出入运动。机体脏腑、经络、形体、官窍的功能活动，全赖于气的升降出入运动。由于肝气的生理特性是主升、主动，喜条达而恶抑郁，这对于全身气机的疏通、畅达及气的升降出入运动协调平衡，具有重要的调节作用。肝的疏泄功能正常，则气机调畅，气血和调，经络通利，脏腑及组织器官的功能活动协调有序，精血津液等液态物质的运行输布无阻。若肝失疏泄，调畅气机的功能失常，常见有两方面的病理现象：一是肝失疏泄，调畅气机的功能减退，气的升发不足，气机疏通和畅达受阻，形成气机不畅，甚或气机郁结的病理变化，称为“肝气郁结”。临床多见胸胁、两乳或少腹等肝经循行部位的胀痛不适。二是肝的疏泄太过，导致肝气亢逆，过于升发，称为“肝气上逆”。临床多见头目胀痛，面红目赤，急躁易怒等症。同时，因肝气上升太过，血随气逆，亦可导致吐血、咯血等血从上溢的病理变化，甚或发生卒然昏倒，不省人事的临床表现。

血液的运行和津液的输布代谢，也有赖于气机的调畅。气为血帅，气行则血运；气能行津，气行则津布，故肝的疏泄调畅气机作用，能促进血液的运行和津液的输布排泄。若肝失疏泄，气机郁结，既可导致血行障碍，形成瘀血，或为癥积，或为肿块，在女子可出现经行不畅、痛经、经闭等；又可导致津液的输布排泄障碍，形成水湿痰饮等病理产物，或为痰阻经络而成痰核，或为水停肌肤而成水肿。

（2）促进脾胃的运化：肝主疏泄对脾胃的运化功能具有促进作用，主要体现在两方面：一是协调脾胃气机的升降。脾以升为健，胃以降为和，升降相因，协调平衡，构成了脾胃的消化运动，而肝的疏泄功能正常，是脾胃升降有序的根本保证。肝主疏泄，既可促进脾的运化转输，使水谷精微上升心肺，化为气血，营养全身，又可促进胃的受纳腐熟和使浊阴之气下降，维持正常的消化功能。若肝的疏泄功能失常，影响脾的升清功能，在上则为眩晕，在下则为飧泄；影响胃的降浊功能，则表现浊气在上的恶心呕吐、呃逆、嗳气、泛酸，阻滞胃脘的脘腹胀满疼痛，影响肠道气机的大便秘结。前者多称“肝气犯脾”或“肝脾不和”；后者多称“肝气犯胃”或“肝胃不和”，两者可统称为“木旺乘土”。二是分泌和排泄胆汁，以助消化。胆附于肝，胆汁是肝之余气所化，具有促进消化的作用。肝的疏泄功能正常，胆汁才能正常的分泌和排泄，以帮助脾胃对饮食物的消化与吸收。若肝失疏泄，肝气郁结或肝气上逆，可导致胆汁郁滞，影响饮食物的消化吸收，临床多见厌食油腻、纳食不化、口苦、腹胀、腹痛，甚或皮肤、目睛黄染等。

（3）调畅情志：情志活动是指人的情感、情绪变化，是精神活动的一部分。情志活动主要由心所主，这与心主血脉，血是神志活动的物质基础密切相关。而血液的正常运行，又依赖于气机的调畅，因肝主疏泄，能调畅气机，调节血量，所以肝具有调畅情志的功能。肝的疏泄功能正常，气机条达流畅，气血和调，则精神愉快，心情舒畅。反之，肝失疏泄，气机不畅，可见有两方面的情志活动异常：一是肝的疏泄不及，肝气郁结，症见抑郁不乐，多愁善虑，嗳气太息，甚则沉默寡言，悲伤欲哭。二是肝的疏泄太过，肝气上逆，常见急躁易怒，面红目赤，头胀头痛等症。肝的疏泄功能失常与情志异常，往往互为因果。如肝疏泄的功能失常，可引起情志活动异常，而大怒或过度抑郁等持久的情志刺激，亦可影响肝的疏泄功能，导致肝气郁结或肝气上逆等病理变化。故有“肝喜条达而恶抑郁”及“暴怒伤肝”之说。

（4）调节生殖功能：妇女的排卵和月经来潮，男子的排精等，与肝的疏泄功能密切相关。冲脉为血海，任脉主胞胎，冲任二脉与女性生理功能有密切的关系。肝经与冲任二脉相通，肝的疏泄功能参与冲任二脉气血的调节。肝的疏泄功能发挥正常，冲任协调，则月经周期正常，经行通畅，应时而下；肝失疏泄，冲任失调，气血不和，则月经周期紊乱，经行不畅，甚或痛经、闭经。由于肝主疏泄和藏血，对女子的生殖功能尤为重要，故有“女子以肝为先天”之说。男子之精，闭藏于肾而疏泄于肝，肝肾协调则藏泄有度，精液的排泄有节，保证了男子的性与生殖功能正常。若肝失疏泄，藏泄失度，则见遗精滑泄或阳强不泄等。

2. 主藏血 肝主藏血，是指肝脏具有贮藏血液和调节血量的生理功能。

（1）贮藏血液：肝脏贮藏一定的血量，一是濡养肝脏及其形体官窍，以发挥其正常的生理功能。故《素问·五藏生成》说：“肝受血而能视，足受血而能步，掌受血而能握，指受血而能摄。”二是滋养肝阴，涵养肝气。一方面制约肝气（阳）勿使过亢，从而维持肝的疏泄功能，使之冲和条达；另一方面又可防止血随气逆而出血。三是为经血之源。肝藏血而称为“血海”，冲脉起于胞中与肝经相通，与女子月经来潮密切相关，亦称之为“血海”。女子以血为本，肝藏血充足，则冲脉血液充盛，以保证月经按期来潮。肝贮藏血液的功能失常，多表现两方面的病变：一是肝藏血不足，形体官窍等失养，如目失血养，则两目干涩昏花或为夜盲；筋失血养，则筋脉拘急，肢体麻木或屈伸不利，活动受限；在女子冲任血虚不充，则月经后期，经量减少甚或经闭等。二是肝不藏血，血溢脉外，可见吐血、衄血或妇女月经量多，甚或崩漏等肝藏血失职的各种出血症状。

（2）调节血量：在正常生理状态下，人体各部分的血液需求量是相对恒定的。但随着机体活动量的增减、情绪的变化，以及外界气候变化等因素，人体各部分的血液需求量也随之有所改变。这种变化是通过肝的调节血量和疏泄功能实现的。当机体活动剧烈或情绪激动时，肝脏就会将所贮存的血液向外周输布，以供机体需要；当人体处于安静休息或情绪稳定时，机体外周的血液需求量相应减少，部分血液便又归藏于肝。《素问·五藏生成》说："人卧血归于肝"，王冰注解说："肝藏血，心行之，人动则血运于诸经，人静则血归于肝脏。何者？肝主血海故也"。指出肝脏具有贮藏血液和调节血量的生理功能。

肝贮藏血液和调节血量两者之间密切相关。调节血量是以贮藏血液为前提，只有充足的血量贮备，才能发挥对外周血量的有效调节作用。肝的贮藏血液，又依赖于肝对外周血量的调节作用，才能保证贮血量充足，两者相辅相成，相互为用。

肝的疏泄功能和藏血功能也是密切相关的。肝主疏泄关系到人体气机的调畅，肝主藏血关系到血液的贮藏和调节，故两者的密切关系主要体现在气与血的和调。肝的疏泄功能正常，气机调达，血运通畅，肝就能有效地贮藏血液和调节血量。反之，肝疏泄的功能也有赖于肝藏血的功能正常，肝藏血充足，肝体得养，才能发挥其正常的疏泄功能。另外，肝所藏的阴血充足，还能够抑制肝阳，防止疏泄太过而亢逆，从而维持柔和条达的疏泄状态。

（二）与体、窍、志、液的关系

1. 在体合筋，其华在爪　筋，即筋膜，包括肌腱和韧带，附着于骨而聚于关节，是连结关节、肌肉，主司关节运动的一种组织。肝之所以主筋，是因为全身筋膜的营养依赖肝血的供给。肝血充盈，筋得其养，才能运动灵活而有力。若肝血不足，血不养筋，则筋的运动能力就会减退。老年人动作迟缓，运动不灵活，步履无力，就是肝血衰少，不能养筋之故。血不养筋，还可出现手足震颤，肢体麻木，屈伸不利等症。邪热过亢，燔灼肝之阴血，使筋不得滋养，则见四肢抽搐，甚则角弓反张等表现。前者称为"血虚生风"，后者称为"热极生风"，治疗大多从肝着手。

爪，指爪甲，包括指甲和趾甲，乃筋之延续，所以有"爪为筋之余"之说。肝藏血，在体合筋，故肝血的盛衰，也可影响爪甲的荣枯。肝血充足，则爪甲坚韧，红润光泽；若肝血不足，则爪甲软薄，枯而色夭，甚则变形或脆裂。

2. 在窍为目　肝在窍为目，即肝开窍于目。目为视觉器官，具有视物功能，又称"精明"。五脏六腑之精气，皆可上注于目，其中以肝为最密切。肝的经脉上连于目系，目的视觉依赖于肝的疏泄和肝血的营养，才能发挥正常的视觉功能。如《灵枢·脉度》说："肝气通于目，肝和则目能辨五色矣。"肝之精血充足，肝气调和，则视物清晰，能辨五色、别短长。若肝有病变，往往表现于目。如肝血不足，目失其养，则两目干涩，视物不清或夜盲；肝经风热，则目赤痒痛，迎风流泪；肝气郁结，化火上炎，则目赤肿痛或头胀目眩；肝风内动，则目斜上视，或目睛转动失灵等。临床上，不少目疾从治肝着手，疗效显著，这都是从“肝开窍于目”的理论中得到的启发。

3. 在志为怒 怒，是人在气愤不平情绪亢奋时的一种情感变化。一般而言，一定限度内的情绪发泄，对调节机体气机的升降出入有重要意义。但过怒或郁怒不解，对机体则是一种不良的刺激，既可引起肝气郁结，表现为心情抑郁，闷闷不乐，甚或影响脾之运化及气血津液的运行输布，又可致肝气上逆，血随气冲，表现为面红目赤，急躁易怒，吐血呕血，甚或中风昏厥。故息怒宁志是中医养生保健的主要方法之一。

4. 在液为泪 泪从目出，由肝之阴血所化生。泪具有濡润和保护眼睛的作用。在正常情况下，肝之阴血充足，气机调畅，泪液的分泌适量，能够濡润双目而不外溢。在病理情况下，则见泪液分泌异常，如肝之阴血不足，泪液的分泌量减少，则两目干涩，甚或视物不清；风火赤眼，肝经湿热，可见目眵增多，迎风流泪，甚则目赤肿痛等。此外，在极度悲哀或异物侵入目中时，泪液的分泌量急剧增多。

五、肾

肾位于腰部，脊柱两侧，左右各一。《素问·脉要精微论》说：“腰者，肾之府。”由于肾藏先天之精，为脏腑阴阳之本，生命之源，故称肾为“先天之本”。肾的主要生理功能是藏精，主生长发育与生殖，主水，主纳气。肾在体合骨，生髓，通脑，其华在发，在窍为耳及前后二阴，在志为恐，在液为唾。足少阴肾经与足太阳膀胱经相互属络于肾与膀胱，相为表里。

（一）主要生理功能

1. 藏精，主生长发育与生殖

（1）藏精：肾藏精，是指肾具有贮存、封藏精气的生理功能。故《素问·六节藏象论》说：“肾者，主蛰，封藏之本，精之处也。”精藏之于肾，发挥其生理效应而不无故流失，依赖于肾的闭藏作用和激发作用的协调。

精，又称精气，是构成人体和维持人体生命活动的基本物质之一。人体的生长发育及脏腑组织器官的功能活动，都以精气为物质基础。故《素问·金匮真言论》说：“夫精者，身之本也。”肾中所藏之精包括“先天之精”和“后天之精”两部分。先天之精，来源于父母的生殖之精，是禀受于父母的生命遗传物质，与生俱来，藏之于肾。出生之前，是形成胚胎的原始物质；出生之后，则是促进人体生长发育和生殖的物质基础。后天之精，来源于水谷精微和脏腑之精。人出生以后，脾运化而生成的水谷精气，以及各脏腑功能活动所化生的精气，除了维持其自身生理功能外，其剩余部分均由肾所贮藏。如《素问·上古天真论》说：“肾者主水，受五脏六腑之精而藏之。”可见肾藏精就是指肾的主要功能是把先天之精和后天之精都贮藏起来，相互结合而成肾中精气，是人体生长发育和生殖的根本。

先天之精和后天之精虽来源有异，但两者相互资助，相互为用，关系密切。后天之精的化生，有赖于先天之精的推动和激发作用，才能源源不断地化生，以输布全身，营养脏腑及形体官窍；先天之精也必须依赖后天之精的不断培育和充养，才能日渐充盛，以充分发挥其生理效应。此外，当机体发育到一定阶段，生殖功能成熟时，肾中精气又可化生为生殖之精以施泄。如果肾气虚衰，封藏精的功能减退，可导致精的无故流失，出现遗精、早泄等失精的病理变化。若肾的推动、激发作用减退或肝的疏泄功能不及，可导致生殖之精化生无力，或施泄障碍的病变。

肾中精气是生命活动之本，对机体各方面的生理活动均起着极其重要的作用。根据肾中精气表现出的不同生理效应，可分为肾阴和肾阳两方面：肾阴，又称元阴、真阴、真水等，为人体阴液之根本，对机体各脏腑组织起着濡润滋养的作用；肾阳，又称元阳、真阳、真火等，是人体阳气的根本，对机体各脏腑组织起着温煦推动的作用。肾阴与肾阳，是机体各脏腑阴阳的根本，两者之间相互制约、相互依存、相互为用，维持着脏腑阴阳的相对平衡。如果这种相对平衡关系失调，即可形成肾阴虚或肾阳虚。肾阴虚，可见眩晕、耳鸣、腰膝酸软、五心烦热、潮热盗汗、舌红少津等濡润滋养功能失常的虚热性病证；肾阳虚，温煦推动的功能减退，多见有精神疲惫、腰膝冷痛、形寒肢冷、小便清长、水肿、舌淡等虚寒性病证。肾阴与肾阳是肾中精气作用于机体的两种不同生理效应，两者是相互影响的。在病理变化过程中，肾阴虚到一定程度可以累及肾阳，形成以肾阴虚为主的阴阳两虚，称作“阴损及阳”；肾阳虚到一定程度也会累及肾阴，形成以肾阳虚为主的阴阳两虚，称作“阳损及阴”。

肾中精气亏损的病理变化并不仅局限于肾阴虚和肾阳虚，而是多种多样的。一般来说，肾中精气已亏，但其阴阳失调的状况却不十分明显，以生长发育迟缓，或成人早衰等为主要表现者，称为“肾精亏损”；以遗精、早泄、遗尿、失禁或呼吸浅表等封藏、固摄功能减退的病理变化为主者，分别称为“肾气不固”或“肾不纳气”。

（2）主生长发育：肾中精气的盛衰与机体生、长、壮、老、已的自然规律密切相关，可从齿、骨、发等的变化表现出来。人从幼年开始，肾精逐渐充盛，则齿更发长；到青壮年，肾精更加充盛，则“真牙生而长极”，身体壮实，筋骨强健，头发黑亮；到老年阶段，肾精衰少，形体也随之衰老，表现为筋骨运动不灵，齿摇发脱。因此，肾中精气决定着机体的生长发育全过程，为生长发育之本。若肾中精气不足，在小儿则表现为生长发育迟缓（如五迟：立迟、语迟、行迟、发迟、齿迟；五软：头软、项软、手足软、肌肉软、口软）；在成人则为早衰。

（3）主生殖：肾精既是形成胚胎发育的原始物质，又是促进性腺发育成熟并维持其生殖功能的物质基础。人体生殖器官的发育，性功能的成熟与维持，就是在肾中精气的滋养及推动激发下逐渐发育。人出生以后，随着肾中精气的不断充盛，产生了一种促进性腺发育成熟并维持其性功能的精微物质，称之为“天癸”。天癸来至，在女子则月经来潮，按期排卵，在男子则出现排精的现象，说明性腺发育已经成熟，基本具备了生殖能力。其后，肾中精气不断充盈，从而维持生殖功能旺盛。中年以后，随着肾中精气的逐渐衰少，天癸的产生也随之减少，以至逐渐耗竭，生殖功能日渐衰退，生殖器官日趋萎缩，最后丧失了生殖功能而步入老年期。因此，肾中精气关系到人的生殖功能，是人类生育繁衍的根本。

根据肾藏精，肾中精气盛衰，关系到人体生长发育和生殖的理论，临床中防治某些先天性疾病、生长发育迟缓、生殖功能低下或一些不孕、不育症，以及优生优育、养生保健、抗邪防病、防止衰老等，都可从填补肾中精气着手。

2. 主水　肾主水，是指肾对体内水液的代谢以及调节水液平衡方面起着极为重要的主宰作用。肾对体内水液的主宰，主要通过肾的气化作用来实现的。肾的气化功能正常，则开阖有度。开，就是水液得以输出和排泄；阖，就是关闭，贮存一定量的水液于体内，以供生理活动的需要。肾主水主要体现在两方面：一是水液代谢过程中，尤其是脾的吸收和转输，肺的宣发肃降和通调水道，以及三焦水道的通畅等，均依赖于肾中阳气的激发和推动。二是各脏腑组织器官代谢后产生的水液，在脾肺等脏腑的作用下，经三焦水道下输于肾，通过肾的气化，分清泌浊：清者依赖肾阳的蒸腾气化，上升脾肺，重新参与水液的代谢；浊者则化为尿液，在肾与膀胱之气的推动作用下排出体外。可见，只有肾的蒸腾气化功能发挥正常，下输于肾的水液才能分清降浊，化为尿液和排泄尿液，以维持人体水液的代谢平衡。

尿液的生成和排泄，在维持机体水液代谢过程中，起着极其重要的作用。膀胱是人体贮尿和排尿的器官，但尿液的生成和排泄都必须依赖肾的气化作用。肾的蒸腾气化功能正常，则膀胱开阖有度，尿液才能正常的生成和排泄。如果肾的蒸腾气化功能失常，开阖不利，就会引起水液代谢障碍的病变。如阖多开少，小便的生成和排泄发生障碍，可引起尿少、水肿等症；开多阖少，又可引起气不化水，而发生小便清长、尿频量多等病理现象。

3. 主纳气　纳，即固摄、受纳之意。肾主纳气，是指肾具有摄纳肺所吸入的自然界清气，保持吸气的深度，以防止呼吸表浅的作用。人体的呼吸功能虽为肺所主，但吸入之清气，在肺气的肃降作用下达于肾，由肾来摄纳潜藏，使其维持一定的深度，保证体内外气体的正常交换。可见，正常的呼吸运动是肺肾之间相互协调的结果。故《类证治裁·喘证》说："肺为气之主，肾为气之根，肺主出气，肾主纳气，阴阳相交，呼吸乃和。若出纳升降失常，斯喘作焉。"临床中无论肾气虚衰，摄纳无权，还是肺气不足，日久及肾，均可导致肾的纳气功能失常。

肾主纳气，实际是肾的封藏作用在呼吸运动中的具体体现。肾的封藏摄纳功能正常，则肺的呼吸均匀和调，吸气有一定的深度，才有利于体内外清浊之气的交换。若肾的封藏摄纳功能减退，肺吸入之清气不能下纳于肾，则会出现呼吸表浅，或呼多吸少，动则气喘等病理现象，称之为"肾不纳气"。

（二）与体、窍、志、液的关系

1. 在体合骨，生髓，其华在发　肾精具有促进骨骼生长发育和修复的作用。肾藏精，精生髓，髓居骨中而称骨髓，骨的生长发育有赖骨髓的充养，所以《素问·痿论》说："肾主身之骨髓"。肾精充足，骨髓生化有源，则骨骼得到髓的充分滋养而坚固有力；肾精不足，骨髓生化无源，不能滋养骨骼，便会出现小儿囟门迟闭，骨软无力，以及老年人骨质脆弱，易于骨折等。

髓分骨髓、脊髓和脑髓，皆由肾中精气所化生。肾中精气的盛衰，不仅影响骨骼的生长发育，而且也影响脊髓及脑髓的充盈和发育。所以，肾中精气充盈，髓海得养，脑发育健全，则能发挥正常生理功能；反之，肾中精气不足，髓海空虚，脑失所养，易见健忘、头晕、耳鸣等髓海不足，清窍失养的病理表现。

齿与骨同出一源，亦由肾中精气所充养，故称“齿为骨之余。”牙齿的生长、脱落与肾中精气的盛衰有着密切的关系。肾中精气充盛，则牙齿坚固而不易脱落；肾中精气不足，小儿则牙齿生长迟缓，成人则牙齿松动或过早脱落。

精血互生，精足则血旺，血旺就使毛发得到充分的润养，故有“发为血之余”的说法。发的营养虽依赖于血，但其生机根源于肾。《素问·五藏生成》说：“肾……其荣，发也。”由于发为肾之外候，所以发的生长与脱落，润泽与枯槁，常能反映肾中精气的盛衰。青壮年精血充盛，发黑而润泽光亮；老年人精亏血少，发白而枯槁脱落。因此，临床中若见未老先衰，年少而头发枯槁无泽，早脱早白等，多与肾中精气不足有关。

2. 在窍为耳及二阴　肾在窍为耳及二阴，即肾开窍于耳及二阴。耳的听觉功能灵敏与否，与肾中精气的盛衰密切相关。《灵枢·脉度》说：“肾气通于耳，肾和则耳能闻五音矣。”因此，肾中精气充盛，髓海得充，清窍得养，则听觉灵敏，分辨力高；反之，肾中精气不足，髓海空虚，清窍失养，则听力减退，或耳鸣，甚则耳聋。人到老年，肾中精气衰少，则多表现为听力日渐减退，故说“肾开窍于耳”。

二阴，指前阴和后阴。前阴是排尿和生殖的器官；后阴是排泄粪便的通道。尿液的贮存和排泄虽在膀胱，但必须依赖肾的蒸腾气化作用才能完成。肾的蒸腾气化功能失常，则可见尿频、遗尿、尿失禁，或尿少、尿闭等小便异常的病变。前阴又是人体的外生殖器官，其生殖功能与肾中精气的盛衰密切相关。如肾中精气不足，可导致人体性器官发育不良和生殖能力减退，故前阴生殖器官又有“外肾”之称。粪便的排泄，本属大肠的传化糟粕功能，但亦与肾相关，如肾阴不足，肠液枯涸，则便秘；肾阳虚损，气化无权，可致阳虚便秘或阳虚泄泻；肾的封藏固摄失司，则久泄滑脱，故说“肾开窍于二阴”。

3. 在志为恐（惊）　恐，是一种恐惧、害怕的情感活动，与肾的关系密切。惊与恐相似，但惊为不自知，事出突然而受惊慌乱，是外来之惊惧；恐为自知，事先知道而胆怯，是内生之恐惧。惊与恐，是人体对外界刺激的生理和心理反应，人人皆有。过度惊恐，则损伤肾中精气，影响机体气的运动，甚或导致脏腑气机逆乱，症见遗尿、手足无措等心神不定的病理现象。故《素问·举痛论》说：“恐则气下……惊则气乱。”

4. 在液为唾　唾，是口腔津液中较为稠厚多沫的部分。唾为肾精所化生，有润泽口腔，帮助消化的作用。古人多认为，若咽之不吐，又能滋养填充肾中精气，故古代养生家主张“吞唾”以养肾精。若多唾或久唾，则易耗损肾中精气；肾阴不足，唾液分泌量减少，则口干舌燥；肾水泛溢，气不固摄，则多唾或喜唾。

［附］命门与精室

命门一词，早见于《内经》，是指眼睛而言。如《灵枢·根结》说：“命门者，目也”。将命门作为内脏提出始见于《难经》。如《难经·三十九难》说：“肾两者，非皆肾也，其左为肾，右为命门。命门者，诸神精之所舍，原气之所系也，故男子以藏精，女子以系胞。”指出命门的所在部位及其功能。后世医家对于这种说法，有的推崇，有的则提出不同的见解。如明代张介宾在《景岳全书》中说：“命门为元气之根，为水火之宅。五脏之阴气，非此不能滋；五脏之阳气，非此不能发。”认为命门的功能包括肾阴肾阳两方面的作用。明代赵献可提出命门的部位在两肾“各开一寸五分，中间是命门所居之宫。”并强调命门是人身中一个极其重要的脏器，五脏六腑的功能活动，与命门之火密切相关。命门火主持人体一身之阳气，为全身功能活动所系，是生命的根源。明代孙一奎说：“命门乃两肾中间之动气，非水非火”，他认为命门不是一个具有形质的脏器。综上各家所论，虽然对命门部位的认识不一，但他们对命门生理功能的认识基本上是一致的，对于命门的生理功能与肾息息相关的认识也基本上是一致的。肾为五脏之本，内寓真阴和真阳，人体五脏六腑之阴都由肾阴来滋养，五脏六腑之阳都由肾阳来温煦。可以认为：肾阳亦即“命门之火”，肾阴亦即“命门之水”。古人之所以称肾为命门，无非是强调肾中阴阳的重要性而已。

精室，位于男性阴囊内。具有化生、贮藏和排泄生殖之精的作用。男性到十六岁左右，肾气盛，天癸至，精室满溢，可出现排精。精室化生生殖之精有赖于肾中精气的充盛，而肾中精气充盛，则产生一种促进性腺发育成熟并维持其功能活动的物质，称之为“天癸”。生殖之精直接受天癸的调控，天癸充盛则生殖之精的生殖和活动能力较强，天癸衰竭则生殖之精的生殖和活动能力下降乃至丧失。此外，精室的生理功能还受肝疏泄功能的调控，尤其是生殖之精的贮藏和施泄。疏泄太过，精室不固，则精液自溢；疏泄不及，开阖失司，则久不射精。

第二节 六 腑

六腑，是胆、胃、小肠、大肠、膀胱、三焦的总称。其共同生理功能是受盛和传化水谷，生理特点是“泻而不藏”，“实而不能满”。故有六腑以降为顺，以通为用之说。“通”和“降”的太过与不及，均属于病理变化。

一、胆

胆居右胁内，附于肝之下，是中空的囊状器官。胆内贮藏清净的胆汁，胆汁味苦，色黄绿，古称“精汁”，故胆又有“中精之腑”或“中清之腑”之称。胆的主要生理功能是贮存和排泄胆汁，主决断。足少阳胆经与足厥阴肝经相互属络于胆与肝而构成表里关系。

（一）贮存和排泄胆汁

胆汁来源于肝脏，由肝脏分泌，然后进入胆腑浓缩并贮藏起来。贮藏于胆腑的胆汁，在肝的疏泄作用下注入小肠，协助脾胃以促进饮食物的消化和吸收。肝胆的功能正常，则胆汁生化有源，排泄通畅，消化功能正常。若肝胆功能失常，胆汁的分泌和排泄受阻，则会影响脾胃的受纳腐熟和运化功能，出现厌食、腹胀、便溏等症状。若湿热蕴结肝胆，以致肝失疏泄，胆汁排泄障碍，溢于肌肤，可发为黄疸，表现出目黄、身黄、小便黄等症状；若胆气上逆，胆汁上泛，则见口苦、呕吐黄绿苦水等；若胆汁滞留，蕴而化热，进一步煎熬胆汁，可形成砂石。若胆病及胃，还可引起腹胀、腹痛、恶心、呕吐等症。

（二）主决断

胆主决断，是指胆在思维活动中，具有判断事物并作出决定的作用。胆的这一功能对防御和消除某些精神刺激的不良影响，维持气血津液的正常运行和代谢，有着极为重要的作用。故胆气旺盛之人，强烈的精神刺激对其所造成的影响较小，且恢复较快；胆气虚怯者，在受到不良精神刺激的影响时，则易形成疾病，出现胆怯易惊、善恐、失眠、多梦等精神情志异常的病变。

胆参与饮食物的消化，为六腑之一，但胆藏精汁，为清净之腑，又不直接接受水谷和糟粕，与他腑有异，所以又归属于奇恒之腑。

二、胃

胃位于腹腔上部，与脾“以膜相连”。胃的上口名贲门，与食道相接，下口为幽门，通于小肠。胃又称为“胃脘”，分上、中、下三部：胃的上部称为上脘，包括贲门；胃的下部称为下脘，包括幽门；上、下脘之间名中脘，即胃体部分。胃的主要生理功能是受纳、腐熟水谷，主通降。足阳明胃经与足太阴脾经相互属络于胃与脾而构成表里关系。

（一）受纳、腐熟水谷

受纳，是接受和容纳的意思。饮食物从口而入，经食道进入胃中，由胃接受容纳，故又称胃为“太仓”、“水谷之海”。如《灵枢·玉版》所说：“人之所受气者，谷也；谷之所注者，胃也；胃者，水谷气血之海也”。腐熟，有初步加工消化的意思。是指容纳胃中的食物，经过胃的初步消化后形成食糜，并在胃气的通降作用下传至小肠，为进一步消化吸收打下基础。因此，胃的受纳腐熟功能减退，可出现纳呆、厌食、胃脘胀闷等症状；受纳腐熟功能亢进，则可见多食善饥等表现。

胃的受纳和腐熟水谷功能，必须和脾的运化功能相互配合，纳运协调才能把饮食水谷化为精微，并由脾源源不断地上输心肺，以化生气血津液，成为人体的营养源泉，所以常把脾胃合称为“后天之本”。脾胃的这种功能，也可概括称之为“胃气”，即广义的胃气。人体后天营养的补给，主要取决于胃气的盛衰。胃气旺盛，则表现为食欲正常，四肢强健，面色红润，舌苔薄白，脉象从容和缓。若胃气虚衰，则多见食欲不振，面黄肌瘦，舌淡苔白，脉缓弱无力等。故《脾胃论》说“人以胃气为本”，《中藏经》也说：“胃气壮，五脏六腑皆壮也”。所以，中医在治疗与调护疾病时，特别注意保护胃气。狭义的胃气是指胃主通降水谷的生理功能。

（二）主通降，以降为和

胃主通降，是指胃气下降的运动状态。饮食物入胃，经过胃的腐熟作用后，变成食糜下传入小肠，再经小肠的泌别清浊作用，其浊者下移大肠，形成粪便排出体外。这都是胃气下降作用实现的，所以说胃主通降，以降为和。在中医藏象学说中，多以脾胃的升降纳运功能来概括整个消化系统的生理功能。因此，胃的通降作用，还包括大、小肠的传化功能在内。胃之通降是降浊，降浊是胃继续受纳的前提条件。若胃失通降，不仅影响食欲，而且因浊气在上，可见纳呆、口臭、脘腹胀闷或疼痛、大便秘结等症。若胃气不降反而上逆，则见恶心、呕吐、嗳气、呃逆等症。另外，胃气不降，还会影响脾的升清功能。

胃的生理特性是喜润恶燥。喜润，即喜水之润；恶燥，即恶燥烈太过。喜润恶燥是指胃中津液充足，则能维持其受纳腐熟和通降下达的功能。反之，其病易化燥化火，灼伤胃中津液，常影响胃的通降功能。所以在治疗与护理胃病时，要注意顾护胃阴，慎用燥烈之品。

三、小肠

小肠位于腹中，上端接幽门与胃相通，下端接阑门与大肠相连。小肠的主要生理功能是受盛化物和泌别清浊。手太阳小肠经与手少阴心经相互属络于小肠与心而构成表里关系。

（一）受盛化物

受盛，是接受，以器盛物的意思；化物，有消化、化生精微之意。小肠的受盛化物功能主要表现在两方面：一是小肠接受经胃初步消化的饮食物，起到容器的作用。二是经胃初步消化的饮食物，必须在小肠内停留一定的时间，以利于食物的进一步消化吸收。故《素问·灵兰秘典论》说："小肠者，受盛之官，化物出焉"。小肠受盛化物功能失常，可导致消化吸收障碍，表现为腹胀、腹泻、便溏等。

（二）泌别清浊

泌，即分泌；别，即分别。清，泛指各种精微物质；浊，指饮食物经过消化后剩余的残渣部分。所谓泌别清浊，是指小肠对受盛胃中的饮食物，在进一步消化的同时，并随之分出清和浊两部分。清者，即饮食物中的精微部分，由小肠吸收，并通过脾的升清和散精作用，转输心肺营养全身。浊者，即饮食物中的残渣糟粕，在胃和小肠之气的通降作用下传送至大肠，形成粪便，排出体外。另外，小肠在吸收水谷精微的同时，也吸收了大量清稀的水液，经脾的转输，肺的宣降，并在肾的气化作用下，将代谢后的的水液渗入膀胱，形成尿液，排出体外。由于小肠参与了人体的水液代谢，故有"小肠主液"之说。

小肠泌别清浊的功能正常，则水液和糟粕各走其道，二便正常。如张介宾《类经·藏象类》所说："小肠居胃之下，受盛胃中水谷而分清浊，水液由此而渗于前，糟粕由此而归于后，脾气化而上升，小肠化而下降，故曰化物出焉。"若小肠泌别清浊的功能失常，导致水液与糟粕杂下，则可出现肠鸣泄泻，同时小肠不能吸收水液，尿的来源减少，则见小便短少等症。对此，临床上常采用分利之法，即所谓"利小便以实大便"。

由此可见，小肠受盛化物和泌别清浊功能，在饮食物的消化吸收过程中起着极其重要的作用。但在中医藏象学说中，常将其归属于脾胃的纳运功能之中。所以临床上对小肠的病变，也多从脾胃论治。

四、大肠

大肠亦居腹中，上接阑门与小肠相通，下端连接着肛门。大肠的主要生理功能是传化糟粕。手阳明大肠经与手太阴肺经相互属络于大肠与肺而构成表里关系。

大肠接受小肠泌别清浊后下传的食物残渣，吸收其中多余的水分，使之变为成形的粪便，并传送至大肠的末端，经肛门有节制地排出体外。故《素问·灵兰秘典论》说："大肠者，传道之官，变化出焉。"残渣糟粕的传导通利，一方面依赖于大肠本身的功能正常，另一方面与胃的降浊、肺的肃降、脾的运化及肾的气化功能等有关。胃气的通降，实际包括了大肠的传化功能在内；肺与大肠相表里，肺气的肃降有利于糟粕的排泄；脾的运化，有助于大肠吸收食物残渣中的水液；肾气的气化作用，主司二便的排泄。由于大肠具有吸收食物残渣中部分水液的功能，亦参与体内水液的代谢，故有"大肠主津"之说。

大肠传导糟粕的功能失常，主要表现粪便排泄方面的异常。如大肠传导功能失常，不能吸收水液，水液与糟粕俱下，可出现肠鸣、腹痛、泄泻等症。大肠实热，灼伤津液，或大肠津亏，肠道失润，则会导致大便秘结。湿热蕴结大肠，阻滞肠道气机，还会出现腹痛、里急后重、下痢脓血等。

五、膀胱

膀胱又称尿脬，为囊状器官，位于小腹中央，肾之下，大肠之前。其上有输尿管与肾脏相通，其下与尿道相连，开口于前阴。膀胱的主要生理功能是贮存和排泄尿液。足太阳膀胱经与足少阴肾经相互属络于膀胱与肾而构成表里关系。

摄入人体的水液通过肺、脾、肾等脏腑的综合作用，化为津液，分布于周身，发挥润泽滋养作用。其代谢后的浊液，在肾的气化作用下输于膀胱。当膀胱内的尿液达到一定量时，在肾的气化作用下膀胱开阖有度，才能及时自主地将尿液排出体外。故《素问·灵兰秘典论》说："膀胱者，州都之官，津液藏焉，气化则能出矣"。

尿液的贮存和排泄，主要依赖肾与膀胱之气的共同协作。肾与膀胱的气化功能协调，则膀胱开合有度，小便排泄正常。若肾和膀胱发生病变，既可出现小便不利，或癃闭，又可引起尿频、尿急、遗尿、尿失禁等症。如《素问·宣明五气》说："膀胱不利为癃，不约为遗尿"。

六、三焦

三焦是中医藏象学说中的一个特有名词，包括上焦、中焦和下焦。对其解剖形态的认识，历代医家众说不一，但对其生理功能的认识基本上还是一致的。三焦作为六腑之一，一般认为是包罗人体所有内脏的一个大腑，因在六腑中惟其最大，故有"孤府”之称。正如《类经》所说：“三焦者，确有一腑，盖脏腑之外，躯体之内，包罗诸脏，一腔之大腑也。”三焦的主要生理功能是通行元气和运行水液。在经络学说中，手少阳三焦经与手厥阴心包经相互属络于三焦与心包而构成表里关系。

（一）主要生理功能

1. 通行元气　元气，是人体最根本、最重要的一种气，是生命活动的原动力。元气根源于下焦，发源于肾，由先天之精所化。其循行是以三焦为通道布散及通达全身，以激发和推动各个脏腑组织器官的功能活动，所以说三焦是元气运行的通道。《难经·六十六难》说：“三焦者，原气之别使也”。

2. 运行水液　三焦具有疏通水道，运行水液的作用，是水液升降出入的通道。全身的水液代谢，是由肺、脾、肾等多个脏腑共同参与完成的，但必须以三焦为通道，才能正常地升降出入。如果三焦水道不利，则会影响水液的正常代谢，引起痰饮、水肿等病变。故《素问·灵兰秘典论》说：“三焦者，决渎之官，水道出焉”。

（二）三焦的部位划分及功能特点

在中医理论中，三焦也是划分躯体部位的一个概念，即膈以上部位为上焦，包括心、肺；膈以下、脐以上的部位为中焦，主要包括脾胃；脐以下的部位为下焦，包括肝、肾、小肠、大肠、膀胱、女子胞等脏腑。其中肝脏，按其部位来说，应划为中焦，但中医学认为，肝肾同源，精血互生，生理病理密切相关，而且温热病后期多见肝肾阴亏并见的临床表现，故将肝脏归属于下焦。由于上焦、中焦、下焦的部位及其所包含的脏腑不同，所以其功能特点也各不相同。

1. 上焦如雾　雾，是形容水谷精微物质的一种弥漫状态。上焦如雾，是指上焦能够布散精微物质，以雾露弥漫的状态营养肌肤、毛发及全身各脏腑组织器官的作用。上焦的功能，实际体现为心肺的气化输布作用，关系到气血津液等营养物质的输布。上焦功能失常，主要反映为心肺功能的异常，治以调理心肺为主。

2. 中焦如沤　沤，在这里是形容饮食水谷腐熟成乳糜的状态。中焦如沤，是指中焦脾胃具有消化、吸收、运化水谷精微，生化气血的作用。中焦功能失常，主要反映为脾胃功能的异常，治以调理脾胃为主。

3. 下焦如渎　渎，是沟渠、水道的意思。下焦如渎，是指下焦有泌别清浊，排泄二便的作用。这个过程实际上包涵了肾、小肠、大肠、膀胱等脏腑的某些功能，但在病理上，主要反映为肾与膀胱功能的异常。故下焦的病变，治以调理肾与膀胱为主。

第三节　奇恒之腑

奇恒之腑，是脑、髓、骨、脉、胆、女子胞的总称。它们形态似腑，多为中空的器官，而功能似脏，主藏精气，似脏非脏，似腑非腑，故称之为“奇恒之腑”。其中，胆又为六腑之一。

脉、骨、髓、胆已在五脏与六腑章节中述及，本节只介绍脑及女子胞。

一、脑

脑，居于颅腔之内，由髓汇聚而成，故亦称为“脑髓”。《素问·五藏生成》说：“诸髓者，皆属于脑”，《灵枢·海论》说：“脑为髓之海”。可见，脑是人体极其重要的器官，是生命要害之所在，其主要生理功能是主精神思维和感觉运动。

（一）主精神思维

人的精神思维活动，是外界客观事物反映于大脑的结果。古人对脑主精神思维的功能已有明确地认识。如《素问·脉要精微论》说：“头者，精明之府”。明代李时珍在《本草纲目》中提出：“脑为元神之府”。清代王清任在《医林改错》中更明确提出：“灵机记性不在心，在脑”。故脑主精神思维的功能正常，则精神振奋，意识清楚，思维敏捷，语言清晰流畅，情志活动正常。反之，则精神萎靡不振，反应迟钝，记忆力减退，甚至精神错乱等。

（二）主感觉运动

感觉的接受和运动的支配由脑所主，是由于眼、耳、口、鼻、舌等官窍，皆位于头面，与脑相通。古代医家也认识到人体之视、听、言、动等与脑密切相关。如《灵枢·海论》说：“髓海有余，则轻劲多力，自过其度；髓海不足，则脑转耳鸣，胫酸眩冒，目无所见，懈怠安卧”。故髓海充盈，脑主感觉、运动的功能正常，则视物清晰，听觉、嗅觉灵敏，感觉正常，动作灵巧敏捷，肢体刚劲有力。反之，髓海不足，则感觉、运动功能失常，就会出现视物不清，听、嗅觉不灵，感觉障碍，动作迟缓，肢体软弱无力，甚或痿废不用等症状。

脑由髓汇集而成，而髓由精化，精由肾藏，肾藏之精，又依赖于后天之精的充养，故脑髓的充盈不但与肾精密切相关，而且与五脏六腑之精有关。另外，精神思维与感觉运动虽由脑主，但尚有“五神脏”之说，即精神思维与感觉运动分由五脏主司。如《素问·宣明五气》所说：“心藏神，肺藏魄，肝藏魂，脾藏意，肾藏志”。由此可见，五脏六腑的功能协调，脑才能发挥正常的生理功能，故脑的病变，中医学多从五脏进行辨证论治。

二、女子胞

女子胞，又称胞宫、子宫，位于小腹部，膀胱之后，直肠之前，下口与阴道相连，呈倒置的梨形。女子胞的形态、大小、位置可随年龄而异。女子胞是女性的内生殖器官，有主持月经和孕育胎儿的功能。

（一）主持月经

女子胞的络脉系于肾，冲、任二脉皆起于胞中。健康女子到十四岁左右，肾中精气充盛，天癸至，冲、任二脉通盛，生殖器官发育成熟，女子胞发生周期性的变化，则月经开始来潮，具备受孕生育的能力。若肾中精气虚衰，冲、任二脉气血不足，就会出现月经不调，经量减少，甚或闭经等症。到四十九岁左右，肾气虚，天癸竭，冲任二脉气血衰少，月经闭止。

（二）孕育胎儿

女子胞是女性孕育胎儿的器官。男女成年后，阴阳交媾，两精结合于胞宫，就构成了胎孕。《类经·藏象类》说："阴阳交媾，胎孕乃凝，所藏之处，名曰子宫"。故肾中精气旺盛，冲任气血充盈，子宫提供给胎儿的气血、养料充足，则胎儿生长发育正常。肾中精气亏虚，冲任二脉不固，或血虚不足以养胎，则可见胎儿发育不良，胎动不安或流产。

中医学认为女子胞的生理功能，除与肾、冲任二脉密切相关外，还与心、肝、脾等脏腑有关。因月经的来潮和胎儿的孕育，都有赖于血液的充盈和营养，而心主血，肝藏血，脾统血，只有心、肝、脾、肾和冲任二脉的功能正常，女子胞才能维持其正常的生理功能。当各种原因导致上述脏腑和经脉功能失调时，都会影响女子胞的功能而引起月经与妊娠方面的病变。故在治疗时，中医常从调理以上脏腑及经脉着手。

第四节　脏腑之间的关系

人体是一个有机整体，各脏腑的功能活动不是孤立的，而是密切相关的，在生理上相互依存、相互制约，病理上相互影响、相互传变。脏腑之间的关系，主要包括脏与脏之间的关系、脏与腑之间的关系和腑与腑之间的关系。

一、脏与脏之间的关系

脏与脏之间的关系，即五脏之间的关系。心、肺、脾、肝、肾五脏各有不同的生理功能和病理变化，但五脏之间又存在复杂的生理联系和病理影响。讨论脏与脏之间的关系，不能只限于五行学说的生克乘侮范畴，更应注重分析五脏之间生理功能的相互为用、相互资生、相互制约及病理上的相互影响、相互传变。

（一）心与肺

心与肺的关系主要表现为气与血之间的相互依存、相互为用关系。

心主血，肺主气。血液的正常运行必须依赖心气的推动，同时也有赖于肺气的协助。肺朝百脉，助心行血，是保证血液正常运行的必要条件；心主血的功能协调，又能维持肺主气功能正常进行。另外，积于胸中的宗气，能贯心脉行气血，走息道司呼吸，加强了血液运行与呼吸之间的协调。心肺两脏之间相互依存、相互为用，保证气血的正常运行，维持了人体各脏腑组织器官的功能活动。

在病理上，心肺两脏相互影响。肺气虚或肺失宣降，不能助心行血，可导致心血运行障碍而见胸痛、心悸、唇舌青紫等心脉瘀阻的临床表现。反之，心气不足或心阳不振，血液运行不畅，也将影响肺的宣发和肃降，出现咳嗽、气喘、胸闷等症。

（二）心与脾

心与脾的关系主要表现在血液的生成和运行两方面。

1. 血液的生成　心主血，心血供养于脾以维持其正常的生理功能。脾主运化，为气血生化之源，脾气健运，化源不竭，则保证了心血的充盈。

2. 血液的运行　血液循脉内运行，一方面依赖于心气的推动，另一方面有赖于脾气的统摄才不致逸出脉外。心主血，脾统血，心脾协调，共同维持血液的正常运行。

病理上，两脏常相互影响。如思虑过度，耗伤心血，影响脾的运化功能；反之，脾气虚弱，气血生化不足，或脾不统血，血液外逸，导致心血亏损，均可形成以心悸、失眠、多梦、食少、肢倦、面色无华等为主要表现的心脾两虚证。

（三）心与肝

心与肝的关系主要表现为血液运行和情志调节两方面。

1. 血液的运行　心主血，肝藏血。心之行血生血功能正常，则肝有所藏；肝藏血功能正常，血液充盈，则心有所主。病理上，心血不足，肝血常因之而虚；肝血不足，心血常因之而损。故临床上心悸、失眠等心血不足病证常与视物昏花、月经涩少等肝血不足病证同时并见。

2. 情志的调节　心主神志，肝主疏泄，调畅情志。心肝两脏，相互为用，共同调节人的情志活动。心血充盈，则心神健旺，有助于肝气疏泄，情志调畅；反之，肝疏泄有度，情志调畅，则有利于心主神志。病理上，心神不安与肝气郁结，心火过亢与肝火炽盛，常同时出现或相互引动。前者可出现精神恍惚、情志抑郁等症，后者则出现心烦失眠、急躁易怒等症。

（四）心与肾

心与肾的关系主要表现在心肾阴阳水火互制互济及精神互用、精血互生等方面。

1. 阴阳水火互制互济　心居于上，属阳属火；肾居于下，属阴属水。正常情况下，心火（阳）下降于肾，以温肾阳而使肾水不寒；肾水（阴）上济于心，以滋心阴而使心火不亢。这种彼此交通、相互制约、相互为用的平衡协调关系，称为“心肾相交”或“水火既济”。若肾水不足不能上济心火，或心火过亢不能下温肾水，可见心烦、失眠、多梦、腰膝酸软，或男子梦遗、女子梦交等心肾不交的临床表现。若肾阳不振，阳虚水泛，上凌于心，可见心悸、水肿等水气凌心的病证。心阴亏虚，下汲肾阴，则见腰膝酸软、遗精等阴虚火旺之候。

2. 精神互用、精血互生　心主血藏神，肾藏精生髓，上通于脑。精是神的物质基础，神是精的外在表现。另外，精血之间可互生互化，肾精充足则能生髓化血，使心血充盈；心血充盈亦可化精，使肾精充盛。病理上，肾精亏损，不能生髓化血，或心血不足，血不化精，均可导致精血亏虚，心神失养，出现健忘、失眠、头晕、耳鸣等症。

（五）肺与脾

肺与脾的关系主要表现在气的生成和水液代谢两方面。

1. 气的生成　肺主一身之气，脾为生气之源。人体之气主要由肺吸入自然界的清气和脾胃运化的水谷精气组成。故肺的呼吸功能和脾的运化功能是否健旺，与气的盛衰密切相关。若脾气虚损，运化无力，常可导致肺气不足；肺气亏虚亦可累及于脾，导致脾气虚弱。两者均可出现体倦乏力、少气懒言等肺脾两虚的病变。

2. 水液代谢　水液在体内的代谢，涉及多个脏腑。就脾肺而言，脾主运化水液，肺主通调水道。一般情况下，脾将吸收的水液上输于肺，通过肺的宣发肃降作用布散周身。脾肺两脏协调配合、相互为用，是保证津液正常生成、输布和排泄的重要环节。病理上，脾失健运，水湿内停，湿聚成痰，可影响肺的宣降功能，常见咳嗽、喘息、吐痰等症，所以有“脾为生痰之源，肺为贮痰之器”的说法。反之，肺病日久，也可影响脾的运化功能，如肺失宣降，湿停中焦，脾阳受困，出现水肿、倦怠、腹胀、便溏等症。

（六）肺与肝

肺与肝的关系主要体现在气机的调节方面。

肺位于上，其气肃降；肝位于下，其气升发。肝升肺降，升降协调，对全身气机起着重要的调节作用。此外，肺气肃降正常，有利于肝气的升发；肝气升发条达，有利于肺气的肃降。两者在功能上既相互制约，又相互为用。

病理上，肝肺病变可相互影响。如肝气郁结，郁而化火，可上灼肺阴，影响肺的宣降而出现胸痛、咯血、咳嗽、气喘等症，临床上称之为“肝火犯肺”。肺失清肃，燥热内盛，亦会伤及肝阴，导致肝阳亢逆而见头痛、易怒、胁肋胀痛等肺病及肝的临床表现。

（七）肺与肾

肺与肾的关系主要表现在津液代谢、呼吸运动和金水相生三方面。

1. 津液代谢　肾主水，能升清降浊，主司水液的蒸腾气化；肺为水之上源，主宣发肃降，通调水道。肺气宣降行水的功能，有赖于肾气化作用的促进；肾主水司开阖的功能，也有赖于肺气的肃降作用使水液下归于肾。肺肾两脏相互为用，共同维持体内水液代谢的平衡。在病理状态下，肺失宣降或肾的气化功能失调，可导致水液代谢失常而出现尿少、水肿等症。

2. 呼吸运动　人体的呼吸运动虽由肺所主，但需要肾的纳气功能协助，肺所吸入的清气才能下纳于肾，以保持呼吸的深度，所以有“肺为气之主，肾为气之根”的说法。肺主气而司呼吸，肾藏精而主纳气，肺肾协调，相互配合，才能维持正常的呼吸运动。在病理上，肾中精气不足，摄纳无权，气浮于上，或肺病久虚，日久伤肾，均可出现呼多吸少，动则喘甚为主要表现的肾不纳气证。

3. 金水相生　肺属金，肾属水，肺肾两脏之阴相互资生、相互为用。肺阴充足，下输于肾，滋养肾阴，则肾阴充盛；肾阴为一身阴液之本，肾阴充盛，上养肺阴，则肺阴充足。肺肾之阴互资互用的这种关系称为“金水相生”。在病理上，肺阴虚可损及肾阴，肾阴虚也可累及肺阴，均可出现潮热、颧红、盗汗、干咳、腰膝酸软等肺肾阴虚的临床表现。

（八）肝与脾

肝与脾的关系主要表现在饮食物的消化和血液运行两方面。

1. 饮食物的消化　肝主疏泄，能调畅气机，协调脾胃之气升降，并疏利胆汁于肠道，以促进脾胃对饮食物的运化腐熟；脾主运化，脾气健运，水谷精微充足，气血生化有源，则肝体得养而使肝气冲和条达，有利于疏泄功能的发挥。在病理状态下，肝脾病变相互影响。如肝失疏泄，气机不畅，可影响脾胃的纳运功能而见精神抑郁、胸胁脘腹胀闷、纳呆、呃逆、嗳气、便溏等肝脾不调或肝胃不和的临床表现。反之，脾失健运，水湿内停，蕴久化热，湿热郁蒸，肝胆疏泄不利，胆汁贮存及排泄障碍，可形成黄疸等症。

2. 血液运行　脾主生血，统摄血液；肝主藏血，调节血量。脾气健运，气血生化有源，统血有权，则肝有所藏；肝血充足，藏泄有度，血量正常调节，有利于脾生血统血。肝脾相互为用，共同维持血液的正常运行。在病理情况下，脾虚生化不足，或统摄无权，失血过多，皆可导致肝血不足，从而出现食少乏力、头晕目眩、面色无华或妇女月经量少，色淡，甚或闭经等肝脾两虚的病变。

（九）肝与肾

肝与肾的关系主要表现在精血同源、藏泄互用和阴液互养三方面。

1. 精血同源　肝藏血，肾藏精，精血互化。肝之阴血依赖肾精的充盛和滋养，肾之阴精又依赖于肝血化生阴精的补充，精血互生互化，肝肾之阴互根互用，所以有“精血同源”或“肝肾同源”的说法。在病理情况下，肾精亏损，可导致肝血不足；肝血不足，也会引起肾精亏损，症见头晕目眩、耳聋耳鸣、腰膝无力等肝肾精血两亏的病变。

2. 藏泄互用　肝主疏泄，肾主封藏，两者既相互制约，又相互为用。肝之疏泄可使肾气开阖有度，肾之封藏可防肝气疏泄太过。故肝之疏泄与肾之封藏，相反相成，共同维持和调节女子月经的来潮、排卵和男子的排精。若肝肾藏泄失调，女子可见月经周期失常，经量或多或少，或排卵障碍；男子可见遗精早泄或阳强不泄等症。

3. 阴液互养　肾阴为一身阴液之本，肾阴充盛，则能滋养肝阴以防肝阳上亢；肝阴充足，也能下养肾阴，以滋润营养全身脏腑形体官窍。在病理情况下，肝肾之阴相互影响，如肾阴不足，不能滋养肝阴而导致肝阳上亢，出见头晕头胀、面红目赤、急躁易怒等症，称为“水不涵木”。反之，肝阴不足，肝阳化火，也可下劫肾阴，症见烦热、盗汗、腰膝无力、男子遗精、女子梦交等肝肾阴亏的病变。

（十）脾与肾

脾与肾的关系主要表现为先后天相互资生和调节水液代谢两方面。

1. 先后天相互资生　脾主运化，为后天之本；肾主藏精，为先天之本。脾之运化，须依赖于肾阳的推动和温煦才能健运；肾之精气，也必依赖于脾运化的水谷精微充养和培育才能不断充盛。两脏在生理上相互资助促进，病理上也会互相影响。如肾阳不足不能温煦脾阳，或脾阳不足进而累及肾阳，皆可见腹部冷痛、下利清谷或五更泻、腰膝酸冷等脾肾阳虚之候。

2. 调节水液代谢　脾主运化水液，肾主水液开阖。脾主运化水液有赖于肾阳蒸腾气化作用的支持；肾主水液开阖也有赖于脾运化水湿功能的协助。脾肾两脏相互协作，共同主司津液代谢的协调平衡。病理方面，脾虚失运，水湿内生，经久不愈，可致肾虚水泛；肾虚开阖失司，水液内停，亦可影响脾的运化功能，最终均可导致尿少浮肿、腹胀便溏、畏寒肢冷、腰膝酸软等脾肾两虚，水湿内停之证。

二、脏与腑之间的关系

脏与腑的关系主要是脏腑表里配合关系。脏属阴而腑属阳，阴主里而阳主表。一脏一腑，一阴一阳，通过经脉相互属络，相互配合，构成表里关系。

一脏一腑的表里配合关系，其依据主要有三：一是经脉属络。即属脏的经脉络于所合之腑，属腑的经脉络于所合之脏。二是生理配合。五脏六腑在生理功能上相互配合、相互为用，如脾之运化水谷，需要胃受纳腐熟功能的配合；而胃的受纳腐熟功能也需要脾运化功能的协助。肝之疏泄条达，需要胆腑排泄胆汁功能的配合；而胆贮存排泄胆汁的生理功能，又依赖于肝疏泄功能的正常。三是病理相关。脏病及腑，腑病及脏，脏腑同病。如肺热壅盛，肃降失常，可致大肠传导失职而见大便干结；大肠热结，腑气不通，也可影响肺之宣降而致胸闷、喘促等症。因而治疗上就有脏病治腑，腑病治脏和脏腑同治等方法。

（一）心与小肠

手少阴心经属心络小肠，手太阳小肠经属小肠络心，两者经脉相互属络构成表里相合关系。

心与小肠的关系主要表现在病理方面。心经实火，可通过经络移热于小肠，导致小肠实热，症见尿少、尿赤、排尿灼热涩痛；反之，小肠有热，也可循经上扰于心，使心火亢盛，出现心烦、口舌生疮、甚或糜烂等症。

（二）肺与大肠

手太阴肺经属肺络大肠，手阳明大肠经属大肠络肺，两者经脉相互属络构成表里相合关系。

在生理方面，肺与大肠相互协助。肺气肃降能促进大肠的传导，有利于糟粕的排出；大肠传导正常，腑气通畅，也有助于肺气的肃降而使呼吸保持均匀。在病理上，两者相互影响。如肺失肃降，传导失职，腑气不通，可见大便秘结，排出困难的病变；大肠传导功能失常，腑气阻滞，也可影响肺的肃降功能而引起胸满、咳喘等症。

（三）脾与胃

脾与胃同居中焦，以膜相连。足太阴脾经属脾络胃，足阳明胃经属胃络脾，两者经脉相互属络构成表里相合关系。脾与胃的关系，主要表现在纳运相助、升降相因、燥湿相济三方面。

1. 纳运相助　胃主受纳、腐熟水谷，是脾主运化水谷的前提条件；脾主运化、转输精微，也为胃的继续受纳腐熟水谷提供条件及能量。脾胃纳运相助，共同完成对饮食物的消化及其精微的吸收和输布，两者同为后天之本，气血生化之源。脾失健运，可致胃纳谷不香；胃气失和，亦可影响脾之健运，出现食少便溏，腹胀脘痞等脾胃纳运失调的病变。

2. 升降相因　脾主升清，胃主降浊。在饮食物的消化吸收过程中，脾气上升，将运化吸收的水谷精微等营养物质向上输布，则有助于胃气的通降；胃气通降，将初步消化的食糜及食物残渣向下通降，也有助于脾之升清。另外，脾胃升降相因，相反相成，构成了人体气机升降之枢纽，既保证纳运功能的正常进行，又维持内脏位置的相对恒定。在病理上，脾失健运，清气不升，可影响胃的受纳通降，甚或导致胃气上逆，出现纳呆、恶心呕吐、呃逆等病证。脾虚气陷，升举无力，还可导致脘腹坠胀，内脏下垂等病变。反之，食滞胃脘，浊气不降，也可影响脾之运化及升清功能，症见腹胀腹泻，肢体困倦等。

3. 燥湿相济 脾胃相对而言，脾为脏属阴，依赖阳气的温煦，脾阳健旺能运化和升清，故性喜燥而恶湿；胃为腑属阳，依赖阴液的滋润，胃阴充足自能受纳腐熟和通降，故性喜润而恶燥。脾胃燥润喜恶之性不同，但又相互为用，燥湿相济，阴阳相配，保证脾胃正常纳运与升降。脾胃纳运相助，升降相因，燥湿相济，共同完成饮食物的受纳腐熟和消化吸收功能。

（四）肝与胆

肝居于右胁内，胆附于肝之下。足厥阴肝经属肝络胆，足少阳胆经属胆络肝，两者经脉相互属络构成表里相合关系。

生理上，肝与胆的功能密不可分，相互协调。胆汁来源于肝，肝的疏泄功能正常，则保证胆汁的分泌和排泄正常；胆汁排泄通畅，又有助于肝主疏泄功能的正常发挥。病理上，肝病常影响及胆，胆病也常影响及肝，形成肝胆同病。如肝气郁结，失于疏泄，则影响胆汁的分泌和排泄；胆贮存和排泄胆汁的功能发生障碍，也会影响肝的疏泄功能，最终均可导致肝胆气滞，出现胁肋胀满、口苦、黄疸等症。治疗上，治肝的药物多具有疗胆的功效，而利胆的药物同样多具有疏肝的作用，故肝胆多同治。

此外，肝主谋虑，胆主决断，两者在精神思维活动方面也是密切联系的。肝虽主谋虑，但要作出决断还取决于胆。胆虽主决断，而决断又先来自肝之谋虑。肝胆配合，人的情志活动正常，遇事则能正常决断。若肝气疏泄失常，可表现为决而无谋的武断；反之，胆气虚又可表现为谋而不决的优柔寡断。

（五）肾与膀胱

肾居腰部，膀胱位于小腹，两者通过输尿管相连。足少阴肾经属肾络膀胱，足太阳膀胱经属膀胱络肾，两者经脉相互属络构成表里相合关系。

肾为水脏，主水液代谢，开窍于二阴；膀胱贮尿、排尿，为主水之腑。膀胱的开阖作用，取决肾的气化功能。肾中精气充盛，蒸化与固摄功能正常，不但尿液能够正常的生成和贮存，而且能自主地排出体外。膀胱贮尿、排尿有度，也有利于肾气主水功能的发挥。肾与膀胱相互配合，共同完成尿液的生成与排泄，以维持人体水液的代谢平衡。病理上，两者常相互影响。如肾中精气不足，气化不利，可影响膀胱的开阖；反之，膀胱湿热或膀胱失约，也可影响肾主水的功能。两者均可出现尿少、尿闭或尿多、小便失禁、遗尿等小便异常的病证。一般说来，实证者，多责之于膀胱，以治膀胱为主；虚证者，多责之于肾，治疗常从补肾入手。

三、腑与腑之间的关系

胆、胃、小肠、大肠、膀胱、三焦的生理功能虽各不相同，但其共同的功能是受盛和传化水谷。所以，六腑之间的关系，主要表现在饮食水谷的消化、吸收和排泄过程中的相互联系和相互配合。

饮食摄入人体之后，经胃的腐熟，初步消化，变成食糜，下传至小肠。小肠受盛胃腑下移的食糜进一步消化并泌别清浊。其清者吸收，在脾的转输作用下，营养全身，其中水液代谢后，渗入膀胱形成尿液，从尿道排出体外。浊者为残渣糟粕，在胃气的通降作用下，由小肠进入大肠，经大肠的燥化形成粪便，传至肛门排出体外。在饮食物的消化、吸收、排泄过程中，还有赖于胆汁注入小肠帮助消化，及其三焦的疏通水道，以推动水谷的传化和水液的运行。由于六腑在传化水谷中，需要不断地受纳和传导，虚实更替，宜通不宜滞，所以前人有“六腑以通为用”和“腑病以通为补”的说法。

六腑之间在生理上密切相关，病理上常相互影响，相互传变。如胃有实热，伤及津液，可致大肠传导不利，则见大便秘结；大肠燥结，便秘不通，亦会影响胃失和降，而致胃气上逆，症见恶心、呕吐等。又如脾胃湿热，蕴蒸肝胆，胆汁外溢，则见口苦、黄疸等症；胆火炽盛，又每多犯胃，常见呕吐苦水等胃失和降的病变，宜保持通畅。

思考题

1. 肺主宣发体现在哪几个方面？
2. 说出肝主疏泄的主要生理功能。
3. 为什么说脾为“气血生化之源”？

（薛　良　王秀霞）

第四章 气血津液

学习目标

1. 掌握气、血、津液的概念和生理功能。
2. 熟悉气、血、津液之间的关系。
3. 了解气、血、津液的病理表现。

气、血、津液是构成人体和维持人体生命活动的基本物质。它们由脏腑功能活动所化生，又是脏腑、经络、形体、官窍等组织器官进行生理活动的物质基础。

气是不断运动、具有很强活力的精微物质；血是运行于脉内、富有营养的红色液态物质；津液是体内一切正常水液的总称。从阴阳属性上来说，气对人体具有推动、温煦等作用，属阳；血和津液为液态物质，具有滋润、濡养等作用，属阴。

人体的脏腑、经络、形体、官窍等组织器官，有赖于气、血、津液提供能量，以进行正常的生理活动。而气、血、津液的生成及其在体内的输布、排泄，又有赖于脏腑、经络、形体、官窍等组织器官的正常生理活动。因此，气、血、津液与脏腑经络、形体官窍之间，生理上相互依存，病理上相互影响。

此外，构成人体的基本物质还有“精”。精有广义和狭义之分：广义之精，泛指构成人体和维持人体生命活动的精微物质，包括气、血、津液和从饮食物中摄取的水谷精微等。狭义之精，藏之于肾，即生殖之精。精藏于肾，在第二章藏象中已有介绍，本章不再赘述。

第一节 气

一、气的概念

中医学关于“气”的理论源于古代哲学的“气一元论”。气，原本是古人对自然界及其物质本原的一种朴素认识。早在春秋战国时期的唯物主义哲学家，就认为气是构成世界的最基本物质，宇宙万物都是由气的运动变化而产生的。如《周易·系辞》说：“天地氤氲，万物化醇”。这种朴素的唯物主义观点渗透到医学领域后，与中医学的理论相结合，便逐渐形成了中医学中气的基本概念，即气是活力很强的，不断运动的精微物质，是构成人体和维持人体生命活动的基本物质之一。

（一）气是构成人体的基本物质

《素问·宝命全形论》说："人以天地之气生，四时之法成"，"天地合气，命之曰人"。就是说人是自然界发展到一定阶段的产物，即"天地之气"的产物。既然宇宙万物皆由气所构成，所以人和自然万物一样，也是以气为物质基础构成的。《医门法律》说："气聚则形存，气散则形亡"。

（二）气是维持人体生命活动的基本物质

《素问·六节藏象论》说："天食人以五气，地食人以五味。五气入鼻，藏于心肺……，五味入口，藏于肠胃"。这就是说，人生存于自然界中，人的生长发育和各种生命活动都需要与周围环境进行物质和能量的交换。如必须从自然界中摄取饮食水谷（水谷之气），从自然界中吸取清气（呼吸之气）等。这些自然之气被摄入人体后，经过代谢能够发挥各种生理功能，以维持人体的生命活动。因此说，气是维持人体生命活动的基本物质。

此外，中医学中，气还有其他的含义。如前已讨论的脏腑之气，如心气、肺气、脾气、胃气等，专门指代各脏腑的功能活动；经络学说中将要讨论经络之气，则指代经络的功能活动；病因中讨论的六气，专门指代正常气候；邪气，泛指各种致病因素；温病学中的气分，是指外感热病发展过程中的一个病理阶段等等。这些"气"与本章所论述的气的内涵不同，故应予以区别。

二、气的生成

人体之气，来源有三：一是禀受于父母的先天之精气；二是饮食物化生的水谷精气；三是肺吸入的自然界清气。一身之气的生成，是肺、脾胃、肾等脏腑综合作用的结果。

先天之精气禀受于父母，由父母生殖之精化生，藏于肾中；水谷精微之气，依赖脾胃的运化功能而生成；存在于自然界中的清气，则依赖肺的呼吸功能和肾的纳气功能才能吸入体内。因此，从气的来源及生成过程来看，气的盛衰除与先天禀赋、后天饮食，以及自然环境状况等有关外，还与肾、脾胃和肺等脏腑的生理功能密切相关。肾、脾胃和肺等脏腑的生理功能正常，则人体中的气就能保持旺盛。反之，则会影响气的生成，出现气虚等病理变化。

此外，在气的生成过程中，饮食物的质量及脾胃的运化、腐熟功能尤为重要。因为人出生后，必须依赖饮食物的营养以维持正常的生命活动，而机体从饮食物中摄取营养物质，又要依赖脾胃的受纳、腐熟和运化功能，才能对饮食物很好地消化吸收，把其中的营养物质转化为水谷精气。同时，先天之精气，也必须依赖脾胃化生的水谷精气的充养，才能充分发挥其生理效应。故《灵枢·营卫生会》说："人受气于谷"，《灵枢·五味》也说："故谷不入半日则气衰，一日则气少矣"。

三、气的运动

人体之气，是不断运动、具有很强活力的精微物质。它流布于全身各处，内至五脏六腑，外达皮肉筋骨，推动和激发着人体的各种生理功能，是生命活动的源泉和动力。

气的运动，称作“气机”。气的运动形式多种多样，但归纳起来就是升、降、出、入四种基本运动形式。所谓升，是指气自下而上的运动；降，是指气自上而下的运动；出，是气由内向外的运动；入，是气由外向内的运动。如肺的呼吸功能，呼出浊气是出，吸入清气是入。而呼气是由肺向上经咽、鼻排出体外，既有出又有升；吸气是气向下经鼻、咽喉而内入脏腑，故既有入也有降。

气升降出入的场所，是脏腑、经络等组织器官。气的升降出入，激发和推动了脏腑、经络等组织器官的生理活动。同时，也只有在脏腑、经络等组织器官的生理活动中，才能具体体现气的升降出入。如在中医学中，以脾主升清，胃主降浊，来概括整个机体饮食物的消化、吸收、输布和排泄的全过程。机体的水液代谢，也是通过肺的宣发肃降，脾的运化转输，肾的蒸腾气化，以及三焦水道等脏腑的共同作用来实现的。所以，机体的各种生理活动，实际上都是气的升降出入的体现。

气的升降出入是人体生命活动的根本，其一旦停止，人的生命活动也随之终止。如《素问·六微旨大论》说：“非出入，则无以生长壮老已；非升降，则无以生长化收藏。是以升降出入，无器不有”。

气的升和降、出和入，是对立统一的矛盾运动。从局部来看，并不是每一种生理活动，都必须具备升降出入四种运动形式，而是各有所侧重。是以升降为主，还是以出入为主，由该脏腑的生理特性和位置等所决定。一般说来，五脏贮藏精气，宜升；六腑传导化物，宜降。肝、脾主升，肺、胃主降。就五脏而言，肺居上焦，又借呼吸道与外界相通，其生理活动就有升、降、出、入四种形式。心位上焦，主降；肾居下焦，宜升，心肾相交，水火既济。肝与肺，则肝宜升，肺宜降。脾胃同居中焦，脾主运化，以升为主；胃主受纳，以降为顺。各脏腑气机的升降出入运动形式，虽有所侧重，但从整个机体的生理活动来看，升和降、出和入之间必须协调平衡。气的升降出入协调平衡，是保证人体各种生命活动正常进行的一个重要环节。

气的升降出入之间保持平衡协调，称作“气机调畅”，此时人体处于生理状态。若气的升降出入运动平衡失调，则是“气机失调”的病理状态。由于气的运动形式多种多样，因此，气机失调也有多种表现形式。如由于某些原因，气的升降出入运动受到阻碍，称作“气机不畅”；气的运动受阻较甚，在某些局部发生阻滞不通时，称作“气滞”；气的上升太过或下降不及，称作“气逆”；气的上升不及或下降太过，称作“气陷”；气不能内守而外逸，称作“气脱”；气不能外达而郁结于里，称作“气结”或“气郁”，甚则为“气闭”等。气机失调表现在脏腑上，常见的有：肺失宣降、脾气下陷、胃气上逆、肾不纳气、肝气郁结、肝气上逆等。

四、气的功能

气，是构成和维持人体生命活动的基本物质，其升降出入运动变化是维持人体生命活动的根本，故气对人体具有非常重要的作用。如《难经·八难》说："气者，人之根本也"。张景岳在《类经·摄生类》中也说："人之有生，全赖此气"。气的生理功能主要有以下五方面：

（一）推动作用

推动作用，是指气的激发和推动功能。人体的生长发育，脏腑经络等组织器官的生理功能，血液的生成、运行，以及津液的输布、代谢等，都依赖气的激发与推动。如元气能促进人体的生长发育，激发和推动脏腑经络等组织器官的生理功能。宗气贯心脉而行气血，可推动血液的循行等。若气虚推动作用减弱，就会导致机体生长发育迟缓或早衰，脏腑、经络等组织器官的功能活动衰退，血和津液的生成不足，运行迟缓，代谢障碍，从而引起血虚、血液运行不畅和水湿停滞等病理变化。

（二）温养作用

温养作用，是指气对脏腑经络等组织器官具有温煦和营养的作用。气的温煦作用主要体现在：一是维持人体正常体温的恒定；二是温煦各脏腑、经络等组织器官以维持正常的生理活动；三是促进血和津液等液态物质的正常循行，即所谓"得温而行，得寒而凝"。《难经·二十二难》说："气主煦之"。如果气的温煦作用失常，则可出现畏寒喜暖、四肢不温、体温低下，脏腑功能减退，血和津液等运行迟缓的寒性病理变化。若某些原因，使气聚不散，郁而化热，则会出现恶热喜冷、发热等热象。故《素问·刺志论》说："气实者，热也；气虚者，寒也"。气的营养作用，主要指由脾胃化生的水谷精气对脏腑经络组织的营养功能。如营气是水谷精气中的精专部分，通过经络输布全身，以发挥营养作用。

（三）防御作用

防御作用，是指气具有护卫肌表、抗御外邪入侵、维护机体健康的作用。主要体现在两方面：一是能抵御外邪的入侵；二是一旦邪气侵入，能与邪抗争，驱邪外出。气的防御功能正常，邪气不易入侵，或虽有邪气入侵，能及时驱邪外出，则不易发病，即使发病，也易于治愈。若气的防御作用减弱，机体的抗病能力下降，则易患病或病后难以速愈。故《素问·刺法论》说："正气存内，邪不可干"，《素问·评热病论》说："邪之所凑，其气必虚"。

（四）固摄作用

固摄，有固护、统摄之意。气的固摄作用，主要指气对精血、津液等液态物质具有统摄、控制，防止其无故流失的作用。具体表现在：统摄血液，使其循行于脉内而不逸出脉外；固摄汗液、尿液、唾液、胃液、肠液等，控制其分泌量和排泄量，以防止其无故流失；固摄精液，使之不因妄动而外泄等。气的固摄功能减弱，可导致体内液态物质的大量丢失。如气不摄血，可导致各种出血；气不摄津，可导致自汗、多尿、小便失禁、流涎、泛吐清水、泄泻滑脱等；气不固精，则可引起遗精、滑精、早泄等病变。

气的固摄作用和推动作用，是相反相成的两个方面。一方面，气能推动着血液的运行和津液等的输布、排泄；另一方面，气又能固摄体内的液态物质以防其无故流失。只有气的推动作用和固摄作用相互协调，才能维持人体的血液循行和水液代谢等。

（五）气化作用

气化，是泛指通过气的运动而产生的各种变化。具体地说，是指精、气、血、津液各自的新陈代谢和相互转化。如摄入的饮食物转化为水谷精气，然后再生成气、血、津液；气、血、津液之间的相互转化；津液经过代谢，转化成汗液和尿液；以及饮食物经过消化和吸收后，其残渣转化成糟粕等，都是气化作用的具体表现。如果气化功能异常，则能影响气、血、津液的新陈代谢和相互转化，影响饮食物的消化吸收，影响汗液、尿液和粪便的排泄等，从而形成各种代谢失常的病变。所以说气化作用的过程，实际就是体内物质代谢的过程，是物质转化和能量转化的过程。气化是生命活动的最基本特征，没有气化，就没有生命。

总之，在人体的生命活动中，气的五方面功能是密切配合，相互为用，共同维持人体的正常生理状态。

五、气的分类

人体之气，从整体上说，是由肾中精气、脾胃运化产生的水谷精气和肺吸入的自然界清气，在肾、脾胃和肺等脏腑生理功能的综合作用下生成，并充沛于全身的。但具体地说，人体之气，由于其生成来源、分布部位和功能特点等的不同，又有不同的名称。主要分为元气、宗气、营气和卫气四种。

（一）元气

元气，又称“原气”、“真气”，为人体最根本、最重要的气，是人体生命活动的原动力。

1. 生成与分布　元气根源于肾，是从父母禀受先天之精气，经肾的气化作用和后天水谷精微的充养而生成，即所谓来源于先天，滋养于后天。因此，元气的盛衰除与先天禀赋有直接关系外，后天的饮食营养状况，脾胃功能的盛衰等都影响着元气的化生。故对先天不足，元气虚弱者，往往可以通过后天培育而使元气得到充盛。可见，元气的盛衰，先天禀赋固然重要，后天培养亦为关键。

元气生成后，通过三焦流行分布于全身，内至脏腑，外达腠理肌肤，无处不到。《难经·六十六难》说：“三焦者，原气之别使也”。

2. 生理功能　元气的生理功能主要体现在三方面：一是推动和调节人体的生长发育和生殖功能；二是温煦和激发脏腑、经络等组织器官的生理活动；三是固摄尿液和精液。所以说，元气是人体生命活动的原动力，是维持生命活动的最基本物质。元气充沛，则机体生长发育正常、生殖功能健全，各脏腑、经络等组织器官的活力旺盛，体质强健而少病。若先天禀赋不足，或后天失调，或久病耗伤等，都会使元气虚衰，导致人体生长发育迟缓，生殖功能低下，脏腑、经络等组织器官的生理功能衰退而产生多种病变。

（二）宗气

宗气，又称“大气”。是积聚于胸中之气，属后天之气的范畴。宗气在胸中积聚之处，称为“气海”，又称“膻中”。《灵枢·五味》说：“其大气之抟而不行者，积于胸中，命曰气海”。

1. 生成与分布 宗气是由肺吸入的自然界清气和脾胃运化产生的水谷精气相互结合而生成。因此，肺的主气、司呼吸功能及脾胃的运化、腐熟功能在宗气的形成过程中，发挥着重要的作用。肺和脾胃功能正常与否，直接关系着宗气的盛衰。

宗气生成之后，聚于胸中，一方面上出于肺，由肺贯心脉并布散全身；另一方面通过肺的宣发肃降，上出喉咙，下蓄丹田，并经气街（腹股沟处）注于足阳明胃经。

2. 生理功能 宗气的生理功能有两方面：一是走息道以司呼吸，具有促进肺的呼吸功能，并与语言、发声有关。二是贯心脉而行气血，即贯注到心脉的宗气，具有推动心脏的搏动、调节心率和心律等的功能。凡气血的运行、肢体的寒温和活动能力、视听觉能力、心脏搏动的强弱及其节律等，都与宗气的盛衰有关。若宗气虚衰，则表现为呼吸微弱、语音低微、脉律不齐、血行缓慢、肢体不温、行动无力等。古人常通过诊察“虚里”部位（相当于左乳下心尖搏动处），以了解宗气的盛衰。若虚里处搏动正常，是宗气充盛之象；若搏动躁急，引衣而动，是宗气大泄；若搏动消失，是宗气亡绝。

（三）营气

营气是运行于脉中，富有营养作用的气，机体得养而外荣，故又称“荣气”。营气行于脉中，是血液的重要组成部分，故常“营血”并称。营气与卫气从性质、功能、分布等方面比较，营气属阴，卫气属阳，故营气又常称“营阴”。

1. 生成与分布 营气来源于脾胃运化的水谷精气，由水谷精气中富有营养的精专部分所化生。营气运行于血脉之中，循脉上下，内入五脏，外达肢节，周流全身，营运不休。如《素问·痹论》所说：“营者，水谷之精气也。和调于五脏，洒陈于六腑，乃能入于脉也。故循脉上下，贯五脏，络六腑也。”

2. 主要功能 营气的生理功能主要有两方面：一是化生血液。营气经心肺注入脉中，成为血液的重要组成部分。二是营养全身。营气由水谷精微中富含营养的精专部分所生成，在心肺的推动作用下流行于全身，为脏腑、经络等组织器官的生理活动提供必需的营养物质。《灵枢·邪客》说：“荣气者，泌其津液，注之于脉，化以为血，以荣四末，内注五脏六腑”。若营气亏虚，会引起血液亏少，全身各脏腑组织器官失于营养，则产生诸多病变。

（四）卫气

卫气是运行于脉外，具有保卫机体作用的气。卫气与营气相对而言，属于阳，故又称为“卫阳”。

1. 生成与分布 卫气由脾胃运化的水谷精气所化生。饮食水谷在脾胃的作用下，化生为精微物质，并由脾上输于肺，在肺气的作用下，水谷精气中“慓疾滑利”的部分，被敷布到经脉之外，成为卫气。《灵枢·营卫生会》说："谷入于胃，以传于肺，五脏六腑，皆以受气，其清者为营，浊者为卫，营在脉中，卫在脉外"。在卫气的生成过程中，肾中先天之精气起着激发作用。故有"卫气本源于下焦，滋生于中焦，宣发于上焦"的说法。

卫气活动力极强，流动迅速，不受脉管的约束，外而皮肤肌腠，内而脏腑胸腹，布散全身。如《素问·痹论》所说："卫者，水谷之悍气也。其气慓疾滑利，不能入于脉也。故循皮肤之中，分肉之间，熏于肓膜，散于胸腹。"

2. 生理功能　卫气的生理功能有三个方面：一是护卫肌表，防御外邪入侵；二是温养脏腑、肌肉、皮毛等；三是调控腠理的开合、汗液的排泄，以维持体温的相对恒定。《灵枢·本脏》说："卫气者，所以温分肉，充皮肤，肥腠理，司开合者也"。卫气不足，可导致机体的防御功能低下，温煦功能减退，或调控腠理开合功能失司，则易患感冒，或症见恶寒，自汗等病理现象。若卫气在局部运动受阻，郁积不散，则可出现阳盛的热性病变。如《读医随笔·气血精神论》说："卫气者……虚则病寒，实则病热。"

营气和卫气，虽皆生于中焦，来源于脾胃化生的水谷精微。但营气性质精专，富有营养，卫气慓疾滑利，活动力强；营气行于脉中，卫气行于脉外；营气属阴，卫气属阳；营气有化生血液和营养全身的功能，卫气有防卫、温养和调控腠理开合的功能，两者在性质、分布和功能上各不相同。营卫之间在正常情况下又是相互协调，只有两者和调，才能维持体温的正常和汗液的分泌，人体的抗邪力量才能旺盛、脏腑的生理活动才能正常。

第二节　血

一、血的概念

血是循行于脉中的红色液态物质，是构成人体和维持人体生命活动的基本物质之一，具有营养和滋润作用。

血液必须在脉管中运行，才能发挥其正常的生理效应。脉管具有容纳血液和阻遏血液逸出的功能，故称脉为"血府"。如某些原因而致血液逸出脉外，即为出血。此时血已离开经脉，故又称为"离经之血"，离经之血若不能及时的吸收、消散和排出，积于体内，则成为"瘀血"。离经之血和瘀血均失去了血液正常的营养和滋润作用。

二、血的生成

血由营气和津液组成。其生成途径主要有两条，即水谷精微化血和肾精化血。

（一）水谷精微化血

饮食物经过胃的腐熟和脾的运化，转化为水谷精微，由水谷精微进而化生出营气和津液，两者在心肺作用下，注入脉中，变化成红色的血液。《灵枢·决气》说："中焦受气取汁，变化而赤，是谓血”。说明中焦脾胃受纳运化水谷，吸收其中的精微物质，即所谓“受气取汁”，包括营气和津液，通过心阳的温煦化赤作用，以及肺的吸清功能共同协调化生的。血液来源于脾胃化生的水谷精微，所以，饮食营养的优劣和脾胃运化功能的强弱，直接影响着血液的化生。若饮食营养长期摄入不足，或脾胃的运化腐熟功能失调，均可导致血液的生成不足，出现一系列血虚的病理现象。

（二）肾精化血

《侣山堂类辨》说：“肾为水脏，主藏精而化血。”说明肾精也是化生血液的物质基础。肾精化生血液，主要是通过骨髓和肝脏的作用来实现的。肾藏精，精能化髓，髓充于骨，成为骨髓。西医学认为骨髓是重要的造血器官，故肾精充足，骨髓充盈，则血液生化有源。另外，精藏于肾，血藏于肝。肾中精气充盈，则肝有所养，血有所充；肝藏血充足，则肾精亦旺。《张氏医通》说：“精不泄，归精于肝而化清血。”因此，精血可以互化，故有“精血同源”之说。

综上所述，血液的化生，是以水谷精微为物质基础，通过脾胃、心肺、肝肾等脏器的共同作用而生成的。脾胃是饮食水谷转化为精微物质的场所，在血液的生化过程中占有重要的地位，所以称脾胃为“气血生化之源”。

三、血的循行

血液循行于脉中，沿脉管流布于全身各处，周而复始，运行不息，发挥营养全身的功能。血液的正常运行受诸多因素的影响，是多个脏器共同作用的结果。

（一）影响血液运行的因素

1. 气的推动和固摄作用 血，属阴而主静。血在脉中运行，必须依赖气的推动作用。只有气充沛，血运才能获得足够的动力。同时，血的运行还依赖气的固摄作用。气充盈，固摄有权，血才不会逸出脉外。因此，气的推动作用和固摄作用之间的协调平衡，是维持血液正常运行的重要条件。

2. 脉道的完整和通畅 脉为血之府，脉管是一个相对密闭的管道系统，血和营气才能在脉管中循环运行。脉管的完整无损和滑利通畅，是维持血液正常运行的必要条件。若跌打损伤，常会导致脉道破损而出血；饮食失宜、情志不畅等，皆可致痰浊内阻，壅塞脉道，轻则血行不畅，重则闭塞不通。

3. 血的质量与寒温 血液的质与量，如血质的稀与稠、血量的多或少等，往往直接影响其循行。当血液粘稠或血量不足时，则易引起血行不畅。另外，血为液态物质，其循行依赖气的温煦作用，血得温则行，得寒则凝，得热则妄行。所以，血的或寒或热，更是直接影响血液的运行速度。

（二）血液运行与脏腑的关系

血液的正常运行，还与心、肺、脾、肝等脏腑的功能活动密切相关。

心主血脉，推动血液循行，是血液运行的动力。《素问·痿论》说：“心主身之血脉”，《医学入门》也说：“人心动，则血行诸经。”故心气的推动作用是否正常，在血液循环中起着十分关键的作用。肺朝百脉，循行于周身的血液汇聚于肺。肺气宣发肃降，调节全身的气机，随着气的升降而推动血液运行至全身。尤其是肺与宗气的生成有密切的关系，宗气能贯心脉以行气血，更突出肺气在血行中的推动和促进作用。脾主统血，脏腑之血全赖脾气统摄。脾气健旺，不仅血液生化有源，而且能统摄血液，使之运行于脉内而不逸出脉外。肝主藏血，具有贮藏血液和调节血量的功能，可根据人体动静的不同情况，调节血量，使脉中循环血量维持在一个恒定的水平上。同时，肝藏血的功能可防止血逸脉外，避免发生出血。另外，肝主疏泄，调畅气机，气行则血行，这也是保证血行通畅的一个重要环节。

总之，血液的正常循行，主要是心、肺、脾、肝等脏器相互协调，共同作用的结果。具体地说，推动血行的是心；促进血行的是肺；贮藏、统摄血液，防止血逸脉外的是肝与脾。此外，保持血脉温而通的是心阳与肾阳。其中任何一个脏腑的功能失调，都可导致血液的循行失常，致使出血，或血运不畅、迟缓，进而形成瘀血等。

四、血的功能

血具有营养和滋润全身的生理功能，又是神志活动的物质基础。

（一）营养滋润作用

血液由营气和津液组成，含有人体所需的丰富的营养物质。血循行在脉中，内至五脏六腑，外达皮肉筋骨，不断地将营养物质输送到全身各脏腑组织器官，发挥着营养和滋润的作用，以维持各脏腑组织器官的生理功能，保证人体生命活动的正常进行。《素问·五藏生成》说："肝受血而能视，足受血而能步，掌受血而能握，指受血而能摄。"《灵枢·本脏》亦说："血和则……筋骨劲强，关节清利矣"。血的营养和滋润作用，可从形体、面色、皮肤、肌肉及毛发等表现出来。血液充盈，运行流畅，则面色红润、肌肉丰满结实、皮肤光滑、毛发光亮、感觉敏锐、肢体运动灵活等。如果血的生成不足，或持久耗损，导致血液亏虚，营养和滋润作用减退，则可见形体消瘦、头昏目花、面色无华、毛发干枯、肌肤干燥、肢体麻木或肌肉乏力等症状。

（二）血液是神志活动的物质基础

血液是神志活动的物质基础。人体能保持精神充沛，神志清晰，感觉灵敏，活动自如等，均有赖于血液的充盈，血脉的调和与滑利。《素问·八正神明论》说："血气者，人之神"。《灵枢·平人绝谷》说："血脉和利，精神乃居"。所以，无论何种原因导致的血虚、出血或运行失常等，均可出现不同程度的神志方面的异常。如心、肝血虚，常见惊悸、失眠、多梦等神志不安的表现；大出血者，可出现烦躁、恍惚、昏迷等神志失常的症状。

第三节 津 液

一、津液的概念

津液，是机体内一切正常水液的总称。包括各脏腑组织器官的内在体液及其正常的分泌物，如胃液、肠液、涕、泪等。津液同气和血一样，也是构成人体和维持人体生命活动的基本物质之一。

津与液虽同属水液，都来源于饮食水谷，有赖于脾胃的运化功能而生成，但在性状、功能及其分布部位等方面是有所区别的。一般地说，质地较清稀、流动性较大，分布于体表皮肤、肌肉和孔窍，并能渗入血脉之中，起滋润作用的，称为津；质地较稠厚，流动性较小，灌注于骨节、脏腑、脑、髓等组织，起濡养作用的，称为液。

津和液，虽有区别，但在代谢过程中，又能相互转化；在病变过程中，也可相互影响，伤津可能引起耗液，脱液必会导致伤津，故常津液并称，不严格区分。但发生“伤津”和“脱液”的病理变化时，在临床辨证论治中，则又须区别对待。

二、津液的代谢

津液在体内的代谢，是包括津液的生成、输布和排泄等一系列生理活动的复杂过程。这一过程涉及众多脏腑的共同参与，是相互协调的结果。《素问·经脉别论》对此作了简明的概括：“饮入于胃，游溢精气，上输于脾，脾气散精，上归于肺，通调水道，下输膀胱，水精四布，五经并行。”

（一）津液的生成

津液来源于饮食水谷，主要通过脾胃、小肠、大肠等共同作用而生成。具体地说，胃主受纳，游溢精气，吸收水谷中的部分水液；小肠主液，分清别浊，吸收大量清稀的水液；大肠主津，在传导糟粕中吸收少量的水液。胃、小肠、大肠吸收的水液，一并上输于脾，经过脾的运化作用而生成津液。由此可见，津液充盛与否，一是与饮食水谷的摄入是否充足有关。二是与胃、小肠、大肠以及脾的生理活动有关。若水谷摄入的量不足，或脾胃等脏腑的功能活动衰退，都会导致津液的生成不足，引起津液亏虚的病理变化。

（二）津液的输布

津液在体内的输布，主要靠脾、肺、肾、肝和三焦等脏腑功能的协调配合完成的。脾对津液的输布，一方面将津液上输于肺；另一方面将津液直接向四周布散至全身。此两方面统属于脾之“散精”功能。

肺对津液的输布，是通过肺的宣发、肃降作用实现的。通过肺的宣发作用，将津液向身体外周体表和上部布散；在肺的肃降作用下，将津液向下、向内布散，以发挥津液的滋润濡养作用，同时，还将初步代谢后的津液向下输布于肾，体现了“肺主行水”的生理功能。

肾对津液的蒸腾气化，是津液代谢的主宰和原动力。一方面肾对人体水液代谢的整个过程，起着推动和调控作用。从胃肠道吸收水谷精微，到脾气运化水液，肺气宣降津液，肝气的疏利津行，三焦的决渎通利，以至津液的排泄等，都离不开肾阳的温煦、激发和推动作用。另一方面，肾脏本身也是参与津液输布的一个重要环节。全身的水液都要通过肾的蒸腾气化，升清降浊，清者复经三焦上输于肺而布散全身，浊者化为尿液而注入膀胱。

肝主疏泄，调畅气机，气行则水行。肝的疏泄功能正常，能促进津液的输布；肝失疏泄，气机郁结，则会影响津液的运行，使水液停滞，产生痰饮、水肿以及痰气搏结的瘿瘤、梅核气等病证。

三焦是津液在体内流注布散的通道。津液通过三焦，随着气的升降出入，输布于全身而环流不息。三焦水道不利，也会影响水液代谢，而致水液停聚，引发多种病证。

总之，津液的输布依赖于肾的蒸腾气化、脾的转运输送、肺的宣发肃降、肝的疏泄调达和三焦水道的通利等，是多个脏腑生理功能密切配合、相互协调的结果，是人体生理活动的综合体现。

（三）津液的排泄

津液的排泄，主要是通过排汗、排尿等代谢过程完成的。此外，呼气和粪便等也会排出少量水分。尿液是津液排泄的最主要途径，故肾脏在津液排泄中的作用尤为重要。

肾对津液的排泄，是通过肾的蒸腾气化功能实现的。肾的气化作用正常，则将输布于肾的津液分为清浊两部分，清者重新吸收而布散全身，浊者化为尿液，下输于膀胱贮存起来。当尿量积累到一定程度时，在肾的气化作用下排出体外。而尿液在贮存过程中，不会随时泄漏，又有赖于肾气的固摄作用。由此可见，尿液的生成和排泄，均依赖于肾的蒸腾气化功能，肾在维持人体津液代谢平衡中起着至关重要的作用。若肾的气化作用失常，则可引起尿少、尿闭或尿多、尿失禁等多种津液代谢失常的病变。

肺主宣发，能将津液外输到体表皮毛，通过代谢化为汗液排出体外。若肺的宣发功能失常，则会出现汗液排泄的异常。此外，肺在呼气时也会带走部分水分，这也是水液排泄体外的一种途径。

膀胱具有贮尿、排尿的作用，也参与了津液的排泄。若膀胱的气化功能失常，也会引起尿少、尿闭或尿多、尿失禁等病变。

粪便是人体饮食水谷代谢后排出的糟粕。大肠在排出粪便时，也会排出少量残余的水分。若脾胃运化腐熟功能或肠道吸收功能失常，则会引起大便稀溏，致使体内津液大量丢失，就发生伤津或脱液等病变。

总之，津液的生成、输布、排泄过程，是由许多脏腑相互协调、密切配合完成的，其中尤以肺、脾、肾三脏的生理功能至为重要。诚如《景岳全书·肿胀》所说："盖水为至阴，故其本在肾；水化于气，故其标在肺；水惟畏土，故其制在脾"。若肺、脾、肾等脏腑的功能失调，则会影响津液的生成、输布和排泄，导致津液的生成不足，或损耗过多，或水液停滞，产生津液亏虚或痰饮、水肿等多种病变。

三、津液的功能

津液的功能，主要有两方面：一是滋润濡养脏腑、形体官窍的作用；二是充养滑利血脉。

（一）滋润濡养

津液广泛分布于脏腑、官窍等组织器官中，具有滋润和濡养脏腑、形体官窍的作用。如布散于肌表的津液，具有润泽皮毛肌肤的作用；流注于孔窍的津液，具有滋润和保护眼、鼻、口等孔窍的作用；渗入血脉的津液，具有充养和滑利血脉的作用，也是组成血液的基本物质；渗注内脏组织器官的津液，则具有濡养和滋润各脏腑组织器官的作用；渗注关节及脑髓的津液，可滑利关节，充养和濡润骨髓、脊髓、脑髓。若津液生成不足，或各种原因耗伤太过，对机体的滋润濡养作用减弱，则会影响肌肉、皮毛、关节、孔窍、脏腑等组织器官的生理功能，出现口干咽燥、皮肤干燥、毛发干枯、大便干结、小便短少等多种津液不足的病理改变。

（二）充养滑利血脉

津液经孙络渗入血脉之中，成为血液的重要组成成分，起着濡养和滑利血脉的作用，以保证血液环流不息。同时，津液可根据血液浓度的变化，出入脉道内外，调节血液浓度。当血液浓度增高时，津液能渗入脉中，稀释血液并补充了血流量；当机体的津液亏乏不足时，血中之津液可渗出脉外以补充津液，以致脉中的有效血量减少，血液相对变稠，易形成“津亏血燥”或“津亏血瘀”等病理变化。

另外，津液的代谢常随外界环境和季节气候变化而变化，对调节机体的阴阳平衡有一定的作用。如气候炎热时，津液化为汗液向外排泄以散热；天气寒冷时，津液因腠理闭塞而不外泄，以维持体温的相对恒定。

第四节　气血津液之间的关系

气、血、津液在性状、分布及生理功能等方面虽各有特点，但均是构成人体和维持人体生命活动的基本物质，均来源于脾胃化生的水谷精气。因此，它们生理上相互依存、相互为用，病理上相互影响，三者之间有着极为密切的关系。

一、气与血的关系

气属阳，有温煦和推动的作用；血属阴，有营养和滋润的作用。两者相互依存、相互为用。气是血液生成和运行的动力，血是气的物质基础和载体。气和血的关系，常概括为“气为血之帅，血为气之母”。

（一）气为血之帅

气为血之帅，是指气对血的作用，包括气能生血、行血、摄血三方面的作用。

1. 气能生血　气能生血是指血液的组成及其生成过程，均离不开气和气的运动变化，即气化功能。如血液主要由营气和津液组成，而营气和津液都来自脾胃所运化的水谷精气。又如，从摄入的饮食物，转化成为水谷精气，从水谷精气转化成营气和津液，再从营气和津液转化成红色的血液，以及肾精化血的过程，均离不开气的运动变化，因此说气能生血。气旺则化生血液的功能增强，血液充足；气虚则化生血液的功能减弱，易导致血虚的病变。临床治疗血虚证时，常配合补气药物，就是“气能生血”理论的具体运用。

2. 气能行血　气能行血是指血液的运行离不开气的推动作用。血属阴而主静，不能自行，而之所以能在脉中循行，内至脏腑，外达皮肉筋骨，全赖于心气、肺气的推动及肝气的疏泄调畅。故《血证论·阴阳水火气血论》说：“运血者，即是气”。因此，气的充盛及调畅，是血液得以正常运行的重要条件，即所谓“气行则血行”。若气虚或气滞，推动血行的力量减弱，则血行迟缓，流行不畅，甚则引起瘀血，称之为“气虚血瘀”或“气滞血瘀”。若气机逆乱，则血行亦随气的升降出入的逆乱而异常。血随气升则面红、目赤、头痛、甚则吐血衄血；血随气陷则脘腹坠胀、下血崩漏等。因此，临床治疗血行失常的病证时，常根据病情配合补气、行气、降气的药物，才能获得较好的治疗效果。

3. 气能摄血 摄血，是气固摄功能的具体体现。血在脉中循行而不逸出脉外，依赖气对血液的固摄作用，主要体现在脾气统血的生理功能之中。脾气充足，统摄有权，则血行脉中而不致逸出脉外。若脾气亏虚，统摄作用减弱，则血不循经而逸出脉外，导致斑疹、便血、尿血、崩漏等各种下部或肌肉出血病证。脾主肌肉，脾气以升为健，故气不摄血多称“脾不统血”。治疗此类出血病证，必须用健脾气以摄血的方法。另外，在临床中，发生大出血的危重病证时，用大剂补气药物以摄血，也是这一理论的具体应用。

（二）血为气之母

血为气母，是指血是气的载体，并能给气以充分的营养。血对气的作用，包括血能载气和血能养气两方面。

1. 血能载气 由于气的活力很强，易于逸脱，所以必须依附于血中，并赖血液的运载才能运行全身。《血证论·吐血》说：“血为气之守”。《张氏医通·诸血门》说：“气不得血，则散而无统”。因此，血虚时也往往伴有气虚。而大出血的病人，气更会无所依附，形成涣散不收，浮散无根的气脱证，称为“气随血脱”。故在治疗大出血时，往往用益气固脱之法。

2. 血能养气 血液含有丰富的营养，可为气的化生和功能活动提供物质基础，使气得到及时而适当的补充。所以，血液充盈，则气得以滋养；若血虚日久，无以养气，必然导致气虚。

二、气与津液的关系

气与津液的关系和气与血的关系极为相似。津液的生成、输布和排泄，有赖于气的推动、固摄和气的升降出入运动，而气在体内的存在及运动变化也离不开津液的滋润和运载。

（一）气能生津

是指气的运动变化是津液化生的动力。津液的生成，来源于摄入的饮食水谷，有赖于胃的“游溢精气”、脾的运化和大、小肠的吸收水液功能，尤以脾胃之气为要。故脾胃之气健旺，化生津液充盛；脾胃之气虚衰，则影响津液的生成，导致津液不足，治疗时可采用补气生津之法。

（二）气能行津

气是津液在体内正常输布运行的动力，津液的输布及其化为汗、尿等排出体外的代谢活动，全赖气的推动和升降出入运动。若脾、肺、肾等脏腑的气化功能正常，则能促进津液在体内的输布、排泄。若气虚，推动作用减弱而气化无力，或气机郁滞不畅而气化受阻，都可引起津液的输布和排泄障碍，而形成痰、饮、水、湿等病理产物，称之为“气不化水”或“气不行水”。反之，津液的输布和排泄受阻而发生停聚时，也会影响气的升降出入，出现气机不畅，甚则气滞，称为“水停气滞”。因此，气与津液两者的病变常互相影响。临床治疗时，应行气与利水之法并用，才能取得较好的疗效。

（三）气能摄津

津液与血一样，同属液态物质，有赖于气的固摄作用，才能防止其无故流失，并使之排泄正常。如卫气固摄腠理，主司汗孔开合，以防津液过多外泄；肾气固摄下窍，使膀胱正常贮尿，勿使津液过多排泄等，都是气对津液发挥固摄作用的体现。当气虚或气的固摄作用减弱，就会导致体内津液的无故流失，发生多汗、多尿、遗尿、小便失禁等病理表现。临床治疗时，往往采用补气之法，以控制津液的过多外泄。

（四）津能载气

是指津液对气具有运载的功能。气必须依附于津液，才能存在于体内并流布全身。因此，津液的丢失，必然导致气的耗伤。如外感暑热病邪，不仅津液受到损耗，气也随之外泄，出现少气懒言、体倦乏力等气虚的表现。当发生多汗、多尿及吐泻等津液大量流失的情况时，气更易无所依附而大量外脱，出现气短息微，神疲乏力，脉微细无力等症，称为“气随津脱”。清·尤在泾在《金匮要略心典·痰饮》中说：“吐下之余，定无完气”。因此，临床中在使用汗法、下发和吐法时，应注意中病即止，以免伤津耗气。

三、血与津液的关系

血与津液，均为液态物质，具有滋润和濡养的作用。与气相对而言，则两者都属于阴。

从生理上讲，血和津液都来源于水谷精气，依赖脾胃的运化功能所化生。此外，津血还可相互转化。津液是血液化生的组成部分，中焦运化水谷生成的津液，在心肺的作用下，进入脉中，与营气相合，变化为血。如《灵枢·决气》说：“中焦受气取汁，变化而赤，是谓血”。同时，布散于肌肉、腠理等处的津液，也可以不断地渗入孙络，以化生和补充血液。血液行于脉中，脉中的津液也可以渗出脉外而化为津液，以弥补脉外津液的不足。血和津液之间的这种密切关系，称为“津血同源”。

血和津液生理上相互依存，相互转化，病理上也常互相影响。如失血过多时，脉外之津液可渗注于脉中，以补偿脉内血容量之不足。因津液大量渗入脉内，故可导致脉外津液不足，出现口渴、尿少、皮肤干燥等病理表现。反之，津液大量耗伤时，脉内之津液亦可渗出脉外，造成血脉空虚，血液相对变稠，易形成“津枯血燥”、“津亏血瘀”等病变。因此，对于失血病证，不宜采用发汗的方法；对于多汗或吐泻等津液严重耗伤的患者，亦不可轻用破血、逐血之峻剂或放血疗法。《灵枢·营卫生会》说："夺血者无汗，夺汗者无血"。《伤寒论》中也有"衄家不可发汗"，"亡血家不可发汗"的告诫。

思考题

1. 简述气的分类。
2. 说出血的生成与作用。
3. 津液的排泄主要依靠什么途径？
4. 说出宗气的功能。

（孙世山）

第五章 经络学说与腧穴

学习目标

1. 掌握十二经脉的命名、交接规律、流注次序。
2. 熟悉经络的概念、组成、生理功能、走向与分布规律。
3. 了解经络学说的临床应用。
4. 了解任、督、冲、带四脉的循行部位与生理功能。

第一节 经络学说的概论与组成

经络学说，即研究人体经络的生理功能、病理变化及其与脏腑相互关系的学说。是中医学分析人体生理、病理和对疾病进行诊疗的主要依据之一。它补充了藏象学说的不足，是中药归经的又一理论基础。它和阴阳五行学说、藏象学说、气血津液学说，以及病因病机学说等一样，是中医学理论体系中的重要组成部分。

经络学说的形成，是以古代的针灸、推拿、气功等医疗实践为基础，经过漫长的历史过程，结合当时的解剖知识和藏象学说，逐步上升为理论的。《黄帝内经》的问世，标志着经络学说的形成。经络学说一直在医疗实践中发挥重要的作用。它不仅是针灸、推拿、气功等学科的理论基础，而且对指导中医临床各科，均有重要的意义。

一、经络的基本概念

经络是经脉和络脉的总称。经，有路径之意。经脉贯通上下，沟通内外，是经络系统的主干。络，有网络之意。络脉是经脉别出的分支，较经脉细小，纵横交错，遍布全身。经脉和络脉，相互沟通联系，通过有规律的循行和复杂的联络交会，组成了经络系统。将人体脏腑、组织、器官连结成为一个有机的整体。从而保证了人体生命活动的正常进行。所以说，经络的生理功能主要是运行全身气血，联络脏腑肢节，沟通上下内外，调节体内各部分的功能活动，保持平衡协调。

二、经络系统的组成

经络系统，是由经脉和络脉及其连属部分组成（表5－1）。在内连属于脏腑，在外连属于筋肉、皮肤。

（一）经脉

经脉是经络系统的主干，主要有正经、奇经及经别三大类。

1. 正经　正经有十二条，故又称“十二正经”或“十二经脉”，包括手三阴经、足三阴经、手三阳经、足三阳经。十二经脉是经络系统的主体。十二正经有一定的起止，一定的循行部位和交接顺序，在肢体的分布及走向有一定的规律，与脏腑有直接的络属关系，相互之间也有表里关系。十二正经是气血运行的主要通道。

2. 奇经　奇经有八条，即督脉、任脉、冲脉、带脉、阴跷脉、阳跷脉、阴维脉、阳维脉，合称为“奇经八脉”。奇经能加强十二经脉之间的联系。奇经具有统率、联络和调节十二经脉中气血的作用。当十二经脉所运行的气血满溢时，则流注于奇经八脉，蓄以备用；当十二经脉气血不足时由奇经“溢出”，给予补充，从而保持正经气血的相对恒定状态。奇经八脉与十二经脉不同，不属气血运行的主要通道，与脏腑没有直接的属络关系，相互之间也无表里关系。

3. 十二经别　十二经别是从十二经脉别出的经脉，分别起于四肢肘膝以上部位，循行于体内脏腑深部，上出于颈项浅部。具有加强十二经脉中相为表里的两条经脉的联系的作用。并通过某些正经未能到达的器官与形体部位，因而能补正经之不足。十二经别虽然是十二经脉的最大分支，与十二经脉有别，但也属于经脉的范畴。

（二）络脉

络脉有别络、浮络、孙络之分。

1. 别络　是络脉中较大者，有本经别走邻经之意，具有加强十二经脉相为表里的两经之间在体表的联系的作用。十二经脉和任、督二脉各有一支别络，加上脾之大络，共十五条，合称“十五别络”。其功能是加强表里阴阳两经的联系与调节作用。

2. 浮络　是循行于人体浅表部位，“浮而常见”的络脉。

3. 孙络　是最细小的络脉，属络脉的再分支，分布全身，难以计数。

（三）十二经筋和十二皮部

十二经筋和十二皮部，是十二经脉与筋肉和体表的连属部分。

1. 十二经筋　十二经筋是十二经脉之气濡养筋肉骨节的体系，是附属于十二经脉的筋膜系统。它有联缀四肢百骸，维络周身，主司关节运动的作用。

2. 十二皮部　十二皮部是十二经脉功能活动反映于体表的部位，也是络脉之气散布之所在。把全身的皮肤分为十二个部分，分属于十二经，称为“十二皮部”。

三、经络的命名和脏腑络属关系

（一）十二经脉的命名

十二经脉的命名，是以经脉所属的脏腑和循行部位的上下内外，结合阴阳理论而命名的。

表5-1　经络系统简表

- 经络系统
  - 经脉
    - 十二经脉（气血运行的主要通道）
      - 手三阴经
        - 手太阴肺经
        - 手厥阴心包经
        - 手少阴心经
      - 手三阳经
        - 手阳明大肠经
        - 手少阳三焦经
        - 手太阳小肠经
      - 足三阴经
        - 足太阴脾经
        - 足厥阴肝经
        - 足少阴肾经
      - 足三阳经
        - 足阳明胃经
        - 足少阳胆经
        - 足太阳膀胱经
    - 奇经八脉——十二经脉以外的另一些重要经脉；包括任脉、督脉、冲脉、带脉、阴跷脉、阳跷脉、阴维脉、阳维脉，有统率、联络和调节十二经脉气血的作用
    - 十二经别——十二经脉别出的经脉，有加强十二经脉中相为表里两经之间联系的作用
  - 络脉
    - 十五络脉——从十二经别出的经脉，有加强十二经脉中互为表里的两经之间联系的作用
    - 孙络——细小的络脉
    - 浮络——浮现于体表的络脉
  - 十二经脉连属部分
    - 十二经筋——十二经脉对结、聚、散、络于筋肉、关节的体系，有联缀四肢百骸，主司关节运动的作用
    - 十二皮部——十二经脉功能活动反映于体表的部位

1. 手足　上为手，下为足。循行于上肢的经脉为手经，循行于下肢的经脉为足经。

2. 阴阳　内为阴，外为阳。其循行于肢体内侧面的经脉为阴经，循行于肢体外侧面的经脉为阳经。一阴一阳衍化为三阴三阳，相互之间具有相对应的表里相合关系，即肢体内侧面的前、中、后，分别称为太阴、厥阴、少阴；肢体外侧面的前、中、后分别称为阳明、少阳、太阳。

3. 脏腑　脏为阴，腑为阳。内脏"藏精气而不泻"者为脏，为阴，"传化物而不藏"者称腑，为阳。每一阴经分别隶属于一脏，每一阳经分别隶属于一腑，各经都以所属脏腑命名。

根据以上命名原则，十二经脉根据各经所联系的脏腑的阴阳属性以及在肢体循行部位的不同，分为手三阴经、手三阳经、足三阴经、足三阳经。具体名称是：手太阴肺经、手厥阴心包经、手少阴心经、手阳明大肠经、手少阳三焦经、手太阳小肠经、足太阴脾经、足厥阴肝经、足少阴肾经、足阳明胃经、足少阳胆经、足太阳膀胱经（表5-2）。

表5－2　十二经脉名称及分布规律表

	阴经（属脏）	阳经（属腑）	循行部位（阴经行内侧、阳经行外侧）	
手	太阴肺经	阳明大肠经	上肢	前缘
	厥阴心包经	少阳三焦经		中线
	少阴心经	太阳小肠经		后缘
足	太阴脾经＊	阳明胃经	下肢	前缘
	厥阴肝经＊	少阳胆经		中线
	少阴肾经	太阳膀胱经		后缘

＊在小腿下半部和足背部，肝经在前缘，脾经在中线。在内踝尖上八寸处交叉后，脾经在前缘，肝经在中线。

（二）奇经八脉的命名

奇经八脉即别道奇行的经脉，有督脉、任脉、冲脉、带脉、阴跷脉、阳跷脉、阴维脉、阳维脉，共八条，故称奇经八脉。

“奇”有“异”的意思，即奇特、奇异，从而表明它们与十二经不同，它们的循行无十二经之规则，不直接隶属于十二脏腑，也无阴阳表里配偶关系，但与奇恒之腑（脑、髓、骨、脉、胆、女子胞）有密切联系，相互之间在生理、病理上均有一定的联系。故称“奇经”，也称“别道奇行”的经脉。

（三）经脉的脏腑络属关系

十二经脉表里属络关系：十二经脉在体内与脏腑相连属，其中阴经属脏络腑，阳经属腑络脏，一脏配一腑，一阴配一阳，形成了脏腑阴阳表里属络关系。即手太阴肺经与手阳明大肠经相表里，手厥阴心包经与手少阳三焦经相表里，手少阴心经与手太阳小肠经相表里，足太阴脾经与足阳明胃经相表里，足厥阴肝经与足少阳胆经相表里，足少阴肾经与足太阳膀胱经相表里。互为表里的经脉在生理上密切联系，在病理上相互影响，在治疗时相互为用（表5－3）。

表5－3　十二经脉表里关系表

表	手阳明经（大肠）	手少阳经（三焦）	手太阳经（小肠）	足阳明经（胃）	足少阳经（胆）	足太阳经（膀胱）
里	手太阴经（肺）	手厥阴经（心包）	手少阴经（心）	足太阴经（脾）	足厥阴经（肝）	足少阴经（肾）

第二节　经络的分布、走向与交接规律

一、十二经脉

（一）十二经脉在体表的分布规律

1. 四肢部　阴经分布在内侧面，阳经分布在外侧面。内侧分为三阴，外侧分为三阳。大体上：太阴、阳明在前缘，少阴、太阳在后缘，厥阴、少阳在中线。上肢内侧经脉分布：太阴在前，厥阴居中，少阴在后。上肢外侧经脉分布：阳明在前，少阳居中，太阳在后。下肢内侧经脉分布：内踝上八寸以下，厥阴在前，太阳居中，少阴在后；内踝上8寸以上，太阳在前，厥阴在中，少阳在后。下肢外侧经脉分布：阳明在前，少阳居中，太阳在后。

2. 头面部　阳明经行于面部、额部；太阳经行于面颊、头顶及头后部；少阳经行于头侧部。奇经八脉中的督脉也上至头部，故“头为诸阳之会”。

3. 躯干部　手三阳经行于肩胛部。手三阴经均从腋下走出。足三阳经为阳明经行于前（胸腹部），太阳经行于后（背腰部），少阳经行于侧面。足三阴经均行腹部。循行于腹部的经脉，自内向外的顺序为足少阴、足阳明、足太阴、足厥阴。

十二经脉循行于胸、背、头面、四肢，均是左右对称地分布于人体两侧，共计二十四条。

（二）十二经脉的循行走向与交接规律

十二经脉的循行走向总的规律是：手三阴经从胸走手，手三阳经从手走头，足三阳经从头走足，足三阴经从足走腹胸。

十二经脉循行交接规律是：①阴经与阳经在四肢末端交接。如手太阴肺经与手阳明大肠经交接于食指。②阳经与阳经在头面部交接。如手阳明大肠经与足阳明胃经交接于鼻旁。③阴经与阴经在胸腹部交接。如足太阴脾经与手少阴心经交接于心中（图5-1）。

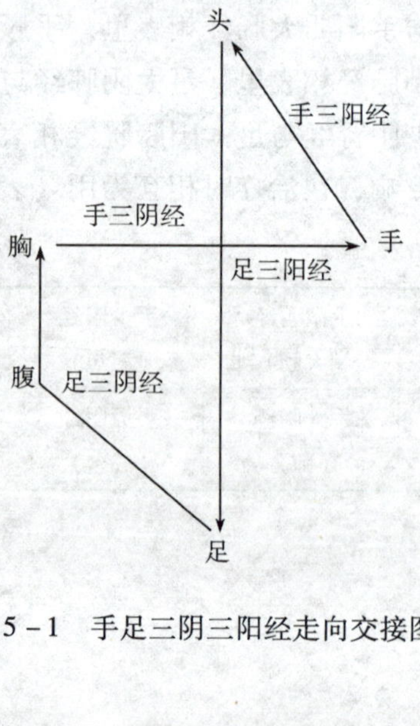

图5-1　手足三阴三阳经走向交接图

（三）十二经脉的流注次序

流注，是人身气血流动不息，向各处灌注的意思。经络是人体气血运行的通道，而十二经脉则为气血运行的主要通道。经脉所运行之气血，系由中焦水谷精气所化，经脉在中焦受气后，上布于肺。肺经从中焦开始，带有水谷之精微（营、卫气），在宗气、原气的鼓动之下，逐经依次相传至足厥阴肝经，再复注于手太阴肺经，首尾相贯，如环无端，

形成十二经的循环。气血在十二经脉内流动不息，循环灌注，分布于全身内外上下，构成了十二经脉的气血流注，又名十二经脉的流注。

其流注次序是：从手太阴肺经开始，依次传至手阳明大肠经，足阳明胃经，足太阴脾经，手少阴心经，手太阳小肠经，足太阳膀胱经，足少阴肾经，手厥阴心包经，手少阳三焦经，足少阳胆经，足厥阴肝经，再回到手太阴肺经。这样就构成了一个“阴阳相贯，如环无端”的十二经脉整体循行系统（图5－2）。

图5－2　十二经脉流注次序

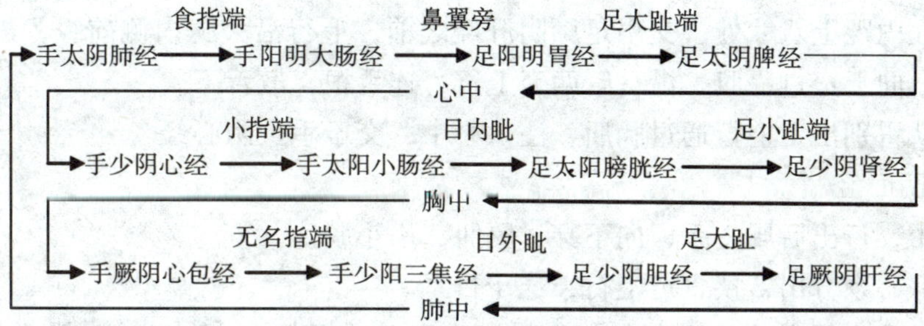

（四）十二经脉的循行

1. 手太阴肺经

起于中焦，下络大肠，还循胃口（下口幽门，上口贲门），通过横膈，属肺，从肺系横行至胸部外上方（中府穴），出腋下，沿上肢内侧前缘下行，过肘，至腕入寸口，上鱼际，直出拇指之端（少商穴）。

分支：从腕后（列缺穴）分出，沿掌背侧走向食指桡侧端（商阳穴），交于手阳明大肠经。

2. 手阳明大肠经

起于食指桡侧端（商阳穴），经过手背，行于上肢外侧前缘，上肩，至肩关节前缘，向后到第七颈椎棘突下（大椎穴），再向前下行入缺盆，进入胸腔，络肺，向下通过横膈下行，属大肠。

分支：由缺盆上行，经颈部至面颊、入下齿中，回出挟口两旁，左右交叉于人中，至对侧鼻翼旁（迎香穴），交于足阳明胃经。

3. 足阳明胃经

起于鼻翼旁（迎香穴），挟鼻上行，左右二脉交会于鼻根部，旁行入目内眦，与足太阳经相会，向下沿鼻柱外侧，入上齿中，还出，环绕口唇，在颏唇沟（承浆穴）处左右相交，再向后沿下颌骨后下缘到大迎穴处，沿下颌角上行过耳前，沿发际，到达额前。

分支：从大迎穴前方下行到人迎穴，沿喉咙向下后行至大椎，折向前行，入缺盆，深入胸腔，下行穿过横膈，属胃，络脾。

直行者：从缺盆出体表，沿乳中线下行，挟脐两旁（旁开2寸），下行至腹股沟处的气街（气冲穴）。

分支：从胃下口幽门处分出，沿腹腔内下行到气街（气冲穴），与直行之脉会合，而后下行大腿前侧，至膝膑，沿下肢胫骨前缘下行至足背，达足第二趾外侧端（厉兑穴）。

分支：从膝下 3 寸处（足三里穴）分出，下行至中趾外侧端。

分支：从足背（冲阳穴）分出，前行至足大趾内侧端（隐白穴），交于足太阴脾经。

4. 足太阴脾经

起于足大趾内侧端（隐白穴），沿内侧赤白肉际，上行过内踝前缘，沿小腿内侧正中线上行，在内踝上八寸处，交出足厥阴肝经之前，上行沿大腿内侧前缘，进入腹部，属脾，络胃。向上穿过膈肌，沿食管两旁上行，连舌根，散舌下。

分支：从胃别出，上行通过膈肌，注入心中，交于手少阴心经。

5. 手少阴心经

起于心中，行出后属心系，向下穿过膈肌，络小肠。

分支：从心系分出，挟食道上行，连于目系。

直行者：从心系分出，上行经过肺，再向下浅出腋下（极泉穴），沿上肢内侧后缘，行于手太阴经和手厥阴经的后面，到达肘中，沿前臂内侧后缘，至掌后锐骨端，进入掌内，沿小指桡侧下行，出小指桡侧端（少冲穴），交于手太阳小肠经。

6. 手太阳小肠经

起于手小指外侧端（少泽穴），沿手背、上肢外侧后缘上行，过肘部，至肩关节后面的肩贞穴，绕行于肩胛部的肩中俞后，交会大椎穴，向前经缺盆，深入胸腔，下行络心，再沿食道，穿过膈肌，到达胃部，下行，属小肠。

分支：从缺盆分出，沿颈部上行到面颊部，至目外眦后，转行入耳中（听宫穴）。

分支：从面颊部分出，向上行于目眶下，抵于鼻旁，至目内眦（睛明穴），交于足太阳膀胱经。

7. 足太阳膀胱经

起于目内眦（睛明穴），向上经过额部，左右交会于头顶部（百会穴）。

分支：从头顶部分出，下行至耳上角部。

直行者：从头顶部分出，向后下行至枕骨处，进人颅腔，络脑，复出于外，下行到项部（天柱穴），再交会于大椎穴，然后再分左右沿肩胛内侧，脊柱两旁（距背侧中线一寸五分），抵腰部（肾俞穴），进入脊柱两旁的肌肉，深入腹腔，络肾，属膀胱。

分支：从腰部分出，沿脊柱两旁下行，穿过臀部，从大腿后侧外缘下行至腘窝中（委中穴）。

分支：从项部分出下行，经肩胛内侧，从附分穴挟脊，沿背中线旁开三寸下行，直至髀枢，经大腿后侧至腘窝中与前一支脉会合，然后下行穿过腓肠肌，出走于足外踝后，沿足背外侧缘至足小趾外侧端（至阴穴），交于足少阴肾经。

8. 足少阴肾经

起于足小趾端下，斜行于足心（涌泉穴），出行于舟骨粗隆之下的然谷穴，沿内踝后，进入足跟，向上沿小腿内侧后缘，至腘窝的内侧，上股内侧后缘入脊内（长强穴），穿过脊柱至腰部，属肾，络膀胱。

直行者：从肾上行，穿过肝和膈肌，进入肺，沿喉咙，到舌根两旁。

分支：从肺中分出，络于心，注入胸中，交于手厥阴心包经。

9. 手厥阴心包经

起于胸中，出属心包络，向下穿过膈肌，依次络于上、中、下三焦。

分支：从胸中分出，沿胸浅出胁部，横行至腋下3寸处（天池穴），向上行至腋窝下，沿上肢内侧中线入肘，过腕部，入掌中（劳宫穴），沿中指桡侧，出中指桡侧端（中冲穴）。

分支：从掌中分出，沿无名指出其尺侧端（关冲穴），交于手少阳三焦经。

10. 手少阳三焦经

起于无名指尺侧端（关冲穴），向上沿无名指尺侧至手腕背面（阳池穴），上行于上肢外侧尺骨和桡骨之间，通过肘尖，沿上臂外侧上行至肩部，向前行入缺盆，布于膻中，散络心包，向下穿过膈肌，依次属上、中、下三焦。

分支：从膻中分出，上行出缺盆，至肩部，左右交会于大椎穴，上行至项，沿耳后（翳风穴），直上于耳上角，然后屈曲向下经面颊部，至目眶下。

分支：从耳后翳风穴分出，进入耳中，出走耳前，经上关穴前，在面颊部与前一分支相交，至目外眦（瞳子髎穴），交于足少阳胆经。

11. 足少阳胆经

起于目外眦（瞳子髎穴），向上至头角（颔厌穴），向下到耳后（完骨穴），再折向上行，经额部至眉上（阳白穴），又向后折至耳后风池穴，再沿颈部侧面下行至肩，左右交会于大椎穴，然后前行入缺盆。

分支：从耳后入耳中，出走耳前，过听宫穴至目外眦后方。

分支：从目外眦分出，下行至下颌角部的大迎穴处，同手少阳经分布于面颊部的支脉相合，复行至目眶下，向下经过下颌角部，下行至颈部，经颈前人迎穴旁，与前脉会合于缺盆，然后下行进入胸腔，穿过膈肌，络肝，属胆，沿胁里浅出气街，绕毛际，横向至髋关节环跳穴处。

直行支：从缺盆分出，下行至腋，沿胸侧，过季胁，下行至环跳穴处与前脉会合，再向下沿大腿外侧中线，出于膝部外缘，向下经腓骨前面，直下至腓骨下端，浅出外踝之前，沿足背行，出于足第四趾外侧端（足窍阴穴）。

分支：从足背（足临泣穴）分出，前行出足大趾外侧端，折回穿过爪甲，分布于足大趾爪甲后丛毛处，交于足厥阴肝经。

12. 足厥阴肝经

起于足大趾爪甲后丛毛处，向上沿足背至内踝前1寸处（中封穴），向上沿胫骨内侧前缘，在内踝上8寸处交出足太阴脾经之后，上行过膝，沿大腿内侧中线进入阴毛中，绕阴器，至小腹，挟胃两旁，属肝，络胆，向上穿过膈肌，分布于胁肋部，沿喉咙之后，向上进入鼻咽部，上行连接目系，出于额，再上行与督脉交会于头顶部。

分支：从目系分出，下行颊里，环绕在口唇之内。

分支：从肝分出，穿过横膈，注入肺中，交于手太阴肺经。

二、奇经八脉

（一）督脉的循行及其生理功能

1. 循行部位　督脉起于小腹内，下出会阴，向后至尾骶部的长强穴，沿脊柱上行，经项部至风府穴，进入脑内，属脑，沿头部正中线，上至巅顶的百会穴，经前额下行鼻柱至鼻尖的素髎，过人中，至上齿正中的龈交穴。

2. 分支　第一支，与冲、任二脉同起于胞中，出于会阴部，在尾骨端与足少阴肾经、足太阳膀胱经的脉气会合，贯脊，属肾。第二支，从小腹直上贯脐，向上贯心，至咽喉与冲、任二脉相会合，到下颌部，环绕口唇，至两目下中央。第三支，与足太阳膀胱经同起于眼内角，上行至前额，于巅顶交会，入络于脑，再别出下项，沿肩胛骨内，脊柱两旁，到达腰中，进入脊柱两侧的肌肉，与肾脏相联络。

3. 生理功能

（1）调节阳经气血，为“阳脉之海”：督脉循身之背，背为阳，说明督脉对全身阳经脉气具有统率、督促的作用。另外，六条阳经都与督脉交会于大椎穴，督脉对阳经有调节作用，故有“总督一身阳经”之说。

（2）反映脑、肾及脊髓的功能：督脉属脑，络肾。肾生髓，脑为髓海。督脉与脑、肾、脊髓的关系十分密切。

（3）主生殖功能：督脉络肾，与肾气相通，肾主生殖，故督脉与生殖功能有关。

（二）任脉的循行及其生理功能

1. 循行部位　任脉起于胞中，下出于会阴，经阴阜，沿腹部正中线上行，经咽喉部（天突穴），到达下唇内，左右分行，环绕口唇，交会于督脉之龈交穴，再分别通过鼻翼两旁，上至眼眶下（承泣穴），交于足阳明经。

2. 分支　由胞中贯脊，向上循行于背部。

3. 生理功能

（1）调节阴经气血，为“阴脉之海”：任脉循行于腹部正中，腹为阴，说明任脉对一身阴经脉气具有总揽、总任的作用。另外，足三阴经在小腹与任脉相交，手三阴经借足三阴经与任脉相通，因此任脉对阴经气血有调节作用，故有“总任诸阴”之说。称为“阴脉之海”。

（2）调节月经，妊养胎儿：任脉起于胞中，具有调节月经，促进女子生殖功能的作用，故有“任主胞胎”之说。

（三）冲脉的循行及其生理功能

1. 循行部位　起于胞宫，下出于会阴，并在此分为二支。上行支：其前行者（冲脉循行的主干部分）沿腹前壁挟脐（脐旁五分）上行，与足少阴经相并，散布于胸中，再向上行，经咽喉，环绕口唇；其后行者沿腹腔后壁，上行于脊柱内。下行支：出会阴下行，沿股内侧下行到大趾间。

2. 生理功能

（1）调节十二经气血：冲脉上至于头，下至于足，贯穿全身，为总领诸经气血的要冲。当经络脏腑气血有余时，冲脉能加以涵蓄和贮存；经络脏腑气血不足时，冲脉能给予灌注和补充，以维持人体各组织器官正常生理活动的需要。故有“十二经脉之海”、“五脏六腑之海”和“血海”之称。

（2）主生殖功能：冲脉起于胞宫，又称“血室”、“血海”。冲脉有调节月经的作用。冲脉与生殖功能关系密切，女性“太冲脉盛，月事以时下，故有子。”“太冲脉衰少，天癸竭地道不通。”这里所说的“太冲脉”，即指冲脉而言。另外，男子或先天冲脉未充，或后天冲脉受伤，均可导致生殖功能衰退。

（3）调节气机升降：冲脉在循行中并于足少阴，隶属于阳明，又通于厥阴，及于太阳。冲脉有调节某些脏腑（主要是肝、肾和胃）气机升降的功能。

（四）带脉的循行及其生理功能

1. 循行部位　带脉起于季胁，斜向下行，交会于足少阳胆经的带脉穴，绕身一周，并于带脉穴处再向前下方沿髋骨上缘斜行到少腹。

2. 生理功能　约束纵行的各条经脉，司妇女的带下。

（五）阴跷脉的循行及其生理功能

1. 循行部位　阴跷脉起于足跟内侧足少阴经的照海穴，通过内踝上行，沿大腿的内侧进入前阴部，沿躯干腹面上行，至胸部入于缺盆，上行于喉结旁足阳明经的人迎穴之前，到达鼻旁，连属眼内角，与足太阳、阳跷脉会合而上行。

2. 生理功能　控制眼睛的开合和肌肉的运动。

（六）阳跷脉的循行及其生理功能

1. 循行部位　阳跷脉起于足跟外侧足太阳经的申脉穴，沿外踝后上行，经下肢外侧后缘上行至腹部。沿胸部后外侧，经肩部、颈外侧，上挟口角，到达眼内角。与足太阳经和阴跷脉会合，再沿足太阳经上行与足少阳经会合于项后的风池穴。

2. 生理功能　控制眼睛的开合和肌肉运动。

（七）阴维脉的循行及其生理功能

1. 循行部位　阴维脉起于足内踝上 5 寸足少阴经的筑宾穴，沿下肢内侧后缘上行，至腹部，与足太阴脾经同行到胁部，与足厥阴肝经相合，再上行交于任脉的天突穴，止于咽喉部的廉泉穴。

2. 生理功能　维脉的“维”字，有维系、维络的意思。阴维具有维系阴经的作用。

（八）阳维脉的循行及其生理功能

1. 循行部位　阳维脉起于足太阳的金门穴，过外踝，向上与足少阳经并行，沿下肢外侧后缘上行，经躯干部后外侧，从腋后上肩，经颈部、耳后，前行到额部，分布于头侧及项后，与督脉会合。

2. 生理功能　维系阳经。

八脉之中，督、任、冲三脉均起于胞中，同出于会阴，称为“一源三歧”。

三、经别、别络、经筋、皮部

（一）经别

即别行的正经。十二经别，就是从十二经脉别行分出，循行于胸、腹及头部的重要支脉。

1. 十二经别的分布 都是从十二经脉的四肢部分（多为肘、膝以上）别出（称为“离”），走入体腔脏腑深部（称为“入”），然后浅出体表（称为“出”）而上头面，阴经的经别合入阳经的经别而分别注入六阳经脉（称为“合”）。所以，十二经别的循行特点，可用“离、合、出、入”来概括。每一对相为表里的经别组成一“合”，十二经别共组成“六合”。足太阳与足少阴经别（一合）；足少阳与足厥阴经别（二合）；足阳明与足太阴经别（三合）；手太阳与手少阴经别（四合）；手少阳与手厥阴经别（五合）；手阳明与手太阴经别（六合）。

2. 十二经别的生理功能 由于十二经别的循行部位有些是十二经脉循行所不及之处，因而在生理、病理及治疗等方面都有它一定的重要作用。主要的有：

（1）加强了十二经脉中互为表里的两条经脉在体内的联系：十二经别进入体腔后，表里两经相并而行，经过相为表里的脏腑，并在浅出体表时，阴经经别合入阳经经别，共同注入体表的阳经。这样，就加强了相为表里两个经脉的内在联系。

（2）加强了体表与体内、四肢与躯干的向心性联系：由于十二经别都是从十二经脉的四肢部分别出，进入体内后又都是向心性的循行，这对于扩大经络的联系和由外而内地传递信息，起着重要的作用。

（3）加强了十二经脉对头面的联系：十二经脉循行于头面部的主要是六条阳经，十二经别则不仅六条阳经的经别循行于头部，而且六条阴经的经别亦上达于头部。足三阴经的经别，在合入阳经经别之后上达头部；手三阴经经别，均经喉咙而合于头面部。这就为“十二经脉，三百六十五络，其血气皆上于面而走空窍”（《灵枢·邪气脏腑病形》）的理论奠定了基础。

（4）扩大了十二经脉的主治范围：由于十二经别的分布弥补了十二经脉所不到之处，因而相应地扩大了经络穴位的主治范围。例如，足太阳经脉并不到达肛门，但该经的经别“别入于肛”，所以足太阳经的承山、承筋等穴，可取以治肛门的疾患。

（5）加强了足三阴、足三阳经脉与心脏的联系：足三阴、足三阳的经别上行经过腹、胸，除加强了腹腔内脏腑的表里联系之外，又都与胸腔内的心脏相联系。因此，十二经别对于分析腹腔内脏腑与心的生理、病理联系，有重要的意义，因此，十二经别对“心为五脏六腑之大主”的理论亦提供了一定的基础。

（二）别络

别络，也是从经脉分出的支脉，大多分布于体表。别络有十五条，即十二经脉各有一条，加上任脉、督脉的络脉和脾之大络。

1. 别络的分布 别络是络脉中比较主要的部分，对全身无数细小的络脉起着主导作用。从别络分出的细小络脉称为“孙络”，即《灵枢·脉度》所谓“络之别者为孙”。分布在皮肤表面的络脉称为“浮络”，即《灵枢·经脉》所谓“诸脉之浮而常见者。”十五别络的分布有一定的部位，其中十二经脉的别络都是从四肢肘膝以下分出，表里两经的别络相互联络；任脉之络分布于腹部，督脉之络分布于背部，脾之大络分布在身之侧部。

2. 别络的生理功能

（1）加强了十二经脉中互为表里的两条经脉之间的联系：它主要通过阴经别络走向阳经和阳经别络走向阴经的途径，沟通和加强了相为表里的两条经脉之间在肢体的联系。在别络中，虽也有进入胸腹腔和内脏相联络，但无固定的络属关系。

（2）别络对其他络脉有统率作用，加强了人体前、后、侧面的统一联系：任脉的别络散布在腹部，督脉的别络散布在背部，脾之大络散布在胸胁部，因此，加强了人体前、后、侧面的统一联系。

（3）灌渗气血以濡养全身：从别络分出的孙络、浮络，从大到小，遍布全身，呈网状扩散，同周身组织的接触面甚广，这样，就能使循行于经脉中的气血，通过别络、孙络，由线状流注扩展为面状弥散，以充分发挥对整个机体的营养作用。

（三）经筋

经筋，是十二经脉连属于筋肉的体系，其功能活动有赖于经络气血的濡养，并受十二经脉的调节，所以也划分为十二个系统，称为“十二经筋”。

1. 经筋的分布　一般都在浅部，从四肢末端走向头身，多结聚于关节和骨骼附近；有的进入胸腹腔，但不属络脏腑。经筋的分布，同十二经脉在体表的循行部位基本上是一致的，但其循行走向不尽相同。手足三阳的经筋分布于肢体的外侧；手足三阴的经筋分布于肢体的内侧、有的还进入胸廓和腹腔。

2. 生理功能　经筋的主要作用是约束骨骼，有利于关节的屈伸运动，正如《素问·痿论》所说：“宗筋主束骨而利机关也”。

（四）皮部

皮部，是指体表的皮肤按经络的分布部位分区。《素问·皮部论》说：“皮有分部”；“皮者，脉之部也。”十二经脉及其所属络脉，在体表有一定的分布范围，与之相应，全身的皮肤也就划分为十二个部分，称十二皮部。正如《素问·皮部论》所说：“欲知皮部，以经脉为纪”；“凡十二经络脉者，皮之部也。”因此，皮部就是十二经脉及其所属络脉在皮表的分区，也是十二经脉之气的散布所在。观察不同部位皮肤的色泽和形态变化，有助于诊断某些脏腑、经络的病变；在皮肤一定部位施行敷贴、温灸、热熨等疗法，以治内脏的病变等等，这是皮部理论在诊断和治疗方面的运用。

第三节　经络的生理功能及经络学说在临床上的应用

一、经络的生理功能

经络的功能活动，称之为“经气”。其生理功能主要体现在四个方面：

1. 联系脏腑、沟通内外　《灵枢·海论》指出：“夫十二经脉者，内属于腑脏，外络于肢节。”人体的五脏六腑、四肢百骸、五官九窍、皮肉筋骨等组织器官，之所以能保持相对的协调与统一，完成正常的生理活动，是依靠经络系统的联络沟通而实现的。经络中的十二经脉和十二经别，着重在体表与脏腑以及脏腑之间的联系；十二经脉和十五络脉，着重在体表与体表，以及体表与脏腑之间的联系；十二经脉通过奇经八脉，加强经与经之间的联系；十二经脉的标本、气街和四海，则加强人体前后腹背和头身上下的分段联系。经脉、经别与奇经八脉、十五络脉，纵横交错、入里出表、通上达下，联系人体各脏腑组织；经筋、皮部联系肢体筋肉皮肤；浮络和孙络联系人体各细微部分。这样，经络将人体形成了一个统一的有机整体。

2. 运行气血、营养全身　《灵枢·本脏》指出：“经脉者，所以行血气而营阴阳，濡筋骨，利关节者也。”气血是人体生命活动的物质基础，全身各组织器官只有得到气血的营养才能完成正常的生理功能。经络是人体气血运行的通道，能将营养物质输布到全身各组织脏器，使脏腑组织得以营养，筋骨得以濡润，关节得以通利。

3. 抗御病邪、保卫机体　营气行于脉中，卫气行于脉外。经络“行血气”而使营卫之气密布周身，在内和调于五脏、洒陈于六腑，在外抗御病邪，防止内侵。外邪侵犯人体由表及里，先从皮毛开始。卫气充实于络脉，络脉散布于全身、密布于皮部，当外邪侵犯机体时，卫气首当其冲发挥其抗御外邪、保卫机体的屏障作用。如《素问·缪刺论篇》所说：“夫邪客于形也，必先舍于皮毛，留而不去，入舍于孙脉，留而不去，入舍于络脉，留而不去，入舍于经脉，内连五脏，散于肠胃。”

4. 感应传导，调整平衡　经络是人体各组成部分之间的信息传导网，当肌表感受各种刺激，该刺激就通过经络内传于脏腑，使脏腑的功能发生变化，从而达到疏通气血和调整脏腑功能的目的。如针灸、按摩、气功等治疗方法就是通过体表腧穴接受刺激，传导感应，激发经络运行气血、调整脏腑阴阳平衡。而脏腑功能活动的变化亦可通过经络传导于体表。

二、经络学说的临床应用

1. 说明病理变化　经络是人体通内达外的一个联络系统，在生理功能失调时，又是病邪传注的途径，具有反映病候的特点。如某些疾病的病理过程中，常可在经络循行通路上出现明显的压痛，或结节、条索状等反应物，以及相应的部位皮肤色泽、形态、温度等变化。通过望色、循经触摸反应物和按压等，可推断疾病的病理状况。

2. 指导辨证归经　辨证归经，是指通过辨析患者的症状、体征以及相关部位发生的病理变化，以确定疾病所在的经脉。辨证归经在经络学说指导下进行。如头痛一证，痛在前额者多与阳明经有关，痛在两侧者多与少阳经有关，痛在后项者多与太阳经有关，痛在巅顶者多与督脉、足厥阴经有关。这是根据头部经脉分布特点辨证归经。临床上还可根据所出现的证候，结合其所联系的脏腑，进行辨证归经。如咳嗽、鼻流清涕、胸闷，或胸外上方，上肢内侧前缘疼痛等，与手太阴肺经有关；脘腹胀满、胁肋疼痛、食欲不振、嗳气吞酸等，与足阳明胃经和足厥阴肝经有关。

3. 指导针灸治疗　针灸治病是通过针刺和艾灸等刺激体表经络腧穴，以疏通经气，调节人体脏腑气血功能，从而达到治疗疾病的目的。腧穴的选取、针灸方法的选用是针灸治疗的两大关键，均依靠经络学说的指导。针灸临床通常根据经脉循行和主治特点进行循经取穴，如《四总穴歌》所载："肚腹三里留，腰背委中求，头项寻列缺，面口合谷收"。就是循经取穴的具体体现。由于经络、脏腑与皮部有密切联系，故经络、脏腑的疾患可以用皮肤针叩刺皮部或皮内埋针进行治疗，如胃脘痛可用皮肤针叩刺中脘、胃俞穴，也可在该穴皮内埋针；经络瘀滞、气血痹阻，可以刺其络脉出血进行治疗，如目赤肿痛刺太阳穴出血，软组织挫伤在其损伤局部刺络拔罐等；经筋疾患，多因疾病在筋膜肌肉，表现为拘挛、强直、弛缓，可以"以痛为腧"取其局部痛点或穴位进行针灸治疗。

第四节　腧　穴

腧穴是人体脏腑经络之气输注于体表的特殊部位，是针灸施术之处。"腧"从"输"转化而来，有转腧、腧注的含义；"穴"有"孔"和"隙"之意。历代文献中还有砭灸处、气穴、孔穴、骨空等名称。腧穴不是孤立于体表的点，它与脏腑经络有着密切的关系。当脏腑功能发生病变时，可以通过经络、穴位反应到体表；同样，外部刺激也可通过穴位、经络而影响脏腑的活动。针灸就是通过经络腧穴的调整作用，促进脏腑气血运行，提高机体抗病能力而达到防治疾病的目的。

一、腧穴的分类

（一）十四经穴

分布于十二经脉和任脉、督脉循行线上的腧穴，称为"经穴"。其有固定的名称、固定的位置和归经，且有主治本经病证的共同作用，是腧穴的主要部分。

（二）奇穴

是十四经穴以外的穴位，又称"经外奇穴"。它既有一定穴名，又有明确的位置，但未列入十四经的腧穴。奇穴主治范围比较小，对某些病证有特殊疗效，多为经验穴，如四缝穴治小儿疳积、定喘穴治哮喘等。

（三）阿是穴

以压痛点或反应点取穴为特点，又称“天应穴”、“不定穴”、“压痛点”。没有固定名称，也没有固定的部位。“阿”有痛的意思，因按压痛处病人会“啊”的一声，故名“阿是”。

二、腧穴的作用

（一）诊断作用

由于经络循行有一定部位，并和脏腑络属，脏腑经络有病可在一定部位反应出来。因此可以根据疾病在各经脉所经过部位的表现作为诊断依据。如头痛一症，即可根据经脉在头部的循行而辨别，其痛在前额者多与阳明经有关；两侧痛与少阳经有关；枕部痛与太阳经有关；巅顶痛则与足厥阴经有关。此外，某些疾病常发现在经络循行通路上，或在经气聚集的某些穴位上有明显的压痛、结节、条索状等反应，皮肤形态变化、皮肤温度改变等，有助于对疾病做出正确的诊断。如肠痈患者，在足阳明胃经的上巨虚可出现压痛。临床上采用循经诊察、扪穴诊察、经络电测定位等方法检查有关经络、腧穴的变化，可作诊断参考。

（二）治疗作用

腧穴的作用，是根据“经脉所过，主治所及”的原理。可用于局部病证、远部疾病、特殊病证的治疗。

1. 近治作用　又称局部作用，是所有腧穴共同具有的特点。每个腧穴都能治疗该穴所在部位及邻近组织、器官的局部病证。如位于眼周的承泣、睛明、攒竹等腧穴都能治疗眼病；位于耳区的听宫、翳风都能治疗耳病；位于上腹部的中脘穴能治疗胃肠道疾病。

2. 远治作用　又称循经作用，指十四经腧穴中尤其是十二经脉在四肢肘膝关节以下的腧穴，不仅能治疗局部病证，而且可以治疗本经循行所过处的远隔部位的脏腑、组织的病证，有的甚至具有影响全身的作用。如足三里不仅能治疗下肢病证，而且具有调节免疫功能，治疗胃肠、胸腹病证的作用。

3. 特殊作用

（1）双向作用：针刺某些腧穴，对机体的不同状态可起到双向的良性调整作用。如针刺天枢穴既可止泻，又可通便。

（2）相对特异性：针刺某些腧穴可以起到对某种疾病和症状的相对特异功效。如大椎穴退热、至阴穴矫正胎位、神门穴安神、少商穴利咽等都显示出某些穴位的特异性疗效。

三、腧穴的定位法

（一）体表解剖标志定位法

1. 固定标志法　不受人体活动影响而固定不移的标志称固定标志。是以五官、毛发、指（趾）甲、乳头、脐及骨节凸起或凹陷、肌肉纹理等作为取穴的标志。例如，两眉之间取印堂；两乳之间取膻中；脐旁二寸取天枢；第七颈椎棘突下取大椎等。

2. 活动标志法　采取相应的动作和姿势时才能出现的标志称活动标志。如耳门、听宫，应张口取穴；下关应闭口取穴；曲池要屈肘于横纹头外方取穴；后溪要握空拳取穴。

（二）骨度分寸定位法

是以人体体表骨节作为主要标志，将设定的骨节两端之间的长度折成等份，以此测量和确定腧穴位置的方法。介于两个明显解剖标志之间的长度叫“骨度”，每一等份的单位叫“寸”，每个人一定部位的骨度相同，但每等份的绝对长度并不相同。如高壮男性腕肘横纹之间为 12 寸，每寸可能有 3cm；3 岁幼儿腕肘横纹之间同分为 12 寸，每寸可能只有 0.3cm。因此，这种按比例折算长度的定穴方法适合任何年龄、任何体型的人。

现将常用的人体骨度分寸列表（表 5－4）如下：

表 5－4　常用骨度分寸折量表

部位	起止点	骨度分寸	度量法	说明
头部	前发际至后发际	12 寸	直量	眉心至前发际作 3 寸，大椎穴至后发际作 3 寸。如果前后发际不明，从眉心至大椎作 18 寸
	耳后两完骨（乳突）之间	9 寸	横量	用于量头部的横寸
胸腹部	两乳头之间	8 寸	横量	胸腹部取穴的横寸，可根据两乳头之间的长度折量。女性可用左右缺盆穴之间的宽度来代替两乳头之间的横寸
	歧骨（胸剑联合）至脐中	8 寸	直量	胸部与胁肋部取穴直寸，一般根据肋骨计算，每一根肋骨折作 1 寸 6 分
	脐中至耻骨联合上缘	5 寸		
腰背部	肩胛骨内侧缘至后正中线	3 寸	横量	背部腧穴根据棘突定穴。肩胛骨下角相当于第 7 胸椎，髂嵴相当于第 4 腰椎棘突
上肢部	腋前横纹（腋前皱襞）至肘横纹	9 寸	直量	用于手三阴经、手三阳经的骨度分寸
	肘横纹至腕横纹	12 寸		
下肢部	耻骨联合上缘至股骨内上髁上缘	18 寸	直量	用于足三阴经的骨度分寸
	胫骨内侧髁下缘至内踝尖	13 寸		
	髀枢（股骨大转子）至膝中	19 寸	直量	①用于足三阳经的骨度分寸 ②臀横纹至膝中作 14 寸折量 ③膝中的水平线：前面相当于犊鼻穴、后面相当于委中穴
	膝中至外踝尖	16 寸		
	外踝尖至足底	3 寸		

（三）手指同身寸定位法

以患者手指为标准，进行测量定穴的方法。临床常用有以下 3 种。

（1）中指同身寸法：以患者的中指中节屈曲，内侧两端纹头之间定为 1 寸。此法可用于四肢直寸和背部横寸取穴。

（2）拇指同身寸法：以患者拇指指关节的宽度定为1寸。此法适用于四肢的直寸取穴。

（3）横指同身寸法：又名"一夫指"。将患者食指、中指、无名指和小指并拢，以中指中节横纹处为准，四指的宽度定为3寸。此法适用于四肢部及腹部的取穴。

（四）简便取穴法

简便取穴法是临床中一种简便易行的方法，如立正姿势，垂手中指端取风市；两手虎口自然平直交叉在食指尽端到达处取列缺；两耳尖直上连线的中点取百会等。

四、配穴处方原则

（一）近部取穴法

在病痛的局部和邻近部位取穴。如前额痛取印堂；耳病取听宫；胃病取中脘等。

（二）远部取穴法

四肢肘膝关节以下的腧穴，具有治疗远距离部位病证的作用。故脏腑有病可取本经、表里或临近经脉的四肢部腧穴，如胃痛取足三里，头痛取列缺、合谷等。

（三）随证取穴法

是针对全身性的某些病证，根据中医基本理论，结合腧穴的特性来选择穴位。如体虚取足三里、关元、百会；昏迷取人中、十宣等。

五、常用腧穴

（一）十四经穴（表5－5）

表5－5　十四经穴定位与主治

经络	穴名	定位	主治	刺灸法
手太阴肺经	少商	拇指末节桡侧，指甲角旁0.1寸（指寸）	咽喉疼痛，鼻衄，发热，癫狂，中风，昏迷	直刺0.1寸，或用三棱针点刺放血；可灸
	列缺	前臂桡侧缘，桡骨茎突上方，腕横纹上1.5寸，当肱桡肌与拇长展肌腱之间	伤风，项强，偏正头痛，咳嗽，气喘，咽痛，齿痛，口眼歪斜，腕部疼痛	斜刺0.3～0.5寸；可灸
	孔最	尺泽与太渊连线上，腕横纹上7寸	咯血，咳嗽，气喘，咽喉肿痛，痔疮，肘臂挛痛	直刺0.5～0.8寸
	尺泽	肘横纹中，肱二头肌腱桡侧凹陷处	咳嗽，气喘咯血，咽喉疼痛，腹胀吐泻，潮热，小儿惊风，肘臂不举	直刺0.5～0.8寸，或点刺出血；可灸

续表

经络	穴名	定位	主治	刺灸法
手阳明大肠经	商阳	手食指末节桡侧，距指甲角0.1寸（指寸）	齿痛，颊肿，咽喉肿痛，手指麻木，热病，昏迷	斜刺0.1寸，或用三棱针点刺放血；可灸
	合谷	手第一掌骨与第二掌骨间陷中，当第二掌骨桡侧的中心处	头痛，齿痛，目赤肿痛，牙关紧闭，口眼歪斜，咽喉肿痛，鼻衄，耳聋，发热恶寒，腹泻，便秘，经闭，滞产，指挛，臂腕疼痛，半身不遂	直刺0.5～0.8寸；可灸。孕妇慎用
	手三里	前臂背面桡侧，当阳溪与曲池连线上，腕横纹下2寸	齿痛颊肿，上肢不遂，肩臂疼痛，腹痛腹泻	直刺0.8～1.2寸；可灸。
	曲池	肘横纹外侧端，屈肘，当尺泽与肱骨外上髁连线中点	热病，咽喉肿痛，齿痛，目赤肿痛，半身不遂，手臂肿痛，癫狂，头昏，瘰疬，瘾疹，吐泻	直刺1～1.5寸；可灸
	肩髃	肩部，三角肌上，上臂外展，或向前平伸时，当肩峰前下方凹陷处	肩臂疼痛，手臂挛急，风热瘾疹，瘰疬	直刺或向下斜刺0.8～1.5寸，可灸
足阳明胃经	地仓	面部，口角外侧，上直对瞳孔	口角歪斜，流涎，齿痛	直刺0.2寸，或向颊车方向平刺0.8～1寸
	颊车	面颊部，上颌角前上方1横指（中指），当咀嚼时咬肌隆起，按之凹陷处	口角歪斜，齿痛，颊肿，牙关紧闭	直刺0.3～0.5寸，或向地仓方向斜刺0.5～1寸
	下关	面部耳前方，当颧弓与下颌切迹所形成的凹陷中	齿痛，口噤，口歪，牙关开合不利，耳鸣耳聋	直刺0.5～1寸；可灸
	天枢	腹部，距脐旁2寸	腹胀肠鸣，绕脐腹痛，泄泻，便秘，痢疾，肠痈，月经不调，痛经	直刺0.8～1.2寸；可灸
	足三里	小腿前外侧，当犊鼻下3寸，距胫骨前缘1横指（中指）	胃痛，腹胀，呕吐，泄泻，消化不良，疳积，痢疾，便秘，肠痈，乳痈，水肿，眩晕，喘咳痰多，心悸，癫狂，膝胫酸痛，下肢痿痹，并有强身防病之功	直刺1～1.5寸；可灸
	上巨虚	小腿前外侧，当犊鼻下6寸，距胫骨前缘2横指（中指）	腹痛，肠鸣，泄泻，痢疾，便秘，肠痈，下肢痿痹	直刺1～1.5寸；可灸
	下巨虚	小腿前外侧，当犊鼻下9寸，距胫骨前缘1横指（中指）	下腹痛，腰脊痛引睾丸，泄泻，痢疾，下肢痿痹	直刺1～1.5寸；可灸
	丰隆	小腿前外侧，当外踝尖上8寸，距胫骨前缘2横指（中指）	痰多，喘咳，哮喘，眩晕，头痛，呕吐，癫狂，痫，下肢不遂，便秘	直刺1～1.5寸；可灸

续表

经络	穴名	定位	主治	刺灸法
足阳明胃经	内庭	足背，当第2、3趾间，趾蹼缘后方赤白肉际处	齿痛，咽喉肿痛，鼻衄，口歪，腹痛，腹胀，痢疾，泄泻，便秘，热病，足背肿痛	直刺0.3~0.5寸；可灸
	隐白	足大趾末节内侧，距趾甲角0.1寸	腹胀，泄泻，呕吐，月经过多，崩漏，便血，尿血，心烦，癫狂，多梦，惊风	浅刺0.1寸，或用三棱针点刺出血；可灸
	三阴交	小腿内侧，当足内踝尖上3寸，胫骨内侧缘后方	腹胀肠鸣，泄泻，月经不调，崩漏，带下，阴挺，滞产，不孕，遗精，阳痿，遗尿，小便不利，失眠，下肢痿痹，脚气	直刺0.5~1寸；可灸。孕妇慎用
	阳陵泉	小腿内侧，当胫骨内侧髁后下方凹陷处	腹胀，泄泻，痢疾，水肿，小便不利或失禁，黄疸，膝痛	直刺1~1.5寸；可灸
	血海	屈膝，在大腿内侧端，髌骨底内侧上2寸，当股四头肌内侧头隆起处	月经不调，闭经，崩漏，湿疹，瘾疹，痛经，皮肤瘙痒，丹毒，股内侧痛	直刺1~1.2寸；可灸
手少阴心经	通里	前臂掌侧，当尺侧屈肌腱的桡侧缘，腕横纹上1寸	心悸，怔忡，舌强不语，暴喑，头痛，目眩，腕臂痛	直刺0.3~0.5寸；可灸
	神门	腕部，腕掌侧横纹尺侧端，尺侧腕屈肌腱的桡侧凹陷处	心痛，心悸，惊悸，怔忡，失眠健忘，痴呆，癫狂，痫，目黄，胁痛，咽干	直刺0.3~0.5寸；可灸
手太阳小肠经	少泽	手小指末节尺侧，距指甲角0.1寸	热病，中风昏迷，乳汁少，乳痈，头痛，咽喉肿痛，耳鸣	浅刺0.1寸，或用三棱针点刺出血；可灸
	后溪	手掌尺侧，微握拳，第5掌指关节后的尺侧掌横纹头赤白肉际处	头颈强痛，耳鸣耳聋，目赤肿痛，癫狂痫，疟疾，盗汗，肩背痛，肘臂有手指挛痛	直刺0.5~0.8寸；可灸
	听宫	面部，耳屏前，下颌骨髁状突的后方，张口时呈凹陷处	耳聋，耳鸣，中耳炎，齿痛，癫狂痫	张口，直刺0.5~1寸；可灸
足太阳膀胱经	睛明	面部，目内眦角稍上方凹陷处	目赤肿痛，流泪，视物不明，目翳，近视，夜盲，眼睑闭合不全	患者闭目，医者左手轻推眼球向外侧固定，沿眼眶缘缓缓直刺0.5~0.8寸。只宜轻微捻转，出针后用消毒棉球按压针孔片刻，以防出血
	攒竹	面部，当眉头陷中，眶上切迹处	头痛目眩，眉棱骨痛，目视不明，目赤肿痛，流泪，上睑下垂，面瘫	治眼病可向下斜刺0.3~0.5寸；治头痛面瘫，可向上平刺或透鱼腰穴。禁灸

续表

经络	穴名	定位	主治	刺灸法
足太阳膀胱经	肺俞	背部，当第3胸椎棘突下，旁开1.5寸	咳嗽，气喘，胸痛，骨蒸潮热，盗汗，咯血，鼻塞	斜刺0.3～0.5寸；可灸。背部腧穴接近胸腔内的脏器，不宜直刺过深，下同
	心俞	背部，当第5胸椎棘突下，旁开1.5寸	心痛，心悸，失眠，健忘，咳嗽，吐血，盗汗，梦遗	斜刺0.3～0.5寸；可灸
	肝俞	背部，当第9胸椎棘突下，旁开1.5寸	黄疸，胁痛，眩晕，目赤，吐血，衄血，夜盲，癫狂，痫，脊背痛	斜刺0.3～0.5寸；可灸
	脾俞	背部，当第11胸椎棘突下，旁开1.5寸	腹胀，呕吐，泄泻，痢疾，便血，黄疸，胁痛，水肿	斜刺0.3～0.5寸；可灸
	胃俞	背部，当第12胸椎棘突下，旁开1.5寸	胃脘痛，胸胁痛，腹胀，遗尿，肠鸣，完谷不化	斜刺0.3～0.5寸；可灸
	肾俞	背部，当第2腰椎棘突下，旁开1.5寸	腰膝酸痛，遗精，阳痿，遗尿，小便频数，月经不调，带下，水肿，眩晕，耳鸣耳聋，喘咳少气	斜刺0.8～1寸；可灸
	委中	腘横纹中点，当股二头肌腱与半腱肌肌腱的中间	腰、背、腿部疼痛，下肢不遂，腹痛，吐泻，小便不利，中暑，丹毒，疔疮	直刺0.8～1.2寸，或三棱针点刺出血；可灸
	承山	小腿后面正中，委中与昆仑之间，伸直小腿或足跟上提时，腓肠肌肌腹下出现尖角凹陷处	痔疮，腰痛，腿痛转筋，便秘脱肛	直刺0.8～1.2寸；可灸
	昆仑	足部外踝后方，当外踝尖与跟腱之间的凹陷下	头痛，项强，目眩，鼻衄，肩背拘急，腰骶疼痛，足跟痛，小儿痫证，难产，胎盘不下	直刺0.3～0.8寸；可灸。孕妇慎用
	至阴	足小趾末节外侧，距趾甲角0.1寸	头痛，鼻塞，目痛，胎位不正，难产，胎盘不下	浅刺0.1寸；胎位不正用灸法
足少阴肾经	涌泉	足底部，踡足时足前部凹陷处，约当足底2、3趾趾缝纹头端与足跟连线的前与后2/3交点处	头顶痛，眩晕，失眠，舌干，失音，大便不利，癫狂，小儿惊风，昏厥	直刺0.5～0.8寸；可灸
	太溪	足内侧，内踝后方，当内踝尖与跟腱之间的凹陷处	月经不调，阳痿遗精，小便频数，便秘，头晕，耳鸣耳聋，牙痛，咽痛，失眠，健忘，消渴，气喘，腰痛，内踝肿痛	直刺0.5～0.8寸；可灸
	照海	足内侧，内踝尖下方凹陷处	咽喉干燥，痫证，失眠，月经不调，带下，阴挺，小便频数，癃闭，便秘	直刺0.3～0.5寸；可灸
	曲泽	肘横纹中，当肱二头肌腱的的尺侧缘	心痛，心悸，善惊，胃痛，呕吐，热病烦躁，肘臂痛	直刺0.8～1.2寸；或三棱针点刺放血；可灸

续表

经络	穴名	定位	主治	刺灸法
手厥阴心包经	间使	前臂掌侧，当曲泽与大陵的连线上，腕横纹上3寸，掌长肌腱与桡侧腕屈肌腱之间	心痛，心悸，胃痛，呕吐，热病，烦躁，疟疾，癫狂痫	直刺0.5～1寸；可灸
	内关	前臂掌侧，腕横纹上2寸，掌长肌腱与桡侧腕屈肌腱之间	心痛，心悸，胸痛，胸闷，胃痛，呕吐，呃逆，失眠，眩晕，偏头痛，癫狂痫，上肢痹痛，偏瘫，中风昏迷	直刺0.5～1寸；可灸
	中冲	手中指末节尖端中央	中风昏迷，舌强肿痛，中暑昏厥，小儿惊风	直刺0.1寸；可灸；或三棱针点刺放血
手少阳三焦经	外关	前臂背侧，当阳池与肘尖的连线上，腕背横纹上2寸，尺骨与桡骨之间	热病，偏头痛，耳鸣，目赤肿痛，胁痛，肩背痛，肘臂屈伸不利	直刺0.5～1寸；可灸
	支沟	前臂背侧，当阳池与肘尖的连线上，腕背横纹上3寸，尺骨与桡骨之间	胁肋痛，便秘，耳鸣，耳聋，暴喑，热病	直刺0.5～1.2寸；可灸
	肩髎	肩后方，当臂外展时，肩峰后下方呈凹陷处	肩臂疼痛不举，上肢瘫痪	直刺0.5～1.2寸；可灸
	翳风	耳垂后方，当乳突与下颌角之间的凹陷处	耳鸣，耳聋，口眼歪斜，颊肿瘰疬	直刺0.5～1.2寸；可灸
	耳门	面部，当耳屏上切迹的前方，下颌骨髁状突后缘，张口有凹陷处	头痛，目赤，耳鸣，耳聋，咽喉肿痛，热病，昏厥	直刺0.5～1寸；可灸
	角孙	头部，折耳廓向前，当耳尖直上入发际处	耳部肿痛，目赤肿痛，齿痛，项强，腮腺炎	直刺0.3～0.5寸；可灸
	阳白	前额部，当瞳孔直上，眉上1寸	前额痛，眩晕，目赤肿痛，口眼歪斜	平刺0.3～0.5寸；可灸
	风池	颈部，当枕骨之下与风府相平，胸锁乳突肌与斜方肌上端之间的凹陷处	头痛，眩晕，目赤肿痛，耳鸣，鼻渊，鼻衄，中风，口眼歪斜，癫痫，热病颈项强痛	针尖微向下，向鼻尖方向斜刺0.8～1.2寸；或平刺透风府穴，可灸
足少阳胆经	环跳	股外侧部，侧卧屈股，当股骨大转子最凸点与骶管裂孔连线的外1/3与内1/3交点处	腰胯疼痛，半身不遂	直刺2～3寸；可灸
	风市	大腿外侧部的中线上，当腘横纹上7寸，或直立垂手时，中指尖处	下肢麻痹，遍身瘙痒，脚气	直刺1～2寸；可灸
	阳陵泉	小腿外侧，当腓骨小头前下方凹陷处	胁痛，口苦，黄疸，呕吐，半身不遂，肢体麻木，下肢肿痛，小儿惊风	直刺或向下斜刺1～1.5寸；可灸

续表

经络	穴名	定位	主治	刺灸法
足少阳胆经	光明	小腿外侧，当外踝尖上5寸，腓骨前缘	目赤肿痛，视物模糊，夜盲，乳房胀痛，下肢痿痹	直刺0.5~1寸；可灸
	悬钟	小腿外侧，当外踝尖上3寸，腓骨前缘	半身不遂，颈项强痛，胸腹胀满，胁肋疼痛，膝腿疼痛，脚气	直刺0.8~1.2寸；可灸
	大敦	足踇趾本节外侧，距趾甲角0.1寸	疝气，遗尿，癃闭，月经不调，崩漏，阴挺，痫病	斜刺0.1~0.2寸；或三棱针点刺放血；可灸
	行间	足背侧，当第1、2趾间，趾蹼缘后方赤白肉际处	头痛，眩晕，目赤肿痛，口眼歪斜，月经不调，闭经，痛经，崩漏，遗尿，疝气，胸胁胀满，中风，痫病，小儿惊风	斜刺0.5~0.8寸；可灸
足厥阴肝经	太冲	足背侧，当第1、2跖骨间隙的后方凹陷处	头痛，眩晕，目赤肿痛，胁痛，呃逆，疝气，月经不调，崩漏，痫病，小儿惊风，下肢痿痹	直刺0.5~0.8寸；可灸
	中极	下腹痛，前正中线，当脐中下4寸	小便不利，遗尿，水肿，阳痿，遗精，早泄，疝气，痛经，带下，崩漏，阴挺	直刺0.5~1寸；可灸
	关元	下腹痛，前正中线，当脐中下3寸	中风脱证，虚劳羸瘦，小便频，遗尿，少腹疼痛，泄泻，阳痿，遗精，疝气，月经不调，崩漏，带下，阴挺，不孕	直刺0.5~1寸；可灸
任脉	气海	下腹痛，前正中线，当脐中下1.5寸	腹痛，腹胀，泄泻，便秘，遗尿，疝气，遗精，阳痿，月经不调，脱证，虚劳体弱	直刺0.5~1寸；可灸；孕妇慎用
	神阙	肚脐中央	中风，虚脱，四肢厥冷，绕脐腹痛，水肿，臌胀，泻痢，脱肛	此处多用灸法
	中脘	上腹痛，前正中线，当脐中上4寸	胃痛，腹胀，呕吐，呃逆，腹泻，黄疸，脾胃虚弱	直刺0.5~1寸；可灸
	膻中	胸部前正中线上，平第4肋间，两乳头连线的中点	咳嗽，气喘，胸痹，心痛，心烦，乳少	平刺0.3~0.5寸；可灸
	腰阳关	腰部，当后正中线上，第4腰椎棘突下凹陷处	阳痿，遗精，月经不调，腰骶痛，下肢痿痹	向上斜刺0.5~1寸；可灸
	命门	腰部，当后正中线上，第2腰椎棘突下凹陷处	阳痿，遗精，月经不调，带下，遗尿，尿频，泄泻，虚损腰痛	直刺0.5~1寸；可灸

续表

经络	穴名	定位	主治	刺灸法
督脉	至阳	后正中线上，第7胸椎棘突下凹陷处	胸胁胀痛，黄疸，咳喘，脊强背痛	向上斜刺0.5～1寸；可灸
	大椎	腰部，当后正中线上，第7颈椎棘突下凹陷处	热病，感冒，疟疾，咳嗽，气喘，骨蒸潮热，项强，肩背腰脊痛，痫病	向上斜刺0.5～1寸；可灸
	百会	头部当前发际正中直上5寸，或两耳尖连线的中点处	头痛，眩晕，中风不语，癫狂痫，失眠，健忘，脱肛，阴挺，久泻	平刺0.5～0.8寸；或用指甲掐；可灸
	水沟	面部，当人中沟的上1/3与中1/3交点处	昏迷，晕厥，癫痫，急慢惊风，口眼歪斜，面肿，挫闪腰痛	向上斜刺0.3～0.5寸；可灸
	素髎	面部，当鼻尖的正中央	鼻渊，鼻衄，喘息，昏迷	向上斜刺0.3～0.5寸；或用三棱针点刺放血；可灸

（二）经外穴（表5－6）

表5－6　经外穴的定位与主治

穴名	定位	主治	刺灸法
印堂	前额，两眉中间	鼻渊，鼻衄，头痛眩晕，失眠，小儿急慢惊风	平刺0.3～0.5寸；或点刺放血
太阳	颞部，当眉梢与目外眦之间，向后约1横指之凹陷处	偏正头痛，目赤肿痛，口眼歪斜，眩晕	直刺或斜刺0.3～0.5寸；或点刺放血；可灸
耳尖	耳廓的上方，当折耳向前，耳廓上方的尖端处	目赤肿痛，目翳，咽喉肿痛，偏正头痛，麦粒肿	直刺0.1～0.2寸；或用三棱针点刺放血；可灸
定喘	背部，当第7颈椎棘突下，旁开0.5寸	哮喘，咳嗽，落枕，肩背痛，上肢疼痛，荨麻疹	直刺或斜向内侧0.5～1寸；可灸
二白	前臂掌侧，腕横纹上4寸，桡侧腕屈肌腱的两侧，一侧一穴，一臂两穴，左右共4穴	痔疮，脱肛，前臂痛，胸胁痛	直刺0.5～0.8寸；可灸
腰痛点	手背侧，当2、3掌骨及第4、5掌骨之间，当腕横纹与掌指关节中点处，一侧两穴，左右共4穴	急性腰扭伤，头痛，痰壅气促，小儿急慢惊风，手背红肿疼痛	直刺0.3～0.5寸；可灸
四缝	第2～5指掌侧，近端指关节的中央，一侧4穴，左右共8穴	疳积，百日咳，肠虫症，小儿腹泻，咳嗽气喘	点刺0.1～0.2寸，挤出少量黄白色透明黏液或血液
十宣	手十指尖端，距指甲游离缘0.1寸，左右共10穴	昏迷，中暑晕厥，热病，小儿惊厥，咽喉肿痛，指端麻木	直刺0.1～0.2寸；或点刺放血

续表

穴名	定位	主治	刺灸法
胆囊	小腿外侧上部，当腓骨小头前下方凹陷处（阳陵泉）直下2寸	急、慢性胆囊炎，胆石症，胆道蛔虫症，胆绞痛，胁痛	直刺0.8～1.2寸；可灸
阑尾	小腿前侧上部，当犊鼻穴下5寸，胫骨前缘旁开1横指	急、慢性阑尾炎，胃脘痛，消化不良，下肢痿痹	直刺0.8～1.2寸；可灸

思考题

1. 试述十二经脉气血流注的具体次序。
2. 说出十二经脉在四肢的大体循行部位。
3. 说出腧穴的作用有哪些。

（任　旭）

第六章 病因 发病 病机

学习目标

1. 掌握六淫邪气各自的性质和致病特点及内伤七情的致病特点。
2. 熟悉正气、邪气与发病的关系，以及阴阳失调的基本病机。
3. 了解痰饮、瘀血、饮食及劳逸的致病特点以及气血津液失调的病机。

病因、发病与病机学说，是中医学理论体系的重要组成部分。正确地分析疾病的原因，掌握发病规律，认识疾病的发展变化机制，对积极主动地预防疾病和辨证施护，有着重要的指导意义。

第一节 病 因

病因，即疾病发生的原因，又称致病因素。病因学说，是研究各种致病因素的性质、致病特点及其所致疫病临床表现的理论，是中医学理论体系的重要组成部分。一切破坏人体生理动态平衡，导致疾病发生的原因都是病因。致病因素多种多样，如外感六淫、疠气传染、七情内伤、饮食失宜、劳逸失度、跌仆金刃、外伤及虫兽所伤等，均可成为病因而导致发病。然而，在疾病过程中，原因和结果是相互作用的，在某一病理阶段中是结果的，而在另一阶段则可成为新的致病因素，如痰饮、瘀血、结石等病理产物，反过来又可使机体发病而成为致病因素。此外，医、药失当及先天因素等，也可成为病因。

一、六淫

六淫，即风、寒、暑、湿、燥、火（热）六种外感病邪的统称。在正常的情况下，风、寒、暑、湿、燥、火是自然界六种不同的气候变化，是自然界万物生长化收藏和人类赖以生存的必要条件，称为“六气”。人类长期生活在六气交互更替的环境中，对其产生了一定的适应能力，一般不会致病。只有气候变化异常，超过人体的适应能力，或人体的正气不足，抵抗力下降，不能适应气候变化而发病时，六气则成为病因。

六淫致病的共同特点：

1. 外感性 指六淫之邪多从肌表、口鼻侵犯人体而发病，因此，六淫又有“外感六淫”之称，六淫所致疾病称为“外感病”。

2. 季节性　指六淫致病常有明显的季节性。如春季多风病，夏季多暑病，长夏多湿病，秋季多燥病，冬季多寒病。但是，由于气候异常变化的相对性，故夏季也可见寒病，冬季也可有热病。

3. 地域性　指六淫致病常与生活区域及工作环境密切相关。如久居潮湿环境多湿病；长期高温环境作业者，多燥热或火邪为病等。

4. 相兼性　指六淫邪气既可单独侵袭人体而发病，又可两种或两种以上同时侵犯人体而致病。如风热感冒、暑湿感冒、湿热泄泻、风寒湿痹等。

5. 转化性　指六淫致病在发展过程中，不仅可以相互影响，而且在一定的条件下，其证候性质常可发生转化。如寒邪可郁而化热，暑湿日久可化燥伤阴等。这种转化与特定环境或特定体质密切相关。

此外，临床上还有一些因脏腑气血功能失调，而表现出类似风、寒、湿、燥、火的证候，因属内生而非外感所致，故将此类证候称为内生“五邪”，即内风、内寒、内湿、内燥、内火。这些邪气引发疾病的临床表现虽与六淫邪气的致病特点及病理反映相似，但一般没有表证，而且多表现为里证、虚证或虚实夹杂证；而外感六淫所致病证，多为表证、实证。

内生五邪虽由脏腑气血功能失调而产生，但与外感六淫有着密切联系，在发病过程中可相互影响，故在外感六淫中作简要介绍。

（一）风邪

风为春季的主气，故风邪为病，四季常有，以春季居多。风邪是外感病极为重要的致病因素，称为“百病之长”。

1. 风为阳邪，轻扬开泄，易袭阳位　风邪具有轻扬、升发、向上、向外的特性，故属阳邪。其性开泄，是指风邪侵犯机体易使腠理疏泄开张。所以，风邪伤人多犯及头面、肌表等阳位，表现出头痛、恶风、汗出等症状。如《素问·太阴阳明论》说：“伤于风者，上先受之。”

2. 风性善行而数变　“善行”，是指风邪致病具有病位行无定处的特性。如风疹、荨麻疹发无定处，此起彼伏；行痹（风痹）出现四肢关节游走性疼痛，都是风邪偏盛的表现。“数变”，是指风邪致病变化无常，发病急骤。如中风病，常表现为突然昏倒，不省人事，口眼㖞斜，半身不遂；小儿风水病，短时间内即可出现头面及一身悉肿等，都反映出风邪致病迅速的特性。

3. 风性主动　“主动”，是指风邪致病具有动摇不定的特征。如风邪入侵，常表现为眩晕、震颤、四肢抽搐，颈项强直，角弓反张等。

4. 风为百病之长　是指风为六淫病邪中首要的致病因素，常是外邪致病的先导。湿邪、寒邪、燥邪、热邪等多依附于风邪而侵犯人体，形成诸如风寒、风热、风湿等病证。故风为百病之长。

（二）寒邪

寒乃冬季之主气，故冬季多寒病。其他季节在气温骤降，防寒保暖不够，人体不能适应气候变化时，也可感受寒邪而发病。

1. 寒为阴邪，易伤阳气 寒为阴气盛的表现，故属阴邪。阳气本可以制约阴，但阴寒偏盛，阳气不仅不能驱除寒邪，反而为阴寒所伤。故有“阴胜则寒”，“阴胜则阳病”之说。阳气一旦受损，失去正常的温煦作用，全身或局部就会出现功能减退的寒象。如寒邪束表，卫阳被遏，可见恶寒；寒邪伤及脾胃，中阳受损，可见吐泻清稀、脘腹冷痛；若素体心肾阳虚，寒邪直中少阴，可见恶寒嗜卧、手足厥冷、下利清谷、精神萎靡、脉微细等症。

2. 寒性凝滞，主痛 凝滞，即凝结、阻滞不通之意。寒邪侵袭机体，最易损伤人体阳气，阳气既伤，体内经脉气血失于温煦、推动，则凝滞不通，不通则痛，故疼痛是寒邪致病的重要特征。如寒客肌表，凝滞经脉，则头身肢体疼痛；寒邪直中于里，凝涩阻滞体内气机，可引起胸、脘、腹等部位冷痛或绞痛。寒邪侵袭所致的疼痛，一般具有疼痛剧烈，遇寒痛甚，得温痛减的特点。

3. 寒性收引 “收引”，有收缩牵引之意。寒邪侵犯机体，损伤阳气，容易使人体气机收敛，腠理闭塞，经络筋脉收缩挛急。如寒客经络关节，则引起筋脉收缩拘急，以致拘挛作痛，屈伸不利，或冷厥不仁等；寒邪侵袭肌表，则毛窍腠理闭塞，卫阳阻遏，可见恶寒、发热，无汗等。

（三）暑邪

暑乃夏季的主气，由火热之气所化。暑邪致病有明显的季节性，多发于夏至以后，立秋之前。

1. 暑为阳邪，其性炎热 暑为盛夏火热之气所化，火热属阳，故暑为阳邪。暑邪伤人，多表现出一系列阳热症状，如高热、烦躁、口渴、面赤、脉洪大等。

2. 暑性升散，扰神伤津耗气 暑为阳邪，其性升发，故暑邪易上犯头目，内扰心神，出现心胸烦闷不宁、头昏、目眩、面赤等。“散”，是指暑邪侵犯人体，可致腠理开泄而多汗。汗出过多，不仅伤津，而且耗气，故临床中除见口渴多饮、小便短赤等津伤之症外，还可见有气短、乏力，甚则突然昏倒、不省人事等气虚或气脱之候。

3. 暑多挟湿 暑季气候炎热，且常多雨而潮湿，热蒸湿动，故暑邪常常挟湿侵犯人体。除见发热、烦渴等暑热表现外，常兼有四肢困重、胸闷呕恶、大便溏泄不爽等湿阻症状。

（四）湿邪

湿为长夏的主气。时值夏秋之交，湿热熏蒸，水气上腾，为一年中湿气最盛的季节，故长夏之际多湿病。此外，久居湿地，冒雨涉水，或长期工作在潮湿环境等，也可招致湿邪而发病。故湿邪为病，四季皆有。

1. 湿为阴邪，易损伤阳气，阻遏气机 湿性类水，水性属阴，故湿为阴邪。湿为阴邪，阴胜则阳病，故湿邪为害，易伤阳气。五脏中，脾主运化水湿，且喜燥而恶湿，对湿邪有特殊易感性。因此，湿邪侵犯人体，常先困脾，使脾阳不振，运化失权，水湿停聚，发为泄泻、水肿、小便短少等症。湿邪伤阴，留滞脏腑、经络，最易阻遏气机，使气机升降失常。如湿阻胸膈，气机不畅则胸闷；湿困中焦，升降失常则脘痞腹胀；湿停下焦，气机不利则小便短涩、大便不爽等。

2. 湿性重浊　“重”，为沉重、重着之意。湿性重着，是指湿邪致病可见头身困重、四肢酸楚沉重等。若湿邪外袭肌表，阻遏清阳，可见头重如裹；湿邪阻滞经络关节，阳气布达受阻，可见肌肤麻木不仁、关节疼痛重着等。“浊”，有秽浊、垢腻之意，主要指湿邪为病，其分泌物、排泄物具有秽浊不清的特点。如湿邪在上则面垢、眵多；湿滞大肠，则大便溏泄、下痢脓血；湿浊下注，可见小便混浊、女子带下过多；湿邪浸淫肌肤，则见湿疹、湿疮、脓水秽浊等。

3. 湿性黏滞　“黏”，即黏腻；“滞”，即停滞。湿性黏滞，是指湿邪致病具有黏腻停滞的特性。这种特性主要表现在两个方面：一是症状的黏滞性。湿邪致病多见黏滞不爽的症状，如大便黏腻不爽，小便涩滞不畅，各类分泌物腻浊，舌苔黏腻等；二是病程的缠绵性。湿性黏滞，胶着难解，故湿痹、湿疹、湿温等病，一般具有病程较长，难以速愈，时起时伏，缠绵不已的发病特点。

4. 湿性趋下，易袭阴位　湿为重浊有质之邪，类水属阴而有趋下之势。湿邪致病多伤及人体下部，如下肢浮肿、淋浊、带下量多等症多由湿邪下注所致。《素问·太阴阳明论》说：“伤于湿者，下先受之”。

（五）燥邪

燥为秋季的主气。秋季其气清肃，气候干燥，空气中水分缺乏，常出现干燥失润的气候。燥邪致病，秋季为多，但其他季节亦可发生。

1. 燥性干涩，易伤津液　燥性干涩，其侵犯人体，最易损伤人体的津液，出现干燥，涩滞的症状。如燥病常见口干唇燥，鼻咽干燥，皮肤干燥皲裂，毛发干枯不荣，小便短少，大便干结等。

2. 燥易伤肺　肺为五脏六腑之华盖，性喜清肃濡润，既不耐风寒，也不耐燥热，故有“肺为娇脏”之说。肺主气，司呼吸，开窍于鼻，外合皮毛。燥邪多从口鼻而入，最易损伤肺津，影响肺之宣降，出现干咳，少痰，或痰黏难咳，或痰中带血，甚则喘息胸痛等。

（六）火（热）邪

火热为阳盛所生，故火与热常可合称。一般情况下，火与温热之间，只有程度差异，而无性质之别。温为热之微，热为温之渐，火为热之极。另外，夏季主令的暑气，亦由火热之气所化，但暑气独见于夏季，且只有外暑而无内暑。而火热为病，不仅没有明显的季节性，同时还有内外之别。

火与热，虽常合称，但两者之间仍有区别。中医学中，凡称“热”者，皆指邪气，无“正气”之说；而称火者，既可指人体的正气如“少火”，又可指致病的邪气如“壮火”。另外，热邪多属外感，如风热、暑热、温热等；火邪常自内生，多由脏腑气血功能失调所致，如心火上炎，肝郁化火，胃火炽盛，胆火内扰，五志过极化火，气有余便是火等。

1. 火(热)为阳邪，其性炎上　火热有燔灼升腾上炎之性，故属阳邪。阳胜则热，故火热伤人，可见高热、烦渴、大汗、脉洪数等症。又因火热之性炎上，故多侵犯人体上部，如心火上炎，可致口舌生疮；胃火上壅，可致齿龈红肿；肝火上逆，可致头痛目赤等。

2. 火(热)易扰心神 心藏神，在五行属火，火与心气相应。故火热之邪伤于人体，最易影响心神，轻者仅见心烦失眠；重者可出现狂躁不安，神昏谵语等症。

3. 火(热)易伤津耗气 火热之邪蒸腾于内，最易迫津外泄，消灼津液，故火热致病，除有明显的热象外，常伴有渴喜冷饮，口干咽燥，小便短赤，大便干结等伤津耗液之症。火热之邪亢盛，还易损伤人体的正气，且火热蒸散，津液大耗，亦致气随津脱。因此，火热之邪伤人，在壮热、汗出、大渴的同时，又可见少气懒言、体倦乏力等气虚的表现。

4. 火(热)易生风动血 “生风”，是指火热之邪侵犯人体，燔灼肝经，耗劫津液，致筋脉失养而引起肝风内动的病证。由于此肝风乃热甚所致，故又称为“热极生风”。临床可见高热，神昏谵语，四肢抽搐，颈项强直，角弓反张，目睛上视等。“动血”，是指火热之邪入于血脉，最易灼伤脉络，迫血妄行，引起吐血、衄血、尿血、便血、崩漏等各种出血证。

5. 火(热)易致疮痈 火热之邪入于血分，热郁血壅，聚于局部，腐蚀血肉，发为痈肿疮疡。由火热毒邪引起的疮痈，临床表现以疮痈局部红、肿、热、痛为特征。

二、疠气

(一) 疠气的含义

疠气是一类具有强烈致病性和传染性的外感病邪。在历代文献中又有“疫毒”、“戾气”、“毒气”、“乖戾之气”等不同名称。疠气与六淫都属外感病邪，但六淫之邪一般不具有传染性，疠气具有强烈的传染性。

(二) 疠气的致病特点

1. 发病急骤，病情危笃 疠气类似于强烈的热毒之邪，但其性疾速，比一般的温热火毒致病更快，来势凶猛，变化多端，病情险恶。《瘟疫论》述及某些疫病“缓者朝发夕死，重者顷刻而亡”。

2. 传染性强，易于流行 疠气具有强烈的传染性和流行性。一般可通过空气传播，经口鼻侵入人体致病；也可随饮食、蚊虫叮咬、皮肤接触等途径传染而发病。身处疠气流行地域的人，无论男女老幼，体质强弱，凡触之者，多可发病。疠气致病，既可大面积流行，也可散在发生。

3. 一气一病，症状相似 疠气作用于脏腑组织器官引发疾病，具有一定的特异性。疠气种类不同，所致之病各异，每一种疠气发病均有各自的临床特点和传变规律，即所谓“一气致一病”。另外，疠气致病具有症状相似的特点。即同一种疠气侵犯人体，不论男女老幼，均可出现相同或相似的临床症状及体征。如痄腮，无论男女，一般都表现为耳下腮部肿胀。

(三) 疠气发生和疫病流行的因素

1. 气候因素 自然界气候的异常变化，如久旱、酷热、洪涝、湿雾瘴气，或非其时而有其气，如春当温而反大寒，冬当寒而反大温等，均可形成疠气而导致发病。

2. 环境和饮食因素　如空气、水源及食物污染等，均可孳生疠气而引起疾病的发生。

3. 预防隔离不当　疫气一旦发生，不能切实做好有效的预防和隔离措施，往往会造成疫病的广泛流行。

4. 社会因素　社会因素对疫气的发生与流行也有一定的影响。若工作环境恶劣，生活极度贫困，卫生防疫条件落后，或社会动荡不安等，则疫病易于发生和流行。若社会安定，卫生防疫措施得力，即使出现疫病，也能及时有效地控制。

三、七情内伤

（一）七情的基本概念

七情，是指喜、怒、忧、思、悲、恐、惊七种情志变化，是人体的生理和心理活动对外界环境刺激的不同反应，属人人皆有的情绪体验。一般情况下，各种正常的情志活动不会使人发病。但在突然、强烈或长期持续的情志刺激下，超过人体的生理和心理调节能力，引起脏腑气血功能紊乱，才会导致疾病发生。此时的七情，已成为一种内伤致病因素，故称“七情内伤”。

（二）七情的致病特点

七情致病，直接伤及脏腑，使气机逆乱，气血失调，引起各种病变。其致病特点有以下几点。

1. 直接伤及内脏　七情分属五脏，七情反应太过与不及则可直接影响脏腑的生理功能，产生各种病理变化。《素问·阴阳应象大论》说：“怒伤肝”、“喜伤心”、“思伤脾”、“忧伤肺”、“恐伤肾”。情志内伤，最易损伤心、肝、脾三脏而致气血失调。

2. 影响脏腑气机　七情致病主要影响脏腑气机，使气机逆乱，气血失调而发病。

（1）怒则气上：气上，也称气逆。包括气机上逆和横逆两方面。上逆是指因怒使肝气逆而上冲，血随气逆引起面红目赤，头晕头痛，目眩耳鸣，呕血，甚则昏厥猝倒。横逆是指因怒而使肝气横逆，影响脾胃，可见腹胀、飧泄、呃逆、吞酸、呕吐等症。

（2）喜则气缓：气缓，有缓和紧张情绪和使人心气涣散不收两方面含义。在正常情况下，喜能缓和紧张情绪，使气血和缓，心情舒畅。但喜乐过度，又可使心气涣散，神不守舍，精神不能集中，甚或出现失神、狂乱等症状。

（3）思则气结：气结，主要指脾气郁结。思虑过度，劳神伤脾，易使气机郁结，影响脾的运化功能，出现脘腹痞塞，腹胀便溏等症。另外，思也是心神活动的一个方面，过思不但伤脾，同时也耗伤心神，出现心悸健忘、失眠多梦等症，故有“思虑伤心脾”之说。

（4）悲则气消：气消，是指肺气消耗。悲是忧伤哀痛的一种情志表现，悲哀太过，往往耗伤肺气，导致呼吸气弱，倦怠乏力，意志消沉，精神萎靡等症。

（5）恐则气下：气下，是指肾气下陷。恐为肾之志，是一种胆怯、惧怕的心理状态。长期、突然过度恐惧，可致肾气失固，气陷于下，症见二便失禁、遗精滑泄，甚至昏厥。

(6) 惊则气乱：气乱，主要指心气紊乱。心主血藏神，如果突然受到惊吓，则心气紊乱，气血失调，以致心无所依，神无所归，思虑不定，惊慌失措。

3. 影响病情变化　七情变化对病情具有两方面的影响。一是有利于疾病康复；二是加重病情。良性或积极的情志变化，有利于疾病的恢复；而恶性或消极的情志变化，则能加重病情，或使病情急剧恶化，甚致死亡。如素有高血压病史的患者，可因过度恼怒，以致肝阳暴张，血随气逆而出现眩晕，甚至昏厥仆倒等症。因此，正确认识七情活动对病情的正反两方面的影响，对把握病情发展变化，采取合理正确治疗，具有实际指导意义。

四、饮食劳逸

饮食和劳逸，是人体赖以生存和保持身体健康的必要条件，但饮食结构不合理以及劳逸失度，则会影响正气，成为致病因素。

（一）饮食失宜

正常合理的饮食，是人体化生气血的主要来源，也是维持正常生命活动所必须的生理过程。但饮食失宜，则可成为病因而影响人的生理功能，导致脏腑功能失调或正气损伤而发病。饮食所伤主要包括饮食不节、饮食不洁、饮食偏嗜三方面。

（二）劳逸失度

劳逸失度是指劳动和休息失去正常的限度。正常的劳动和体育锻炼，能促进气血流通，脏腑生理功能旺盛，有助于增强体质；合理的休息，可以消除疲劳，使体力和脑力得以恢复。只有长期的过度劳累或过度安逸，才能成为致病因素而使人发病。劳逸失度包括过劳和过逸两方面。

1. 过劳　过劳是指过度劳累，包括劳力过度、劳神过度、房劳过度三方面。

(1) 劳力过度：又称“形劳”，是指较长时间从事过度的体力劳动或体育运动，疲劳太过而又得不到相应的恢复，日久积劳成疾。劳则气耗，症见少气乏力，四肢困倦，精神疲惫，形体消瘦等症。

(2) 劳神过度：又称“心劳”，是指思虑太过，损伤心脾，耗损气血，出现心悸、健忘、失眠、多梦及食欲不振、腹胀、便溏等症。

(3) 房劳过度：又称“肾劳”，是指性生活不节，房事过度。正常的性生活，不会损害健康，但房事太过，会耗伤肾精，引起腰膝酸软，眩晕耳鸣，精神萎靡或男子遗精滑泄，阳痿等症。

2. 过逸　过逸是指过度的安逸，包括形体过逸和思维过逸两方面。

(1) 形体过逸：人体如果长期既不从事体力劳动，也不进行体育锻炼，易使人气血不畅，脾胃等脏腑功能减弱，出现食少乏力，精神不振，肢体软弱，或发胖臃肿，动则心悸，气喘自汗，或继发其他疾病。

(2) 思维过逸：所谓思维过逸，是指长期疏于动脑，脑力活动过少。“用进废退”，是生物界的普遍规律。如果长期懒于动脑，过分安逸，就会使大脑血液供应减少，功能退化，出现记忆力减退，反应迟钝，精神萎靡，甚至导致脏腑功能失调而百病丛生。

五、病理产物

痰饮、瘀血、结石等是疾病过程中所形成的病理产物。这些病理产物形成之后，又能作用于人体，影响机体的正常功能，或加重病理变化，或引起新的病变发生而成为致病因素。

（一）痰饮

1. 痰饮的基本概念　痰饮是痰和饮的合称，两者都是机体水液代谢障碍，水液停聚所形成的病理产物。一般而言，稠浊者为痰，清稀者为饮。由于痰饮均为津液在体内停滞而成，因此，在许多情况下痰与饮不能截然分开，故常将两者合称。痰作为致病因素，传统上一般分为有形之痰和无形之痰两类。

（1）有形之痰：是指视之可见，触之可及，闻之有声的痰液，如咳出的痰液，呕出的痰涎，久患喘息者喉中的痰鸣，以及发于周身或局部的瘰疬、痰核等。

（2）无形之痰：是指视之不见，触之不及，闻之无声，只见其征象，不见其形质的痰病，如眩晕、癫狂等。这类痰虽隐伏难见，但常表现为眩晕呕恶，心悸神乱，苔腻脉滑等“痰象”，而且按痰证治疗，往往能收到比较满意的疗效。

2. 痰饮的形成　痰饮主要由外感、内伤等因素致使肺脾肾及三焦等脏腑功能失常，水液代谢障碍，以致水液蓄积而成。

3. 痰饮的致病特点　痰饮因其停留的部位有异，临床表现各不相同，归纳起来主要有以下几点：

（1）阻滞气血运行：痰饮一旦形成，在体内或停滞于经脉，或留滞于脏腑，影响脏腑之气的升降，阻滞气机，阻碍气血的运行。如痰滞于肺，可见胸闷气喘、咳嗽吐痰等；痰停于胃，可见胃脘痞满，恶心呕吐等；痰浊流注经络，易使经络阻滞，气血运行不畅，出现肢体麻木，屈伸不利，甚则半身不遂；痰结于局部，则形成瘰疬，痰核，或阴疽流注等。

（2）易于蒙蔽心神：心乃神明之所，最忌阴浊之邪侵犯。而痰饮为阴浊之物，其随气上逆，尤易蒙蔽清窍，扰及心神，出现头晕目眩、精神不振等症。若痰浊与风、火等邪相合，蒙蔽心窍，扰乱心神，还可见神昏谵语，甚或引起癫、狂、痫等病证。

（3）致病广泛，变化多端：痰饮形成后，随气的升降出入流行全身，内至五脏六腑，外达四肢百骸、肌肤腠理，停滞而导致多种病证。如饮逆于上，可见眩晕；水注于下，则见足肿；湿聚于中焦，则脾胃运化失职。痰的病证更为广泛，故有“百病多由痰作祟”之说。痰饮致病不仅病证广泛，而且变幻多端。如痰饮为病，可伤阳化寒，可郁而化火，还可挟风、挟热、化燥伤阴，产生错综复杂的病证。

（4）病势缠绵，病程较长：痰饮皆由体内水湿停聚而成，同样具有重浊黏滞的特性，故痰饮致病，多表现为病势缠绵，病程较长。如由痰饮所致的咳喘、胸痹、中风以及癫、狂、痫等病证，多有反复发作且缠绵难愈的特点。

（二）瘀血

1. 瘀血的基本概念 瘀血是体内血液循行缓慢或停滞所形成的病理产物。包括体内瘀积的离经之血，以及因血液运行不畅，停滞于经脉或脏腑组织内的血液。

2. 瘀血的形成 瘀血的形成，概括起来主要有两个方面。一是因气虚、气滞（气能行血、摄血）、血寒（血得温则行，得寒则凝）、血热（血受热煎熬而黏滞）等原因，使血行不畅而瘀滞；二是由于外伤及其他原因造成的经络损伤，使血离经脉，不能及时消散或排出而形成。

3. 瘀血的致病特点 瘀血形成之后，在体内停滞不散，不仅失去正常血液的濡润功能，而且影响全身或局部血液的运行，产生疼痛、出血、癥块以及“瘀血不去，新血不生”等不良后果。瘀血致病的共同特点有以下几方面：

（1）疼痛：一般表现为刺痛，拒按，痛处固定不移，夜痛较甚。

（2）肿块：在体表多呈青紫肿胀，在体内多为癥块，久积不散。肿块固定不移，质硬，或有压痛。

（3）出血：血色紫暗，并夹有瘀血块。

（4）某些神志改变：血是神志活动的物质基础，瘀血形成之后，血液失去正常濡润养神的功能；同时瘀血不去，新血不生，造成血不养神，故瘀重或久瘀之人，常有心神的异常改变。

（5）色紫暗：瘀血内阻，多见面色黧黑，口唇、爪甲青紫，或腹壁青筋暴露，舌质紫暗，舌面瘀斑、瘀点，舌下静脉曲张。

（6）脉象：瘀血之脉，多见细涩、沉弦或结代脉等。

（三）结石

1. 结石的基本概念 结石是湿热浊邪蕴结不散，煎熬日久而形成砂石样的病理产物。结石往往形态各异，大小不一。常见的结石有肝、胆结石，肾、膀胱结石等。

2. 结石的形成 结石是疾病过程中形成的病理产物，又可成为继发他病的致病因素。结石的成因较为复杂，有些机制目前尚不清楚。比较常见的因素为饮食不当、情志内伤、服药不当、体质差异等。此外，蛔虫侵入胆道，死后积留不去，日久也可成为胆道结石形成的核心。

3. 结石的致病特点

（1）多发于空腔脏腑，如胆囊、肝胆管道、膀胱及胃腔等。

（2）病程较长，轻重不一：一般情况下，结石是致病邪气长时间作用于机体，造成相应脏腑功能失职后所形成的。如肝胆结石，肾及膀胱结石，多为湿热之邪煎熬胆汁及尿液日久形成的，故大多数结石病的病程较长。由于结石的大小不等，停留的部位不一，故病情轻重不同。一般来说，结石较小，病情亦较轻，有的甚至无任何症状；结石较大，则病情较重，症状明显、复杂，发作频繁。

（3）阻滞气机，损伤脉络：结石为有形实邪，停留体内，势必阻滞气机，影响气血的运行。若结石梗阻在狭窄的管腔中，还容易损伤脉络，导致出血，如尿血等。

（4）疼痛：结石引起的疼痛，多为阵发性，发作时剧痛难忍，缓解时则如常人。

疼痛性质或隐痛，或胀痛，或钝痛，甚或绞痛。疼痛的部位常固定不移，亦可随结石的移动而有所变化。

六、其他

除上述常见病因之外，尚有外伤、烧烫伤、虫兽伤、寄生虫（蛔虫、蛲虫、绦虫、钩虫、血吸虫）、医过或先天因素等均可引起疾病发生。

第二节　发　病

发病学说，是研究疾病发生的途径、类型、机制、规律以及影响发病诸因素的理论。

正常情况下，人体自身及其与外环境之间，始终维持着相对的动态平衡，从而保持人体稳定有序的生命活动。这种平衡一旦由于某种致病因素遭到破坏，而又不能立即自行调节得以恢复时，就会出现各种临床症状，从而导致疾病的发生。

一、正邪与发病

疾病的发生和变化，是一个非常复杂的病理过程。但从总体上来说，不外乎正气与邪气两方面因素。正气是指人体的功能活动和抗病、康复的能力；邪气是指各种致病因素。疾病的发生、发展过程，就是正邪斗争的过程，双方斗争的胜负决定着发病与否。

（一）正气不足是疾病发生的内在因素

中医学非常重视人体的正气，认为在一般情况下，正气旺盛，抗邪力强，邪气就不能入侵。若正气虚弱，不足以抵抗病邪，邪气就会乘虚而入，使人体阴阳失调，脏腑经络功能紊乱，导致疾病发生。因此，正气不足是疾病发生的内在因素，正气的盛衰决定着发病与不发病以及发病的深浅和病证的性质。

（二）邪气是发病的重要条件

邪气，泛指各种致病因素，简称为“邪”。邪气作为发病的重要因素，与发病关系甚为密切，而且在一定条件下可起主导作用。如化学毒剂、高温、高压电流、刀枪伤及毒蛇咬伤等，即使正气强盛，也难免被其伤害。又如疫疠之邪，在特殊情况下，往往成为疾病发生、流行的决定因素。

邪气对机体的伤害，主要表现在三个方面：一是干扰机体的功能活动，导致生理功能失常；二是造成脏腑组织的形质损害；三是导致机体抗病修复能力下降。

（三）正邪斗争的胜负决定发病与否

在疾病演变过程中，机体始终存在着邪气的损害和正气防止损害的矛盾斗争。正邪斗争的胜负，决定着疾病的发生与否。

1. 正能胜邪则不发病　正气旺盛，抗邪有力，则邪气难以侵入，即使侵入，正气也能驱邪外出，不至于产生病理损害，故正胜邪负则不发病。即《素问·刺法论》所说："正气存内，邪不可干。"

2. 邪胜正负则发病 正气不足，抗邪无力，则邪气可乘虚侵袭而导致疾病的发生。即《素问·评热病论》所说："邪之所凑，其气必虚。"另外，有时正气虽不弱，但感邪特重，不足以驱邪外出，也可导致发病。

二、发病的主要因素

发病的因素很多，概括起来，主要有环境因素、体质因素和精神因素三个方面。

（一）环境与发病

环境，是指与人类生活密切相关的自然和社会环境，主要包括气候因素、地域因素和生活工作环境等。正常情况下，人与外界环境是协调统一的，但这种统一的关系一旦破坏，则会出现病理反映而引起发病。

1. 气候因素 四时气候的异常变化，往往成为邪气孳生和传播的重要条件。如春易伤风，夏易中暑，秋易伤燥，冬易感寒等。

2. 地域因素 不同地域的气候特点、水土性质、饮食结构及生活习惯等往往不同，均可导致地域性的多发病和常见病。如北方气候寒冷，易感寒邪而多寒病；东南沿海气候温暖潮湿，易见湿热为患。

3. 生活工作环境 生活工作环境对人体有很大影响。不良的生活工作环境，亦可成为致病或诱发因素，引起疾病的发生。如生活工作环境中的废气、废液、废渣和各种噪音，均可成为直接的致病因素，造成某些严重疾病，或急、慢性中毒。再如生活环境阴暗潮湿、空气污染、蚊蝇孳生等，也易引起疾病的发生。

（二）体质与发病

人的体质有强弱之别。体质的强弱，直接关系到正气的强弱。体质强壮者，脏腑功能活动旺盛，精、气、血、津液充盈，故正气充足，抵抗力强，不易感邪发病；反之，体质虚弱者，脏腑功能减退，精、气、血、津液亏虚，则正气不足，抗邪力差，容易感邪发病。

（三）精神状态与发病

人的精神状态是影响人体正气的重要因素之一。精神状态的好坏时刻影响着人体的功能活动，从而影响着正气的强弱。精神愉快，心情舒畅，则脏腑经络功能协调，气血通畅，正气旺盛，不易发病；若精神抑郁，情志不畅，则会导致气机逆乱，气血失调，脏腑功能失常而发病。

三、发病的基本类型

发病类型，是发病开始阶段邪正相搏过程中双方力量不同和斗争结果差异的反应。由于感受邪气的种类、性质和致病途径不同，以及个体体质和正气强弱的差异，所以，可出现不同的发病类型。常见的发病类型有卒发、缓发、伏发、继发和复发等。

第三节　病　机

病机又称“病变机制”或“病理机转”，是指疾病发生、发展与变化的机制。疾病的发生、发展与变化，与患病机体的体质强弱和致病因素的性质等密切相关。患者的体质不同，感受邪气的性质有异等，可产生各种不同的病理变化。但究其根本，疾病的主要机制，不外乎邪正盛衰，阴阳失调，气血失常，津液代谢障碍等方面。

一、邪正盛衰

邪正盛衰是指致病因素侵入机体后，与人体的抗病能力之间相互斗争所发生的盛衰变化。正邪斗争的盛衰变化，不仅关系到疾病的发生，而且直接影响着疾病的虚实变化和发展转归。因此，从某种意义上说，疾病的过程就是正邪斗争及其盛衰变化的过程。

（一）邪正盛衰与疾病的虚实变化

疾病发展的过程，就是正气和邪气相互斗争的过程。体内正邪消长盛衰的变化，形成了疾病的虚实病机变化。

1. 虚实病机　虚和实是相对而言的病机概念。《素问·通评虚实论》说：“邪气盛则实，精气夺则虚”，就是对虚实病机变化的高度概括。

（1）实性病机：实主要是指以邪气亢盛为矛盾主要方面的一种病理反映。在疾病过程中，邪气亢盛而正气未衰，邪正斗争剧烈，临床上表现出一系列亢盛有余的实性病理变化，即所谓实证。一般情况下，实证多见于外感六淫病的初期或中期阶段，或由痰、食、血、水等有形实邪留滞于体内而引起的痰涎壅盛、食积不化、水湿泛滥、瘀血内阻等病变，亦都属于实证。

（2）虚性病机：虚主要是指以正气虚损为矛盾主要方面的一种病理反映。因机体的精、气、血、津液亏少，脏腑经络的生理功能减退，抗病能力低下，一般邪气也不亢盛，正邪不能激烈相争，难以出现较为剧烈的病理反映，临床多出现一系列虚弱、衰退和不足的虚性病理变化，即所谓虚证。一般情况下，虚证多见于外感疾病的后期，各种慢性消耗性疾病，或大吐、大泻、大汗、大失血之后，以及素体虚弱，或年老虚损之人。

2. 虚实变化　在邪正斗争盛衰变化的过程中，不仅可以产生单纯的虚或实的病理现象，有时还会出现虚实错杂、虚实转化及虚实真假等复杂的病理变化。

（二）邪正盛衰与疾病转归

在疾病的发生发展过程中，由于正邪的相互斗争，使正邪双方不断地产生消长盛衰的变化。这种变化，对疾病的发展和转归起着决定性的作用。其转归形式主要包括正胜邪退，病势向愈；邪胜正衰，病势恶化；正虚邪恋，病程缠绵不愈；邪去正虚，病久不复等情况。

总之，在疾病的发生、发展和变化过程中，疾病的虚与实，是相对的而不是绝对的，是变化的而不是静止的。因此，临床上出现复杂的病理现象，要以相对的、运动的观点来分析其虚实病机变化。

二、阴阳失调

阴阳失调是指疾病在发生发展过程中，机体阴阳在致病因素作用下，失去相对平衡状态，形成阴阳的偏胜、偏衰、互损、格拒、转化、亡失等一系列病理变化。由于六淫、七情、饮食、劳逸等各种致病因素作用于人体，均可导致机体阴阳失调而发生疾病，故阴阳失调是一切疾患病变机制的高度概括，是疾病发生、发展的内在依据。

阴阳失调的病理变化主要有阴阳偏胜、阴阳偏衰、阴阳互损、阴阳格拒、阴阳转化及阴阳亡失。其中阴阳偏胜偏衰，是各种疾病最基本的病理变化。

（一）阴阳偏胜

阴阳偏胜是指人体阴或阳偏胜所引起的病理变化，属“邪气盛则实”的实证。即阳邪侵犯人体可形成机体阳偏胜，阴邪侵犯人体可形成机体阴偏胜。《素问·阴阳应象大论》说：“阳胜则热，阴胜则寒”、“阳胜则阴病，阴胜则阳病”，明确指出阴阳偏胜的临床表现特点和病理发展趋势。

1. 阳偏胜 阳偏胜是指疾病过程中，机体出现阳气偏盛，脏腑功能亢进，热量过剩的病理变化。这种病理变化多由于感受温热之邪，或感受阴邪从阳化热，或情志所伤，五志过极化火，或气滞、血瘀、食积等郁而化热所致。一般说来，其病机特点多表现为阳盛而阴未衰的实热证。

阳以热、动、燥为其特点。因此，阳偏盛则见热象，如壮热、烦躁、面红目赤、舌红、脉数等症。阳热过亢，必然耗伤机体的阴液，即所谓“阳胜则阴病”，故阳热亢盛日久，耗伤机体阴液，还可出现口渴、小便短赤、大便干燥等津伤症状，病证由实热证转化为实热兼阴亏证。

2. 阴偏胜 阴偏胜是指在疾病过程中，机体出现阴气偏盛，脏腑功能障碍或减退，产生热量不足，以及阴寒性代谢产物积聚的病理变化。这种病理变化多由于感受寒湿之邪，或过食生冷，导致阳不制阴，阴寒内盛。其病机特点多表现为阴盛而阳未衰的实寒证。

阴以寒、静、湿为其特点。因此，阴偏盛则见寒象，如形寒、肢冷、舌质淡、脉迟等症。阴寒内盛日久，势必伤及人体阳气，即所谓“阴胜则阳病”，故阴盛的实寒病证，常同时伴有不同程度的阳虚之象，形成实寒兼阳虚证。

（二）阴阳偏衰

阴阳偏衰是指人体之阴或阳亏虚所引起的病理变化，属“精气夺则虚”的虚证。正常生理情况下，人体阴阳之间相互制约，互根互用，维持着相对平衡的状态。若某种致病因素使阴或阳的一方衰减，则会导致阳不制阴或阴不制阳，从而形成“阳虚则寒”或“阴虚则热”的病理变化。

1. 阳偏衰 阳偏衰是指机体的阳气虚损，脏腑功能减退或衰弱，产热不足的病理状态。这种病理状态多由先天禀赋不足，或后天饮食失养，或劳倦内伤，或久病损伤阳气所致。其病机特点多表现为机体阳气不足，阳不制阴，阴气相对偏亢的虚寒证。

机体阳偏衰时，由于产热不足，温煦作用减弱，表现出畏寒喜暖，精神萎靡，身冷蜷卧，面色㿠白，四肢逆冷，舌淡脉迟等症。阳气不足，一般以脾肾阳虚为主，尤以肾阳虚衰最为重要。阳虚则寒与阴盛则寒，虽在病机上有一定的联系，但在临床表现上有所区别：前者是虚寒，以虚为主；后者是实寒，以实为主。

2. 阴偏衰 阴偏衰是指机体的精血津液等液态物质亏耗，阴虚不能制阳，导致阳相对亢盛，功能呈现虚性亢奋的病理状态。这种病理状态多由阳邪伤阴，或五志过极，化火伤阴，或久病耗伤阴液所致。其病机特点多表现为阴气不足，滋养、宁静功能减退，阳气相对偏盛的虚热证。

机体阴偏衰时，由于阴液不足，不能制约阳气，致使阳的功能虚性亢奋，临床出现五心烦热，潮热盗汗，颧赤，消瘦，口燥咽干，舌红少苔，脉细数等症。阴虚病变，一般以心肺肝肾阴亏为主，尤以肝肾阴虚为多见。阴虚则热与阳盛则热虽都可出现热象，但两者的病机和临床表现也有所区别：前者是虚热，以虚为主；后者是实热，以实为主。

（三）阴阳互损

阴阳互损是指阴或阳任何一方在虚损的前提下，病变继续发展，以致影响到相对的一方，形成阴阳两虚的病机。在生理情况下，阴阳双方互根互用，互为消长；病理情况下，两者相互影响，或为阴损及阳，或为阳损及阴。肾藏精，内寓真阴真阳，为全身阴液、阳气的根本。因此，无论是阴虚或阳虚，多在损及肾脏阴阳或肾脏本身阴阳失调的情况下，才易发生阴阳互损的病理变化。

1. 阴损及阳 阴损及阳是指阴液亏损，累及阳气，致使阳气生化不足，或无所依附而耗散，从而在阴虚的基础上又导致阳虚，形成以阴虚为主的阴阳两虚的病理状态。如肾阴亏虚，损及肾阳，则形成以肾阴虚为主的阴阳两虚证。

2. 阳损及阴 阳损及阴是指阳气虚损，累及阴液的化生，从而在阳虚的基础上又导致阴虚，形成以阳虚为主的阴阳两虚的病理变化。如肾阳久虚，累及肾阴，则形成以肾阳虚为主的阴阳两虚证。

（四）阴阳格拒

阴阳格拒是阴阳失调中比较特殊的一类病理状态，包括阴盛格阳和阳盛格阴两方面。其形成机制主要是由某种原因，导致机体阴或阳单方面偏盛至极而壅遏于内，将对方排斥、格拒于外，使阴阳之间不相维系，从而出现寒热真假的复杂病理现象。

1. 阴盛格阳 阴盛格阳又简称格阳，是指阴寒偏盛至极，壅闭于内，逼迫阳气浮越于外，使阴阳之气不相顺接，出现内真寒而外假热的阴阳相互格拒的病理状态。疾病的本质是阴寒内盛，但由于格阳于外，因此，在面色苍白、四肢逆冷、精神萎靡不振、下利清谷、脉微欲绝等阴寒内盛表现的基础上，又见身反不恶寒，面颊泛红等假热之象，故称其为真寒假热证。

2. 阳盛格阴 阳盛格阴又简称格阴，是指阳热偏盛至极，深伏于里，阳气被遏，郁闭于内，不能外达肢体，而格阴于外的一种病理变化。疾病的本质是阳热内盛，但由于格阴于外，因此，在壮热、面红目赤、烦躁、舌红苔黄等邪热内盛表现的基础上，又出现四肢厥冷、脉象沉伏等假寒之象，故称其为真热假寒证。

（五）阴阳转化

疾病发展过程中，在一定的条件下，阴阳之间可相互转化，或由阳转阴，或由阴转阳。

1. 由阳转阴　由阳转阴是指疾病的本质为阳气偏盛，但在一定的条件下，可以向阴的方面转化。如某些急性外感热病，在邪热壅盛阶段见有高热、口渴、胸痛、咳嗽、舌红苔黄等热邪亢盛的病理表现。若处理不当，或邪毒太盛，可突然出现面色苍白，冷汗淋漓，四肢厥逆，脉微欲绝等阴寒危象。此时疾病的本质即由阳转阴，疾病的性质由热转寒。

2. 由阴转阳　由阴转阳是指疾病的本质为阴气偏盛，但在一定的条件下，也可向阳的方面转化。如寒湿凝滞关节，症见关节沉重冷痛，得温痛减，舌淡苔白，脉沉紧等阴寒内盛的病理表现。若过用温燥或因体质因素，寒湿郁久从阳化热，则见关节红肿热痛，心烦，舌红苔黄，脉滑数等阳热亢盛之候。此时疾病的本质即由阴转阳，疾病的性质由寒转热。

（六）阴阳亡失

阴阳亡失是指机体的阴气或阳气突然大量亡失，导致生命垂危的一种病理状态。阴阳亡失包括亡阴、亡阳两类情况。

1. 亡阳　亡阳是指机体的阳气突然大量脱失，而致全身功能严重衰竭的一种病理状态。一般说来，亡阳多由邪气亢盛，正不敌邪，阳气突然脱失所致。也可因素体阳虚，正气不足，疲劳过度，或汗出太多，吐泻过度，阳随阴泄，以致阳气脱失。慢性消耗性疾病的亡阳，多由阳气严重耗散，虚阳外越所致。亡阳多见大汗淋漓，肌肤手足逆冷，精神疲惫，表情淡漠，甚至昏迷，脉微欲绝等危重表现。

2. 亡阴　亡阴是由机体的阴气突然大量消耗或丢失，以致全身功能严重衰竭的一种病理变化。一般而言，亡阴多由热邪炽盛，迫津大量外泄，或热邪久留，煎灼阴液所致。也可因慢性消耗性疾病长期耗损津液，日久导致亡阴。亡阴多见汗出不止，汗热而黏，四肢温和，肌体消瘦，喘渴烦躁，甚或昏迷，脉细数无力等危重表现。

亡阴和亡阳，在发病机制和临床征象方面虽有所不同，但机体阴阳之间，存在着互根互用的关系，阴亡则阳无所依附而散越；阳亡则阴无以化生而告竭。故亡阴可迅速导致亡阳，亡阳也可继而出现亡阴，最终导致阴阳离绝，生命活动终止而死亡。

三、气血失常

气血失常是对气和血的生成、运行、生理功能以及相互关系失调等病理变化的概括。气和血是机体一切脏腑组织进行生理活动的物质基础，一旦气血失常，必然影响体内脏腑组织的生理功能，导致疾病的发生。同时，气和血又是脏腑功能活动的产物，因此，脏腑发生病变，既可引起脏腑自身的气血失常，又可影响全身的气血，从而引起气或血的病理变化。故气血失常是脏腑组织等各种病变的基本机制，也是分析研究各种疾病机制的基础。

（一）气的失常

气的失常是指气的生成不足或耗散太过，而致气的某些功能减退，或气的运动失常的病理变化。主要包括气虚和气机失调两方面。

1. 气虚 气虚是指气的亏损不足，以致脏腑组织功能衰退，抗病能力下降的病理状态。其形成的原因多由先天禀赋不足，或后天失养，或肺脾肾功能失调而导致气的生成不足；也可因劳倦内伤，久病不复等因素所致。

各脏腑气虚的特点，多与其生理功能有关，如肺气虚的特点是主气，司呼吸，朝百脉等功能衰退；脾气虚的特点是主运化和主统血的功能减退等。但不论何脏腑气虚，常见共同的临床表现，如精神萎靡，神疲乏力，少气懒言，肢体倦怠，自汗脉虚，易于感冒等。

2. 气机失调 气机失调是指气的升降出入失常而引起的气滞、气逆、气陷、气闭、气脱等病理变化。

（1）气滞：气滞是指气机郁滞不畅。多由情志抑郁，或痰湿、食积、瘀血等实邪阻滞，影响气的流通，机体局部气机不畅或阻滞不通，从而导致某些脏腑组织的功能障碍。气滞多属实邪为患，也有因气虚推动无力而滞者。

气滞的临床表现以肝、肺、脾、胃等脏腑的功能失调为多见。如肺气壅滞可见胸闷、咳喘；肝气郁滞可见胁肋、少腹、乳房等处胀痛；脾胃气滞可见脘腹胀痛、大便秘结等。气滞的临床表现虽各不相同，但局部胀闷、疼痛是气机郁滞的共同表现特点。

（2）气逆：气逆是指气上升太过，或应降反升的病理状态。多由情志所伤，或饮食冷热不适，或外邪侵袭，或痰湿壅阻等所致。气逆病变以肺、胃、肝等脏腑为多见。如肺气上逆可见咳逆、气喘；胃气上逆可见恶心呕吐、嗳气、呃逆；肝气上逆可见头胀头痛，面红目赤，烦躁易怒，甚则出现血随气逆的咯血、吐血等症。

（3）气陷：气陷是指气的上升不足或下降太过的病理状态。气陷多由气虚进一步发展而来，尤与脾气亏虚密切相关。如素体虚弱，或久病耗伤，以致脾气虚弱，升举无力，从而形成气虚下陷的病证。其主要表现为内脏下垂，如胃下垂、子宫下垂、脱肛等，症见脘腹坠胀，便意频频，或久泻不止，少气懒言，疲乏无力，舌淡脉虚等。

（4）气闭：气闭是指气机内闭，外出障碍的病理状态。多因情志过极，或外邪、痰浊等阻滞，使气不得外出而闭阻清窍所致。常以突然昏厥，不省人事，四肢逆冷为特点，多可自行缓解，也有闭而不复以致死亡者。

（5）气脱：气脱是指气不内守而大量外脱散失，机体功能突然衰竭的病理状态。多因久病、重病，正气极度虚损，以致气不内守而散失。或因大汗出，大出血，吐泻过度等，气随血脱或气随津泄所致。临床可见面色苍白，汗出不止，目闭口开，全身瘫软，二便失禁，四肢厥冷，脉微欲绝等危重症状。

（二）血的失常

血的失常是指血液生成不足或耗损太过而致血的营养濡润功能减退，或血运行失常的病理变化。主要包括血虚、血瘀、血热、血寒等方面。

1. 血虚　血虚是指血液不足，濡养功能减退的病理状态。其形成原因主要有：一是失血过多，如吐血、衄血、月经过多或外伤等各类出血；二是饮食营养严重不足，血液化源缺乏，或脾胃虚弱，血液化源不足；三是久病、寄生虫、思虑过度等暗耗阴血；四是瘀血阻络，留滞不去，以致新血不生。

血液亏虚临床多见面色无华，头晕目眩，心悸怔忡，神疲乏力，手足麻木，两目干涩，视物昏花，唇舌淡白，脉细无力等症。

2. 血瘀　血瘀是指血液运行迟缓或不畅，甚则停滞的病理状态。其形成机制和临床特点可参见本章“病因”一节。

3. 血热　血热是指血分受热，血流加速甚或迫血妄行的病理状态。多由邪热入血，或情志郁结，五志过极化火所致。血热可迫血妄行，甚或灼伤脉络引起出血；又可扰乱心神，或煎熬阴血和津液。故血热的病理变化，以既有热象，又有耗血、动血、扰神、伤阴的特点。临床可见身热，面赤，心烦谵狂，疮疡红、肿、热、痛，或咳血、吐血、衄血、尿血、便血、妇女月经提前、量多或崩漏，舌质红绛，脉滑数等症。

4. 血寒　血寒是指血分受寒，血行迟缓，甚或凝滞不通的病理状态。多因外感寒邪，凝滞气血，或阳虚生寒，不能温运血脉所致。临床可见手足麻木冷痛，肤色紫暗，或少腹拘急疼痛，得温痛减，形寒肢冷，妇女月经后期，经色紫暗，夹有血块，或闭经，舌质紫暗，脉沉迟而涩等症。

（三）气血关系失调

气和血生理上相互依存，相互为用，病理上常相互影响而导致气血同病。气血关系失调主要有气滞血瘀、气虚血瘀、气血两虚、气不摄血、气随血脱、血随气乱等几方面。

四、津液代谢失常

津液的代谢，是由肺、脾、肾及三焦等多个脏腑共同参与的复杂生理过程。其中任何一个脏腑的功能失常，均能影响津液的代谢，导致津液生成不足，或输布排泄障碍而形成多种病变。

（一）津液不足

津液不足是指津液亏少，导致脏腑、孔窍、皮毛等失于濡润、滋养，产生一系列干燥枯涩症状的病理状态。多由脏腑功能减退，津液生成不足，或外感燥热之邪，或阳热内盛、五志化火等耗伤津液，或多汗、多尿、吐泻过度、大失血等使津液丢失过多引起；亦可因久病而致津液亏耗。

津液不足因亏损的程度不同而有伤津和脱液之分。伤津常见口、鼻、皮肤干燥，及小便短赤，大便干结等症；脱液常见形瘦肉脱，肌肤毛发枯槁，甚则肌肉瞤动，手足震颤等症。

伤津和脱液，在病机和临床表现方面虽有所区别，但津和液本为一体，两者生理上互化互用，病理上相互影响。一般说来，轻者为伤津，重者为脱液；伤津可致脱液，脱液必有津伤。

（二）津液输布排泄障碍

津液的输布和排泄，是津液代谢中的两个重要环节。两者虽有不同，但都可导致津液在体内的不正常停滞，成为内生水湿、痰饮等病理产物的根本原因。

津液的输布障碍，是指津液得不到正常的输布，以致津液环流迟缓，或滞留某一局部，形成水湿痰饮等病变。津液的输布与肺的宣发和肃降、脾的运化和散精、肝的疏泄条达、肾的蒸腾气化及三焦的通利水道等多方面因素有关，尤以脾气健运最为关键。

津液的排泄障碍，主要是指津液转化为汗液和尿液的功能减弱，以致水液滞留，外溢肌肤而为水肿。津液化为汗液，主要依赖肺的宣发功能；化为尿液，主要依赖肾的气化功能。故肺肾功能减弱，均可引起水液滞留而发为水肿，其中，尤以肾的气化失常为主导。

思考题

1. 试述六淫各自的性质和致病特点。
2. 叙述七情各自致病特点。
3. 简述痰饮和瘀血的概念及其致病特点。
4. 简述饮食失宜、劳逸失当与疾病的关系。
5. 试述气血津液失常的基本病理变化。
6. 如何理解湿性黏滞？

（于丽丽）

中篇

中医护理技能

第七章 中医护理程序

学习目标

1. 掌握望诊中的望神、望色、望舌，问诊的内容及意义。
2. 熟悉望形体、望五官；切诊；八纲辨证与脏腑辨证。
3. 熟悉辨证施护内容。
4. 了解闻诊、按诊、护理程序的步骤；护理诊断的陈述；中医护理病历书写要求。

中医护理程序是在中医学理论指导下，发现、解决病人健康问题的程序。中医护理学强调整体观念与辨证施护，运用中医四诊的方法，全面评估护理对象的健康问题，用辨证的方法提出护理诊断并描述这些问题，然后制定护理计划并组织实施，最后评价是否达到预期效果。

第一节 中医护理评估与四诊

中医护理评估为护理程序的第一阶段，但实际上贯穿于该程序的全过程，是一个通过交谈、体检、实验以及查阅病历和文献资料等方法系统地、动态地收集、组织、核实和记录与护理对象健康有关资料的过程。评估涉及的范围包括护理对象的生理、心理、社会文化、发展和精神等各个方面。其目的是确定护理对象的健康问题，以形成正确的护理诊断，为选择适当的护理措施和为评价护理效果提供依据。

中医学对疾病的观察有着独特之处，这一独特的诊察病情的方法称为“诊法”，它包括望、闻、问、切四个内容，是中医观察病情的基本方法和基本操作技术。在中医护理评估中，护士通过望、闻、问、切等四诊的手段收集病人健康和疾病的有关资料，对病人的病情进行全面而准确的观察和了解，以便为做出护理诊断、制定护理措施和辨证施护提供依据。也就是说，四诊是进行中医护理评估的主要方法。但四法各有所长，故评估时应四诊合参。

一、望诊

望诊，主要是运用视觉对病人全身和局部以及分泌物、排泄物进行有目的的观察，以发现异常变化。通过观察病人的神、色、形、态、头面、五官、皮肤、舌象、分泌物和排泄物等异常变化，可以由表及里，查明病人脏腑气血阴阳的病变，以便了解病情的一种方法。

（一）望神

望神就是观察病人精神的状况，神志是否清楚，动作是否矫健协调，反映是否灵敏等，一般分为“有神”、“失神”和“假神”三种。

1. 有神　病人两眼灵活明亮，神志清楚，语言清晰，反应灵敏，活动自如等称为有神，表明正气未伤，脏腑功能未衰，预后良好。

2. 失神　病人目光晦暗，瞳仁呆滞，精神萎靡，反应迟纯，呼吸气微，甚至神志昏迷，循衣摸床，或卒然昏倒而目闭口开，手撒遗尿等称为失神，表示正气已伤，病情严重，预后不好。

3. 假神　多见于久病、重病、精神极度衰弱的病人。如原不多语，语言低微，时断时续，突然转为言语不休，声音响亮；原来神志模糊，突然转清；原来面色晦暗，忽见两颧发红，如涂油彩等，这是阴阳将决前的一种假象，因此称为假神。

（二）望色

望色，是观察病人皮肤的颜色和光泽。皮肤的色泽是脏腑气血之外荣，皮肤的颜色变化可以反映疾病的不同性质和不同脏腑的病证；皮肤的光泽和肤色的荣润或枯槁，可以反映脏腑精气的盛衰，判断病情的轻重及预后。面部血脉丰盛且局部皮肤外露易于观察，故望面色是望色的重点。

1. 正常面色　亦称常色，因种族不同而异。我国健康人面色是红黄隐隐，荣润光泽。

2. 病色与主病　病色即因病而发生异常改变的面色，病色可反映不同性质的疾病和不同脏腑的疾病。根据病人面部五色变化来诊察疾病的方法称五色主病。

（1）青色：主寒证、痛证、瘀血、惊风。青为气血不通，经脉瘀阻所致。如风寒疼痛，里寒腹痛，疼痛剧烈时，可见面色苍白而青；久病有气血瘀滞者，常见面色青暗，口唇青紫；小儿高热，面部青紫，常是惊风的先兆。

（2）赤色：主热证。赤为血液充盈皮肤血脉而致。实热面赤，常满面通红；虚热常午后颧红。

（3）黄色：主湿证、虚证。黄为脾虚湿蕴的征象。面色淡黄，枯槁无泽，称为萎黄，多是脾胃气虚；面黄而浮胖，多是脾虚有湿；身目俱黄为黄疸；黄色鲜明属湿热；黄色晦暗多为寒湿。

（4）白色：主虚寒、失血。白为气血不荣之候。若皖白而虚浮，则多为阳气不足；淡白而消瘦，则多为营血亏损；若急性病突然面色苍白，则常属阳气暴脱。

（5）黑色：主肾虚、寒证、水饮、瘀血。黑为阴寒水盛或气血凝滞的病色。若颜面黧黑，多为肾阳衰微；目眶周围晦暗，可见于肾虚血瘀证；面黑而干焦，为肾精久耗，火热内炽；色黑而肌肤甲错，为有瘀血。

（三）望形态

望形态，是观察病人形体的强弱、胖瘦以及活动的状态。

1. 形体　发育良好，形体壮实，是体质强壮的表现；发育不良，形体消瘦，是体质虚弱的表现；若形体肥胖而肌肉松软，气短乏力，多属阳气不足，脾虚有痰湿，常有“胖人多湿”之说；若形体消瘦，皮肤干燥，多属阴虚火旺之证，又常有“瘦人多火”之说。若形体消瘦，消谷善饥，为中焦有火之证。

2. 动态　病人的动静姿态和体位与疾病有密切关系。喜动者属阳证，喜静者属阴证。如卧时身体能转侧，面常向外，多为阳、热、实证；卧时身重不能转侧，面常向里，多为阴、寒、虚证。

（四）望头颈、五官

1. 望头颈与头发　望头颈与头发，主要是望头的外形、动态和头发的色泽变化。

（1）望头颈：小儿头形过大或过小，伴有智力发育不全者，多属先天不足，肾精亏损；小儿囟门下陷者，多为津液损伤，脑髓不足；囟门高突者，多为痰热内蕴或火邪上攻，亦可见于脑髓病变；囟门迟闭者，多属肾精不足；头颈强直或头摇不能自主者，多是动风之象。

（2）望头发：头发稀疏不长，为肾气亏虚；黄而干枯，久病脱发，多为精血不足；突然出现片状脱发，多属血虚受风或痰瘀阻滞所致；青壮年头发稀疏易落，多因肾虚或血热。

2. 望五官

（1）望眼：望眼，除观察眼神外，还应注意外形、颜色及动态等方面的变化、目赤红肿，多属风热或肝火；白睛发黄，为黄疸；眼睑淡白，属气血不足；眼胞浮肿，多为水肿；眼窝下陷，多为伤津脱液；小儿睡眠露睛，多属脾虚；瞳孔散大，多属精气衰竭；两目上视、斜视、直视，均属肝风内动。

（2）望鼻：望鼻，主要是望鼻内分泌物和鼻的外形。鼻流清涕，多属外感风寒；流浊涕，则属风热；久流浊涕而有腥臭味的，为“鼻渊”，多由胆经蕴热。鼻翼煽动，多见于肺热，或肺肾精气衰竭而出现的喘息；鼻柱溃烂塌陷，常见于麻风或梅毒。

（3）望唇口：望唇口，应注意唇口的颜色、润燥和形态的变化等。唇色淡白，多属血虚、气虚；唇色青紫，多属寒凝、瘀滞；唇色深红而干，多为热证、实证；唇色淡而晦暗，多为寒证、虚证；口唇糜烂，为脾胃有热；口唇燥裂，多是燥热伤津。口腔黏膜近臼齿处，见边有红晕的白色小点，为将出麻疹之征。

（4）望龈、齿：望龈、齿，应注意色泽、润燥及形态等异常变化。龈色淡白，多属血虚不荣；牙龈红肿者，多属胃火上炎；牙龈出血而红肿者，为胃火伤络；不红微肿者，多属气虚，或虚火伤络。

（五）望皮肤

主要观察肤色与外形的变化。

1. 形色变化　皮肤虚浮肿胀，按有压痕，多属水湿泛滥；皮肤干瘪枯燥，多为津液耗伤，或精血亏损。皮面粗糙如鳞，按之涩手，肌肤甲错者，是血虚夹瘀所致；皮肤面目俱黄，为黄疸，其黄色鲜明如橘皮色者为阳黄，为湿热蕴蒸、胆汁外溢肌肤而发；其色晦暗如烟熏色者为阴黄，为寒湿阻遏、胆汁外溢肌肤所致。

2. 望斑疹　皮下出现红色瘀点，形如粟米，高出皮肤，摸之碍手者为疹；点大成片，色红或紫，平铺于皮下，摸之不碍手者为斑。

望斑疹应注意观察其色泽与形态的变化。斑疹的色泽，以红润为顺，淡滞为逆。红色不深，是热毒轻浅；色红而深如鸡冠色的，为热毒炽盛；斑疹紫黑，为热毒之极；色淡红或晦暗，并见四肢清冷，脉细弱的，为正气不足或阳气衰微之象。斑疹的形态，一般以分布均匀、稀疏者为邪浅病情轻；分布稠密，或根部紧束有脚，为热毒深重之象；疏密不匀，或先后不齐，或时隐时现，多是邪毒内陷之候。

（六）望舌

望舌主要是观察舌质与舌苔的变化。舌质，是舌的肌肉脉络组织，又称舌体。舌苔，是舌面上附着的苔状物，由胃气所生。正常舌象为舌体柔软，活动自如，淡红润泽，不胖不瘦，舌面铺有薄薄的、颗粒均匀、干湿适中的白苔。简称“淡红舌薄白苔”。

舌的一定部位与某一脏腑相联系，并反映着相关脏腑的病理变化。舌尖反映心肺的病变；舌边反映肝胆的病变；舌中反映脾胃的病变；舌根反映肾的病变（图7－1）。

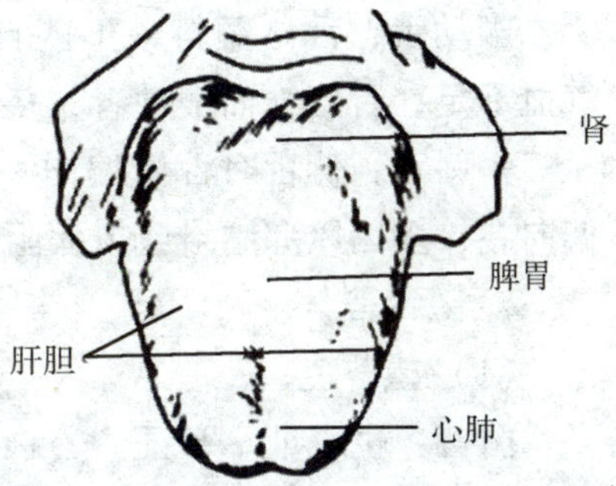

图7－1　舌诊脏腑部位分属示意图

1. 望舌质

（1）望舌色

淡白舌：较正常舌色浅淡为淡白舌，主虚证、寒证。如舌淡白不泽或舌体瘦薄，则属气血虚；舌淡白少津，多属阳虚津亏；若淡白湿润，舌体胖嫩，多属虚寒证。

红舌：舌色较正常深，甚至呈鲜红色，主热证，有虚实之分。若舌色鲜红起芒刺或兼黄厚苔，多属实热证；舌色鲜红少苔、有裂纹或舌红无苔，则属虚热证；舌尖红者为心火亢盛；舌边红者，为肝胆火旺。

绛舌：舌色深红为绛舌，主病有外感与内伤之分。外感病若舌绛或有红点、芒刺，为温病热入营分、血分；内伤杂病若舌绛少苔或无苔，有裂纹，则是阴虚火旺。

紫舌：舌质色紫为紫舌，主热证、寒证、瘀血证。舌绛紫干枯少津，为热盛伤津、气血壅滞；舌淡紫或青紫湿润者，多为寒凝血瘀；舌色紫暗或见瘀斑，多为气滞血瘀。

（2）望舌形

胖大舌：较正常舌体胖大为胖大舌，有胖嫩肿胀之分。嫩舌多兼虚胖，称胖嫩舌；只胖不嫩者，称肿胀舌；舌体肿胀满口而色深红，多属心脾热盛；舌肿胀，色青紫而暗，多见于中毒。

瘦薄舌：舌体瘦小而薄，为瘦薄舌。若瘦薄色淡，属气血两虚；瘦薄色红绛而干燥者，多属阴虚火旺，津液耗伤。

裂纹舌：舌面有各种明显的裂沟，为裂纹舌。若舌质红绛有裂纹，多属热盛伤津；舌质淡白而有裂纹，多属气血不足。

齿痕舌：舌体边缘有牙齿的痕迹，为齿痕舌。多由舌体胖大而受齿缘压迫所致。故齿痕舌常和胖大舌同见。若舌淡白而湿润边有齿痕，则为脾虚湿盛。

芒刺舌：舌乳头增生和肥大，高起如刺，为芒刺舌。多是里热炽盛，邪热内结之征。

（3）望舌态

强硬舌：舌体强硬，运动不灵活，为强硬舌。多见于中风先兆患者。

痿软舌：舌体软弱，屈伸无力者，为痿软舌。若久病舌淡而痿，多因气血虚极；久病舌绛而痿，为阴亏已极；新病舌干红而痿，是热灼津液。

颤动舌：舌体颤抖，不能自主，为颤动舌。若舌淡白而颤动者，多为心脾两虚，气血不足；舌红绛而颤动者，多为热极生风，肝风内动，或见于酒精中毒病人。

歪斜舌：伸舌时舌体偏向一侧者，为歪斜舌。若病在左舌体偏向右，病在右舌体偏向左，多因风邪中络或风痰阻络，为中风或中风先兆。

2. 望舌苔

（1）望苔色

白苔：主表证、寒证。苔白薄者，多为表证；苔白厚者，多为寒证；苔白腻者多为湿浊内停或食积；苔白如积粉，为暑湿秽浊之邪内蕴。

黄苔：主里证、热证。苔淡黄为热证；深黄为热重；焦黄为热极。苔黄腻为湿热或食积。

灰苔：浅黑色的舌苔。主里热证、寒湿证。苔灰而干燥，为外感热病，热甚伤津；苔灰而润，为痰饮内停，或为寒湿内阻。

黑苔：苔较灰苔色深，主里热极证，又主寒盛证。苔黑而燥裂，多为热极津枯，苔黑而润滑，为阴寒内盛。苔色深浅与疾病程度相应。

（2）望苔质

厚薄：透过舌苔隐隐见到舌质的为薄苔，不能见到舌质的为厚苔。苔之厚薄反映邪气盛衰，病位深浅，病情轻重与进退。

润燥：舌苔的润燥是机体津液盈亏和输布功能的反映。苔润为津液未伤，苔燥为津液已伤或津液输布障碍。

腐腻：苔质颗粒粗大，疏松而厚，形如豆腐渣堆积，舌面刮之易去为腐苔；若苔质颗粒细腻质密，黏滑不易刮去，如涂油彩，为腻苔。腐苔属阳热有余，腻苔属阳气被遏。

剥脱：舌面光洁如镜，为光剥苔，或为光滑苔，又叫镜面舌，表示胃阴枯竭，胃气将绝。若舌苔剥落不全，剥脱处光滑无苔，余处斑斑驳驳地残存舌苔，界限明显，为花剥苔；若不规则的大面积脱落，界限清楚，形似地图，又称地图舌，多为胃之气阴两伤。

3. 望舌的临床意义

（1）舌质与舌苔的关系：在疾病的发生发展过程中，舌质与舌苔的变化是正邪斗争的反应，一般情况下舌质与舌苔的变化是一致的，主病是两者的综合。实热证多见舌红苔黄；虚寒证多见舌淡苔白；热邪内盛津液耗伤者，则舌干苔燥；寒湿内停者，则舌润苔滑。若见舌质与舌苔变化不相一致时，应结合全身症状，进行综合分析，做出正确判断。

（2）舌质与舌苔的临床意义：一般认为，脏腑虚实、气血盛衰等病证的变化情况主要表现在舌质；而病证寒热的深浅、邪正的消长变化反映于舌苔。舌质与舌苔的变化能够客观地反应正气的盛衰、病邪的深浅、邪气的性质、疾病的进退等，还可以判断疾病的转归和预后。

4. 望舌的注意事项

（1）光线：望舌时需要充足的自然光线，尽可能使光线直射入口内，因而晚间望舌不太准确，必要时白天复检。

（2）伸舌姿势：要求病人自然地将舌伸出口外，充分暴露舌体，舌尖略向下，舌面向两侧展平，伸舌的时间不宜太长，以免影响舌质的颜色。

（3）染苔：有些食物和药物，可以使舌苔染上颜色，称“染苔”，如乌梅、橄榄等使舌苔染黑；核黄素等可将舌苔染黄；吸烟可将舌苔染灰等。

（七）望小儿指纹

小儿指纹是指食指内侧前缘浮露可见的脉络，是手太阴肺经的分支所在。望指纹适用于三岁以下的小儿。由于小儿寸口脉短小，诊脉时常啼哭躁动，影响诊脉，而且小儿皮肤薄嫩，脉络易于暴露，食指络脉更为明显，因此，常以望指纹以辅助脉诊。

1. 望指纹　望指纹时，医者用左手食指、拇指握住小儿食指末端，以右手拇指侧部在小儿食指掌侧前缘，用力适中地从指端向根部推数次，使指纹更为显露，便于观察。

2. 指纹三关分布　小儿指纹分风、气、命三关，即食指第一节部位为风关，第二节部位为气关，第三节部位为命关（图7－2）。风、气、命三关合称为“虎口三关”。正常指纹隐现于风关之内，色泽浅红，红黄相兼。

3. 望指纹的内容及意义　主要观察纹位、纹色、纹形三方面变化情况。其要点可概括为：三关测轻重，红紫辨寒热，浮沉分表里，淡滞定虚实。

（1）望纹位变化：三关纹测轻重。指纹在风关附近，表示邪气入络，是病轻易治，可见于外感初期；指纹至气关，则邪气入经，病邪较深，病势较重；指纹达命关，是邪陷病深，邪入脏腑，病情严重之兆；若指纹一直伸延到指甲端，是谓“透关射甲”，则病情凶险，预后不良。

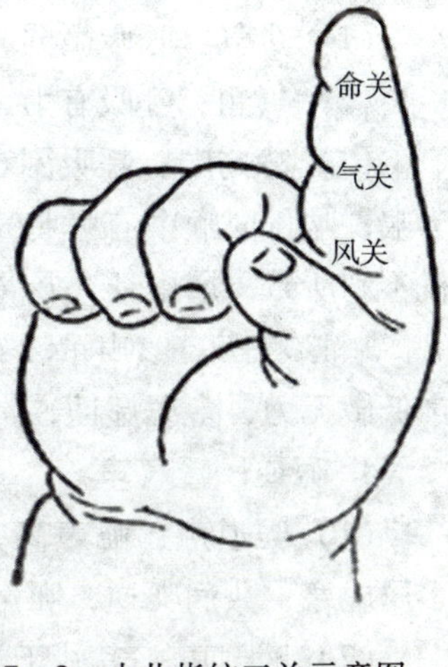

图7－2　小儿指纹三关示意图

（2）望纹色变化：红紫辨寒热。纹色鲜红，多属外感表证；纹色紫红，多主里热证；纹色青，主惊、主风、主痛；纹色青紫或紫黑色，是血络郁闭；纹色淡白，多为脾虚。

（3）望纹形变化：浮沉分表里，淡滞定虚实。纹浮而明显者，为病在表；纹沉隐不显者，为病在里。纹细小而色浅淡的，多为虚证；纹粗大而色浓滞的，多为实证。

望指纹，对3岁以下小儿疾病的诊察有一定价值，但必须与其他方法密切配合，进行综合分析，才能作出正确判断。

（八）望排出物

排出物包括痰涎、呕吐物、二便、涕、泪、白带等。了解排出物的色、质、量及其有关变化情况，可辨别脏腑的盛衰和邪气的性质。排出物清稀者，多为寒证；色黄稠黏者，多属热证。寒凝则阳气不运，功能衰退，水湿不化，以致水液澄澈清冷，排出物质地清稀；如热邪熏灼，煎熬津液，排出物就会黄浊而稠黏。

二、闻诊

闻诊，主要是通过听病人的语言、呼吸、咳嗽、喷嚏、呕吐、呃逆、嗳气、太息、肠鸣等各种声响，或根据病人身体的分泌物、排泄物所产生的各种气味来判明疾病的寒热虚实等病情变化的一种方法。

（一）听声音

1. 语声

（1）语声强弱：语声响亮有力，多言而躁动的，属实证、热证；语声低微无力，少言而沉静的，属虚证、寒证。语声重浊，常见于外感或湿浊阻滞，为肺气不宣，气道不畅所致。声音嘶哑，甚或发不出声音，称“失音”，亦有虚实之分，实者多为外邪袭肺，肺气不宣。虚者多因肺肾阴虚，津液不能上承所致。

（2）语言错乱：语言错乱多属心的病变。神志不清，胡言乱语，声高有力，为谵语，常见于热扰心神的实证；精神衰疲，语言重复，发音无力或不相接续的，为郑声，属于心气大伤、神无所依的虚证；言语粗暴，狂躁妄动，哭笑无常，为狂证，多因痰火内扰；抑郁沉闷，自言自语，为癫证，多因痰气郁闭。

2. 呼吸声

（1）少气：呼吸微弱，气少不足以息，称为“少气”，多因气虚所致。

（2）气粗：呼吸有力，声高气粗，多是热邪内蕴，属于实热证。

（3）哮与喘：呼吸困难，短促急迫，甚则鼻翼煽动，或张口抬肩不能平卧的，称为喘；喘气时喉中有哮鸣声的称为哮。哮喘有虚实之分，属实者，多因肺有实邪，气机不利所致；属虚证，乃肾不纳气所致。

3. 咳嗽声 咳声重浊有力，多属实证，是寒痰湿浊停聚于肺，肺失肃降所致；咳声低微无力，多属虚证，常因久病肺气虚损，失于宣降所致。

4. 呃逆、嗳气声

（1）呃逆声：呃声高亢而短，响亮有力，多属实热；呃声低沉而长，气弱无力，多属虚寒；久病呃逆，呃声短促低微，断断续续，是胃气衰败的危重征象。

（2）嗳气声：多见于饱食后。可由宿食不化、肝胃不和、胃虚气逆等原因引起；嗳声高亢响亮有力，多属实热；嗳声低沉而长，气弱无力，多属虚寒。

（二）嗅气味

1. 口腔气味　口气臭秽，多属胃热或消化不良，亦见于龋齿、口腔不洁；口气酸臭，多是胃有宿食；口气腐臭，多是牙疳或有内痈。

2. 排泄物与分泌物气味　各种排泄物与分泌物有恶臭者多属实热证；略带腥味者多属虚寒证。如大便臭秽为热，有腥味为寒。小便臊臭，多为湿热。矢气奇臭，多为消化不良，宿食停滞。白带清稀多属脾肾虚寒；气味重而黄稠者，多属湿热下注。

三、问诊

问诊是通过询问病人本人或陪诊者进行有目的的询问，以了解病情的方法。

关于问诊的内容，清·陈修园将其编写成“十问歌”，即“一问寒热二问汗，三问头身四问便，五问饮食六胸腹，七聋八渴俱当辨，九问旧病十问因，再兼服药参机变，妇人尤必问经期，迟速闭崩皆可见，再添片语告儿科，天花麻疹全占验。”“十问歌”的内容言简意赅，目前仍有指导意义，但在实际运用时，要根据病人的不同病情，灵活而有主次地进行询问。

问诊的主要内容包括一般情况、主诉、现病史、既往史、个人生活史、家族史等。询问时应根据就诊对象，如初诊或复诊、门诊或住院等实际情况，有针对性地进行询问。

（一）问一般情况

包括姓名、性别、年龄、婚姻、职业、民族、籍贯、住址等。姓名和现住址的记载，便于病历的查找和总结；不同年龄有不同的多发病，询问年龄，可为多发病提供参考；对性别和婚姻的了解，除妇女的一般情况外，还应问其经、带、胎、产等特有疾病情况，以对这些疾病的诊察提供线索；对职业的问诊，可了解到与职业有关的职业病情况；对籍贯及住址的问诊，因病人生活的区域不同，天时地理风俗各异，发病情况也就有所不同。

（二）主诉

主诉是病人就诊时陈述的最感痛苦的症状或体征及其持续时间。如四肢关节游走性疼痛 1 个月；恶寒发热、头痛 2 天。

主诉通常是病人的主要痛苦，是就诊的主要原因，往往也是疾病的主要矛盾所在。通过主诉可以初步估计疾病的范畴和类别（如外感病或内伤病，阳证或阴证等），以及推测病势的轻重（如急性病、危重病、慢性病等）。因此，主诉具有重要的价值，是调查、认识、分析、处理疾病的重要线索。

对于主诉的询问与描述，一是要把主诉抓准。二是将主诉所述症状或体征的部位、性质、程度、时间等询问清楚，不能笼统、含糊。三是主诉的文字记录要简洁精炼（一般不超过 20 个字）。此外，主诉不等于疾病的病名，描述记录时应注意区分。

（三）问现病史

是指围绕主诉，从起病到就诊时疾病的发生、发展和变化情况，以及对疾病的诊治经过。现病史应注意从以下起病情况、病情演变、诊治经过等方面进行询问。

（四）问既往史

既往史又称过去史，是指除主诉疾病以外的患病或健康情况。由于过去的健康和患病情况，可能与现在症状有一定的关系，也是辨证分析时的部分依据。既往史一般包括下列内容：

1. 过去一般健康情况 如强壮、素健或体弱、多病等。

2. 传染病史和预防接种史 如是否患过麻疹、白喉、疟疾、痢疾等传染病，何时何地接受过何种预防接种，有无对药物或其他物品的过敏史等。

3. 其他疾病史 过去患过何种其他疾病，是否复发过，现在是否痊愈，现在还有何病情表现，对现在症状有无影响等。

4. 问个人生活史 个人生活史是指患者的日常生活、工作等方面的有关情况，简称个人史。因思想情绪、生活习惯、劳动条件等的不同，对于某些疾病的发生和发展，也有一定的关系。

（四）问家族史

是指询问与病人长期生活相处的父母、兄弟姐妹、爱人、子女等的健康和患病情况。询问家族史，可了解一些传染病和遗传性疾病的情况。

（五）问现在症状

1. 问寒热 凡病人感觉怕冷加衣被，近火取暖，仍觉寒冷的，称为恶寒。虽怕冷，但加衣被或近火取暖而有所缓解的，称为畏寒，又称形寒。发热除指体温高于正常者外，还包括患者自觉全身或某一局部发热的主观感觉如“五心烦热”、“手足心热”等。

问寒热，首先要问病人有无恶寒发热的症状。如有寒热，须询问怕冷与发热是同时出现，还是单独出现，并询问寒热的轻重，出现的时间，持续的长短，以及伴随的症状等。

（1）恶寒发热：疾病初起即有恶寒发热，多属外感表证，为外邪犯表，邪正交争的表现。

（2）但寒不热：畏寒而不发热，称为但寒不热，多属里虚寒证。多因阳气虚于内，不能温煦肌表所致。

（3）但热不寒：但热不寒是指不觉怕冷而只恶热或发热，多属里热证。根据发热的轻重、时间、特点等，可分为以下几种情况：

①壮热：是指高热持续（体温可在39℃以上）不退，不恶寒，反恶热。多为风寒入里化热，或温热内传的极期阶段。

②潮热：定时发热或定时热甚，如潮汐有一定的规律性。临床常见有三种类型。一是阴虚潮热。午后或入夜低热，以五心烦热，甚至骨蒸潮热（有热自骨内向外透发的感觉）为特征，兼见颧红、盗汗，口咽干燥等症。多属阴亏不能制阳的阴虚火旺证。二是湿温潮热。多为午后热甚，以身热不扬（初扪肌肤不觉发热，扪之稍久则有灼手感）为特征，伴有胸闷、呕恶、头身困重、便溏、苔腻等症。多属湿遏热伏，热难透达的湿温病。三是阳明潮热。每于日晡（申时，即下午3~5时）时发热或热甚，故又

称“日晡潮热”。其热势较高，兼见腹满、腹痛、便秘等症，属邪热与积滞相搏，阻于肠道的阳明腑实证。

③低热：即微热，是指轻微发热，热势较低（体温多在38℃以下），或病人自觉发热而体温并不升高。其特点是长期低热不退，多为内伤发热。可见于阴虚发热、气虚发热、温病后期和小儿夏季热。

（4）寒热往来：恶寒与发热交替而作，称为寒热往来，是半表半里证的特征。若寒战与壮热交替，发有定时，一日1次，或二三日1次者，则为疟疾。

2. 问汗　汗是阳气蒸化津液，出于体表而成。病理性的出汗在外感和内伤病中均可见到。问汗应注意询问汗之有无、出汗时间、出汗部位、汗量的多少及其兼证。

（1）有汗、无汗：出汗与恶寒发热并见，苔薄白脉浮缓是表虚证；伴有咽痛，舌边尖红苔薄黄，脉浮数的是风热表证。发热恶寒而无汗属表寒证。大汗、壮热烦渴者属里实热证。若大汗淋漓，伴有脉微肢冷，神疲气弱，则多属阳虚气脱。

（2）汗出时间：经常汗出不止，活动后更甚的是自汗，多因气虚卫阳不固所致；入睡则汗出，醒后则汗止，称为盗汗，多属阴虚，因阴虚则阳亢，蒸发阴津而为汗。

（3）汗出部位：出汗仅限于头部，多由上焦邪热或中焦湿热郁蒸所致。若头汗见于大羸之后，或老年人气喘的头额汗出，则多为虚证。如重病后期突然额汗大出，伴有四肢厥冷、脉微欲绝者，则是虚阳上越，阴津随气而脱的危象。半侧身体出汗、或上或下、或左或右，为风痰或风湿阻滞经脉，营卫不调，或气血不和所致。若手足心汗出过多，又兼见口燥咽干，便秘尿黄等多为阴经郁热熏蒸所致。

3. 问头身　脏腑之精气皆上注于头目，经络遍布周身体表。因此，头身与脏腑经络的关系密切。问头身，主要是询问头身有无疼痛不适及疼痛的部位、性质和持续的时间等。

（1）问头部：即诊察病人有无头部不适，常见有头痛、头晕。

①头痛：六淫外邪，内伤诸疾，均可导致头痛。外感头痛，一般发病较急，病势较剧，痛无休止，多伴有寒热。内伤头痛，发病较缓，痛有间歇，且每带眩晕。

②头晕：头晕是患者自觉头脑有晕旋之感，重者感觉身体或景物旋转，站立不稳。头晕面白，神疲体倦，舌淡，脉细，每因劳累而加重者，多为气血亏虚；头晕胀痛，耳鸣，腰膝酸软，舌红少苔，脉弦细，每因恼怒而加剧者，多为肝肾阴亏，肝阳上亢；头晕且重，如物裹缠，胸闷呕恶，舌苔白腻者，多为痰湿内阻，清阳不升；头晕而胀，烦躁易怒，舌红，脉弦数者，多为肝火上炎。

（2）问周身：即询问病人全身各部有无疼痛不适，不同部位的疼痛不适常反映不同的病证。

①身痛：即周身疼痛，为头身、腰背、四肢等部均感疼痛。属新病乍起者，多为实证，以感受风寒湿邪者居多；若久病卧床不起而周身作痛，多为虚证，以气血亏虚，经气不利者常见。

②身重：周身有沉重酸困感觉，多与肺、脾二脏病变有关。如风邪外袭，肺失宣降，通调水道功能失司，水泛肌肤而见身重，甚则浮肿；或脾气虚弱，失于健运，脾

为湿困，而见身重困倦、神疲乏力等症。

③四肢痛：多见于痹证，或在关节，或在经络，或在肌肉，多由风寒湿邪侵袭引起的痹证。

④腰痛：是指腰脊正中或腰部两侧疼痛。腰部中间为脊骨，两侧为肾之所在，故有“腰为肾之府”之说。腰痛有虚实之分，因风、寒、湿邪阻滞经脉，或瘀血阻络者，为实证；因肾精不足或阴阳虚损失于濡养、温煦所致者，为虚证。

⑤胸痛：胸部为心肺所居之处，故心肺的病变，均可导致胸部疼痛。痰饮、气滞、瘀血、心阳不振是胸痛的主要病机。

⑥胁痛：是指胁的一侧或两侧疼痛。由于两胁是足厥阴肝经、足少阳胆经所过之处，肝胆又居于胁部，故胁痛多与肝胆病变密切相关。多为肝气郁结、肝胆湿热、肝胆火盛、气滞血瘀所致。

⑦胃脘痛：是指上腹部，在剑突下，是胃腑所在的部位，故又称胃痛。寒、热、食积、气滞等原因，引起胃失和降，均可导致胃脘疼痛。

⑧腹痛：腹部的范围较广，可分为大腹、小腹、少腹三部分。脐以上为大腹，属脾胃；脐以下为小腹，属肾、膀胱、大小肠及胞宫；小腹两侧为少腹，是肝经经脉所过之处。腹痛应结合疼痛的部位、性质及兼症等来辨别病证之寒热虚实。

（3）问疼痛性质：引起疼痛的病因、病机不同，则疼痛的性质特点各异。故询问疼痛的性质特点，可辨疼痛的病因与病机。

①胀痛：痛而且胀者为胀痛，为气滞疼痛的特点。以胸胁脘腹部和头部最常见。

②重痛：疼痛并有沉重之感。常因湿邪困阻，气机不畅所致，可见于头部、四肢、腰部以及全身。

③刺痛：其特点是疼痛如针刺，痛处固定不移，拒按。是瘀血疼痛的特征之一，以胸胁、脘腹等处较为多见。

④隐痛：疼痛不剧，但绵绵不休，称为隐痛，属虚证。多由精血亏虚，或阳气不足，阴寒内盛，机体失却充养、温煦所致。多见于头、脘、腹、腰部等处。

⑤绞痛：指疼痛剧烈如刀绞。多为有形之邪阻滞气机，或阴寒之邪凝滞不通所致。多见于心血瘀阻引起的真心痛；蛔虫上窜引起的脘腹绞痛和石淋引起的小腹绞痛等。

⑥灼痛：痛有灼热感而喜凉恶热，是热证疼痛的特点，多为阴虚或阳热亢盛所致。常见于脘腹、孔窍及皮肤等处。

⑦冷痛：痛有冷感而喜暖，是寒证疼痛的特点，多因寒邪阻络或阳气不足，脏腑经络失于温煦所致。常见于腰脊、脘腹及四肢关节等处。

⑧掣痛：指抽掣牵扯而痛，由一处连及它处，也常称为引痛、彻痛。多因筋脉失养或阻滞不通所致，由于肝主筋，所以掣痛多与肝经有关。

⑨走窜痛：指痛处游走不定，或走窜攻痛。其中胸胁脘腹疼痛而走窜不定的，常简称窜痛，多因气滞所致；肢体关节疼痛而游走不定的，常称游走痛，多见于风痹（行痹）。

⑩固定痛：指痛处固定不移。胸胁脘腹等处固定作痛，多属血瘀；肢体关节疼痛，

固定不移，多为湿痹（着痹）。

⑪空痛：指疼痛有空虚之感。一般见于头部或小腹部，多由气血亏虚，组织器官失其荣养所致。

一般而言，凡新病疼痛，痛势剧烈，持续不解而拒按者，多为实证；久病疼痛，痛势较轻，时痛时止而喜按者，多为虚证。

4. 问二便　询问二便，应注意大便的性状、颜色、气味、时间、量的多少以及排便的次数和伴随症状等。

（1）大便：大便干燥，排出困难，次数减少，称为便秘。

新病伴腹胀痛或发热者，多属实证、热证。久病、老人、孕妇、产后多因津亏，血少所致者，属虚证。大便次数增多，稀软不成形，称为泄泻。由外感寒湿、湿热、食积等损伤脾胃，脾虚运化失常所致。

（2）小便：尿量增多，是肾气虚弱，固摄无权；尿量减少，既可由于津液亏耗，化源不足，又可因水湿内停，气化不利。小便点滴而出，甚则点滴不通，称为癃闭，尿频、尿急、小便淋漓不畅或涩痛，称为淋证，多因结石、瘀血、膀胱湿热所致。不自主的排尿，或不能控制的尿滴沥，称为尿失禁。睡中不自主排尿，称遗尿，多为肾气不固，膀胱失约。

5. 问饮食口味　问饮食口味包括食欲、食量、口渴与口味等方面。

（1）食欲与食量：了解患者的食欲状况，进食多少，对于判断其脾胃功能以及疾病的预后转归有较为重要的临床意义。食欲减退，为脾失健运所致。若食少而见于久病，多属脾胃虚弱；食少伴胸满闷，腹胀苔腻者，多是湿邪困脾。若饥不欲食，则多为胃阴不足。嗜食异物，多是虫积的征象。

（2）口渴与饮水：口渴与否，常反映人体津液的盛衰。在病变过程中口不渴，标志着津液未伤，多见于寒证；若口渴，则多提示津液损伤，或因津液内停不能上承。口渴多饮，且喜冷饮，属实热证；口不干渴，或喜热饮，多属寒证。渴喜热饮而量少，多为痰湿内阻。大渴引饮，小便量多，为消渴证。

（3）口味：主要询问患者口中异常味觉与气味。口苦属热证，多见于肝胆湿热；口甜而腻，多属脾胃湿热；口中泛酸，多为肝胃蕴热；口淡乏味，常见于脾虚不运。

6. 问睡眠　有关睡眠的异常变化，主要有失眠与嗜睡两种。

（1）失眠：是以经常不易入睡，或睡而易醒不能再睡，或时时惊醒不安，甚至彻夜不眠为特征的证候。多由阴血不足，阳热亢盛，扰动心神。

（2）嗜睡：是指睡意很浓，经常不自主入睡。多由痰湿困遏、清阳不升所致。

7. 问经带胎产　妇女有月经、带下、妊娠、产育等生理特点，所以，对妇女的问诊，除问上述常规内容外，还应注意月经、带下、妊娠、产育等病理情况。妇女月经、带下等异常，不仅是妇科常见疾病，也是全身病理变化的反映。因此，即使一般疾病也应询问妇女的月经、带下等情况，以便了解有无妇科或其他疾病。

（1）月经：健康而发育成熟的女子每月子宫周期性的出血现象，称为月经，又称月事、月信、月水等。正常月经周期为28天左右，行经约3～5天，量适中（一般为

50～100ml)，色正红无瘀块，经质不稀不稠。行经时可能伴轻微腰酸，或小腹作胀，乳房稍胀，体倦纳少，情绪变化等。一般14岁左右月经开始来潮，称为初潮；到49岁左右，月经停止，称为绝经。

问月经应注意了解月经的周期、行经天数、经量、经色、经质及其兼症等。必要时，尚须询问末次月经的日期，以及初潮或停经的年龄。

经期异常：若月经提前8～9天以上，为月经先期。多为血热或气虚所致；若月经周期退后8～9天以上，为月经后期，多因寒凝、气滞或血虚所致。若经期错乱，或前或后为经行无定期，多为肝气郁滞所致。

经量异常：因个体差异，经量多少不完全相同。凡经量明显多于正常为月经量多，为血热或气虚所致；量明显少于正常者为月经量少，为气血亏虚或血寒凝滞所致。

经色、经质异常：正常月经色正红，经质不稀不稠，不夹杂血块。若经色淡红质稀，属气血亏虚；经色鲜红质稠，属血热内炽；经色紫红有块，乃寒凝血滞或气滞血瘀。

经行腹痛：指在经期前后，或行经期间腰腹发生阵发性疼痛，甚至剧痛难忍，并伴随月经呈周期性发作者，称为经行腹痛，又称“痛经”。由气滞、血瘀或阳虚寒凝胞络、气血亏虚胞脉失养或肾虚所致。

闭经：指女子发育成熟后，月经应来而未来，或曾来后又停经超过3个月，既非妊娠，也不在哺乳期，更非绝经者，称为闭经。多因气虚血少，血海空虚，或血瘀不通，或寒凝经脉，或痰湿阻滞等所致。

崩漏：指不在经期，忽然大量出血，或持续淋漓不断者，统称为崩漏。来势急，血量多者为崩；来势缓，淋漓不断者为漏。“漏者为崩之渐，崩者为漏之甚”。崩漏深红有块，多属热证，为血热迫血妄行；经色淡红无块者，多为冲任损伤或中气下陷，脾虚不能统血；也有虚热内扰或瘀阻胞宫等所致。

（2）带下：正常情况下，妇女阴道内有少量乳白色、无臭的分泌物，起濡润阴道的作用。若分泌物过多，淋漓不断，或色质改变，或有臭味，即为带下病。问带下，应注意询问其带下量的多少、色、质和气味等。分别有白带、黄带、赤白带等不同。

另外，妇女绝经期后仍见赤白带淋漓不断，有特殊秽臭味，须考虑是否为癌症引起，应及早检查，以防延误病情。

（3）问胎产：已婚妇女平素月经正常，突然停经而无病理表现，脉象滑利冲和者，应考虑妊娠。妊娠妇女出现厌食、恶心、呕吐，甚或反复呕吐不能进食者，称为妊娠恶阻。妇女妊娠腰酸见红者，称为胎动不安，多为堕胎先兆。产后恶露不尽，多为冲任受损；腹痛拒按，多为瘀血未净；烘热自汗，多为气血两虚。

8. 问小儿　小儿科古称“哑科”。由于小儿叙述不清，不仅问诊困难，而且也不一定准确，因此，医生主要通过询问陪诊者，来获取疾病的有关资料。问小儿病，除一般问诊的有关内容外，还应结合小儿的生长发育等生理特点，着重询问出生前后（包括孕育和产育期）的情况，预防接种情况，传染史和传染病接触史，以及喂养、发育情况、父母健康状况、有无遗传性疾病等情况。

四、切诊

切诊包括脉诊和按诊。脉诊是切按病人的动脉脉搏；按诊是对病人体表的某些部位，如肌肤、手足、胸腹、俞穴的触按。两者同是医生运用指端的触觉，在病人体表一定的部位进行触、摸、按、压，以观察脏腑气血变化、阴阳盛衰、寒热虚实，从而推断机体的整体状况和疾病的性质、部位、预后等的一种诊察方法。

（一）脉诊

又称切脉、候脉、按脉、持脉等，是按病人的脉搏，用手指切按病人的动脉以探查脉象，继而了解病情变化的一种诊察方法。脉诊是四诊的重要组成部分，也是中医学中一种独特的诊病方法。

1. 诊脉的部位与方法

（1）诊脉的部位：现在临床多采用“寸口诊法”，即切按病人桡动脉的腕后浅表部分：寸口脉分为寸部、关部、尺部三部分（图7－3）。正对腕后高骨（桡骨茎突）为关部，关之前为寸部，关之后为尺部。两手各有寸、关、尺三部，共六部脉。它们分候的脏腑是：右寸候肺，右关候脾，右尺候肾（命门）；左寸候心，左关候肝，左尺候肾。

（2）诊脉的方法：诊脉时应先让病人稍事休息，令气血平静。诊时，使病人手掌向上平放，手与心脏要在同一水平上，以致气血通畅，然后医生先用中指按在高骨（桡骨茎突）上定关部，再用食指按寸部，无名指按尺部。三指应呈弓形在同一水平上，以指腹接触脉体，以便按寻。三指的疏密，应以病人的高矮适当调整。

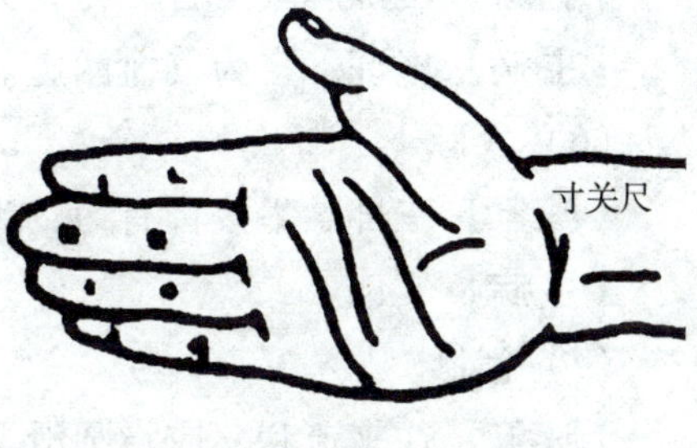

图7－3　诊脉寸关尺部位示意图

（3）小儿脉诊：小儿寸口脉狭小，不能容三指，可用“一指（拇指）定关法”，而不细分三部。3岁以下的小儿，可用望指纹代替切脉。

切脉时常以轻、中、重三种指力体察脉象。所谓脉象，也就是脉动应指的形象，包括频率、节律、充盈度、显现的部位、通畅的程度和波动的幅度等。轻、中、重三种切脉方法又称“举、按、寻”。据临床的需要，可用举、按、寻或相反的顺序反复触按，也可分部取一指直压以体会脉象的变化。寸、关、尺三部，每部有浮、中、沉三候，合称三部九候。

2. 正常脉象　正常脉象又称“平脉”或“常脉”。其基本特点是：三部有脉，不快不慢，和缓有力，节律均匀而有根。

3. 常见病脉与主病　疾病反应于脉象的变化，即为病脉。病与脉是密切相关的，不同的脉标志着不同的病证，但不能单纯凭脉象来诊断疾病，须四诊合参。

病脉的种类很多，在历代脉学文献中，病理脉象的种类及命名各有不同，现将临床常见的 18 种病脉的脉象、主病和脉理分述于下：

（1）浮脉

【脉象】轻按即得，重按稍弱。特点是脉搏显现部位表浅，脉浮不沉。

【主病】表证。浮而有力为表实，浮而无力为表虚。

（2）沉脉

【脉象】轻按不应，重按始得。特点是脉象显现部位深。

【主病】里证。沉而有力为里实，沉而无力为里虚。

（3）迟脉

【脉象】一息脉来不足四至。特点是单位时间（分）较正常脉搏次数少，每分钟在 60 次以下。

【主病】寒证，有力为寒实证，无力为虚寒证。

（4）数脉

【脉象】一息脉来五至以上。特点是单位时间（分）较正常脉搏次数多，每分钟在 90 次以上。

【主病】热证。有力为实热，无力为虚热。

（5）虚脉

【脉象】三部脉举按皆无力，为无力脉的总称。

【主病】虚证。多为气血两虚。

（6）实脉

【脉象】三部脉举按皆有力，为有力脉的总称。

【主病】实证。

（7）滑脉

【脉象】往来流利，应指圆滑，如盘走珠。

【主病】痰饮、食滞、实热。

（8）涩脉

【脉象】往来艰涩不畅，有如轻刀刮竹。

【主病】气滞、血瘀、精伤、血少。

（9）洪脉

【脉象】脉来如波涛汹涌，来盛去衰。特点是脉阔，且波动大。

【主病】热盛。

（10）细脉

【脉象】脉细如线，应指明显。特点是脉窄，且波动小。

【主病】诸虚劳损，又主湿。

（11）濡脉

【脉象】浮而细软。

【主病】诸虚，又主湿。

（12）弱脉

【脉象】 沉而细软无力，重取始得，轻取不显。

【主病】 主气血诸虚。

（13）微脉

【脉象】 极细极软，按之欲绝，若有若无，模糊不清。

【主病】 主阳气衰微。

（14）弦脉

【脉象】 端直而长，如按琴弦。特点是脉本身的硬度大。

【主病】 肝胆病、诸痛、痰饮。

（15）紧脉

【脉象】 脉来绷急，应指紧张有力，状如牵绳转索。特点是搏动的张力大。

【主病】 主寒、主痛。

（16）代脉

【脉象】 脉来缓慢而有规则的间歇，间歇时间较长。

【主病】 阳气衰微，风证、痛证、惊恐、跌仆损伤。

（17）结脉

【脉象】 脉来迟缓而有不规则的间歇。

【主病】 阴盛气结，痰凝血瘀。

（18）促脉

【脉象】 脉来急数而有不规则的间歇。

【主病】 阳盛实热，阴不济阳。

4. 相兼脉与主病　数种脉象同见的，称为相兼脉。相兼脉的主病一般地说等于组成该相兼脉的各单一脉主病的相合。例如浮紧脉：浮脉主表证，紧脉主寒证，浮紧脉主表寒证；浮数脉：浮脉主表证，数脉主热证，浮数脉主表热证；沉迟脉：沉脉主里证，迟脉主寒证，沉迟脉主里寒证；沉细脉：沉脉主里证，细脉主虚证，沉细脉主里虚证；沉细数脉：沉脉主里证，细脉主虚证，数脉主热证，沉细数脉主虚热证；弦数滑脉：弦脉主肝胆病证，数脉主热证，滑脉主痰湿证，弦数滑脉主肝胆湿热证，或主肝火挟痰证。余可类推。

（二）按诊

按诊是对病人的肌肤、手足、脘腹及其他病变部位施行触摸按压，以测知局部冷热、软硬、压痛、痞块或其他异常变化，故按诊是推断疾病的部位和性质的一种诊察病情的方法。

1. 按肌肤　按肌肤，主要是审察肌肤的寒热、润燥及肿胀等。按肌肤的寒热，以辨别邪正的盛衰。凡阳证、热证多肌肤灼热；阴证、寒证多肌肤清凉。但手足心灼热较甚者，多属阴虚内热。察皮肤的润燥，以知病人有汗无汗和津液是否损伤。如皮肤润滑的，多属津液未伤；枯燥或甲错，多属津液已伤，或有瘀血。肌肤肿而发亮，按之凹陷不起为水肿。若皮肤绷紧，按之即起无痕，则多属气胀。

2. 按手足　按手足，主要是察寒热。诊手足温凉，可判断阳气的盛衰。手足俱冷，多是阳虚寒盛；手足俱热，多为阳盛热炽。按掌心与掌背温凉可测知病属外感或内伤。手心热盛，多为内伤；手背热盛，多属外感。

3. 按胸胁　胸胁即前胸和侧胸部的统称，前胸部即缺盆（锁骨上窝）至横膈以上。侧胸部又称胁部，即胸部两侧。

（1）按胸部：胸为心肺所居之处，故可了解心肺的情况。其中按虚里是检查的重点。虚里位于左乳下第四、五肋间，是心尖搏动之处。正常情况下，虚里搏动不显，按之应手，其搏动范围直径约2～2.5cm，节律整齐均匀，是心气充盛之象。诊虚里时病人取仰卧位，若虚里处按之微弱者为不及，是宗气内虚之征；若动而应衣为太过，为宗气外泄之象；按之弹手，洪大而搏，或绝而不应者，为心肺气绝之危候。

（2）按胁部：按胁肋主要了解肝胆疾患。如右胁下扪及肿块，或软或硬，多为气滞血瘀；若表面凹凸不平，应注意排除肝癌；疟疾后左胁下有肿块，按之硬者，多为疟母。

4. 按脘腹　主要是检查脘腹的痛与不痛，软与硬，有无痞块积聚，以辨别脏腑的虚实、病邪的性质及其积聚的程度。

（1）按脘部：脘部指胸骨以下的部位，又称心下。按心下的软硬和有无压痛，可鉴别痞证与结胸。心下按之硬痛者多为结胸，属实证；心下满按之濡软而不痛的，多是痞证。

（2）按腹部：腹部疼痛，按之柔软，压之痛减，多属虚证；按之坚硬，压之疼痛加剧，甚至拒按者，多属实证。腹部包块，按之有形，坚硬不移，痛有定处，则为积为癥，多属血瘀；肿块时聚时散，按之无形，痛无定处，则为瘕为聚，多属气滞。腹痛绕脐，左下腹部按之有块累累，应考虑燥屎内结；腹有积聚，按之硬，可移动聚散者，多为虫积；右侧少腹部按之疼痛，尤以重按后突然放手后疼痛更为剧烈的，多为肠痈。腹胀叩之如鼓，小便自利者，为气胀；按之如囊裹水，小便不利者，为水臌。

5. 按俞穴　按俞穴是通过对俞穴的按压，了解穴位的变化，以验证疾病所属脏腑的诊察方法。俞穴是经络气血在人体表面聚集、输注或通过的重点部位，也是五脏六腑之气所转输的地方。

俞穴的变化主要在其病变时出现结节或条索状物，其异常反应主要有压痛和敏感反应。如肠痈，在上巨虚（阑尾穴）有压痛；胆实证在胆俞穴上有条索状物；胃病在胃俞和足三里穴有压痛等。临床观察发现，五脏六腑之病可在背部相应俞穴出现反应，为诊断内脏疾病提供参考。

第二节　中医护理诊断与中医辨证方法

一、中医护理诊断

中医护理诊断为护理程序的第二个阶段。在这一阶段，护士运用评判性思维，分析和综合护理评估获得的资料，以确定健康问题，做出护理诊断。这一分析和综合评估的过程，在中医护理中主要使用辨证的方法进行。

目前，中医护理诊断的类型、组成形式以及陈述方式主要是参照西医护理诊断的模式。但由于中医学有其独特性，通用的西医护理诊断名称并不完全适宜在中医护理临床中使用，因而，目前各医院一般以中西医结合的方式来描述中医护理诊断或提出健康问题。

（一）中医护理诊断的特点

1. 以中医学的基本理论为指导　中医护理学以中医基础理论为指导，在对疾病的认识、观察、护理等方面均充分体现了整体观念和辨证施护的特点。由于人是一个有机的整体，因而在对四诊所收集的各种资料全面、辨证地进行分析、综合后做出护理诊断或提出健康问题时，相对于西医来说，对于局部和全面的问题，中医更注重全面。对于症状、体征和证候三者，更注重证候。由于生活起居护理、情志护理、饮食护理、用药护理等在中医护理中占有重要的位置，在提出护理诊断问题时，要充分予以考虑，以便于制定护理措施。

2. 运用中医术语描述病情　由于中医学自身的特殊性，中医护理诊断/健康问题不适宜运用西医的护理诊断名称。同时，由于护理学在中医临床中的实际状况，相对于西医具有完全不同的护理诊断名称，中医护理目前还没有脱离中医医疗诊断模式而自成体系的护理诊断名称。因而，目前在描述中医护理诊断/健康问题时所使用的用语，一般均与中医医疗诊断所使用的用语通用，即用中医传统的疾病、证候、症状、体征用语作为护理诊断/健康问题用语使用。

3. 遵循中西医结合的原则　由于护理工作的特殊性，中医护理临床必须按照中西医结合的工作模式进行，因而，中医护理诊断/健康问题也就不可能脱离中西医结合的模式。所以，在提出中医护理诊断/健康问题时，也需要参照西医护理诊断的名称，因而某些中医护理诊断/健康问题也使用西医护理诊断的用语。

4. 符合相因相宜的原则　护理诊断或健康问题的提出，应实事求是，可行性和针对性强，不牵强附会，符合中医护理的临床实际和因人制宜、因地制宜、因时制宜的原则，以有利于护理措施和辨证施护的施行。

（二）中医护理诊断的陈述方式

中医护理诊断/健康问题的陈述有二段式陈述法和三段式陈述法两种，在大部分情况下，使用二段式陈述法。

1. 二段式陈述　病情表现为第一部分，原因为第二部分。病情表现主要用症状、体征术语描述，原因多用病因、病机和辨证用语描述。具体陈述方式如下：

（1）症状加原因：如咳嗽，与风寒袭肺有关。

（2）体征加原因：如半身不遂，与风痰阻络，络脉痹阻有关。

2. 三段式陈述 健康问题为第一部分，病情表现为第二部分，原因为第三部分。具体陈述方式如下：

（1）健康问题加症状加原因：如舒适改变，恶心呕吐，与胃失和降有关。

（2）健康问题加体征加原因：如生活自理能力下降，半身不遂，与风痰阻络有关。

3. 合作性问题的陈述 合作性问题有其独特的陈述方式，即潜在的护理问题，陈述时只说明原因即可。

如：潜在咯血，与肝火犯肺，肺络受损有关。

（三）形成中医护理诊断的过程

形成中医护理诊断的过程就是辨证的过程，辨证是中医认识和诊断疾病的方法。辨证的过程是提出护理问题的过程，是从整体观出发，运用中医理论，将四诊所收集的病史、症状、体征等资料进行综合分析，判断疾病的病因、病变的部位、性质和正邪盛衰以及各种病变间的关系，从而做出护理诊断或提出护理问题的过程。

二、中医辨证方法

中医的辨证方法较多，如八纲辨证、脏腑辨证、六经辨证、卫气营血辨证、三焦辨证、病因辨证和气血津液辨证等。其中八纲辨证是各种辨证的总纲，脏腑辨证是其他各种辨证的基础。

（一）八纲辨证

八纲，即阴、阳、表、里、寒、热、虚、实。八纲辨证是根据四诊收集的资料，进行分析综合，以概括病变的大体类别、部位、性质以及邪正盛衰等方面的情况，从而归纳为阴证、阳证、表证、里证、寒证、热证、虚证、实证八类基本证候。八纲辨证是疾病的辨证纲领，是根据病人整体证候表现的总和总结出来的规律。

1. 表里 表里是辨别病变部位、病情轻重和病势趋向的两个纲领。

（1）表证：表证是六淫外邪从皮毛、口鼻侵入肌体所致病位浅在肌肤的证候。表证多具有起病急，病程短，病位浅的特点。表证的临床表现是以发热恶寒（或恶风）、舌苔薄白、脉浮为主，常兼见头身痛、鼻塞、咳嗽等症状。

（2）里证：里证是表示病变部位在脏腑所致的证候。里证临床表现多种多样，概括起来则以脏腑的证候为主。里证病程长，不恶风寒，脉象不浮，多有舌质及舌苔的改变。

（3）表证与里证的关系：

①表里同病：表证和里证同时在一个病人身上出现的，叫表里同病。如患者既有发热、恶寒、头痛、无汗等表证，又有腹胀、便秘、小便黄等里证则称为表里同病。表里同病，多见于表证未解，邪已入里；或病邪同时侵犯表里。

②表里转化：表证、里证还可以相互转化，即所谓“由表入里”和“由里出表”。

表证、里证相互转化是有条件的，主要取决于正邪斗争的情况。肌体抵抗力不足，或邪气过盛，或失治误治，或护理不当等因素，均能导致表证转化为里证。若人体正气强盛，抗邪有力，或及时治疗，令邪外出，则由里出表。凡病邪由表入里，表示病势加重；病邪由里出表，表示病势减轻。

2. 寒热 寒热是辨别疾病性质的两个纲领。寒热是阴阳偏盛偏衰的具体表现。辨寒热就是辨阴阳之盛衰。

（1）寒证：寒证是感受寒邪，或阳虚阴盛，机体功能活动衰减所表现的证候。多因外感来邪，或因内伤久病，耗伤阳气，阴寒偏盛所致。其主要临床表现是恶寒或畏寒喜暖，口淡不渴，面色苍白，肢冷嗜卧，小便清长，大便稀溏，舌淡苔白而润滑，脉迟。

（2）热证：热证是感受热邪，或阳盛阴虚，表现为机体的功能活动亢进的证候；本证多因外感热邪，或素体阳虚，或寒邪入里化热，或情志内伤，郁而化火，或过食辛辣，蓄积为热，而使体内阳热过盛。其临床表现是发热喜凉，口渴喜冷饮，面红目赤，烦躁不宁，痰、涕黄稠，大便秘结，小便短赤，舌红苔黄而干，脉数等。

（3）寒证与热证的关系：寒证与热证虽有阴阳盛衰的本质区别，但又互相联系，它们既可在病人身上同时出现，表现寒热错杂的证候，同时又可在一定条件下互相转化；在疾病的危重阶段，还可出现假象（如真寒假热或真热假寒等）。

3. 虚实 虚实是用以概括和辨别正气强弱和邪气盛衰的两个纲领。

（1）虚证：虚证是指人体正气不足，脏腑功能衰退所表现的证候。多见于素体虚弱，但因气血阴阳虚损的程度不同，所以临床又有气虚、血虚、阴虚、阳虚的区别。

气虚证：气虚证是全身或某一脏腑功能减退的证候。临床表现是面白无华，少气懒言，语声低微，疲倦乏力，自汗，动则诸证加剧，舌淡，脉虚弱。

血虚证：血虚证是指血液不足，不能濡养脏腑、经脉、组织、器官而出现的证候。临床表现是面色苍白或萎黄，唇色淡白，头晕眼花，心悸失眠，手足麻木，妇女月经量少，衍期或经闭，舌质淡，脉细无力等。

阴虚证：阴虚证是机体阴液亏损的证候。临床表现是午后潮热，盗汗，颧红，咽干，手足心热，小便短黄，舌红少苔，脉细数。

阳虚证：阳虚证是机体阳气不足的证候，临床表现是形寒肢冷，面色㿠白，神疲乏力，自汗，口淡不渴，尿清长，大便稀溏，舌淡苔白，脉弱。

（2）实证：实证是指邪气过盛、脏腑功能活动亢盛所表现的证候。由于邪气的性质及所在部位的不同，因此临床表现亦有差异，常见的有发热，形体壮实，声高气粗，烦躁，胸胁脘腹胀满，疼痛拒按，大便秘结或热痢下重，小便短赤，苔厚腻，脉实有力等。

（3）虚证与实证的关系：由于体质、治疗、护理等各种因素的影响，在虚证和实证间常可发生虚实夹杂、虚实转化等证候。

虚实夹杂：虚证和实证同时出现，叫虚实夹杂。虚实夹杂的证候，有的以实证为主而夹有虚证的；有的以虚证为主而夹有实证的；也有虚实并重的。

虚实转化：在一定的条件下，虚证和实证还可相互转化，实证转化为虚证，虚证也可转化为实证。实证转化为虚证，多由实证失治或误治，或邪气过盛伤及正气而成；虚证转化为实证，多见的是先为虚证，后转化为虚实夹杂证。

4. 阴阳　阴阳是概括病证类别的一对纲领。阴阳又是八纲的总纲，它概括了其他三对纲领，即表、热、实属阳；里、寒、虚属阴。一切病证，尽管千变万化，但总起来不外阴证和阳证两大类。

（1）阴证与阳证：

阴证：是体内阳气虚衰，或寒邪凝滞的证候。其病属寒、属虚。机体反应多呈衰退的表现。主要见症是：精神萎靡，面色苍白，畏寒肢冷，气短声低，口不渴，便溏，尿清，舌淡胖嫩，苔白，脉沉迟弱等。

阳证：是体内热邪炽盛，或阳气亢盛的证候。其病属热，属实。机体反应多呈亢盛的表现。主要见症是：身热面赤，烦躁，气壮声高，口渴喜冷饮，呼吸气粗，大便秘结，小便短赤，舌红绛，苔黄，脉洪滑实等。

（2）亡阴证与亡阳证：亡阴与亡阳是疾病过程中的危重证候。一般在高热大汗或发汗太过，或剧烈吐泻、失血过多等阴液或阳气迅速亡失的情况下出现。

亡阴证：是指体内阴液大量消耗，而表现阴液衰竭的证候。主要见症是：汗出而黏，呼吸短促，身热，手足温，烦躁不安，渴喜冷饮，面色潮红，舌红而干，脉细数无力。

亡阳证：是指体内阳气严重耗损，而表现为阳气虚脱的证候。主要见症是：大汗淋漓，面色苍白，精神淡漠，畏寒肢冷，气息微弱，口不渴或渴喜热饮，舌淡，脉微欲绝。

亡阴可迅速导致亡阳，亡阳之后亦可出现亡阴，只不过是先后主次的不同而已。

5. 八纲之间的相互关系　八纲辨证虽然每一纲都有特指的内容，但它们是相互关联而不能截然分割的。如辨别表里应与寒热虚实相联系，辨别虚实又必须与表里寒热相联系。因为表证有表寒、表热、表虚、表实之别，还有表寒里热、表实里虚等错综复杂的变化。表证如此，其他里证、寒证、热证、虚证、实证也是如此。且在一定的条件下表里、寒热、虚实是可以互相转化的。因此，运用八纲辨证既要掌握八纲各自不同的证候特点，又要注意八纲之间的相兼、转化、夹杂、真假，才能对疾病做出全面正确的判断。

（二）脏腑辨证

脏腑辨证是根据脏腑的生理功能、病理表现，对疾病证候进行分析归纳，借以推究病机判断病位、病性、正邪盛衰状况的一种辨证方法，它是临床护理问题的基础。

1. 心与小肠病辨证

（1）心气虚、心阳虚：是指心气不足，心阳虚衰，心失温养所表现的证候。多由素体心气心阳不足，或久病误治损伤心气心阳，使心失温养所致。证候表现：心悸，气短，活动时加重，自汗，脉细弱或结代，为其共有症状。若兼见面白无华，体倦乏力，舌淡苔白，则为心气虚；若见形寒肢冷，胸憋闷，舌淡胖，苔白滑，则为心阳虚。

（2）心血虚、心阴虚：是由心血亏虚，心失濡养，心阴亏损，虚热内扰所表现的证候。证候表现：心悸失眠，健忘多梦为其共有症状。若面白无华、眩晕、唇舌色淡，脉细，为心血虚；若心烦、颧红、潮热、五心烦热、盗汗、舌红少津、脉细数为心阴虚。

（3）心火炽盛：是心火亢盛，灼伤阴血所表现的实热证候。证候表现：心胸烦热，失眠，面赤口渴，舌尖红赤，苔黄脉数。或口舌生疮，舌体糜烂疼痛，或吐血衄血，甚或狂躁、谵语等。

（4）心血瘀阻：是指瘀血、痰浊阻滞心脉所表现的证候。因阳气不足，血液运行无力，使瘀血内阻，痰浊停聚，而致心脉痹阻。证候表现：心悸怔忡，心胸憋闷或刺痛，痛引肩背，时发时止，舌紫暗或见瘀点瘀斑，脉细涩或结代。

（5）痰迷心窍：是指由痰浊蒙闭心神所表现的证候。痰迷心窍证多因七情所伤，肝气郁结，气郁生痰，痰浊阻闭心神所致。证候表现：面色晦滞，脘闷作恶，喉间痰鸣，意识模糊，语言不清，甚则昏迷，苔白腻，脉滑。或精神抑郁，表情淡漠，神志痴呆，喃喃自语，举止失常。

（6）痰火扰心：是指火热痰浊之邪侵扰心神所表现的证候。证候表现：发热，面赤气粗，口苦，痰黄，喉间痰鸣，狂躁谵语，舌红苔黄腻，脉滑数，或失眠心烦，或神志错乱，哭笑无常，狂躁妄动，甚则打人骂人。

（7）小肠实热：是指小肠里热炽盛所表现的证候。多由心热下移小肠所致。证候表现：心烦口渴，口舌生疮，小便赤涩，尿道灼痛，尿血，舌红苔黄，脉数。

2. 肺与大肠病辨证

（1）肺气虚：是指肺气不足所表现的证候。多因久咳久喘，或禀赋不足，或由他脏病变影响及肺，致肺的功能减弱所致。证候表现：咳喘无力，动则气短，痰质清稀，声音低微，倦怠乏力，面白无华，或有自汗畏风，易于感冒，舌淡，脉虚弱。

（2）肺阴虚：是指肺阴不足，虚热内生的证候。多由久咳伤阴，痨虫袭肺，邪热恋肺耗伤肺阴所致。证候表现：干咳无痰，或痰少而稠，或咳痰带血，口干咽燥，声音嘶哑，形体消瘦，潮热，颧红，盗汗，舌红少津，脉细数。

（3）风寒束肺：是指感受风寒，肺卫失宣所表现的证候。多因外感风寒侵袭，肺卫失宣所致。证候表现：咳嗽痰稀色白，鼻塞流清涕，或兼恶寒发热，无汗，头身疼痛，苔薄白，脉浮紧。

（4）风热犯肺：是指由外感风热之邪袭肺，肺失宣降所表现的证候。多因外感风热犯肺，肺失宣降，肺气上逆所致。证候表现：咳嗽，咳黄稠痰，口渴，咽喉痛，头痛，发热恶风，鼻塞涕黄，舌边尖红，苔薄黄，脉浮数。

（5）燥邪犯肺：是指燥邪犯肺卫所表现的证候。多因秋令燥邪犯肺，耗伤肺津，津亏液少，肺失清肃所致。证候表现：干咳无痰，或痰少而黏，不易咳出，唇、舌、咽、鼻干燥欠润，或身热恶寒，或胸痛咯血，舌红苔薄黄，或舌干苔薄白，脉数或浮数或细数。

（6）痰热壅肺：是指热邪夹痰内壅于肺所表现的实热证候。多因温热之邪从口鼻而入，热邪壅肺，煎熬津液成痰，痰热内壅，肺气不利所致。证候表现：咳嗽气喘，气促，甚则鼻翼煽动，咳痰黄稠，或痰中带血，或咳脓血痰有腥臭味，胸痛，发热，烦躁不安，口渴，小便黄，大便秘结，舌红苔黄腻，脉滑数。

（7）痰湿阻肺：是指由痰湿阻滞于肺而表现的证候。因久咳伤肺，肺不布津，水液停聚而为痰湿。或脾虚生湿，输布失常，水湿凝聚为痰，上渍于肺所致。证候表现：咳嗽痰多而黏，色白易咯，胸闷，或见气喘，喉中痰鸣，舌淡苔白腻，脉滑。

（8）大肠湿热：是指湿热蕴结于大肠所表现的证候。多由饮食不节，过食生冷，或食入不洁之物，暑湿热毒侵犯肠胃所致。证候表现：腹痛泻泄，大便色黄而臭，或下痢脓血，里急后重，肛门灼热，小便短赤，或发热口渴，舌红苔黄腻，脉滑数。

3. 脾与胃病辨证

（1）脾气虚：是指脾气不足，失其健运而表现的证候。多由饮食不节或饮食失调，或过度劳倦，损伤脾气所致。证候表现：食少纳呆，脘腹胀满，食后尤甚，便溏，少气懒言，四肢倦怠，消瘦，面色萎黄，口淡无味，舌淡苔白，脉缓弱。

（2）脾阳虚：是指脾阳虚衰，阴寒内盛所表现的证候。多由脾气虚日久导致脾阳损伤所致。证候表现：腹胀纳少，脘腹冷痛，喜温喜按，形寒肢冷，大便稀溏或泻泄清谷，口淡不渴，或肢体浮肿，或白带清稀量多，舌质淡胖，苔白滑，脉沉迟无力。

（3）中气下陷：是指脾气虚，脾不升清所表现的证候。多由脾气虚进一步发展而来。证候表现：脘腹有坠胀感，食后益甚，或便意频数，肛门坠重，或久痢不止，甚则脱肛，或胞宫下垂，或小便混浊如米泔，伴见头晕目眩，少气懒言，肢体倦怠，食少便溏，舌淡苔白，脉弱。

（4）脾不统血：是指脾气虚不能统摄血液所表现的证候。多因久病脾气虚弱不能统摄血液，致血液不能循经而行所致。证候表现：便血、尿血、肌衄、鼻衄、齿衄，或妇女月经过多、崩漏等，伴有食少便溏，神疲乏力，少气懒言，面白无华，舌淡脉细弱。

（5）寒湿困脾：是指寒湿内盛，脾阳受困所表现的证候。多因贪凉饮冷，过食生冷瓜果，居住潮湿，或内湿素盛所致。证候表现：脘腹胀闷，不思饮食，泛恶呕吐，口黏不爽，腹痛溏泄，头重身困或浮肿，舌淡胖苔白腻，脉濡缓。

（6）脾胃湿热：是指湿热蕴结脾胃所表现的证候。多由嗜食肥甘辛辣，脾湿内蕴，日久化热所致。证候表现：脘腹痞闷，恶心欲吐，口黏而甜，肢体困重，大便溏泄不爽，小便短赤不利，或面目肌肤发黄，或皮肤发痒，或身热不扬，汗出热不解，舌红苔黄腻，脉濡数。

（7）胃阴虚：是指胃阴亏虚所表现的证候。多由温热病后热盛伤津所致。证候表现：胃脘隐痛，饥不欲食，口燥咽干，大便干结，或脘痞不舒，或干呕呃逆，舌红少津，脉细数。

（8）胃火炽盛：是指胃中火热炽盛所表现的实热证。多由平素过食辛辣之品，化热生火，或情志不遂，气郁化火所致。证候表现：胃脘灼热疼痛，吞酸嘈杂，或食入即吐，渴喜冷饮，消谷善饥，或牙龈肿痛溃烂，齿衄，口臭，大便秘结，小便短黄，舌红苔黄，脉滑数。

(9) 食滞胃脘：是指食物停滞胃脘所表现的证候。多因饮食不节，暴饮暴食，食滞胃脘，阻滞气机所致。证候表现：脘腹胀满或疼痛，嗳腐吞酸，或呕吐酸腐馊食，吐后腹痛得减，厌食，矢气酸臭，大便溏泄，泄下物酸腐臭秽，舌苔厚腻，脉滑。

4. 肝与胆病辨证

(1) 肝气郁结：是指肝失疏泄，气机郁滞所表现的证候。多因情志不遂，肝的疏泄功能失常所致。证候表现：情志抑郁或易怒，善太息，胸胁或少腹胀痛，或咽部有梗塞感，或胁下痞块。妇女可见乳房胀痛，痛经，月经不调，甚则闭经，脉弦。

(2) 肝火上炎：是指肝经气火上逆所表现的实热证候。多由情志不遂，肝郁化火，或过食烟酒肥腻，或因外感火热之邪所致。证候表现：头胀痛，眩晕，面红目赤，口苦咽干，急躁易怒，失眠或恶梦纷纭，胁肋灼痛，耳鸣耳聋，或吐血、衄血，或目赤肿痛，尿黄便秘，舌红苔黄，脉弦数。

(3) 肝血虚：是指因肝藏血不足，导致肝血亏虚所表现的证候。多因生血不足，或失血过多所致。证候表现：眩晕耳鸣，面白无华，爪甲不荣，两目干涩，视物模糊，夜盲，肢体麻木，筋脉拘挛，月经量少；或闭经，舌淡，脉细。

(4) 肝阴虚：是指肝阴不足，虚热内扰所表现的证候。多内情志不遂，气郁化火，而致肝阴不足。证候表现：头晕，头痛，两目干涩，视物模糊，耳鸣，胁肋隐痛，烦躁失眠，五心烦热，潮热盗汗，咽干口燥，舌红少津，脉弦细数。

(5) 肝阳上亢：是指肝失疏泄，肝阳亢奋，或肝肾阴虚，阴不潜阳，肝阳上扰头目所表现的证候。由素体阳旺，或七情内伤肝肾之阴所致。证候表现：眩晕耳鸣，头目胀痛，或兼见面红目赤，口苦咽干，急躁易怒，失眠多梦，腰膝酸软，头重脚轻，舌红少津苔黄，脉弦数等肝阳化火证候。

(6) 肝风内动：凡病变过程中出现动摇、眩晕、抽搐等症状的，皆为肝风。一般常有肝阳化风、热极生风与血虚生风三种。

①肝阳化风：是指肝阳亢逆无制而表现风动的证候。多由肝阳上亢发展而来，肝阳亢逆无制，阳亢于上，阴亏于下，则风自内生。证候表现：眩晕欲仆，头痛而摇，项强肢麻，肢体震颤，语言不利，步履不稳，舌红脉弦细。若卒然昏倒，不省人事，口眼歪斜，半身不遂，舌强语謇，喉中痰鸣，则为中风。

②热极生风：是指热邪亢盛引起抽搐等动风的证候。外感温热，邪热炽盛，燔灼肝经，耗伤津液，筋脉失养而动风。证候表现：高热，烦渴，躁扰不安，手足抽搐，颈项强直，两目上翻，甚则角弓反张，牙关紧闭，神志昏迷，舌红苔黄燥，脉弦数。

③血虚生风：是指血虚筋脉失养所表现的风动证候。多由急慢性出血过多，或久病血虚所引起。证候表现参见“肝血虚证”。

(7) 肝胆湿热：是指湿热蕴结肝阳所表现的证候。多因感受湿热之邪，或嗜酒肥甘，化生湿热所致。证候表现：胁肋胀痛，口苦纳呆，呕恶腹胀，大便不调，小便短黄，苔黄腻，脉弦数，或身目发黄，发热，或见阴囊湿疹，睾丸肿痛，或外阴瘙痒，带下黄臭。

（8）寒凝肝脉：是指寒邪凝滞肝脉所表现的证候。多因外感寒邪侵袭肝经，使气血凝滞而发病。证候表现：少腹冷痛，睾丸坠胀，或阴囊挛缩，痛引少腹，得温则减，遇寒加重，或见巅顶冷痛，形寒肢冷，舌淡苔白，脉沉弦。

（9）胆郁痰扰：是指痰热内扰，胆失疏泄所表现的证候。多由情志不遂，气郁化火生痰所致。证候表现：惊悸不寐，烦躁不安，口苦泛恶呕吐，胸闷胁胀，头晕目眩、耳鸣，舌红苔黄腻，脉弦滑。

5. 肾与膀胱病辨证

（1）肾阳虚：是指肾阳虚衰，温煦失职气化失权所表现的证候。多因素体阳虚，年高肾亏所致。证候表现：腰膝酸软，形寒肢冷，下肢尤甚，头晕耳鸣，面色皖白，神疲乏力，阳痿，不孕，浮肿，或五更泄，或小便频数清长，夜尿多，舌淡胖，脉沉弱。

（2）肾气不固：是指肾气亏虚，固摄无权所表现的证候。多由年高肾气衰弱，或年幼肾气不充所致。证候表现：腰膝酸软，神疲乏力，小便频数清长，遗尿，小便失禁或余沥不尽，夜尿多，男子滑精早泄，或女子月经淋漓不尽，带下清稀，胎动易滑，舌淡苔白，脉沉弱。

（3）肾虚水泛：是指肾阳虚不能主水，水湿泛滥表现的证候。多由素体虚弱，肾阳虚衰，以致水湿泛滥所致。证候表现：全身水肿，腰以下尤甚，按之没指，腹胀满，小便少，腰膝酸软，形寒肢冷，或见心悸，气短，喘咳痰鸣，舌淡胖嫩有齿痕，苔白滑，脉沉细。

（4）肾不纳气：是指肾气虚衰，气不归元所表现的证候。多由久病咳喘，肺虚及肾，或年老体弱肾气虚衰所致。证候表现：久病咳喘，呼多吸少，气不得续，动则喘息益甚，自汗神疲，声音低怯，腰膝酸软，舌淡苔白，脉沉细无力。

（5）肾精不足：是指肾精亏损出现生殖生长功能低下所表现的证候。多因禀赋不足。先天元气不充，或后天失养所致。证候表现：小儿发育迟缓，身材矮小，智力和动作迟钝，囟门迟闭，骨骼痿软。男子精少不育，女子经闭不孕，性功能减退，成人则见早衰，发脱齿摇，耳鸣耳聋，健忘恍惚，足痿无力。

（6）肾阴虚证：是指肾阴液亏虚，虚热内扰所表现的证候。多由久病伤肾，或房室过度，或急性热病后，或情志内伤，耗伤肾阴所致。证候表现：腰膝酸软，形体消瘦，眩晕，耳鸣耳聋，失眠多梦，咽干舌燥，五心烦热，盗汗，男子遗精，女子经闭，不孕，或见崩漏，舌红苔少而干，脉细数。

（7）膀胱湿热：是指湿热蕴结膀胱所表现的证候。多由外感湿热之邪蕴结膀胱，或饮食不节，湿热内生，下注膀胱所致。证候表现：尿急，尿频，尿涩少而痛，尿黄赤混浊，或尿血，或尿有砂石。可伴有发热腰痛，舌红苔黄腻，脉滑数。

6. 脏腑兼病辨证 人体各脏腑之间在生理功能上是相互密切联系的，因而病变时常相互影响。凡两个以上脏腑相继或同时发病者，即为脏腑兼病。

（1）心肺气虚：是指心肺两脏气虚所表现的证候。多由久病咳喘，耗伤心肺之气，或禀赋不足所致。证候表现：心悸咳喘，气短乏力，胸闷，动则尤甚，痰液清稀，声音低怯，神疲自汗，面白无华，舌淡苔白，或舌淡紫，脉细无力。

（2）心脾两虚：是指心血亏虚，脾气虚弱所表现的证候。多由久病失调，慢性出血，以致心血耗伤，脾气受损所致。证候表现：心悸健忘，失眠多梦，食少，腹胀便溏，倦怠乏力，面色萎黄，或皮下出血，月经量多色淡，崩漏或经少，经闭，舌淡脉细弱。

（3）心肾不交：是指心肾水火既济失调所表现的证候。多由久病伤阴，或房室过度，或思虑太过所致。证候表现：心悸健忘，虚烦失眠，头晕耳鸣，咽干，腰膝酸软，遗精，潮热盗汗，小便短赤，舌红少苔，脉细数。

（4）心肾阳虚：是指心肾阳气虚衰，失去温煦而表现的虚寒证候。多由久病不愈，或劳倦内伤所致。证候表现：形寒肢冷，心悸，小便不利，肢体浮肿，甚则唇甲青紫，舌淡紫，苔白滑，脉沉弱。

（5）肝脾不调：是指肝失疏泄，脾失健运所表现的证候。多因情志不舒，郁而化火，横逆犯脾所致。证候表现：胁肋胀闷而痛，情志抑郁或急躁易怒，纳呆腹胀，便溏，或腹痛欲泻，泻后痛减，苔白腻，脉弦。

（6）肝胃不和：是指肝失疏泄，胃失和降所表现的证候。多因情志不遂，肝气横逆犯胃，胃失和降所致。证候表现：胸胁、胃脘胀满疼痛，烦躁易怒或情志抑郁，善太息，呃逆嗳气，吞酸嘈杂，苔薄黄，脉弦。

（7）肝火犯肺：是指肝经气火上逆犯肺所表现的证候。多因情志郁结，肝郁化火，上逆犯肺，肺失清肃所致。证候表现：胸胁灼痛，咳逆上气，甚则咳血，急躁易怒，头晕目赤，烦热口苦，舌红，苔薄黄，脉弦数。

（8）肝肾阴虚：是指肝肾两脏阴液亏虚所表现的证候。多由久病失调，房室过度，情志内伤等引起。证候表现：头晕目眩，视物模糊，耳鸣，胁痛，腰膝酸软，五心烦热，咽干，颧红，盗汗，或男子遗精，或女子月经不调，舌红少苔，脉细数。

（9）肺脾气虚：是指肺脾两脏气虚所表现的证候。多由久病咳喘，肺虚及脾，或饮食不节，劳倦伤脾，不能输精于肺所致。证候表现：久咳不止，气短而喘，痰多稀白，食欲不振，腹胀便溏，甚则面浮足肿，舌淡苔白，脉细弱。

（10）肺肾阴虚：是指肺肾两脏阴液不足所表现的证候。因久咳耗伤肺阴，进而耗伤肾阴，以致肺肾阴虚。证候表现：咳嗽痰少，或咳血，腰膝酸软，形体消瘦，骨蒸潮热，口干咽燥或声音嘶哑，盗汗，颧红，遗精，舌红少苔，脉细数。

（11）脾肾阳虚：是指脾肾两脏阳气亏虚所表现的证候。多由脾、肾久病耗气伤阳导致脾肾阳虚。证候表现：腰膝或下腹冷痛，形寒肢冷，面色㿠白，下利清谷，或五更泄泻，或面浮肢肿，小便不利，甚则出现腹水，舌淡胖苔白，脉沉弱。

整体观念和辨证施护是中医理论精髓。通过对“望、闻、问、切”四诊所获得的病情资料，运用辨证方法进行综合、归纳、分析，进一步地判断与确定疾病性质和部位，做出相应的护理计划和具体护理措施。西医学注重病名诊断，中医分析病情更注重证候。辨证是关键，是前提和依据，辨证准确则护理或治疗得法，辨证有误则无法选择正确处理方法。

在进行护理评估时，可以根据不同的病证采用相应的辨证方法。如外感病中“伤寒”运用六经辨证方法，外感病中“温病”运用卫气营血辨证方法，内伤杂病运用脏腑辨证的方法，最常用的就是八纲辨证，根据辨证结果施以相应护理措施，如“寒者热之，热者寒之，虚者补之，实者泻之”。

第三节 中医护理计划的制定、实施与评价

做出护理诊断以后，要根据病人现存的或潜在的健康问题，制定出要达到的预期目标和具体的护理措施，也就是制定护理计划。护理计划的制定应遵循辨证施护的原则，并根据每个病人的不同情况而决定，不可以千篇一律。在临床上，护理人员根据护理计划对病人实施程序化的整体护理。

一、中医护理计划的制定

中医护理计划是根据现存的或潜在的护理问题，确定预期目标，制订出具体适宜的措施，有针对性的解决提出的护理问题，以便完成护理最终目标。这是护理程序的辨证施护阶段，也是护理程序的核心。

（一）中医护理计划的基本形式

每个医疗机构的护理计划书写格式不尽相同，一般来说，中医护理计划由护理诊断或健康问题、预期目标和护理措施三部分组成。

（二）制定中医护理计划的基本要求

1. 充分体现整体观念 中医护理计划要体现中医学整体观念的特色，重视生活起居护理、情志护理和饮食调护。

2. 用辨证施护的观念指导护理措施的制定 中医护理计划要以辨证施护原则为指导，体现因人制宜、因地制宜、因时制宜和同病异护、异病同护的特点。

3. 遵循中医护理的原则 体现急则护标，缓则护本和标本兼护的原则。

4. 能够充分使用中医护理技能 在护理措施中使用针灸、推拿和其他中医护理常用疗法。

5. 护理措施采用中西医结合的方法 不因为体现中医护理的特色而排斥西医护理的方法，护理措施比单纯西医更为丰富。

二、中医护理计划的实施与评价

执行护理计划的过程也就是辨证施护的过程。在辨证施护中，护士应按照护理计划制定的预期目标和护理措施对病人进行系统化的整体护理，与此同时，应不断观察病情的发展、变化，通过各种反馈信息对施护效果进行评价。

评价的根据是解决护理问题的程度。评价的目的是了解实施一系列有计划的措施后，病人健康问题是否得到解决。评价的方法是先自我评价，即用四诊的方法再次收集病人的病情资料，对其进行辨证分析以得出结论，从而改变和做出新的护理诊断，

提出新的护理问题，再据此对护理计划进行不断的充实和修改，然后实施新的护理计划并观察护理效果，直至达到预期的目的。

世界上任何事物都不是一成不变的，故在执行护理计划的过程中，要通过对护理效果的反馈，动态调整计划。在进行病情观察时，不仅要持续不断观察病情，收集资料，同时还应关注治疗反映与护理效果，以动态的眼光，全面监控患者的各种表现；若有新的症状出现，病情变化幅度大，常表示病情恶化，原定的护理计划已不适合，应立即修改。例如壮热病人，若体温逐步下降，说明病情好转；如骤然下降，甚至低于正常体温，说明邪气嚣张，正气虚衰，为亡阳危象，应修改原护理计划，以回阳救逆，扶正祛邪为原则重新制定护理措施。所以，病情观察是辨证施护的前提，也是护理人员的基本功之一。要强调病情观察的重要性，掌握病情观察的原则和方法，才能做到密切观察病情及时发现病情变化，防止并发症和危重急症的出现，促使护理质量提高，最大程度发挥护理作用。

［附］中医护理病历

护理病历是中医护理文书的主要组成部分，是病人住院期间护理工作的全面记录，反映了对病人进行整体辨证施护的完整过程，能够充分体现临床中采用中西医结合的方法对病人进行整体护理的特色。作为一种资料，护理病历还可为教学、科研提供可靠的依据。随着中医护理学的不断发展，对中医护理病历的书写也有了更严格、正规、统一的要求，应认真掌握其书写原则与方法。

中医护理病历要求以中医基本理论为指导，准确使用中医术语，充分体现中医特色和中西医结合的精神，护理评估项目记录要体现望、闻、问、切四诊内容，运用整体观念和辨证施护原则指导护理计划的制定。中医护理病历主要包括入院病历、住院病历和出院病历，可以用文字的形式，也可以用表格的形式记录。

一、中医护理入院病历

入院病历也称入院评估，主要包括以下内容：

1. 一般项目　包括姓名、性别、年龄、民族、职业、婚姻状况、文化程度、宗教信仰、籍贯、单位、入院日期、入院方式、发病节气等。

2. 入院诊断　中西医主要诊断。

3. 主诉　简明扼要地用一两句话叙述病人最主要的痛苦及持续时间。例如上腹部疼痛一月余，加重三天；发热、恶寒、头痛一天。

4. 主要病情　包括病人的主要症状及病因等。对与护理关系密切的内容应相对详细记录，以有利于辨证分析及提出护理问题。

5. 既往史　包括病人的病史、治疗经过等。

6. 护理检查　运用望、闻、问、切四诊的方法，全面了解和观察病人的整体情况。

7. 辨证分析　根据护理检查所获得的资料和信息，运用脏腑辨证、八纲辨证等手段对患者的病情进行分析、归纳和综合，从而辨明病因、病机、病位、病性，找出存在的或潜在的健康问题，以利于辨证施护。要求简明扼要、层次清楚。

8. 护理诊断（健康问题） 在辨证的基础上，根据护理工作的实际提出病人现存的和潜在的健康问题，做出护理诊断，护理诊断（健康问题）应有明确的书面记录。

9. 入院护理计划 入院护理计划是入院病人经过首次护理评估后，护士根据护理诊断或健康问题所定出的初步护理计划。

二、中医护理住院病历

住院护理病历主要由住院护理计划和护理病程记录组成。

（一）住院护理计划

住院护理计划是针对病人入院后病情的变化而对入院护理计划的不断补充、完善和修改。由于在执行护理计划的过程中，病人的病情必然要发生变化，因此应该及时对护理计划进行必要的修改，修改护理计划可采用定期和随时相结合的原则进行，并如实在护理病历中予以记载。

（二）护理病程记录

护理病程记录是把护士对病人进行辨证施护的全过程进行完整、准确的文字记录。记录的时间和频率应根据护理对象的情况不同而灵活掌握。危重护理对象可随做随记，一般护理对象每天记录一次或有重要变化时记录，恢复期的护理对象，记录次数可相应减少。记录应简单扼要、重点突出、内容清晰，字迹工整。目前有表格和书写等不同记录方式。

三、中医护理出院病历

出院护理病历又称出院护理计划或出院小结，是病人住院期间，护士对病人实施整体护理全过程的效果评价和总结。根据病情，在出院护理病历中还应分别就病人出院后的饮食调护、精神护理、生活起居护理以及卫生保健等方面提出指导意见，以保证治疗的效果，预防病情的复发。

思考题

1. 何为望神、望色、望舌？
2. 简述中医护理诊断的陈述方法？
3. 简述八纲辨证与脏腑辨证的内容。
4. 试述问诊的内容及意义？

（吴喜庆）

第八章　中医防治与护理原则

学习目标

1. 掌握中医护理的基本治护原则。
2. 熟悉常用治疗方法。
3. 了解中医的预防思想。

中医防治与护理原则，是在整体观念和辨证论治精神指导下，以四诊所收集的资料为论据，对护理个体进行全面的综合分析，根据护理个体的病证，制定出的各种不同的预防疾病发生和治疗、调护疾病的基本原则。主要有预防为主、护病求本、标本缓急、扶正祛邪、调整阴阳、三因制宜等护理原则。

第一节　预　防

预防是指采取一定的措施，防止疾病的发生与发展，以维护人体的健康状态。

中医学历来重视对疾病的预防。早在《素问·四气调神大论》中就提出“治未病”的预防思想，指出：“圣人不治已病治未病，不治已乱治未乱……夫病已成而后药之，乱已成而后治之，譬犹渴而穿井，斗而铸锥，不亦晚乎！”强调防重于治的思想，对后世预防医学的发展起到重要的指导作用。所谓治未病，包括未病先防和既病防变两方面内容。

一、未病先防

未病先防是旨在未病之时，采取各种预防措施，防止疾病的发生。疾病的发生关系到正邪两个方面：正气不足是疾病发生的根本原因，邪气是发病的重要条件。因此，未病先防应从以下两方面着手。

1. 慎起居，节饮食　顺应四时，避邪防病；起居有常，劳逸适度；调理饮食，顾护脾胃，避免外邪侵袭及饮食所伤。

2. 调情志，重锻炼　精神乐观，情志畅达，脏气调和，能增强抗病能力；加强锻炼，增强体质，防止疾病发生。

3. 药物预防，人工免疫　中草药预防疾病，是中医药学的一大特点。如用板蓝根、大青叶等预防感冒，大蒜预防肠道疾病，茵陈、山栀预防肝炎等，都是简便易行，行之有效的方法。人痘接种法预防天花，属“人工免疫法”。由此可见，应用药物能增强机体体质，提高抗邪能力，预防某些疾病的发生。但依靠药物毕竟是被动的、消极的，主要应靠自身锻炼和摄养，以提高机体的抗病能力。

二、既病防变

既病防变是指疾病发生后，应早期诊断、早期治疗，以防止病情的发展与传变。这种治病过程中的防微杜渐思想，也是中医预防的特点之一。

1. 早期诊治 疾病的发展和演变有一个过程，往往是由表入里，由浅入深，逐步加重。因此，要抓住时机，尽早控制病情。倘若延误，病邪就会由表入里，病情愈来愈复杂，治疗也愈困难。

2. 控制传变 是指根据不同疾病的传变途径与发展规律，诊断疾病发展过程中可能出现病情加重的趋势和已经发生的先兆症状，采取措施先安未受邪之地，以防止疾病的进一步发展和传变。如“见肝之病，知肝传脾，当先实脾。”即是指临床治疗肝病时，常需配合健脾和胃之法，以调理脾胃，使脾气旺盛不受邪侵，则可防止肝病传脾。

第二节 治疗与护理原则

治则是用以指导治疗疾病的总则，是确立治疗方法的依据。它是在整体观念和辨证论治精神指导下制定的治疗疾病的法则，对临床立法、处方、用药等具有普遍的指导意义。护理原则是“治则”在护理学中的延伸，用以指导护理计划的实施。

中医学的治疗与护理原则包括正护（治）与反护（治）、护（治）标与护（治）本、扶正祛邪、调整阴阳、三因制宜等方面。

一、护病求本

“治病必求其本”是辨证施护与辨证论治的根本原则。

在一般情况下，多数疾病的临床表现与它的本质是一致的，但也有些疾病会出现某些和本质相矛盾，甚至相反的临床表现，即所谓假象。因此，针对疾病的现象（包括假象）而言，就有正护（治）与反护（治）的不同。

（一）正护（治）

正护（治），是逆其证候性质而护的一种常用护理原则，又称“逆护（治）”。指疾病的临床表现和它的本质相一致情况下的治疗与护理原则，正护（治）主要包括以下内容：

1. 寒者热之 是指寒性病证出现寒象，用温热的方药或方法来治疗和护理。如寒证用热性药物治疗，给予温热饮食调护；室温宜高，尽量保暖，最好住向阳病室，使病人感到温暖舒适有生机。

2. 热者寒之 是指热性病证出现热象，用寒凉的方药或方法来治疗和护理。如热证用寒凉的方药治疗，或患者给予清凉饮料，物理降温，调低病室温度，清淡饮食等护理方法；室温宜低，最好住阴面病室，使病人感到舒适为宜。

3. 虚则补之　是指虚损性病证出现虚象，用补益作用的方药或方法来治疗和护理。如虚证用补益的方药治疗，或从饮食、起居等方面，对各种正气亏虚的病证进行相应地调护。

4. 实则泻之　是指实性病证出现实象，用攻逐邪实的方药或方法来治疗和调护。如食滞、水饮内停、瘀血等实证，分别采用消食导滞、逐水、活血化瘀等泻实的方药治疗，或在饮食、情志、生活起居等方面，对邪气亢盛的病证给予相应地调护。

（二）反护（治）

反护（治），是顺从疾病假象而护（治）的一种常用护理原则，又称“从护（治）”。是指在疾病的临床表现和它的本质不相一致的情况下，顺从病证的外在假象而治的治疗与护理原则。大多在特殊情况下使用。反护（治）主要包括以下内容：

1. 热因热用　指用热性药物、温热护理法来治疗和护理具有假热征象的病证，又称为以热治热。适用于阴寒内盛，格阳于外，反见热象的真寒假热证。如阴寒内盛，格阳于外而出现的烦热、面赤、脉大等假热征象，治用温热药，或温热护理法，如及时加盖衣被，饮食宜温热等治其真寒，真寒一去则假热自然就会消除。

2. 寒因寒用　是指用寒性药物、寒凉法治疗和护理具有假寒征象的病证，又称为以寒治寒。适用于里热极盛，阳盛格阴，反见寒象的真热假寒证。如热厥证，出现四肢厥冷，脉沉等症状，很似寒证，治疗和护理上应用寒凉的药物或方法治其真热，如护理时注意穿衣宜稍少，室温宜偏凉，饮食上给予清凉饮料，汤药凉服等。真热祛除，四肢厥冷等假寒之象也随之消失。

3. 塞因塞用　即以补开塞，是指用补益的药物治疗和护理具有闭塞不通症状的病证。适用于因虚而闭阻的真虚假实证。又称“假塞”，“假实”证。如中气不足、脾阳不运，可致腹胀便秘，此时应用补中益气、温运脾阳的治疗和护理方法，而不能用通利的方法，否则会更加耗伤脾气；又如：久病精血不足的便秘，冲任亏损的闭经等，均可采取补益气血的方法治疗和护理，以获痊愈。

4. 通因通用　即以通治通，是指用通利的药物治疗和护理具有实性通泻症状的病证。适用于因实邪内阻出现通泻症状的真实假虚证。如因积滞伤食所致的腹泻；因瘀血内滞所致的崩漏等实性病证，治疗和护理上可采用消食导滞攻下、活血化瘀等攻下法祛除病邪。

二、扶正祛邪

疾病的发生发展过程，是正气与邪气双方互相斗争的过程。正邪斗争的胜负，决定着疾病的发生、发展及其转归。邪胜于正则病进，正胜于邪则病退。因而治疗疾病，就要扶助正气，祛除邪气，改变邪正双方的力量对比，使之有利于疾病向痊愈的方向转化。

（一）扶正

即扶助正气、增强体质，提高抗病能力。扶正多用补虚的办法。适用于正气虚而邪气不盛的虚性病证。气虚、血虚、阴虚、阳虚的患者，可分别采用益气、养血、滋阴、壮阳的治疗与护理方法。饮食上多食带有滋补性的食物。如血虚可给阿胶、大枣、桂圆、猪肝等补血之品；气虚可给人参、黄芪、山药等补气之品；阴虚可给枸杞、甲鱼、银耳等滋阴清补之物；阳虚可给牛肉、羊肉、狗肉等温补之品等。另外还应调摄情志，劳逸结合，使气机调畅，气血和平，方可增强体质和抗病能力。

（二）祛邪

即是祛除病邪，使邪去正安。祛邪多用泻实的方法。适用于邪气盛而正气未衰的实性病证。如邪在表，宜用发汗解表法；宿食停滞或食物中毒，宜用消食导滞或吐法等。

扶正祛邪原则在临床上具体运用时，要根据邪正胜衰的具体情况，灵活运用扶正与祛邪的先后或兼用。并以“扶正不留邪，祛邪不伤正”为原则。因扶正不当，易使邪气留恋；祛邪不当，易耗伤正气。

三、标本缓急

“标”与“本”是相对而言的，可用以说明病变过程中各种矛盾的主次关系。一般而言，本是疾病的主要矛盾，标是疾病的次要矛盾。在不同情况下标与本有不同的含义，并随疾病发展变化的具体情况而定。如以正邪而言，正气为本，邪气为标；以病因和症状而论，病因为本，症状为标；以病变部位来分，内脏为本，体表为标；以发病先后来说，旧病、原发病为本，新病、继发病为标等。

掌握疾病的标本，分清主次，抓住治疗的关键，有利于从复杂的疾病矛盾中找出和处理其主要矛盾或矛盾的主要方面。疾病有标本主次的不同，因而治疗和护理上就有治标与治本的先后缓急之分。

（一）急则护（治）标

是指标病甚急，患者痛苦很大，甚至危及生命或影响本病的总体治疗时，应采取先护（治）标病的方法。如肝病出现因腹水胀满、二便不通而致的呼吸喘促的危急症状时，治疗应立足于先解决标病甚急的腹水及二便不通等，待腹水消减，二便通畅以后再治肝之本病。又如大出血的患者，无论属于何种出血，均应当首先止血以治其标，而后针对病因以治其本。

（二）缓则护（治）本

缓则治其本，是指在病情缓和，暂无危急病状的情况下，针对疾病的根本治疗与护理的方法。如肺痨咳嗽，其本多为肺肾阴虚，故治疗不应用一般的止咳法治其标，而应滋养肺肾之阴治其本，并配合饮食调护、服药护理、情志护理、体育锻炼等，使本病得愈，则咳嗽也自然会消除。

（三）标本同护（治）

标病本病同时俱急，在时间、条件上又不允许单一治标或单一治本时，可采取标本同护（治）之法，以提高疗效，缩短病程。如原患肾炎，又复患风寒感冒，出现恶寒无汗，咳嗽胸满，腰痛尿少，全身浮肿时，病之本在肾虚水泛，病之标在风寒束肺，两者俱急，可采取解表与温阳化水同时并举的治疗方法。再如病人里热亢盛，大便秘结，口干咽燥，舌红苔黄燥等，邪热内结为本，阴液劫灼为标，标本俱急，可用泻热滋阴之法以标本兼顾。

四、调整阴阳

疾病的发生，其本质是由于阴阳的相对平衡遭到破坏，出现偏盛偏衰的结果。因此，调整阴阳，补偏救弊，恢复阴阳的相对平衡，促使阴平阳秘，是临床常用的根本法则之一。

（一）泻其有余

泻其有余，又称损其偏盛，是指对于阴或阳的一方过盛有余的病证，采用“实则泻之”的方法。如阳热亢盛的实热证，应“治热以寒”，用“热者寒之”的方法，以泻其偏盛之阳热。

（二）补其不足

补其不足，又称补其偏衰，即对于阴或阳的一方虚损不足的病证，采用“虚则补之”的方法治疗。如阴虚不足以制阳，表现为阴虚阳亢的虚热证时，则应滋阴以制阳；阳虚不能制阴，表现为阳虚阴盛的虚寒证时，则应扶阳以制阴；若属阴阳两虚，则应阴阳双补。

五、三因制宜

三因制宜，是指因时、因地、因人制宜。要求治疗与调护疾病时，要根据季节、地域环境，以及患者个体的性别、年龄、体质、生活习惯等不同而制定适宜的护理原则和措施。

（一）因时制宜

根据不同季节气候特点来确定治疗与调护原则，称为因时制宜。如同属风寒感冒，春夏和秋冬季节发病，其护理与治疗原则则不尽相同。

夏季感冒，用药也不宜过于辛温发散，以防开泄太过，损伤津气；在护理上可给予清凉饮料以补充津液、清降暑热。冬季则腠理致密，出汗较少，外感风寒时可适当重用辛温发散之品；在护理上尤为重视保暖防寒，可饮食热粥以助汗，使寒从汗解。

（二）因地制宜

根据不同地区的地理环境特点来确定治疗与调护原则，称为因地制宜。如西北地高气寒少雨，病多风寒，治宜辛温祛风散寒，而寒凉之剂就必须慎用；在护理上注意衣着寒温适宜，保持室内空气温暖、湿润，避免汗出当风等。江南一带，气候潮湿温暖，病多温热或湿热，治宜清热化湿，而温热之剂就必须慎用；在护理上应注意室内通风，保持凉爽，宜多给西瓜、甘蔗、荸荠、绿豆汤、酸梅汤、各种果汁等清凉饮料。

另外，即使同一病证，不同的地域用药也有所不同。如治疗外感风寒，同用辛温解表，西北地区多用麻黄，而且用量较重；东南地区多用桂枝，而且用量较轻。

（三）因人制宜

根据患者的不同年龄、性别、生活习性、体质强弱、文化修养以及精神状态等特点，来考虑治疗与调护原则，称为因人制宜。

1. 年龄　年龄不同，其生理状况和病变特点亦不同。老年人脏腑功能减退，气血衰少，患病多虚证或虚实夹杂，治疗应注意扶正补虚，有实邪应攻者，用药量也要慎重，以免伤正。小儿生机旺盛，但脏腑娇嫩，气血未充，易寒易热，易虚易实，病情变化较快，故治疗小儿病，忌投峻攻，慎用补益，药量宜轻。青壮年生机旺盛，体质强壮，患者多热证、实证，若用攻伐之品剂量可稍重。

2. 性别　男女性别不同，各有其生理特点，妇女有经、带、胎、产等情况，治疗用药应加以考虑。如妇女在妊娠和月经期，当慎用或禁用峻下、破血、滑利、走窜和有毒药品。而男子有遗精、滑精、阳痿、早泄等病证，治疗此类疾病时，应针对这些病证的特点处方用药和护理。

3. 体质　人的体质有强弱不同和阴阳之偏，所以在治疗和调护时应有一定的区别。对于阳盛或阴虚之体，应慎用温热伤阴之品；阳虚或阴盛之体，慎用寒凉伤阳之品；如强壮之体，耐受攻伐，泻实清热，用药可重；体弱之人，不耐攻伐，清热泻实，药量宜轻。此外，肥人多痰，瘦人多火以及某些疾病与患者的职业、生活习惯等有关，在治疗与调护时也应注意。

三因制宜的原则，充分体现了中医学的整体观念，反映了辨证施治与施护在实际应用中的原则性和灵活性。在临床治疗与调护中，只有全面、系统地看问题，具体情况具体分析，因时、因地、因人制宜，才能确定正确的治疗与调护原则和方法，取得理想的治疗和护理效果。

第三节　治　法

治法，即治疗疾病的方法。治法与治则不同，治则指导治法，治法是治则的体现。

中医治法包括治疗大法和具体治法两个内容。治疗大法又称基本治法，概括了多种具体治法的共性，临床上具有普遍的指导意义，如汗、吐、下、和、清、温、消、补八法。而具体治法是针对病症进行治疗的方法，属于治疗大法的具体体现，如辛温解表法，辛凉解表法，都属于八法中的“汗法”。

一、汗法

汗法，又称解表法，是用解表发汗的方药开泄腠理，驱邪外出，解除表证的一种治疗大法。主要用于一切外感表证，某些水肿和疮疡病初起，以及麻疹透发不畅而兼表证者。

根据外感病寒热性质的不同，汗法又分为辛凉解表和辛温解表法。

汗法的应用以微汗出为宜，不可发汗太过，以防伤津耗气。对于表邪已尽，或自汗、盗汗、失血、吐泻、热病后期津亏者，均不宜用汗法。

二、吐法

吐法，又称催吐法，是指用涌吐方药引邪或毒物从口吐出的一种治疗大法。主要用于误食毒物尚在胃中，宿食停留胃脘不化或痰涎壅盛，阻塞气道者。

吐法是一种急救措施，用之得当，收效迅速，但易伤正气，凡体质虚弱、年老体衰或孕妇、产妇及出血病人，均不宜用吐法。

三、下法

下法，又称泻下法，是用泻下作用的方药，通过泻下通便，以攻逐实邪，排出积滞而治疗里实证的一种治疗大法。主要用于胃肠积滞，实热内结，胸腹积水，瘀血内停，大便不通者，因病情的缓急，病邪性质的不同，下法又分为攻下、润下、逐水等法。

下法易伤正气，应以邪去为度，不可过量。对于老年体虚，产后血亏，月经期、妊娠期及脾胃虚弱者均应慎用或禁用下法。

四、和法

和法，又称和解法，是用和解疏泄作用的方药，以祛除病邪，调理脏腑气血等，使表里、上下、脏腑、气血和调的一种治疗大法。本法应用范围颇广，如半表半里之少阳证，肝脾不和证等。

根据病邪的位置和性质，以及脏腑功能失调的的不同情况，和法的具体应用又分为和解少阳、调和肝脾、调和胃肠等法。

凡邪在肌表而未入少阳，或邪已入里而阳明热盛者，均不宜使用和法。

五、温法

温法，又称温里法、祛寒法，是用温热性质的方药，达到补益阳气，祛除寒邪以治疗里寒证的一种治疗大法。主要用于中焦虚寒、阳衰阴盛、亡阳欲脱、寒凝经脉等证。

根据寒邪所在部位的不同，以及人体阳气盛衰的程度差异，温法有温中散寒、回阳救逆、温化痰饮等法。

温法所用的药物，性多燥热，易耗阴血。故凡阴亏、血热等证，不宜用温法。孕妇亦当慎用。

六、清法

清法，又称清热法，是用寒凉性质的方药，通过清热、泻火、凉血、解毒等作用，以清除热邪的一种治法，适用于各种里热证。

根据热邪所犯脏腑和病情发展的不同阶段，清法又分为清热泻火、清热解毒、清热凉血、清热养阴以及清脏腑热等具体治法。

清热药所用方药多属寒凉之品，常有损伤脾胃阳气之弊，故不宜久用。

七、补法

补法，又称补益法，是用具有补益作用的方药，扶住正气，消除虚弱证候的一种治法。

根据作用的不同，补法分为补气、补血、补阴、补阳四大类。若多种虚证同时出现，还可以几法兼用，如气血双补、阴阳双补等。

补气助阳之品，性多温燥，肝阳上亢、阴虚内热者应慎用，滋阴养血之品性多滋腻，凡脾胃虚弱者，应佐以健脾益胃药同用。补能扶正疗虚，但用之不当亦能助邪，故无虚不用补法，以免有“闭门留寇”之患。

八、消法

消法，又称消散法，是用消导、消散、软坚、化积等作用的方药消除体内积滞、癥瘕、痞块等病证的一种治疗大法。根据不同作用，消法又分为消食导滞、软坚散结、行气化瘀等法。

消法，属于攻邪的范围，用于治疗实证。体质较虚者，使用消法时，应攻补兼施，以防损伤正气。

以上八法，根据临床病证之具体情况，可单用，亦可两法或多法互相配合应用。随着中医学的发展和医疗实践的需要，实际上临床治法应用以超过“八法”范围，如理气法、熄风法、固涩法、开窍法等等，也都是临床实践中总结出来的治疗大法。

思考题

1. 简述中医护理的治护原则有哪些？
2. 何为正治？包括哪几方面？

（王玉敏）

第九章 中药方剂

学习目标

1. 掌握中药四气五味、升降浮沉的含义、作用。
2. 熟悉中药的分类和用法，常用方剂的组成、主治。
2. 熟悉中药十八反、十九畏的内容。
4. 了解中药剂量、剂型、煎服法的相关内容。

第一节 中药基本知识

一、中药的性能

中药的性能，是中药作用的基本性质与功能的高度概括。把药物与疗效有关的性质和性能统称为药性，研究药性形成的机制及其临床运用规律的理论，称为药性理论，其主要内容包括四气五味、升降沉浮、归经、毒性等。

（一）四气五味

1. 四气 四气，又称四性，是指药物的寒、热、温、凉四种药性。此外，有的药物温凉之性不明显，称为平性。虽曰平性，但实质上仍有偏温偏凉的不同，只是偏性不明显而已，绝对的平性是没有的。所以药性虽然有五种，但没有超出四性的范畴，故仍称四种药性。

四种药性中，温次于热，凉次于寒。温热与寒凉分属于两类不同的性质，即温热属阳，寒凉属阴。温与热或寒与凉，没有本质区别，只是程度轻重不同。所以从四性的本质而言，实际上只有寒热两种性质的区分。此外，有些药物还标有大热、大寒、微温、微寒，这也是说明药性程度轻重的不同。

药性的寒热温凉，是从药物作用于机体所发生的反应概括出来的，是与所治疾病的寒热性质相对而言的。凡能够减轻或消除热证的药物，一般属于凉性或寒性，如石膏、知母对于高热口渴、汗出烦躁等热证，有清热泻火的功效，表明这两种药物具有寒性；反之，能够减轻或消除寒证的药物，一般属于温性或热性，如附子、干姜对于四肢厥冷、脉沉无力等寒证，有助阳散寒的功效，表明这两种药物具有热性。

一般来说，寒凉药多具有清热泻火、凉血解毒等功效，适用于热证、阳证。温热药多具有温里散寒、补火助阳等功效，适用于寒证、阴证。

2. 五味　味即药味，是指辛、甘、酸、苦、咸五种不同的药味。但药味中还有“淡”、“涩”两种，就是说药味实际上有七种。虽有七种药味，但没有超出五味的范畴，故仍然称为五味。五味具有不同的阴阳属性，辛甘属阳，酸苦咸属阴，药物的味不同，作用也不同。五味的功效在《素问·脏气法时论》中记载为：“辛散、酸收、甘缓、苦坚、咸软”。后世医家在《内经》的基础上，通过实践，不断地加以补充、发展，形成了一套完备的五味学说理论。将五味所代表的药物作用及主治病证归纳如下：

（1）辛：“能散、能行”，即具有发散、行气、行血等功效。分别适用于表证、气滞、血瘀等证，如麻黄味辛能发汗解表，木香味辛能行气除胀。

（2）甘：“能补、能和、能缓”，即具有补益、和中、调和药性、缓急止痛等功效。分别适用于虚证、脾胃不和、拘急疼痛，如人参味甘能大补元气，大枣味甘能调和脾胃，甘草味甘能调和药性，白芍味甘能缓急止痛等。

（3）酸：“能收、能涩”，即具有收敛固涩的功效。适用于虚汗、久泻、遗精、遗尿、肺虚久咳等各种耗散滑脱之证，如分别具有酸味的五味子敛汗，五倍子止泻，金樱子涩精，覆盆子缩尿，乌梅敛肺止咳等。

（4）苦：“能泄、能燥”，“泄”有通泄、降泄、清泄之分。通泄指泻下通便，如大黄味苦，用治热结便秘。降泄指降泄肺气，如杏仁味苦，用治咳嗽气喘。清泄指清热泻火，如黄芩味苦，用治肺热咳喘；“燥”指燥湿，用治湿证。

（5）咸：“能软、能下”，即具有软坚散结或泻下的功效。有软坚散结功效的咸味药，可用治瘰疬、痞块等，如海藻、昆布能消散瘰疬；有泻下功效的咸味药，可用治燥热便秘，如芒硝能泻下通便等。

中药有四种药性，五种药味，所以，经常把药物的性味合称为“四气五味”，也称为“四性五味”。

每一种药物都有气和味两方面的性能，分别从不同角度表明药物的功效。理解药物的功效，不能单凭药性，也不能单凭药味，只有二者合参才能指导对药物功效的认识。例如黄连、浮萍都是寒性，均能清解热邪，但黄连苦寒，能清热燥湿；而浮萍辛寒，则能发散风热。说明药物的性同而味不同，则功效不同。只有把药物性味与其他性能结合起来，才能全面而准确地认识药物的功效。

（二）升降浮沉

升降浮沉是指药物在机体内的作用趋向，也是说明药物性能的概念之一。

升是上升、升提，浮是发散、外行，其作用趋向类似，主上行向外，统称为升浮药。如荆芥能够发表透疹，柴胡能升阳举陷，均属于升浮药。沉是泄利、内行，降是下降、降逆，其作用趋向类似，主下行向内，统称为沉降药。如半夏能够降逆止呕，牡蛎能够收敛止汗，均属于沉降药。按阴阳属性区分，升浮药属阳，沉降药属阴。升浮药大多具有升阳、解表、催吐、开窍等功效，适用于脱肛、表证、痰涎壅盛、窍闭神昏等证。沉降药大多具有清热泻火、泻下通便、降逆止呕、止咳平喘、利水渗湿等功效，适用于里热、实热便秘、呕吐呃逆、咳喘、水肿等证。

大多数药物升浮或沉降的作用趋势是单一的，但有些药物却具有升浮和沉降两方面的作用，如麻黄既能发汗（升浮作用），又能平喘、利水（沉降作用）；川芎既能上行头目（升浮作用），又能下行血海（沉降作用）。说明这些药物的作用存在着双向性，既能升浮又能沉降，这是一部分药物的特点。另外，还有一部分药物升降浮沉的特性不明显，如南瓜子的杀虫功效，就不能用升降浮沉来恰切地区分。

药物的升浮与沉降性能与药物的性味、质地轻重有着一定的联系。一般而言，升浮药的药性大多温、热，药味大多辛、甘；沉降药的药性大多寒、凉，药味大多酸、苦、咸。凡质轻的植物花、叶、皮、枝类药物，大多属升浮药；质重的种子、果实、矿物、贝壳类药物，大多属沉降药。但这只是一般规律，如古人说："诸花皆升，旋覆独降"；"诸子皆降，蔓荆独升"；"芫花沉降，苍耳升浮"。所以说，药物的性味、质地与其升浮沉降的特性虽然有着一定的联系，而并非是根本依据。

影响药物升浮沉降的主要因素是炮制和配伍。炮制可以影响转变药物升降浮沉的性能，例如：酒炒则性升，姜汁炒则性散，醋炒则收敛，盐水炒则下行。配伍也可以影响转变药物的升降浮沉性能，升浮药配伍较多较强的沉降药，则其升浮之性受到制约，并随之下降；沉降药配伍较多较强的升浮药，则其沉降之性受到制约，并随之升浮。这说明药物的升浮沉降的性能，在一定条件下是可以相互转化的，并不是一成不变的，故李时珍说："升降在物，亦在人也。"

临床运用药物升降浮沉的性能，可以调整脏腑功能，恢复阴阳平衡，或使药物作用于机体的不同病变部位，因势利导，驱邪外出，从而达到治愈疾病的目的。一般而言，药物的作用趋向应与所治疾病的病位相同，与所治疾病的病势趋向相反，即所谓"同病位，逆病势"。病变部位在上在表者，宜升浮而不宜沉降，如外感风热则应选用薄荷、菊花等升浮药以疏散表邪；病变部位在下在里者，宜沉降而不宜升浮，如热结便秘则应选用大黄、芒硝等沉降药以泻热通便；病势上逆者，宜降而不宜升，如肝阳上亢则应选用赭石、龙骨等沉降药以镇潜肝阳；病势下陷者，宜升而不宜降，如气虚下陷久泻脱肛则应选用黄芪、柴胡、升麻等升浮药以升阳举陷。所以临床治疗疾病时，必须针对病变部位的上、下、里、外等不同，以及病势上逆、下陷等区别，根据药物升降浮沉的不同特性，恰当地选用药物，这是临床用药必须遵循的原则。

（三）归经

归是作用的归属，经是脏腑经络的概称。归经是指药物对人体某部分的选择性作用，即表示药物的作用部位或适应范围，用以说明一种药物只对某经或某几经有治疗作用，而对其他经则作用较小，甚至无效。

药物的归经，有按十二脏腑经络法表述的，如归心、肝、脾、肺、肾、胃、大肠、小肠、膀胱、胆、心包、三焦经等；有按六经用药法表述的，归少阴、太阴、厥阴、少阳、太阳、阳明经等。

掌握归经理论，有助于提高临床用药的准确性，使用药更加合理。如治肺热咳喘，则选用归肺经而善清肺热的黄芩、桑白皮，以泻肺平喘；若胃火牙痛，则选用归胃经而善清胃热的石膏、黄连，以清泻胃火。掌握归经理论还有助于区别功效相似的药物，指导我们对相似药物进行鉴别，从而指导临床选用药物。如羌活、葛根、柴胡、吴茱萸、细辛均可用治头痛，但由于归经不同，各药所治头痛的类型是不同的。羌活善治太阳经头痛，葛根善治阳明经头痛，柴胡善治少阳经头痛，吴茱萸善治厥阴经头痛，细辛善治少阴经头痛。

在应用药物的时候，必须把药物的归经与其四气五味、升降浮沉等性能结合起来，才能指导我们正确掌握药物的功效。

（四）毒性

1. 中药毒性的概念 中药的毒性在西汉以前所指甚广，其含义有三：一是指药物的总称。凡药物均可称之为“毒药”；二是指药物的偏性。古人认为，药物都各有偏性，这种偏性就称之为毒。如张景岳在《类经》中说：“药以治病，因毒为能，所谓毒药，是以气味之有偏也”。三是指药物对人体的损害作用，与现代毒性的概念基本一致。

现代中药毒性的概念，是指药物对机体所产生的不良影响和损害性。有毒药物中的毒性成分进入机体后，能发生化学反应或产生物理作用，破坏体内组织结构和生理功能，引起功能障碍，导致疾病甚至死亡。所以，对有毒药物的应用要十分慎重。

2. 中药毒性的划分 中药毒性的大小，历史上没有统一的区分标准，近代也缺乏毒性分级的试验数据，目前采用的是《中华人民共和国药典》记载的大毒、有毒、小毒的三级分类方法。掌握药物毒性的大小，就可认识其作用的峻急和缓，以便根据体质的强弱、病情的轻重，恰当地选择药物并确定用量，做到中病即止，以防止过量中毒或蓄积中毒。

3. 中药毒性产生的原因 产生中药中毒的原因，除药物本身的毒性外，还与剂量过大、服用时间过长、炮制不当、配伍失度、剂型失宜、煎服法错误、误服伪品、药不对症、个体差异等多种因素有关。

4. 应用有毒中药的注意事项 临床应用有毒的药物要特别慎重，应注意做到：

（1）用药要合理，杜绝乱用滥投：根据病情，在保证用药安全的情况下，既可采用“以毒攻毒”的治法，又可根据病情和药物的毒性，避免盲目使用有毒的药物。

（2）配伍要适宜，注意配伍禁忌：凡两药合用能产生毒副作用的，则要禁止配伍同用。

（3）用量要适当，应采用小量渐增法：有毒药物的治疗剂量与中毒剂量比较接近或相当，因而在治疗用药时安全度小，应从小量开始，逐渐加量，切忌初服时即给足量，以免引起中毒。无毒的药物安全度较大，但并非绝对不会引起中毒反应。如人参、艾叶、知母等无毒药物也有产生中毒反应的报道，这与剂量过大或服用时间过长等有密切关系，并不是因为这些药物有毒所致。

(4) 炮制、制剂要恰当：选用适宜的炮制、制剂等方法降低或消除其毒性。如乌头、甘遂等药物一般都要经过炮制后才能应用。而附子的毒性，经过久煎，也可大大降低。生半夏有毒，但与姜汁同炒，其毒性减弱或消失，或者半夏与生姜配伍应用，也能减轻半夏的毒性。雄黄、硫黄有毒，只入丸散剂服用，而不入汤剂。

(5) 仔细识别过敏者：有些药物并无毒性，但由于个体差异而可能产生过敏反应，对人体造成伤害，所以应密切观察，一旦发生要及早予以防治。

中药的副作用有别于毒性，副作用是指在常用剂量即治疗剂量时出现与治疗无关的不适反应，一般比较轻微，对机体危害不大，停药后可逐渐消失。副作用的产生，与药物的特性、患者的体质等因素有关。其临床表现多为服用某些中药引起恶心、呕吐、胃痛腹泻等不适反应，以及皮肤瘙痒等过敏反应。中药副作用的产生，还包括一定的相对性，因为一味中药往往有多种作用，治疗时只能利用其一种或一部分作用，其他作用便成为副作用。如大黄有清热泻火、泻下攻积等作用，对于热结便秘之证，这两项作用都为治疗作用；而用治寒积便秘之证，泻下攻积为治疗作用，而清热泻火便成为副作用，可造成寒凉遏伏阳气等不良后果。此时可将大黄与温中散寒的附子、细辛同用，即可使大黄的寒性去而泻下之性得存。所以，中药副作用还包括一定的相对性，可以通过配伍、炮制、制剂等方法，尽量地减少甚至避免。

二、中药的应用

中药的应用，包括配伍、用药禁忌、剂量和煎服方法等内容。掌握这些知识，对于充分发挥药物的疗效和确保用药安全，具有十分重要的意义。

（一）配伍

根据病情需要和药性特点，按照用药法度，将两种或两种以上的药物配合应用，称为配伍。药物配伍应用的目的，是增强治疗作用，扩大治疗范围，适应复杂的病情，减少不良反应等。

古代医家把单味药的应用与药物配伍应用的关系总结为七个方面，称为药物的“七情”。其内容分述如下。

1. 单行　仅用一味中药治疗疾病。如人参（独参汤）治疗气虚欲脱证。

2. 相须　即两种以上功效类似的药物配伍应用，能明显地增强原有疗效。如石膏配伍知母，能明显地增强清热泻火的作用；大黄配伍芒硝，能明显地增强泻下通便的作用。相须配伍一般是同类药物合用，它构成了复方用药的配伍核心，是中药配伍应用的主要形式之一。

3. 相使　即功效相似的药物配伍应用，以一种药物为主，另一种药物为辅，能提高主药的疗效。如黄芪配茯苓治疗脾虚水肿，黄芪为补气利水的主药，茯苓通过利水健脾，能增强黄芪补气利水的功效；大黄配厚朴治疗热结便秘，大黄为泻热通便的主药，厚朴能下气除满，可推动积滞下行，增强大黄的攻下作用。

4. 相畏　即一种药物的毒性反应或副作用，能被另一种药物减轻或消除。如生半夏和生南星的毒性能被生姜减轻或消除，也就是指生半夏和生南星畏生姜；甘遂畏大枣，是因为大枣能抑制甘遂峻下逐水，损伤正气的毒副作用。这是临床应用有毒、作用峻猛或有副作用药物时常用的配伍方法。

5. 相杀 即一种药物能减轻或消除另一种药物的毒性或副作用。如生姜能减轻或消除生半夏和生南星的毒性或副作用。相杀与相畏实际上是对同一配伍关系从两种不同角度的叙述，是药物配伍之间相互对应而言的。

6. 相恶 即两种药物合用后，一种药物能使另一种药物的功效降低甚至丧失。如莱菔子能削弱人参的补气作用。

7. 相反 即两种药物合用后，能产生毒性反应或副作用。如甘草反甘遂。其内容详见下面将讲述的“十八反”、“十九畏”的相关药物。

上述七种配伍关系，除单行之外，可以概括为四个方面：一是相须、相使能产生协同作用而提高疗效；二是相畏、相杀能减轻或消除药物的毒性或副作用；三是相恶能相互拮抗而削弱或抵消原有功效，用药时应加以注意，只有在确有必要时才能配用；四是相反能使药物产生毒性或增加副作用，属于配伍禁忌，原则上应避免配用。

（二）用药禁忌

用药禁忌是指用药时应避免的事项。主要包括配伍禁忌、妊娠禁忌、服药时的饮食禁忌等。

1. 配伍禁忌 配伍禁忌是因某些药物合用后会产生毒副作用，所以应该避免配合应用。历经医家共同认可的配伍禁忌，有“十八反”、“十九畏”，并编成歌诀。

（1）十八反：“十八反”歌诀最早见于张子和《儒门事亲》：“本草明言十八反，半蒌贝蔹及攻乌，藻戟遂芫俱战草，诸参辛芍叛藜芦。”。共记载18种药物相反，即：乌头反半夏、瓜蒌、贝母、白蔹、白及；甘草反海藻、大戟、甘遂、芫花；藜芦反人参、沙参、丹参、玄参、细辛、芍药。

（2）十九畏：十九畏之“畏”，是指相反的意思，要与七情中的相畏区别。

“十九畏”歌诀首见于明代刘纯《医经小学》：“硫黄原是火中精，朴硝一见便相争，水银莫与砒霜见，狼毒最怕密陀僧，巴豆性烈最为上，偏与牵牛不顺情，丁香莫与郁金见，牙硝难合京三棱，川乌草乌不顺犀，人参最怕五灵脂，官桂善能调冷气，若逢石脂便相欺，大凡修合看顺逆，炮爁炙煿莫相依。”共记载19种药物相畏，即：硫黄畏朴硝，水银畏砒霜，狼毒畏密陀僧，巴豆畏牵牛子，丁香畏郁金，牙硝畏三棱，川乌、草乌畏犀角，人参畏五灵脂，官桂畏赤石脂。

2. 妊娠用药禁忌 妊娠用药禁忌，是指有损胎元或致坠胎的药物。故妊娠期间除中止妊娠和引产外，应禁止或慎重使用。根据药物对胎元损害程度的不同，一般分为禁用和慎用两类。禁用的药物，多为毒性较强或药性峻烈之品，如水银、砒霜、雄黄、麝香、川乌、草乌、巴豆、甘遂、水蛭、三棱、莪术等；慎用的药物，主要包括具有较强的祛瘀通经、行气、攻下、辛热、滑利之品，如牛膝、桃仁、红花、枳实、大黄、芒硝、附子、肉桂等。

3. 服药禁忌 服药禁忌是指服药期间对某些食物的禁忌，俗称“忌口”。一般而言，在服药期间，都应忌食生冷、辛热、油腻、腥膻及有刺激性的食物。从病证方面而言，热证、阳证应忌食辛辣、油腻、煎炸等助热伤阴的食物；寒证、阴证应忌食生冷等寒凉伤阳的食物；胸痹患者应忌食肥肉、脂肪、动物内脏及烟、酒；肝阳上亢之头晕目眩，烦躁易怒等应忌食胡椒、辣椒、大蒜、酒等辛热助阳之品；胃肠虚弱及高烧者应忌食油炸黏腻、寒冷固硬、不易消化的食物；疮痈肿毒忌食羊肉、蟹、虾等腥膻发物及辛辣刺激性食品。另外，根据古籍记载，常山忌葱，地黄、首乌忌葱、蒜、萝卜，薄荷忌鳖肉，茯苓忌醋，鳖甲忌苋菜，蜜反生葱等，也应作为服药禁忌的参考。

（三）剂量

剂量，即药剂的用药量。中药的计量单位，古代多用“两、钱、斤”。明清以来，普遍采用16进位制，即1斤=16两=160钱。自1979年起，我国对中药的计量统一采用公制计量单位，即1kg=1000g。运用古方时，按照1斤=500g进行换算，为计算方便，并规定采用近似值进行换算，即：1两（16进位制）=30g，1钱=3g，1分=0.3g，1厘=0.03g。

用药剂量是否得当，是确保用药安全有效的重要因素。临床上主要依据所用药物的性质、治疗的需要，以及病人的具体情况等确定药物的用量。

1. 药物方面

（1）药材质量：质优者药力充足，用量不宜过大；质次者药力不足，用量可适当大一些。

（2）药材质地：质地较轻的花、叶类药物，用量宜轻，一般为3~10g；质地较重的矿物、贝壳类无毒药物，用量宜重，一般为10~30g；干品药材用量宜小，鲜品药材用量宜大，一般为干品的2~4倍。

（3）药物性味：性味淡薄、作用缓和的药物，用量可稍重；性味浓厚，作用峻猛的药物，用量则宜轻。

（4）有毒无毒：有毒的药物用量宜小，无毒的药物，用量可稍大。

2. 应用方面

（1）配伍：单味药应用时，用量宜大；在复方中应用时，用量宜小。

（2）剂型：同一药物，入汤剂时用量宜大；入丸、散剂时用量宜小。

（3）用药目的：由于用药目的不同，同一药物的用量可不同。如槟榔，用以消积行气利水时，常用量为6~15g；而用以驱杀姜片虫、绦虫时，常用量为60~120g。

3. 患者方面 视年龄、性别病程、病势等情况而定。一般而言，5岁以内的小儿，通常用成人量的四分之一，6岁以上可按成人量减半应用。老年人可适当减量；妇女在月经期、妊娠期，使用活血化瘀药时，用量不宜过大；病重势急者用量宜重，病轻势缓者用量宜轻；新病患者正气损伤较小，用量宜重；久病患者正气损伤较大，用量宜轻。

（四）煎服方法

中药的煎法与服法是根据病情和药性确定的，煎服方法正确与否，与疗效有着直接的关系。其内容详见第十一章“用药护理”。

三、中药分类及常用中药

按照中药功效和主治的不同，一般分为：解表药、清热药、化痰止咳平喘药、芳香化湿药、理气药、活血化瘀药、止血药、消导药、泻下药、温里药、利水渗湿药、祛风湿药、驱虫药、开窍药、安神药、平肝熄风药、补益药、固涩药、杀虫止痒药等。

（一）解表药

凡以发散表邪为主要作用，治疗表证的药物，称为解表药。

主要适用于表证，表证分为风寒表证和风热表证两大类，根据解表药的不同性能特点，相应分为辛温解表药（如麻黄、桂枝等）和辛凉解表药（如薄荷、桑叶等）两类。

（二）清热药

凡以清解里热为主要作用，主治里热证的药物，称为清热药。

清热药的药性寒凉，具有清热泻火、解毒、凉血、燥湿及清虚热等功效。主要用于高热烦渴、湿热泻痢、痈肿疮毒、温病发斑及阴虚发热等里热证。并根据清热药的性能和特长，一般可将其分为清热泻火（如石膏、知母等）、清热燥湿（黄芩、黄连等）、清热解毒（如金银花、蒲公英等）、清热凉血（如生地黄、丹皮等）和清退虚热药（地骨皮、青蒿等）五类。

（三）化痰止咳平喘药

凡以祛痰或消痰为主要作用，治疗“痰证”的药物，称为化痰药；化痰药多兼有止咳平喘之效，而止咳平喘药多兼化痰之效，故将化痰药与止咳平喘药合并为一章，称为化痰止咳平喘药。

化痰止咳平喘药主治外感、内伤所致的各种咳嗽和喘息、痰多，或瘰疬、瘿瘤、肢体麻木、阴疽流注等症。

根据本类药物的特点，可分为化痰药和止咳平喘药两大类，化痰药也因药性有温燥与凉润之别而分为两类，故分为温化寒痰药（如半夏、天南星等）、清化热痰药（贝母、桔梗等）、止咳平喘药（杏仁、款冬花等）三类。

（四）芳香化湿药

凡气味芳香，具有化湿运脾为主要作用，治疗湿困脾胃证的药物，称为芳香化湿药。

本类药物多辛香温燥，具有宣畅气机，运化湿浊，促进脾胃运化的功能。适用于脾为湿困，运化失常所致的脘腹痞满、呕吐泛酸、大便溏薄、食少体倦、舌苔白腻，或湿热困脾之口甘多涎等。此外，有些药物能化湿而解暑，故暑湿证亦可选用。常用药物有藿香、佩兰、苍术等。

（五）理气药

凡以疏理气机为主要作用，治疗气滞或气逆证的药物，称为理气药，也称为行气药。其中行气力强者，又称为破气药。

行气药大多辛香苦温，主归脾、肝、肺经。因其辛香行散，苦泄温通，故有疏理气机的作用，包括理气健脾、疏肝解郁、理气宽胸、行气止痛等作用。主要用于气机不畅所致的气滞、气逆等证。常用药物有陈皮、枳实、香附、木香等。

（六）活血化瘀药

凡能通畅血行、消散瘀血为主要作用，治疗瘀血证的药物，称为活血化瘀药，又称活血祛瘀药，简称活血药或化瘀药。其中作用较强者，又有破血药、逐瘀药之称。

活血化瘀药味多辛苦，主归肝、心经，入血分，有活血化瘀之功，并通过活血化瘀而产生止痛、调经、消癥、利痹、消肿疗伤等作用。适用于各种瘀血证，如内科的胸、腹、头诸痛，痛如针刺，部位固定，体内癥瘕痞块，中风后半身不遂、肢体麻木以及关节痹痛等；妇科的经闭、痛经或产后恶露不尽，出血色紫，夹有瘀块；伤科的跌打损伤，瘀肿疼痛；外科的痈肿疮疡等。

活血化瘀药，按其作用特点和主治不同，分为活血止痛（如川芎、元胡、没药等）、活血调经（丹参、益母草等）、活血疗伤（如骨碎补、血竭等）、破血消癥药（如莪术、三棱、水蛭等）四类。

（七）止血药

凡以制止体内外出血为主要作用，用以治疗出血证的药物，称为止血药。

止血药主要用于各种出血证。如上部的出血证：咯血、吐血、衄血；下部的出血证：便血、尿血、崩漏、月经过多；外部的出血证：紫癜、外伤出血等。

根据止血药药性的寒、温、散、敛和功效的不同，分为凉血止血药、化瘀止血药、收敛止血药和温经止血药四类。常用药物有三七、小蓟、地榆、白茅根等。

（八）消食药

凡以消化饮食积滞为主要作用，治疗食积证的药物，称为消食药，又称消食导滞药。

消食药具有消食导滞，促进消化的作用，部分药物还有健脾益胃的作用。主要适用于食积证，症见：脘腹胀满、不思饮食、嗳腐吞酸、恶心呕吐、大便失调等。常用药物有山楂、神曲、麦芽、莱菔子等。

（九）泻下药

凡能引起腹泻或滑利大肠，促进排便的药物，称为泻下药。

泻下药的主要作用为泻下通便，以排除胃肠积滞、水饮及其他有害物质；或能清热泻火，使火热毒邪通过泻下而得到解除；或能逐水消肿，使水湿停饮随大小便排出。适用于肠道积滞、大便秘结、实热内结及水肿停饮等里实证。

根据泻下药的作用特点和适应证的不同，可分为攻下药（如大黄、芒硝等）、润下药（火麻仁、郁李仁等）和峻下逐水药（如甘遂、大戟等）三类。

（十）温里药

凡以温里祛寒为主要作用，治疗里寒证的药物，称为温里药，又称为祛寒药。

温里药多味辛而性温热，具有温里散寒、温经止痛的作用，有的药物还能助阳、回阳，主要适用于里寒证。常用药物有附子、肉桂、干姜等。

（十一）利水渗湿药

凡以通利水道、渗泄水湿为主要作用，治疗水湿内停证的药物，称为利水渗湿药。

本类药物味多甘淡，具有利水消肿、利尿通淋、利湿退黄等功效。适用于水湿内停所致的各种病证，如水肿、淋证、痰饮、湿温、黄疸、带下、湿痹、湿疮等。

根据本类药物的性能特点、功效及临床应用的不同，可分为利水消肿药（如茯苓、猪苓等）、利尿通淋药（如车前子、木通等）和利湿退黄药（如茵陈、金钱草等）三类。

（十二）祛风湿药

凡以祛除风湿、解除痹痛为主要作用，治疗痹证的药物，称为祛风湿药。

本类药物多辛散苦燥，祛风湿、舒筋、通络、止痛、强筋骨等作用。适用于风湿痹痛、筋脉拘急、麻木不仁、半身不遂、腰膝酸痛、下肢痿弱等证。

根据祛风湿药的药性和功效及临床应用的不同，可分为祛风湿散寒药（如独活、威灵仙等）、祛风湿清热药（如秦艽、防已等）、祛风湿强筋骨药（如五加皮、桑寄生等）三类。

（十三）驱虫药

凡以驱除或杀灭人体寄生虫为主要作用，用以治疗虫证的药物，称为驱虫药。

本类药物多具毒性，主要用于治疗肠道寄生虫病，如蛔虫病、绦虫病、钩虫病、蛲虫病等。常用药物有使君子、苦楝皮、槟榔、南瓜子等。

（十四）开窍药

凡以开窍醒神为主要作用，治疗闭证神昏的药物，称为开窍药，又称芳香开窍药。

本类药物芳香走窜，具有通关开窍，启闭醒神的作用。适用于神志昏迷之内闭实证（简称闭证）。多见于温病热陷心包、痰浊蒙蔽清窍之神昏谵语，及中风、惊风、癫痫所致的卒然昏厥、痉挛抽搐等。常用药物有麝香、冰片、牛黄等。

（十五））安神药

凡以安定神志为主要作用，治疗神志不安证的药物，称为安神药。

安神药适用于神志不安证，症见心悸怔忡，失眠多梦，健忘，惊悸不安，烦躁易怒，以及惊风、癫痫、狂妄等。

根据安神药的功效及药特特点，分为重镇安神药（如朱砂、磁石等）与养心安神药（如酸枣仁、合欢皮等）两类。

（十六）平肝熄风药

凡以平肝潜阳、熄风止痉为主要作用，治疗肝阳上亢或肝风内动证的药物，称为平肝熄风药。

本类药物主要适用于肝阳上亢之头目眩晕，烦躁易怒、惊悸失眠及肝风内动之痉挛抽搐等。常用药物有天麻、钩藤、羚羊角、石决明等。

（十七）补虚药

凡以补益正气，增强质体，提高抗病能力为主要作用，治疗虚证的药物，称为补虚药，亦称补益药。

补虚药味甘能补，能够扶助正气、补益精微，用于治疗各种虚证。

根据补虚药的功能和适应证的不同，相应分为补气药（如人参、黄芪、白术等）、补血药（如熟地黄、阿胶、何首乌等）、补阴药（如北沙参、麦门冬等）、补阳药（如鹿茸、淫羊藿、巴戟天等）四类。

（十八）收涩药

凡以收敛固涩为主要作用，治疗因正气不固所致气血精津滑脱病证的药物，称为收涩药，又称固涩药。

本类药物味多酸、涩，具有固表止汗、敛肺止咳、涩肠止泻、固精缩尿、收敛止血、收敛止带等作用。适用于久病体虚、正气不固、脏腑功能减退所致的自汗盗汗、久咳虚喘、久泻久痢、遗精滑精、遗尿尿频、崩漏、带下不止等滑脱散失之证。根据本类药物的特点，大致上可分为止汗药（如麻黄根）、敛肺涩肠药（如五味子、乌梅等）、固精缩尿止带药（如桑螵蛸、金樱子、芡实等）三类。

（十九）杀虫止痒药

凡以攻毒杀虫、燥湿止痒为主要作用，治疗各种皮肤病的药物，称为杀虫止痒药。

本类药物具有解毒杀虫、消肿定痛等功效，主要适用于疥癣、湿疹、痈疮疔毒、麻风、梅毒、毒蛇咬伤等病证。本类药物以外用为主。常用药物有雄黄、硫黄、白矾、蛇床子等。

第二节　方剂基本知识

方剂是理、法、方、药的一个组成部分，是在辨证立法的基础上，按照组方原则，选择适当的药物，酌定用量、用法及剂型，妥善配伍而成的药物组合体。

一、方剂的组成

方剂是由药物组成的，其组成不是药物的简单相加和排列，而是根据病情需要、组方原则，合理配伍而成。方剂一般由君药、臣药、佐药和使药四部分组成。

1. 君药　是针对主病或主证起主要作用的药物，又称主药。

2. 臣药　是配合君药加强疗效，并对兼病或兼证起治疗作用的药物，又称辅药。

3. 佐药　有三种意义，一是佐助药，协助君、臣药以加强治疗作用，或直接治疗次要症状。二是用以消除或减缓君、臣药的毒性和烈性，这两种一般称为“正佐法”。三是反佐药，用于因病势拒药而使用从治法时，根据病情的需要，用与君药性味相反而又能在治疗中起相成作用的药物。如温热剂中加入少量寒凉药以消除寒热相拒，药不能进的现象。

4. 使药　有两种意义，一是引经药，即能引导方中它药直达病症的药物，如治上部病证用桔梗为引，治下部病症用牛膝为引等。二是调和药，即具有调和诸药的药物，如方剂中常用甘草、大枣以调和药性。

方剂的组成具有严格性，又有极大的灵活性。在临床应用时，应根据病人的具体情况灵活化裁，加减运用。另外还要重视药味的增减变化、药量的增减变化、剂型更换变化等对其功效的影响。

二、方剂的剂型

方剂组成后，根据病情的需要与药物特点制成一定的型态，称为剂型。剂型的种类很多，既有汤、丸、散、膏、丹等古老的剂型，又有现代的片、粉、针剂。目前常用的剂型有汤剂、丸剂、散剂、膏剂、酒剂、丹剂、搽剂、栓剂、冲剂、片剂、糖浆剂、滴丸剂、海绵剂、油剂、霜剂、气雾剂、泡袋剂针剂等。

三、常用中药代表方剂（表9－1）

表9－1　常用中药代表方剂

方名	组成	功效	主治
麻黄汤	麻黄，桂枝，杏仁，炙甘草	疏风散寒，宣肺平喘	外感风寒表实证。恶寒发热，头痛身疼，无汗而喘，舌苔薄白，脉浮紧
桂枝汤	桂枝，芍药，生姜，大枣，甘草	解肌发表，调和营卫	外感风寒。头痛发热，汗出恶风，鼻鸣干呕，苔白不渴，脉浮缓或浮弱者
银翘散	连翘，银花，苦桔梗，薄荷，竹叶，生甘草，芥穗，淡豆豉，牛蒡子	辛凉透表，清热解毒	外感风热，发热，微恶风寒，头痛口渴，咳嗽咽痛，舌尖红，苔薄白或薄黄，脉浮数
桑菊饮	桑叶，菊花，杏仁，连翘，薄荷，苦梗，生甘草，苇根	疏风清热，宣肺止咳	风温初起。但咳，身热不甚，口微渴
川芎茶调散	川芎，荆芥，防风，细辛，白芷，薄荷，羌活，甘草，茶	疏风止痛	外感风邪头痛。症见头痛伴恶寒发热，痛喜裹头等
消风散	当归，生地，防风，蝉蜕，知母，苦参，胡麻，荆芥，苍术，牛蒡子，石膏，甘草，木通	疏风养血，清热除湿	风毒湿热之风疹、湿疹
麻杏石甘汤	麻黄，杏仁，石膏，甘草	辛凉宣泄，清肺平喘	外感风热，肺热咳喘证。身热不解，有汗或无汗，咳逆气急，口渴，苔黄，脉浮滑而数
羚羊钩藤汤	羚羊角，钩藤，桑叶，菊花，生地，白芍，川贝母，淡竹茹，茯神，生甘草	凉肝熄风，增液舒筋	肝热生风证。高热不退，烦闷躁扰，手足抽搐，痉厥，甚则神昏

续表

方名	组成	功效	主治
镇肝熄风汤	牛膝，代赭石，生龙骨，生牡蛎，生龟板，生杭芍，玄参，天冬，川楝子，生麦芽，茵陈，甘草	镇肝熄风，滋阴潜阳	肝阳上亢，气血上逆之中风。症见眩晕，心中烦热，面色潮红，或肢体活动不利，口角歪斜、流涎等
半夏泻心汤	半夏，黄芩，干姜，人参，黄连，大枣，甘草	寒热平调，消痞散结	寒热错杂之痞证。见心下痞，但满而不痛，或呕吐，肠鸣下利，舌苔腻而微黄
龙胆泻肝汤	龙胆草，黄芩，栀子，泽泻，木通，当归，生地，柴胡，生甘草，车前子	清泻肝胆实火，清利肝胆湿热	①肝胆实火上炎证。症见头痛目赤，胁痛，口苦，耳聋等。②肝经湿热下注证。症见阴痒，阴汗，小便淋浊，或妇女带下黄臭等
泻白散	地骨皮，桑白皮，甘草，粳米	清泻肺热，止咳平喘	肺热喘咳证。症见气喘咳嗽，皮肤蒸热，舌红苔黄，脉细数
杏苏散	杏仁，苏叶，半夏，茯苓，橘皮，前胡，桔梗，枳壳，甘草，生姜，大枣	散寒润燥，理肺化痰	外感凉燥证。症见头微痛，恶寒无汗，咳嗽痰稀，鼻塞咽干等
玉女煎	石膏，熟地，麦冬，知母，牛膝	清胃热，滋肾阴	胃热阴虚证。症见头痛，牙痛，齿松牙衄，烦热干渴，舌红苔黄而干。亦治消谷善饥等
理中汤	人参，干姜，甘草，白术	温中祛寒，补气健脾	①脾胃虚寒证。症见脘腹绵绵作痛，喜温喜按，呕吐，大便稀溏，脘痞食少，畏寒肢冷，口不渴等。②阳虚失血证。③脾胃虚寒气滞的胸痹；或病后多涎唾；或小儿慢惊等。
白虎汤	石膏，知母，甘草，粳米	清热解毒，生津止渴	阳明气分热盛。壮热面赤，烦渴引饮，汗出恶热，脉洪大有力，或滑数
青蒿鳖甲汤	青蒿，鳖甲，生地，知母，丹皮	养阴透热	温病后期，邪伏阴分证。症见夜热早凉，热退无汗，舌红苔少，脉细数
导赤散	生地黄，木通，竹叶，甘草	清心利水养阴	心经火热证。症见心胸烦热，口渴面赤，口舌生疮，小便赤涩刺痛，舌红，脉数
犀角地黄汤	犀角，地黄，赤芍，丹皮	清热解毒，凉血开窍	用于热伤血分证。症见身热、神昏、谵语、斑疹、舌绛、脉数或吐血、便血、尿血等热甚动血之症
五味消毒饮	金银花，野菊花，蒲公英，紫花地丁，紫背天葵	清热解毒，消散疔疮	疔疮初起，发热恶寒，疮形如粟，坚硬根深，状如铁钉，以及痈疡疖肿，红肿热痛，舌红苔黄，脉数

续表

方名	组成	功效	主治
茵陈蒿汤	茵陈蒿，栀子，大黄	泄热，利湿，退黄	阳黄。身热，面目、周身黄如桔色，小便黄赤短涩，大便不畅（或秘），腹微满，口渴胸闷，烦躁不安，或但头汗出，别处无汗，苔黄腻，脉滑数
附子理中汤	炮附子，党参，白术，炮姜，大枣，甘草	补虚回阳，温中散寒	五脏中寒，口噤，四肢强直，失音不语；下焦虚寒，火不生土，脘腹冷痛，呕逆泄泻
小建中汤	桂枝，饴糖，甘草，大枣，芍药，生姜	温中补虚，和里缓急	中焦虚寒之虚劳里急证。症见腹中拘急疼痛，喜温喜按，神疲乏力，虚怯少气；或心悸，面色无华；或伴四肢酸楚，手足烦热等
吴茱萸汤	吴茱萸，人参，生姜，大枣	温中补虚，降逆止呕	厥阴经头痛、胃中虚寒及少阴吐利
四逆汤	炙甘草，干姜，附子	温中祛寒，回阳救逆	少阴病。症见四肢厥逆、恶寒踡卧、吐利腹痛、下利清谷、神衰欲寐、口不渴
逍遥散	当归，芍药，柴胡，茯苓，甘草，薄荷，白术	疏肝解郁，养血健脾	肝郁血虚脾弱证。症见两胁作痛，头痛目眩，口燥咽干，乳房胀痛等
四逆散	柴胡，枳实，炙甘草，芍药	透邪解郁，疏肝理脾	阳郁厥逆证。症见手足不温，或身热，或腹痛，或泄利下重；肝脾气郁证。症见胁肋胀闷，脘腹疼痛等
越鞠丸	香附，川芎，苍术，神曲，栀子	行气解郁	六郁证。症见胸膈痞闷，胁腹胀痛或刺痛，嗳气呕恶，饮食不消或月经不调等
柴胡疏肝散	陈皮，柴胡，川芎，香附，枳壳，芍药，甘草	疏肝解郁，行气止痛	肝气郁滞证。症见胁肋疼痛，嗳气太息，脘腹胀满，脉弦
大承气汤	大黄，芒硝，枳实，厚朴	峻下热结	阳明腑实证。大便不能，脘腹痞满，腹痛拒按；热结旁流；里热实证之热厥、痉病或发狂等
麻子仁汤	麻子仁，芍药，枳实，大黄，厚朴，杏仁	润肠泻热，行气通便	肠胃燥热之便秘证。症见大便秘结，小便频数，苔微黄，脉细涩
小柴胡汤	柴胡，半夏，人参，黄芩，生姜，大枣	和解少阳，和胃降逆	少阳证，寒热往来，头痛，咽干，目眩；胸胁苦满
四君子汤	人参，白术，茯苓，甘草	益气健脾	脾胃气虚证。症见面色萎黄，语声低微，气短乏力，食少便溏，舌淡苔白，脉虚弱

续表

方名	组成	功效	主治
参苓白术散	莲子肉，薏苡仁，砂仁，桔梗，白扁豆，茯苓，人参，甘草，白术，山药	益气健脾，渗湿止泻	脾虚夹湿证。症见饮食不化，胸脘痞闷，肠鸣泄泻，四肢乏力，形体消瘦，面色萎黄等
补中益气汤	人参，黄芪，当归，白术，升麻，柴胡，陈皮，甘草	补中益气，升阳举陷	①脾胃气虚证。症见饮食减少，体倦肢软，少气懒言，面色萎黄，大便稀溏等 ②气虚下陷证。症见脱肛，子宫脱垂，久泻，久痢，崩漏等
玉屏风散	黄芪，白术，防风	益气固表止汗	表虚自汗证。症见汗出恶风，面色㿠白，舌淡苔白，脉虚浮
四物汤	熟地黄，当归，白芍，川芎	补血，活血，调经	营血虚滞证。症见心悸失眠，头晕目眩，面色无华，唇甲色淡；或女人月经不调，量少或经闭等
八珍汤	人参，白术，茯苓，当归，川芎，白芍，熟地，甘草	益气补血	气血两虚证。症见面色苍白或萎黄，头晕目眩，四肢倦怠，心悸怔忡，食少，舌淡，脉细弱等
归脾汤	党参，黄芪，白术，茯神，酸枣仁，龙眼肉，木香，炙甘草，当归，远志，生姜，大枣	益气补血，健脾养心	①心脾气血两虚证。症见心悸怔忡，健忘失眠，盗汗虚热，体倦食少，面色萎黄 ②脾不统血证。症见崩漏，月经前期，量多色淡，或淋漓不止等
炙甘草汤	炙甘草，生姜，桂枝，人参，生地黄，阿胶，麦门冬，麻仁，大枣	益气养血，通阳复脉，滋阴补肺	阴血阳气虚弱，心脉失养证。症见脉结代，心动悸等
生脉散	人参，麦冬，五味子	益气生津，敛阴止汗	温热、暑热耗气之汗多神疲，体倦乏力，气短懒言，咽干口渴；以及气阴两虚之干咳少痰，短气自汗等
六味地黄汤	熟地黄，山药，茯苓，丹皮，泽泻，山茱萸	滋阴补肾	肾阴虚证。症见腰膝酸软，头晕目眩，耳鸣耳聋，盗汗，遗精，消渴，骨蒸潮热，手足心热，口燥咽干，牙齿动摇，小便淋漓，以及小儿囟门不合等
一贯煎	沙参，麦冬，当归，生地黄，枸杞子，川楝子	滋阴疏肝	肝肾阴虚，肝气不舒证。胸脘胁痛，吞酸吐苦，咽干口燥，舌红少津，脉细弱或虚弦。并治疝气瘕聚
沙参麦冬汤	沙参，麦冬，玉竹，桑叶，甘草，天花粉，生扁豆	清养肺胃生津润燥	燥伤肺胃阴分，津液亏损，咽干口渴，干咳痰少而黏，或发热，脉细数，舌红少苔者

续表

方名	组成	功效	主治
肾气丸	桂枝，附子，熟地黄，山萸肉，山药，茯苓，丹皮，泽泻	补肾助阳	肾阳不足证。症见腰痛脚软，四肢不温，少腹拘急，小便不利。或小便反多，入夜尤甚，阳痿早泄等
天王补心丹	人参，玄参，丹参，茯苓，五味子，远志，桔梗，当归，天冬，麦冬，柏子仁，酸枣仁，生地黄，朱砂	滋阴养血，补心安神	阴虚血少，神志不安证。症见虚烦失眠，心悸神疲，梦遗健忘，手足心热，口舌生疮等
酸枣仁汤	酸枣仁，茯苓，知母，川芎，甘草	养血安神，清热除烦	肝血不足，虚热内扰心神证。症见失眠心悸，虚烦不安，盗汗，眩晕等
半夏厚朴汤	半夏，厚朴，茯苓，苏叶，生姜	行气散结，降逆化痰	梅核气。症见咽中如有物梗阻，咯吐不出，吞咽不下，胸胁满闷等
茵陈蒿汤	茵陈，栀子，大黄	清热利湿退黄	湿热黄疸（阳黄）。症见目黄身黄，黄色鲜明，食少呕吐，大便黄赤等
酸枣仁汤	酸枣仁，知母，川芎，茯苓，甘草	养血安神，清热除烦	肝血不足，虚热内扰心神证。病见失眠心悸，虚烦不安，盗汗，头晕目眩。咽干口燥等
朱砂安神丸	朱砂，甘草，生地，当归	镇心安神，泻火养阴	心火亢盛，阴血不足证。症见心烦神乱，失眠多梦，惊悸怔忡，胸中烦热，舌红，脉细数
天王补心丹	生地，人参，丹参，玄参，茯苓，远志，桔梗，五味子，当归，天冬，麦冬，柏子仁，酸枣仁	滋阴养血，补心安神	阴虚血少，神志不安证。症见虚烦失眠，心悸神疲，梦遗健忘，手足心热，口舌生疮，大便干燥，舌红少苔，脉细数
血府逐瘀汤	当归，生地黄，桃仁，红花，枳壳，赤芍，柴胡，甘草，桔梗，川芎，牛膝	活血化瘀，行气止痛	胸中血瘀证。症见胸痛，头痛日久，痛如针刺，痛有定处等
少腹逐瘀汤	小茴香，干姜，延胡索，当归，川芎，官桂，赤芍，蒲黄，五灵脂	活血祛瘀，温经止痛	少腹寒凝血瘀证。症见少腹疼痛胀满，或有积块；或经行腰酸少腹胀，或经少色暗，或有块，或崩漏兼少腹疼痛等
膈下逐瘀汤	五灵脂，当归，川芎，桃仁，丹皮，赤芍，延胡索，甘草，香附，红花，枳壳	活血祛瘀，行气止痛	膈下瘀血证。症见肚腹积块，痛处不移，或卧则腹坠，或小腹痞块，肚大青筋等
身痛逐瘀汤	秦艽，川芎，桃仁，红花，甘草，羌活，没药，当归，五灵脂，香附，牛膝，地龙	活血行气，祛瘀通络	血瘀痹证。症见肩痛、臂痛、腰痛、腿痛，或周身疼痛，痛如针刺，经久不愈等

续表

方名	组成	功效	主治
通窍活血汤	赤芍药，川芎，桃仁，红花，麝香，老葱，鲜姜，大枣，酒	活血祛瘀，通窍止痛	头面瘀血证。症见头痛昏晕，或耳聋日外，或头发脱落，面色青紫等
二陈汤	半夏，陈皮，茯苓，炙甘草	燥湿化痰，理气和中	湿痰证，症见咳嗽痰多，色白易咯，胸膈痞闷，恶心呕吐或头眩心悸等
温胆汤	枳实，竹茹，半夏，陈皮，茯苓，甘草，生姜，大枣	理气化痰，清胆和胃	胆胃不得，痰热内扰证。症见胆怯易惊，虚烦不宁，失眠多梦，呕吐呃逆等
半夏白术天麻汤	半夏，白术，天麻，橘红，茯苓，甘草	燥湿化痰，平肝熄风	风痰上扰证。症见眩晕头痛，胸闷呕恶等
藿香正气散	藿香，厚朴，苏叶，陈皮，大腹皮，白芷，伏苓，白术，半夏，桔梗，甘草，生姜	解表化湿，理气和中	外感风寒，内伤湿滞证。症见腹泻，恶寒发热，胸膈满闷，脘腹胀痛等
葛根芩连汤	葛根，黄芩，黄连，炙甘草	解表清里	表邪未解，邪热入里证。症见身热，下利臭秽，肛门灼热，胸脘烦热，口干作渴，汗出气喘等
芍药汤	黄芩，芍药，炙甘草，黄连，大黄，槟榔，当归，木香，肉桂	清热燥湿，调气行血	湿热痢疾。症见腹痛，便脓血，赤白相兼，里急后重，肛门灼热，小便短赤，舌苔黄腻，脉弦数
白头翁汤	白头翁，秦皮，黄连，黄柏	清热解毒，凉血止痢	热痢。症见腹痛，里急后重，肛门灼热，下痢脓血，口渴，舌红苔黄，脉弦数
五苓散	桂枝，白术，茯苓，猪苓，泽泻	利水渗湿，温阳化气	外感风寒，内停水湿。症见小便不利，头痛发热，烦渴欲饮，甚则饮水即吐。或水湿内停，症见水肿，泄泻，小便不利，以及霍乱吐泻等。或痰饮内停，脐下动悸，吐涎沫而头眩等
八正散	木通，车前子，萹蓄，瞿麦，滑石，甘草梢，大黄，山栀，灯心草	清热泻火，利水通淋	湿热淋证。症见尿频尿急，尿时涩痛，淋漓不畅，甚则癃闭不通等
实脾饮	附子，干姜，白术，甘草，厚朴，木香，草果，槟榔，木瓜，生姜，大枣，茯苓	温阳健脾，行气利水	阳虚水肿证。症见肢体浮肿，腰以下肿甚，小便不利，胸腹胀满，四肢不温，食少便溏等
苓桂术甘汤	茯苓，桂枝，白术，甘草	温化痰饮，健脾利湿	中阳不足之痰饮证。症见胸胁支满，目眩心悸，或短气而咳等
保和丸	神曲，山楂，茯苓，半夏，陈皮，连翘，莱菔子	消食和胃	食积轻证。症见脘腹痞满，嗳腐吞酸，厌食呕吐，或大便泄泻等

续表

方名	组成	功效	主治
苏子降气汤	苏子，橘皮，半夏，当归，前胡，厚朴，肉桂，甘草，生姜	降逆平喘，祛痰止咳。	上实下虚之喘咳证。症见痰涎壅盛，喘咳短气，痰清稀，色白量多，胸膈满闷，或腰痛肢软，或肢体浮肿，舌苔白滑或白腻。脉弦滑
四神丸	补骨脂，肉豆蔻，吴茱萸，五味子，生姜，大枣	温肾暖脾，固肠止泻	脾肾虚寒之五更泄泻。症见黎明前泄泻，腹痛喜温，腰酸肢冷，神疲乏力等
补阳还五汤	当归尾，川芎，黄芪，桃仁，地龙，赤芍，红花	补气活血通络	气虚血瘀之中风证。症见半身不遂，口眼歪斜，语言不利，或肢体痿软无力，舌暗淡，苔白，脉缓等
独活寄生汤	独活，桑寄生，杜仲，牛膝，细辛，秦艽，茯苓，肉桂，防风，川芎，人参，甘草，当归，芍药，干地黄	祛风湿，止痹痛，益肝肾，补气血	肝肾两虚，气血不足之痹证。症见腰膝关节疼痛，屈伸不利，或麻木不仁，畏寒喜温，心悸气短等

思考题

1. 如何理解中药的性能？
2. 试述药物毒性的含义，对临床用药的指导意义。
3. 论述中药六种配伍方法的含义。
4. 说出中药十八反、十九畏的内容。
5. 简述方剂的组成。

（刘健美　董晓红）

第十章 中医一般护理

学习目标

1. 掌握生活起居护理的目的；情志护理的基本原则；饮食调护的重要性。
2. 熟悉情志护理的基本方法；饮食护理的基本原则和方法。
3. 熟悉病证后期调护的主要内容；康复护理的基本原则。
4. 了解康复护理的方法。

中医一般护理包括预防护理、生活起居护理、情志护理、饮食护理等。这些护理措施实施恰当与否，直接影响疾病的转归与预后。因此，做好患者的一般护理，具有十分重要的意义。

第一节 生活起居护理

生活起居护理，是指患者在患病期间，护理人员针对患者的病情分别给予环境上的特殊安排和生活上的合理照料。其目的在于促进机体内外阴阳平衡，恢复和保养正气，增强机体抵御外邪的能力，为疾病的治疗和康复创造良好的条件。

一、顺应自然，平衡阴阳

中医学非常重视“天人相应”，认为人与自然界是一个统一的整体，自然界的各种变化，都会影响到人的生命活动，使之发生相应的变化。因此，顺应四时阴阳变化的自然规律，是患者生活起居不可违背的基本法则之一。

（一）按季节气候不同进行护理

自然界有春、夏、秋、冬四季变化，人的生理活动也会相应改变。善于养生者，就要使机体与四季变化相适应，保持人与自然环境的协调统一，以祛病延年。若违背自然界的变化规律，就等于削伐、伤害了生命的根本，对于维护和恢复健康是极为不利的。在对患者进行护理时要做到，春防风，夏防暑，长夏防湿，秋防燥，冬防寒。另外，有些疾病易在季节交替时复发或加重，故此时应加强对患者生活起居各方面的调护。

（二）依昼夜晨昏变化进行护理

一日之中有昼夜晨昏的变化，而人体的生理活动也会随之改变。随着昼夜晨昏阶段的不同，人体阳气在一天中的变化是有一定规律的，即呈现朝胜夕衰的变化规律。患病后机体阴阳失去平衡，自身调节能力减弱，对昼夜的变化反应更加敏感，夜半阳气潜伏于内，邪气活动更加猖獗，病情容易恶化。所以，对一些危重的患者应加强夜间观察，以防止出现意外情况。

二、优化环境，促进康复

（一）病室应安静整洁

安静、整洁的环境，不但能使患者心情愉快，身体舒适，还能使患者睡眠充足，食欲旺盛，有利于恢复健康。反之，嘈杂的环境，不利于患者休息，可使患者出现心悸、心慌、坐卧不安，甚至四肢发抖、全身冷汗等症状，产生烦躁、惊悸等情绪，而不利于病情的康复。如真心痛患者，常可因突然听到声响而引起心痛发作；心悸者，可因骤听高声喊叫或突然开门而惊恐万分；失眠者，稍有声响就难以入睡等等，所以给患者创造一个安静的休养环境是十分必要的。为此，出入病室的人员应做到“四轻”，即说话轻，走路轻，关门轻，操作轻。对真心痛和癫痫等患者，尽量安置在单人房间。同时病室的陈设要简单、实用、清洁；病室内要定期消毒，保持地面、床、椅子、卫生洁具等用品的清洁卫生。若使用便盆者，应放在指定位置，及时倾倒清洗，以防污浊气味充溢病房。

（二）病室宜经常通风

由于病室内常会有大小便、呕吐物、痰涕、汗液等秽浊气味，因此，要经常通风换气，才能使患者神清气爽，肺气宣通，气血通畅，食欲增进，疾病早日康复。每日通风的次数和每次持续的时间，应根据季节和室内的空气状况而定，但每天至少应通风1～2次。通风时要避免对流风直接吹到患者身上，对身体虚弱或已感受寒邪的患者，要在通风时穿好衣服或盖好被子，避免寒邪侵犯；对刚服用解表发汗药的患者，暂时不宜开窗通风，待汗出热退后，先给患者穿衣盖被或遮挡屏风后，再行通风，注意勿使患者汗出当风，以免重感风寒之邪而加重病情。

（三）病室温、湿度要适宜

病室温度一般以22℃～26℃为宜。在适宜的室温中，患者可感到轻松、舒适、安宁，并降低身体消耗。若室温过高，患者会感到燥热难受，易中热邪；室温过低，患者又会感到寒冷，易感寒邪。临床护理时，应根据每个患者的具体情况不同分别给予不同的调护，如感受风寒或年老、体弱、阳虚的患者，可安排在向阳的房间，室温宜高；感受暑热、青壮年、阴虚或实热证的患者，常怕热喜凉，可安排在阴面房间，室温宜低。

病室的相对湿度以50%～60%为宜。若湿度过高，易使汗液蒸发受阻，患者感到胸中满闷，困倦乏力，特别是风寒湿痹，脾虚湿盛患者，可出现病情加重的现象；湿度过低，患者则易感到口干唇燥，咽喉干痛，特别是阴虚肺热的患者，会因此出现呛咳不止。因此，对感受燥邪等而致病的阴虚患者，室内湿度宜偏高，可在地面洒水或应用加湿器等；对感受湿邪等而致病的阳虚患者，室内湿度宜偏低，可经常开窗通风，降低湿度。

（四）病室光线要适宜

自然的光照会给患者视觉上带来舒适、欢快和明朗的感觉，有利于疾病的康复。临床上，应根据时间和患者病情的不同，及时调节室内光线。如中午患者休息时，应拉上窗帘，使光线偏暗，以保证午休；感受风寒风湿及阳虚里寒证的患者，室内光线宜充足；感受暑热之邪的热证、阴虚证、肝阳上亢、肝风内动的患者，室内光线宜稍暗；有眼疾的患者，室内宜用深色窗帘，避免对眼睛的刺激；长期卧床的患者，尽量安排到靠近窗户的位置，以得到更多的阳光，有利于患者早期康复。

三、起居有常，活动适度

起居有常是指起卧作息和日常生活中的各方面要有一定的规律，并合乎自然界和人体的生理常度。如人们起居应按照“春夏养阳，秋冬养阴”的原则来调摄，与自然界阴阳消长变化规律相适应。医院的作息制度也应因寒暑而异，春夏季生活起居护理、查房、服药、治疗、检查等，均可顺时提前一小时，并延长午休，秋冬季恢复到正常作息时间。所以在护理时，要督促患者按时起居，养成有规律的睡眠习惯，每日睡眠时间既不可过长，也不要过短。过长会导致精神倦怠，气血郁滞；过短则因为睡眠不足，而耗伤正气。对失眠的患者，可助其按摩四肢，晚间临睡前用热水泡洗双足，或请医生给予养心安神药或催眠药物。

其次，“久坐伤肉，久卧伤气”。因此，在病情允许的情况下，卧床患者要适当翻身更换体位，凡能下地活动的患者，每天都要保持适度的活动，以促进气血流畅，使筋骨坚实，神清气爽，抗御外邪的能力增强，机体功能尽快恢复。患者的活动要遵循相因、相宜的原则，根据不同的病证、病期、体质、个人爱好以及客观环境等进行散步、打太极拳等活动，但要避免急于求成而进行过量的运动，以防耗气伤津而加重病情。

第二节　情志护理

情志护理是指在护理工作中，要注意观察、了解患者的精神情志变化，掌握其心理状态，设法预防和消除不良情绪的影响，使患者处于最佳心理状态，以利于疾病的康复。

一、情志护理的基本原则

（一）诚挚体贴，无微不至

患者的情志状态和行为不同于正常人，常常会产生各种心理反应，如依赖性增强，猜疑心加重，主观感觉异常，情绪容易激动和不稳定，而表现为寂寞、苦闷、忧愁、悲哀、焦虑等。护理人员应善于体谅患者的疾苦，“视人犹己”，动态了解患者细微的情志变化，同时，态度要和蔼，语言要亲切，动作要轻盈，衣着要整洁，病室内外环境尽量保持安静、舒适，使患者从思想上产生安全感，以乐观的情绪，良好的精神状态战胜疾病。

（二）有的放矢，因人施护

由于人的年龄、体质、性格、性别不同，加之家庭背景、生活阅历、文化程度、从事的职业和所患疾病等都有所差异，即使面对同样的情志刺激，也会有不同的情绪反应。因此，要因人而异，有的放矢地对每位患者进行耐心细致的情志护理，以减轻他们的心理压力，使身体尽快康复。

1. 年龄差异　儿童脏腑娇嫩，气血未充，大脑发育不完善，易因惊、恐致病；成年人，血气方刚，奋勇向上，又处在各种复杂的环境中，易为恼怒、忧思致病；老年人，常有孤独感，易因忧郁、悲伤、思虑而致病等。

2. 性格差异　一般而言，性格开朗乐观之人，心胸宽广，遇事心气平静而自安，故一般较配合治疗和护理；性格抑郁之人，心胸狭窄，感情脆弱，情绪常波动，缺乏战胜疾病的信心。因此要耐心安慰和开导，使其消除顾虑，积极配合治疗。对情绪激动的患者，应注意交谈的态度与语气，待其情绪稳定后，再进行劝导和安慰。

3. 体质差异　患者的体质有阴阳禀赋之不同，对情志刺激的反应也有很大差异。偏阳体质的人，性格多外向，喜动好强，易急躁，爱慕虚荣，自尊心强，自制力较差，可通过培养钓鱼等爱好来磨炼自己，以消除心脾燥热；偏阴体质的人，性格多内向，喜静少动，或胆小易惊，多忧愁悲伤，郁郁寡欢，可选择弈棋等，以扩大社交领域，促进人际关系的和谐。

4. 性别差异　男性属阳，以气为主，情感粗犷，刚强豪放，易为狂喜大怒而致病；女性属阴，以血为先，情感细腻而脆弱，一般比男性更易于为情志所困，常因忧郁、悲哀而致病。

（三）清静养神，宁心寡欲

七情六欲是人之常情，然而七情过激，可使人体气血紊乱，导致疾病的发生或加重，加之患病之人对情志刺激更为敏感。因此，精神调摄非常重要，要采取多种措施，保持患者情绪的稳定，避免不良刺激，危重患者应尽量谢绝探视。疾病恢复期的患者，尤其是高血压或脑出血患者，常因即将出院而过度兴奋，使病情加重，因此保持平和的心境很重要。

（四）怡情畅志，乐观愉快

保持乐观愉快的情绪，能使人体气血调和，脏腑功能正常，有益于健康。对于患者而言，不管其病情如何，乐观的心情均可以促使病情的好转。所以，医护人员要帮助患者尽快适应角色转换，患者间可现身说法相互鼓励，同时营造一种轻松的气氛环境，如适时播放轻音乐、相声等，使患者能保持乐观的情绪和愉悦的心情。

二、情志护理的基本方法

（一）说理开导

说理开导是指通过正面的说理，使患者认识到情志对人体健康的影响，从而使患者自觉地调和情志，增强战胜疾病的信心，积极配合治疗，使机体早日康复。

首先要不断提高护理人员的自身综合素质，态度要真诚热情，对患者要有同情心和责任感，以取得患者信任，再针对患者不同的病情，做到有的放矢，动之以情，晓之以理，喻之以例，明之以法，从而使患者以良好的精神状态配合治疗与护理。

另外，在进行说理开导时，护理人员应注意对患者的隐私保密。

（二）移情易性

移情，是指排遣情思，把思想焦点转移他处，在护理工作中，主要是指将患者的注意力，从疾病转移到其他方面；易性，是指改易心志，包括排除或改变患者的不良习惯或使不良情绪适度宣泄，使其能恢复正常习惯或心态，以有利于疾病的康复。移情易性的方法有很多，如听广播、看电视、看书读报、娱乐歌吟等。

（三）以情胜情

以情胜情是以中医五行相克的理论为依据，创立的独特的情志护理方法。即有意识的采用一种情志抑制另一种情志，达到淡化，甚至消除不良情绪，以恢复正常精神状态的一种护理方法。如怒胜思，思胜恐，恐胜喜，喜胜悲，悲胜怒。主要是以护士的言行为手段，激起病人某种情志变化，以达到控制其病态情绪，促进身心康复的一种方法。但应注意，临床运用时并不能完全按照五行制胜的原理简单机械地生搬硬套，而应具体情况具体分析。

（四）顺情从意

顺情从意是指顺从患者的意志、情绪，尽可能地满足患者的心身需要。患者在患病的过程中，情绪多有反常，对此，尽可能顺其情，从其意，以利于心身健康。如新入院的患者，往往存在着陌生感和孤独感，他们渴望关怀，希望得到及时地诊治，为此，应热情地为其介绍病室的环境和相关的制度，耐心解答患者的问题，主动为患者讲述有关的医学知识；对喜欢清静的患者，尽量将其安排在单人房间。但对那些不切实际的想法和欲望，自然不能一味地迁就和纵容，应当善意地、诚恳地采用说服教育等方法处理。

第三节 饮食护理

饮食护理是指在治疗疾病的过程中，根据辨证施护的原则，利用食物的特性，对患者进行营养和膳食方面的护理和指导，以补益脏腑，泻实祛邪，调整阴阳，从而提高患者的抵抗能力，加快疾病的恢复。

一、饮食护理的重要性

饮食与疾病的关系非常密切，利用饮食调护，配合治疗，是中医护理学的又一大特色。食物同中药一样，也具有四气、五味和升降浮沉的特性，因而许多食物同样具有防病治病的作用。在疾病过程中，饮食调护得当，可以提高疗效，缩短疗程。反之，若饮食服用不当，则可加重病情，使病程延长，甚至产生后遗症。如痛风患者常因大量饮酒，进食肥甘腥发厚味易使病情加重；疮疡患者常因食用鱼腥“发物”，而使病情复发或加重。因此，饮食调护对于疾病的康复具有举足轻重的作用，尤其在慢性疾病或重病的恢复期，饮食调护得当，能起到提高和巩固疗效的作用。

二、食物的分类和功效

（一）清热类食物

具有苦寒、甘寒的性质，如苦瓜、冬瓜、丝瓜、西瓜、萝卜、葫芦、莴笋、茶叶、绿豆及多种动物的胆等。常用于实热证的调护，具有清热、泻火、解毒的功效。但寒性食物易损伤阳气，故阳气不足、脾胃虚弱患者应慎用。

（二）清补类食物

具有寒凉性质，如鸭、鹅、甲鱼、豆腐、薏米、黑芝麻、绿豆、豆芽、梨、甘蔗、莲子、海带、菠菜、白菜、银耳、冰糖等。常用于虚热证的调护，具有清虚热，泻虚火的功效。素体阳虚者应慎用。

（三）温补类食物

具有温热性质，如羊肉、狗肉、鸡、鸽子、鲤鱼、粳米、核桃、桂圆、荔枝、红糖等。常用于寒性病证的调护，具有温中、助阳、散寒的功效。热证和阴虚火旺者应慎用或禁用。

（四）平补类食物

所谓“平”，是指这类食物没有明显的寒、凉、温、热之偏性，其性较平和，如牛肉、猪肉、鸡蛋、墨鱼、蚕豆、扁豆、山药、莲肉、黑木耳、银耳、花生、胡萝卜、黄花菜等。适用于各类患者，尤其是疾病的恢复期，具有补益、和中的功效。

（五）辛散类食物

具有辛温或辛热的性质，如生姜、大蒜、花椒、芫荽、蘑菇、香椿、茴香等。常用于各种阴寒之证，具有发散、行气的功效。

另外，有些食物易于诱发旧病，尤其是诱发皮肤疾病，如禽畜类中的猪头、鸡头，水产品类的虾、蟹等，故外科疮疡及各种皮肤病尤当注意。

三、饮食护理的基本原则和方法

饮食调护并非无限度地补充营养，而应遵循一定的原则和法度，以达到恢复元气，改善机体功能，治疗疾病的目的。

（一）饮食有节，定时定量

定时，是指进食宜有较为固定的时间。有规律的进食，可以保证消化、吸收功能有节奏地进行，脾胃不受损伤。反之，食无定时，打乱了胃肠消化的正常规律，则会使脾胃功能失调，消化能力减弱，食欲逐渐减退，损害健康。

定量，是指进食宜饥饱适中，恰到好处。过饥则机体营养来源不足，无以保证营养供给，使机体逐渐衰弱，影响健康；过饱则会加重胃肠负担，使食物停滞于胃肠，不能及时消化，影响营养的吸收和输布。同时，脾胃功能因承受过重负担而容易受到损伤，严重者可产生下利、痔疮等病证。

因此，在护理中，应根据病情指导患者按时、定量进餐，养成良好的饮食习惯，切忌暴饮暴食，以免伤及脾胃。

（二）调和四气，谨和五味

1. 调和四气　饮食物的“四气”，是指寒、热、温、凉四种不同的性质。饮食过寒或过热，会导致人体阴阳失调，而发生某些病变。如多食生冷、寒凉之物，可损伤脾胃阳气，使寒湿内生，发生腹痛、泄泻等症；多食油煎、温热之物，可耗伤脾胃阴液，使肠胃积热，出现口渴、口臭、嘈杂易饥、便秘等症。因此，饮食必须注意寒热适当，不可凭自己的喜恶而偏嗜过寒过热之品。

2. 谨和五味　“五味”，一是泛指所有食物，二是指食物的性味。所以“谨和五味”的含义包括两方面，一为多种食物搭配，五谷、五畜、五菜、五果等。二为食物的辛、甘、酸、苦、咸五味要调和，不可过酸、过辣等。

五行学说认为五味与五脏有密切的关系，即酸入肝，苦入心，甘入脾，辛入肺，咸入肾。五脏阴精的产生，来源于饮食五味，但五脏又可因饮食五味的太过而受到损害，人们如能把五味调和适当，机体就会得到充分的营养；反之，如果长期偏食某种性味，就会导致机体阴阳的平衡失调而产生疾病。

（三）辨证施食，相因制宜

1. 因人制宜　因人制宜是指饮食调护应根据不同的年龄、体质、证候等方面的差异，分别予以不同的调摄。

（1）体胖者：多痰湿，饮食宜清淡、化痰之品，如青菜、水果等，忌食肥甘厚腻，以免助湿生痰；体瘦者多阴虚内热，宜食滋阴生津、养血补血的食物，忌食辛辣动火之品，以免伤阴。

（2）孕、产妇：在妊娠期，由于胎儿生长发育的需要，机体的阴血相对不足，而阳气偏盛，宜食性味甘平、甘凉的补益之品，如鱼肉、乳类、蔬菜、水果等，忌食辛热、温燥之物，以免助阳生火扰动胎气，即所谓“产前宜凉”；哺乳期由于胎儿的娩出，气血受到不同程度的损伤，机体多虚多瘀，此时宜食有营养、易消化、补而不腻之物，如小米粥、大枣、骨头汤、鸡汤、蛋类等，忌食寒凉、辛燥、酸性食物，即所谓“产后宜热”。

（3）儿童：身体娇嫩，为稚阴稚阳之体，宜食性味平和，易于消化，又能健脾开胃的食物，而且食物品种宜多样化，粗细结合、荤素搭配，不可偏嗜，以免过胖或过瘦，忌食滋腻、峻补之品。

（4）老年或大病初愈之人：脾胃功能虚弱，运化无力，宜食清淡、温热、熟软之品，忌食生冷、黏硬、不易消化之物，且因其体质虚弱，不宜大剂量强补，而应少量多次进补，防止偏补太过或因补滞邪。肠燥便秘者，宜多食含油脂的植物种仁或多纤维的菜根之类。

2. 因时制宜　由于春、夏、秋、冬四时气候的变化对人体的生理、病理有很大的影响，因此，应当在不同的季节合理选择调配不同的饮食，以帮助患者增强体质，恢复健康。

（1）春季：风和日暖，阳气升发，食宜清温平淡，如麦、枣、猪肉、花生、芝麻等，少食生冷、黏腻之物。

（2）夏季：酷热难耐，应进食清淡、解渴、生津、消暑之品，如西瓜、冬瓜、绿豆汤、乌梅小豆汤、藿香茶，冰糖煎水代茶饮等，切忌过食寒凉、厚味之品；平素阳虚体质，常服用参茸、附子之品者，也应注意节制。

（3）秋季：炎暑渐消，气候干燥，饮食应以滋阴润肺为主，可适当食用一些柔润食物，如芝麻、蜂蜜、菠萝、乳品、甘蔗、糯米等，以益胃生津，尽可能少食葱、姜、辣椒等辛辣之品；进补时也应注意在平补的基础上再配以生津养液之品。

（4）冬季：万物凋谢，朔风凛冽，宜食用具有滋阴潜阳作用、且热量较高的食物，如谷类、羊肉、狗肉、龟鳖、木耳等，而且宜热饮热食，以保护阳气。由于冬季以养精、藏精为主，此时进补可扶正固本，有助于体内阴精的潜藏，以增强抗病能力，为有效地预防开春的时行瘟病打下较好的基础。

（四）饮食清洁，习惯良好

食物要新鲜、洁净。新鲜清洁的食物，可以补充机体所需要的营养，而腐烂变质的食物易使人出现腹痛、泄泻、呕吐等中毒症状，严重者可出现昏迷或死亡。一般的食物均应烹熟后再食用，对瓜果、蔬菜要清洗干净，以防农药中毒。护理中一定要求患者注意饮食卫生，尤其在夏令季节，要把住“病从口入”这一关，防止因饮食不洁而加重病情。同时，保持良好的进食习惯，对身体也很重要。

1. 进食宜缓　进食时应该从容和缓，细嚼慢咽，这样既有利于各种消化液的分泌，又能稳定情绪，避免急食暴食，保护肠胃。

2. 进食宜专　进食时应尽量将头脑中的各种琐事抛开，把注意力集中到饮食上来，这样有利于消化吸收；反之，边吃饭边看电视或书报，则纳食不香，影响消化吸收。

3. 进食宜乐　进食前后应保持良好的环境和愉快的心情。进食的环境宜宁静和整洁；气氛宜轻松和愉快；同时可适当配以轻松舒缓的音乐。同时，对病情允许的患者，食后可做一些从容和缓的活动，不宜立即卧床休息。

（五）搭配相宜，不损药效

食物配伍也和中药学中的药物配伍一样，讲究搭配相宜。若搭配得当，则可提高食物的功效，反之，则会降低功效，甚至危害人体健康。比如菠菜猪肝汤，菠菜与猪肝均能养肝明目，相互配伍可增强补肝明目之功效，用于治疗肝虚目昏或夜盲症等；大蒜可防蘑菇中毒；生姜可减轻或消除鱼虾引起的腹泻、皮疹等不良作用。而萝卜能降低补气类食物，如山药、山鸡等的功效；更有甚者可产生明显副作用或毒性反应。在服用某些中药时也应忌口，以免降低药效或发生不良反应，如服荆芥时忌吃鱼虾；服甘草时忌吃海产品等。另外合理的烹调方法，能防止食物中营养万分的损失，增强食欲，有利于胃肠的吸收。

四、五脏病证的饮食宜忌

（一）心系病证

包括心悸、胸痹、失眠等病证，尤以心悸为主。

血脂正常者，一般营养食物均适宜；血脂增高者，以清淡素食为主，少进瘦肉、鱼类之品，忌食动物脂肪、内脏等肥腻之品以及烟酒、浓茶、咖啡等刺激品。

（二）肺系病证

包括咳嗽、哮喘、肺痈、肺痨、悬饮、矽肺等病证，以咳嗽、咯痰为主症。

宜食清淡素食、水果，忌食辛辣、烟酒、油腻、甜黏之品。咳嗽痰黄，肺热盛者，宜食萝卜、橘子、梨、枇杷等清热化痰之品；痰中带血者，宜食荸荠、藕汁、西瓜等清热润肺、止血之品；痰白清稀，肺寒者，忌食生冷瓜果；肺阴虚者，宜食百合、银耳、甲鱼等滋阴补肺之品；哮喘患者，忌食鱼、虾、香菜等发物。

（三）脾胃系病证

包括胃脘痛、呕吐、噎膈、泄泻、便秘等病证，均属脾胃运化功能失常所致，并与大小肠有密切联系。

宜食营养丰富、软、烂、热、易于消化的食物，忌食生冷、煎炸、硬固之品。脾胃虚寒者，宜食姜、椒之类；胃热者，宜进食凉性水果；胃酸过多，宜食碱性食物，如碱面条；胃酸缺乏，饭后宜食适量的醋或山楂片；腹泻者，宜食少油、半流质食物或软饭，忌食茼蒿、茄子、生冷瓜果等寒凉滑润之品。

（四）肝胆系病证

包括黄疸、臌胀、眩晕、中风、癫痫、郁证等病证。

宜食新鲜蔬菜及营养丰富的瘦肉、鸡、鱼类，忌食辛辣、烟酒等刺激品，少进动物脂肪。肝胆疾病急性期以素食为主，缓解期或恢复期可进荤食；肝硬化腹水，宜食低盐或无盐饮食；肝昏迷时，应控制动物蛋白类食物。

（五）肾系病证

包括水肿、淋证、消渴、癃闭、阳痿、遗精等病证。

宜食清淡、营养丰富的食物以及多种动物性补养类食物，忌食盐、碱过多和酸辣太过的刺激之品。水肿者，宜食冬瓜、葫芦、赤豆、荠菜、薏苡仁、鲫鱼等利尿消肿之品；肾虚者，宜食猪、牛、羊、鸡、狗肉、蛋类等补养品；水肿宜予低盐或无盐饮食；尿浊应忌食脂肪、蛋白类食物。

此外，外感热证，饮食宜清淡，如米粥、清汤面、新鲜蔬菜、水果等；高热伤津时，可多饮水，食鲜梨汁、荸荠汁、藕汁、西瓜汁等，忌食油腻、煎炸、辛辣之品，以防伤阴动火，损伤脾胃。

第四节 病证恢复期护理

病证恢复期，是指邪气已衰，正气渐复，脏腑功能逐渐恢复，病情好转，趋于痊愈的时期。这个时期如能注意合理调护，可使邪气彻底清除，有助于脏腑功能的完全恢复。若调护不当，易使病邪复燃，脏腑功能失调，而致病情复发。因此，在疾病恢复期应注意避免外邪、防止过劳、合理饮食、调摄情志，以促使身体早日康复。

一、防止因外邪复发

大病初愈之人，正气尚未恢复，卫气也必然较弱，若调护不当，常易感受六淫、疫疠等外邪而引起疾病复发。故此时应注意扶助正气，固护卫气，避免邪气，以利于疾病的恢复。

（一）扶正助卫

在疾病恢复期，患者正气尚虚，卫气不固，邪气往往乘虚而入，故应注意加强护理，以增强正气，提高机体的抵抗力。卫气循行于肌表，是抵御外邪入侵的屏障，故应补益卫气。而卫气来源于脾胃化生的水谷精微，所以调节饮食，加强营养，补益脾胃，是补充卫气的主要手段。其次，可利用自然调护，以日光浴背部或全身，借日光调节人体之阳气。除冬季外，一般以晨起阳光温煦不烈时为日光浴的最佳时间。另外，还可通过皮肤与寒冷空气的经常接触，使卫气得到锻炼，提高卫气的反应能力。

（二）谨避外邪

在疾病恢复期，患者正气未复，身体的抵抗力、适应力都较弱，如护理不当，常易外感风寒等邪气而延误疾病的痊愈。因此，护理人员应注意根据气候的变化情况，及时为患者增减衣被，并且使居室保持适当的温度、湿度，以防感受各种外邪。

二、防止因食复发

“民以食为天”，食物是机体的营养来源，为正常的生理活动提供物质基础。但饮食不当，反而会成为致病因素使人发病。大病初愈之人，脾胃虚弱，尤其要注意调理饮食，以免饮食不调而导致疾病复发。

（一）合理调养

疾病初愈者饮食要合理，主要注意三方面：一是食物要清洁卫生。若食用腐败变质的食物，往往会损伤脾胃而致病证复发，或变生他证。二是食物要易消化。病后初愈者，脾胃功能较差，饮食宜清淡而富有营养，若进食过量油腻厚味，易加重脾胃负担或食滞生热，而影响疾病的恢复。三是要辨证饮食。不但用药应辨证而施，在饮食方面，也应因人、因证的不同而给予合理的饮食，以促进疾病的康复。如寒性病证，饮食宜温热；热性病证，饮食宜清养等等。总之，应根据恢复期病人阴阳失调的具体情况，合理护理，以平补适进为宜。

（二）注意忌口

在疾病恢复期，余邪未尽，若饮食不当常易引起病证的复发，故此时应针对病情避免食用一些能致疾病复发的食物，即应注意“忌口”。如热病忌温燥辛辣之品；寒证忌生冷寒凉伤阳之物；水肿者忌盐；瘾疹者忌鱼虾腥发之物等。

三、防止过劳复发

疾病恢复期的病人，本来正气即弱，如加之精神、形体劳累或房事不节等，极易引起病证的复发，此称为劳复。

（一）防体力过劳

体力过劳是指体力劳动或体育锻炼太过。“劳则耗气”，疾病恢复期患者，原本气血未复，正气未充，若再劳累过度，会更加损伤人体的正气，而影响疾病的痊愈。故病后初愈者，在进行身体活动时，要量力而为，以“小劳不倦”为原则。

（二）防脑力过劳

脑力过劳是指思虑太过。“思发于脾而成于心”，思虑太过，不仅会耗伤精血，影响心神，还会损伤脾气，影响脾胃的运化腐熟功能，不利于疾病的恢复。因此，医护人员应注意及时掌握病人的思想动态，诚挚地开导病人，消除他们的各种思想顾虑，提醒他们心情愉悦，安心调养，可促进身体早日康复，否则，可使病情加重或恶化。

（三）防房事太过

房事太过是指性生活不节制。性生活过度，主要是耗伤精血，损及肾脏。肾主藏精，为先天之本，肾阴、肾阳是人体阴液和阳气的根本。肾中阴阳的平衡与否对整个人体的阴阳平衡有很大的影响。“久病及肾”，大病、久病之后，常易肾虚，若不节制房事，则肾精更加亏耗，机体阴阳更加失调，而影响疾病的痊愈。故疾病恢复期的病人，要注意节制房事，以免病情复发。

四、防止因情复发

精神情志对人的身心有很大的影响。心情舒畅，精神愉快，则气血调畅，脏腑功能正常；若七情内伤，可直接使气机逆乱，气血失调，而影响脏腑的功能活动。故在疾病恢复期应注意提醒患者调摄情志，尽量避免不良情绪的刺激，以免病情复发。

（一）心情要舒畅

良好的心情，可使人精神焕发，气血调畅，有利于病证的恢复。因此，在疾病恢复期，护理人员要多开导病人，促使他们保持心情舒畅，树立乐观的情绪及战胜疾病的决心。老年病人易感孤独，更宜多加安慰，使其精神舒畅，气机条达，以利于疾病的康复。

（二）力避情志太过

病证恢复期，病人急于恢复健康，往往产生急躁、忧郁等不良情绪，影响疾病的恢复。因此，此时期应注意调摄精神情志，尽量避免大喜、过悲、暴怒等过激情志的刺激，以免使脏腑气血更加失调，病情加重或恶化。

第五节　康复护理

中医康复护理是以整体观念和辨证施护理论为指导，利用中医康复护理的方法，配合康复训练和养生方法，对残疾患者、慢性病患者、老年病患者等，通过积极的康复护理措施，使其身体功能和精神情志尽可能恢复到原来的健康状态。

康复护理除遵循中医一般护理方法以外，还应在运动康复法、娱乐康复法、推拿康复法、自然疗养因子康复法等方面突出中医康复护理的特点。

一、康复护理的基本原则

（一）预防为主

病证后期，正气不足，常因感受六淫等外邪而引起疾病复发。另外，饮食不当，精神刺激或劳倦、房室不节等也会引起复发。故康复护理的全过程都应贯彻“预防为主”的原则。在这个时期应加强对患者的合理调养和护理，以使病邪彻底清除，脏腑功能完全恢复。

（二）整体康复

人体是个有机的整体，四时气候的变化，患者所处的社会环境（如家庭、朋友、婚姻、经济条件、工作状况）等都会影响疾病的康复。所以，在康复护理中不应仅注意有病损和功能障碍的器官和肢体，还应着眼于患者的全面康复，即从生理（身体上）、心理（精神上）、职业和社会生活的各方面进行全面、整体的康复护理。

（三）综合护理

综合护理是指应用多种康复护理方法对患者进行护理。《素问·异法方宜论》提出“杂合以治，各得其所宜”，所谓各得其所宜，便是根据病证的需要，而分别采用各种治疗、护理方法。疾病的形成与多方面的因素有关，在采用综合护理原则时，还应遵循标本缓急的护理原则，根据病情的轻重、缓急、新旧等不同情况，分别采用急则护其标，缓则护其本的康复护理方法。动静结合、形神兼养是中医康复护理常用的综合护理方法，而发挥患者自我照护的积极性，如进行健身运动康复，也能有效促进患者的康复。

（四）因人、因证、因病而异

康复护理的方法很多，但要因人、因证、因病而选择适合的方法。康复护理的对象不同，其身体素质、行为习惯、病情轻重、残疾程度、文化水平、经济条件等也有所不同。因此，对康复治疗的信心、对医院环境的适应能力及对待疾病的认识和态度也就不同，护理人员应当据此采取不同的护理措施。如对情志不舒，心情忧郁患者，可以实施娱乐康复护理措施，听音乐、看电视、做游戏等，但是对于有抽搐发作史，癫痫患者，这些活动则不适宜，而应使这些患者的病室环境安静，舒适无噪音。对患风寒湿痹证的患者，则应根据病情调节病室温度、湿度；而对肥胖证、消渴证患者则应在活动量方面适当增加；对心悸、怔忡患者，就应尽量控制活动量，以免病情恶化。

另外，在同一疾病的不同康复期，也应采取不同的护理措施，以适应病程中不同阶段的护理要求。如对一位患真心痛的老年患者，在发病期，应密切观察病情变化，防止病情恶化；当疼痛发作时，要让患者卧床休息，在生活护理方面给予周到的照顾；在发病后病情稳定时，应注意患者的情志变化，消除恐惧心理，正确对待疾病，还要注意生活起居、饮食等方面的护理。

二、康复护理的方法

（一）运动康复法

运动康复法是通过运动肢体、自我按摩以练形，呼吸吐纳、调整鼻息以练气，宁静思想、排除杂念以练意的康复法。运动对人体有着运行气血，协调脏腑，疏通经络，强健筋骨，宁神定志，激发潜能的作用，可达到防治疾病、早日康复的目的。在康复护理的过程中，应根据患者的病情轻重、体质强弱、个人爱好等，选择适当的运动种类。一般肥胖患者、糖尿病患者、心脏病和老年患者，可选择步行、慢跑、打乒乓球等；体弱者，可选择打太极拳、五禽戏、八段锦等；高血压、眩晕、失眠者，宜选择散步、钓鱼、气功、打太极拳等。运动的时间也应有一定的规律，宜在早晨起床后或晚饭后 40 分钟，选择空气清新的地方，坚持锻炼 1 小时左右，并要坚持不懈。而且在患者运动时，护理人员要密切观察病情变化，防止运动后出现虚脱，或跌仆受伤等。心脏病患者，不宜在运动前后 1 小时内进餐，运动后也不宜马上洗热水澡，以免诱发心悸、怔忡。

（二）娱乐康复法

娱乐康复法是指利用各种形式的娱乐活动，调节患者的神情，锻炼患者的形体，促使其身心康复的方法。

娱乐康复法可分为两种：一是让患者观赏各种文娱表演，娱耳目，乐心意，以调畅精神情志，并通过调神以全形。二是让患者亲自参与各种娱乐活动，诸如吹拉弹唱，琴棋书画等，以此养心怡情，锻炼体魄，促进气血的运行。

常用的娱乐康复法有舞蹈、书画、垂钓、琴棋、音乐疗法等。进行娱乐康复活动时，应根据患者的病情、体质、性格、喜爱等选择不同的娱乐方法。对于较重的高血压病、冠心病、胃下垂、糖尿病等患者，不宜进行舞蹈等运动量大的娱乐活动。不管进行何种娱乐疗法都要适可而止，不可过于劳形伤神。

（三）推拿康复法

推拿康复法是医护人员根据病情需要，在患者体表一定部位或腧穴施以不同手法，给予一定刺激，通过经络的感传作用，调达营卫气血和脏腑阴阳，以促进身心康复的一种方法。推拿康复法可用于内、外、妇、儿、五官等临床各科，是一种较好的康复护理方法。常用的推拿手法有推法、拿法、按法、揉法和摩法等，临床可根据患者病情、病位等的不同情况而分别选用。

（四）自然疗养因子康复法

自然疗养因子康复法是采用自然疗养因子进行医疗保健，促进患者身心康复的方法。常把自然界中有增强体质、防治疾病、改善心理素质作用的物理化学因子，称为自然疗养因子。

人是自然界中的生物之一，各种自然疗养因子在不同程度上影响着人体的生理和病理过程。人类要维持正常的生命活动，避免病邪的侵害，消除疾病的影响，不仅需要积极地去适应自然环境的变化，而且还应有选择地利用一切有利的自然环境，以帮助人类祛病延年。

自然疗养因子康复法包括泉水疗法、气候疗法、日光疗法、泥砂疗法、森林疗法等。随着医学模式及疾病谱的转变，利用自然疗养因子防病治病，已成为当今医学的显著特点和发展趋势，蕴藏着无限的生命力。

思考题

1. 简述生活起居护理的目的?
2. 何谓起居有常、说理开导?
3. 简述饮食调护的重要性?
4. 简述病证后期调护的主要内容?
5. 简述情志护理的基本原则?
6. 简述饮食调护的重要性?
7. 说出康复护理的方法有哪些。

（王秀霞）

第十一章 中药应用与护理

学习目标

1. 掌握中药的服用原则及药后护理内容。
2. 熟悉中药煎煮方法；常用中药内服法及护理；中药中毒的解救原则。
3. 了解常用中药外用法与护理。

中药的应用，是中医最常用的治病手段和方法。护理人员能否正确地掌握给药途径和方法，将直接影响到药效的发挥及治疗的效果。因此，作为护理技术人员，除了要了解中药学的基本知识外，还应当熟练掌握中医的用药方法及药后护理，有利于全方位提高药物的疗效。

第一节 中药煎服法

一、中药煎煮方法

汤剂是中药最常用的剂型之一，其煎煮方法是否得当，可直接影响到药物的安全性和临床疗效。一般而言，门诊患者大多自己或由家属煎煮汤药，住院患者则由院方负责煎煮。近年来，医院门诊设立了汤剂煎煮服务，既方便了门诊患者，也提高了中药汤剂的煎煮质量。若患者自煎汤剂时，医护人员应将汤剂的正确煎煮方法和注意事项向患者交代清楚，以便更好地发挥药物疗效。历代医家非常重视中药汤剂的煎煮方法，如徐灵胎在《医学源流论》中提出："煎药之法，最宜深讲，药之效不效，全在乎此。"

（一）一般煎法

煎药器具以砂锅、瓦罐为佳，也可使用搪瓷器皿或不锈钢锅，不宜用铜、铁、铝锅等金属器皿。

中药煎煮前要用冷水浸泡（以液面淹没过饮片约 2 厘米为宜。一般药物浸泡约 30 分钟左右，种子、果实等药物可浸泡 1 小时，以泡透为度），然后煎煮。

1. 煎药火候及时间 一般药物都应该先武后文，即开始用武火（急火），煮沸后改用文火（慢火）。解表药及芳香类药物，煮沸后用文火维持 10 分钟左右即可，；补益药及矿物、贝壳类药物煮沸后宜文火久煎，一般煎煮30~60分钟，以使药效析出；有毒药物也应文火久煎，以降低毒性。

2. 滤取药液 按上法煎煮后，煎得药液50~100毫升，滤出。再加水适量，一般为第一煎的1/3~1/2，并重复煎煮，仍得药液50~100毫升时滤出。一般药物可煎2次，应该久煎的药物可煎3次。

（二）特殊煎法

（1）介壳类与矿物类药物：宜打碎先煎；毒副作用较强的药物，如附子、乌头等，则应先煎45~60分钟，再加入其他经浸泡后的药物同煎，以降低毒性。

（2）芳香类的药物：宜后下，如薄荷、木香等。

（3）花粉类、细小种子类药物：需包煎，如蒲黄、海金沙、滑石粉、辛夷、旋覆花、车前子等。

（4）某些贵重药物：另炖，如人参、鹿茸等。

（5）胶质药物：宜烊化（即溶化或熔化），如阿胶、鹿角胶等。

（6）有效成分难溶于水的药物：宜研末开水送服，如鹤草芽、琥珀等；遇高热易产生毒性的药物，如朱砂等宜冲服；入水即化的药物，如芒硝等也宜冲服。

（7）某些易溶于水或久煎容易破坏药效的药物：可用开水加盖浸泡后服用，如胖大海、番泻叶等。

二、中药的服用原则

中药剂型种类多样，应根据病人的具体情况、药物的不同剂型和质地，采用不同的服法。中药的服用原则包括服药方法、服药剂量、服药温度和服药时间等。

（一）服药方法

（1）一般片剂、胶囊、滴丸等直接用白开水送服。丸剂由于体积大，可分成若干个小丸，再用白开水送服。祛寒药可用姜汤送服；祛风湿药宜用黄酒送服，以助药力。

（2）散剂和膏剂，宜先用白开水调稀再服用，以避免散剂引起呛咳，或膏剂粘阻咽喉。

（3）丹剂、细丸以及某些贵重细料药物，不必煎煮，可用白开水或药汤冲服或含服。

（4）番泻叶、胖大海等容易出味的药物，可用沸水浸泡后代茶饮。

（5）呕吐病人在服药前可先服少量姜汁，亦可先嚼少许姜片或橘皮，以预防呕吐。同时，汤药宜浓煎，并少量多次服用。

（6）婴幼儿、危重病人，可将药物调化后喂服。对于神志不清、昏迷、破伤风、张口困难、或口腔疾病不能进食者，可用鼻饲法，即将药液或中成药调成液状经鼻咽注入胃中。

（二）服药剂量

剂量，是指一日或一次给予患者的药物数量。一般药物剂量由医师确定，护理人员应严格按照医嘱执行。有时医嘱也提出酌情给药，这就要求护理人员灵活掌握一次或一日的剂量。

一般汤剂，病缓者1天1剂，分2~3次等量服；重病、急病患者可酌情服药2~3剂，将一剂汤药一次服下，以取其量大力峻，快速起效之作用。

（三）服药温度

服药温度，是指中药汤剂的温度或服药时开水的温度。分为温服、热服和凉服。

1. 温服 将煎好的汤剂放温后服用，或将中成药用温开水、酒、药汁等液态物质送服的方法，称为温服。

中药一般多采用温服，因温服可减轻某些药物的不良反应，如瓜蒌、乳香、没药等对胃肠道有刺激作用，能引起恶心、呕吐等，温服后能缓解上述不良反应。

2. 热服 将煎好的汤剂趁热服下或将中成药用热开水送服的方法，称为热服。解表药、透疹药宜热服以助药力发汗；寒证用热药且热服，属“寒者热之”之法。另外，不论是汤剂还是中成药，凡属理气、活血、补益之品，均应热服。

3. 凉服 将煎好的汤剂放凉后服用或将中成药用凉开水送服的方法，称为凉服。热证用寒药应凉服，属“热者寒之”之理；真寒假热证用热药，亦应凉服，属“热药凉服”，“治寒以热，凉而行之”之法。另外，不论是汤剂还是中成药，一般属止血、收敛、清热、解毒、祛暑之剂，均应凉服。

（四）服药时间

适时服药是合理用药的重要方面，具体服药时间应根据病情的需要、药物的特性和胃肠道的状况来确定。同时，为了使药物能在人体内充分发挥疗效，还应根据人体生物节律的情况选择特定的时间服用。服药时间适当与否，将直接影响药物效果的发挥。在护理工作中，要正确掌握服药时间，指导或帮助患者服药，以提高治疗效果。

1. 饭前服药 补益药、制酸药及部分治疗胃肠道疾病的药物，宜在饭前服用。因饭前胃中空虚，可避免药物与食物混合，迅速进入肠道，充分发挥药效。

2. 饭后服药 饭后胃中存有较多食物，此时服药可减少对胃肠道的刺激，故对胃肠道有刺激的药物都应饭后服用。如消导药、抗风湿药等。另外，无论饭前或饭后服药，均应略有间隔，以免影响药物疗效。

3. 睡前服 安神药、涩精止遗药和缓下药等，均应睡前服用。安神药于睡前服，是因药物起效后可起到安眠的效果；涩精止遗药则由于所治疗的遗精遗尿病证多于夜间发生；缓下药需要长时间才能在胃肠道发生作用，睡前服药后，晨起发挥泻下效果。

4. 定时服 平喘药、截疟药和调经药，需要定时服用。平喘药和截疟药所治疗的喘咳和疟疾发作多有规律，故宜于发作前2~3小时服用，以便在疾病发作时起效。主治月经不调的药物，尤其是治疗痛经的药物，宜在月经前3~7天服用，不仅可使痛经缓解，而且也有利于月经周期的调节。

5. 提前服药 临床上，很多疾病属于季节性疾病，故应在当季发病时及时给予药物治疗，并正确地指导和调护患者服药。应注意的是，某些季节性疾病的服药时间应该提前，如冬病夏治，夏病冬治就是此理。

第二节 常用中药内服法及护理

清代程钟龄在归类总结历代医家治法的基础上，提出了中医用药“八法”，即汗、吐、下、和、温、清、补、消八种治法。每一种治法都是在辨明证候、审明病因、病机之后，有针对性地采取的治疗方法，并且每一种方法都有其常用药物。在临床用药方面，汗法多用解表类药，吐法多用涌吐类药，下法用泻下类药等等。为了便于学习，以下按《中药学》中中药的分类情况介绍每类药物的煎服及护理。

一、解表药的服用及护理

（1）辛温解表药宜热服，服后饮热汤或热粥以助药力，并资汗源。辛凉解表药宜温服；治疗风湿表证的药物宜热服；疹出不透或疮疡初起的药物宜温服，服药后应密切观察热毒宣透的情况。

（2）服药后以微汗为宜，不可汗出太过，以免损伤正气，耗伤阴液。并静卧盖被并进热饮，以助药力。解表发汗药一般情况下，汗出热退即可停药，不必尽剂。同时汗出后，注意避风寒，用干毛巾铺垫于胸前后背，待汗出停止后再更衣换被。

（3）应慎用解热镇痛类西药，以防汗出过多。

（4）宜食用清淡易消化的半流质饮食或软食，禁忌生冷、油腻、辛辣或酸性饮食。

二、清热药的服用及护理

（1）清热药的服用宜饭后30分钟凉服或微温服。

（2）病室要保持通风凉爽。

（3）服药期间饮食宜清淡，如西红柿、黄瓜、丝瓜、苦瓜、豆腐等，忌食油炸煎炒之品。

（4）服药期间注意观察病人的神志、体温、皮肤斑疹、汗出等情况。

（5）清热药大多药性寒凉，久服易伤及脾胃阳气，故脏腑虚寒或孕妇禁用或慎用。

三、温里药的服用及护理

（1）温里药的服用宜热服或温服。

（2）服药期间宜保暖，不宜让风直接吹到病人，防止风寒侵袭。

（3）宜进温热食物，忌食寒性和不易消化的饮食。

（4）温热之品，易伤胎元，某些药物对于孕妇应慎用或忌用。

四、泻下药的服用及护理

（1）泻下类药，宜空腹温开水送下。峻下药大多苦寒有毒，攻伐作用强，易伤正气，故应中病即止，不可过服。单纯为通便而服用的润下药，应于睡前服用。

（2）服泻下类药，服药后应密切观察大便次数、量与质等变化。

（3）应认真观察病人的脉象、血压、神志等生命体征的变化及腹痛的性质，对服药后腹泻较重、腹痛剧烈、大汗淋漓，或腹泻不多，但呕吐频频，气短心慌等，应及时报告医生进行处理，以防意外。

（4）服用逐水药时应记录24小时出入量，每天测量腹围、腰围，以了解胸、腹水消退情况。

（5）服药期间，饮食宜清淡，易消化，忌油腻、辛辣、坚硬饮食，忌饮酒，宜多食水果和蔬菜。

（6）年老体弱、病后体虚、或产妇津血不足而致大便干结难下者，慎用泻下药，必要时可使用泻下作用缓和的润下药。

五、消导药的煎服及护理

（1）消导药宜饭前服用。

（2）饮食以软食易消化食物为主。如稀饭、面条、山楂糕等。忌食生冷硬物、肥甘厚味、或芋头、红薯等胀气之品。

六、补益药的服用及护理

（1）补益药宜饭前服用，并需长期服用。

（2）补益药物多滋腻，在服药时当照顾脾胃，即适当与健脾开胃药物同用，以免妨碍消化吸收，影响疗效。

（3）服药期间饮食应忌生冷、辛辣不消化食物。平时应该配合食补，以加强药效。

（4）外感期间不宜服用补益类药物。

七、安神药的煎服及护理

（1）安神药宜晚上睡前服用，病室内应保持安静。

（2）有针对性地对病人进行情志调护，解除病人紧张、恐惧、忧虑、烦恼、愤怒等不良心境，避免一切不良刺激。嘱其注意调摄情志，保持心情舒畅。

八、理气药的服用及护理

（1）本类药物大多辛温香燥，易耗气伤阴，故阴虚、气虚患者宜慎用。

（2）注意调理病人的饮食，不要过饱、过饥或饮食偏嗜等。

九、活血化瘀药的服用及护理

（1）本类药物宜饭后服用，或适当配伍消食健胃药，以助药物吸收。。

（2）活血化瘀药善于走散通行，易耗血动血，故孕妇或有出血倾向的患者应慎用或忌用。

（3）饮食以温通类食物为佳，忌食滋腻之品。

十、祛湿药的服用及护理

（1）多对胃肠道有刺激，宜饭后服用。

（2）一般祛湿药，大都辛散温燥，久服能伤阴耗血，故阴亏血虚或阴虚火旺患者应慎用。

（3）饮食忌生冷油腻之物。

十一、化痰止咳平喘药的服用及护理

（1）祛痰药宜饭后温服，平喘药宜在哮喘发作前1～2小时服用。

（2）服用化痰止咳平喘药后，需观察咳喘的变化及痰液的量、色、质、味及咳痰是否通畅。痰稠者，可指导病人吸入水蒸气或雾化吸入，使痰易于咯出；出现咳喘加重时，应报告医生及时处理。

（3）病人宜多饮温水，以补充过多的水分消耗，并应进清淡易消化食物，少食油腻，禁食生冷及过甜、过咸及辛辣等刺激性食品。

十二、止血药的服用及护理

（1）服用止血药，应中病即止，多服、久用易凉遏恋邪留瘀。

（2）服用止血药要注意观察出血的部位、数量、颜色、次数，定时测量记录血压、脉搏、呼吸等，如有变化，要及时上报医生。大出血时，要及时采取急救措施。

（3）饮食应富含营养，易于消化，禁用辛辣刺激性食物、饮料和烟酒。呕血患者，应禁食8～24小时。

（王秀霞）

第三节 常用中药外用法与护理

一、敷药法

敷药法又称贴药法，是将所需药物研成粉，加适量赋形剂制成糊状（鲜中草药则洗净后置乳钵内捣烂），敷布于患处或穴位的一种治疗方法，具有通经活络，清热解毒，活血化瘀，消肿止痛的作用。

（一）适应证

（1）缓解疮疡、跌打损伤、慢性腰腿痛等病症引起的局部红、肿、热、痛等症状。

（2）减轻呼吸道（慢性支气管炎、支气管哮喘、喘息性支气管炎）、消化道等慢性病症的临床症状。

（3）风湿性关节炎与类风湿关节炎、强直性脊柱炎、慢性腰腿痛、肩周炎、坐骨神经痛等。

用于冬病夏治，防止疾病复发。

（二）操作与护理方法

（1）备齐用物至床旁，向患者做好解释。

（2）患者取合适体位，暴露敷药部位，注意保暖，必要时用屏风遮挡。

（3）需临时调制药物时，将药末倒入治疗碗内，用调和剂调制成糊状。新鲜中草药洗净后置乳钵内捣烂。

（4）根据敷药面积，取大小合适的棉纸或薄胶纸，用油膏刀将所需药物均匀地平摊于棉纸上，厚薄适中。

（5）将摊好药物的棉纸四周反折后（以免药物受热溢出，污染衣被）敷于患处，加盖敷料或棉垫，以胶布或绷带固定。

（6）如新鲜中草药，则将捣烂的药物加少许食盐搅拌均匀后，平摊于棉纸上，再敷于施治处。

（7）如膏药则按病灶大小，剪去膏药周边四角，将膏药背侧置于酒精灯上加热，使之烊化。掺药粉时，边加温边在药膏背面挤捏，使药粉与膏药均匀混合，但不宜过热。操作者先将膏药背面接触病人皮肤，感觉不烫才能敷贴。

（三）敷药法在护理中的应用

（1）本法应用广泛，根据医嘱为软组织损伤敷活血化瘀类中药，如活血散调敷。

（2）疮疡疖肿丹毒等可外敷四黄膏、玉露膏等清热解毒、拔毒消肿的中药膏。

（3）Ⅱ度压疮可外敷生肌玉红膏，Ⅲ度压疮可外敷象皮生肌膏，以拔毒生肌。

（4）乳痈、腮腺炎可根据医嘱外敷如意金黄膏。

（5）慢性气管炎、哮喘可根据医嘱在肺俞、心俞、膈俞、天突、膻中等穴外敷。

（四）注意事项

（1）皮肤过敏者慎用。

（2）患者敷药体位合理，腧穴正确，动作熟练。

（3）敷药摊制厚薄要均匀，固定要松紧适宜。

（4）对初起有头或成脓阶段的肿疡，以中部留空隙，围敷四周为宜，不宜完全涂药，以免阻止脓毒外泄。特殊部位如乳痈敷药时，可在敷料上剪孔或剪一缺口，使乳头露出，以免浮汁溢出，污染敷料。

（5）敷药面积须大于患处，并应保持一定的湿度；如药物较干时，应用所需的调和剂进行湿润。

（6）观察局部及全身情况，敷药物后，若出现红疹、瘙痒、水泡等过敏现象，应暂停使用。并报告医生，配合处理。

（7）所用器械应消毒处理后备用。

二、药熨法

药熨法是将药物或其他物品加热处理，敷于患处或一定穴位，来回移动或回旋运转，借助温热之力将药力由表达里，通过皮毛腠理透入经络、血脉内达脏腑的一种治疗方法，具有疏通经络、温中散寒、行气活血、镇痛消肿、调整脏腑阴阳的作用。

（一）适应证与禁忌证

1. 适应证 缓解脾胃虚寒引起的胃脘疼痛、腹冷泄泻、呕吐等症状；减轻跌打损伤等引起的局部瘀血、肿痛等；缓解扭伤引起的腰背不适、行动不便等，以及风湿痹证引起的关节冷痛、麻木、沉重、酸胀等。

2. 禁忌证 各种实热证或麻醉未清醒者；腹部疼痛或包块性质不明及孕妇腹部、身体大血管处、皮肤有破损处及局部无知觉处等。

（二）操作与护理方法

将药物炒热或蒸热装袋，放置于病变部位，徐徐摩转运行或上下推移，或敷于一定部位。药熨时间以30～60分钟为宜。药冷可再蒸炒加温反复使用。

（三）注意事项

（1）药熨前嘱病人排空小便，注意保暖。

（2）药熨温度不宜超过70℃，年老、婴幼儿不宜超过50℃，皮肤感觉迟钝或嫩薄者可涂油脂，以保护皮肤。

（3）药熨时应随时听取病人对热感的反应，及时观察病情及皮肤颜色变化，如病人感觉疼痛或出现水泡应马上停止操作，报告医生并配合适当处理。

（4）对高热、急性炎症等实热证者禁用药熨法，肿瘤、局部皮肤溃烂、急性出血性疾病以及孕妇的腹部和腰骶部、麻醉未清醒或局部无知觉、反应迟钝者禁用本法。

（5）向病人及家属讲解有关药熨法的知识，注意配合，防止烫伤。

（6）布袋用后应清洗消毒备用，中药可连续使用1周。

三、熏洗法

熏洗法是用中药煎煮后，趁热先用蒸气熏疗，再用药物淋洗、浸浴、湿敷全身或局部患处的一种治疗方法。利用药物和热力作用达到疏通腠理、祛风除湿、清热解毒、杀虫止痒的目的。

（一）适应证

1. 内科疾病 流行性感冒、类风湿关节炎等。

2. 外科疾病 静脉炎、静脉血栓、痔疮等。

3. 妇科疾病 阴道炎、子宫脱垂、阴肿等。

4. 骨伤科疾病 骨折后关节僵硬，软组织损伤，扭伤，骨折疼痛等。

5. 皮肤科疾病 皮肤疮疡、湿疹、瘙痒症等。

6. 五官科疾病 结膜炎、鼻窦炎等。

7. 保健美容。

（二）操作及护理方法

1. 熏洗前准备 煎煮好所用药液，根据熏洗部位安排体位，暴露熏洗部位。

2. 熏洗方法

（1）眼部熏洗：患者取端坐姿势，头部向前倾，眼部对准装有药液（50～60℃）

的碗口进行熏腾。待药液温度至40℃左右时，用止血钳夹纱布蘸药液洗抹眼部，稍凉即换，每次15～30分钟。

（2）四肢熏洗：将患肢架于盆上，用浴巾或布单围盖后熏腾。待热蒸汽渐渐减退，药物温度至40～45℃时，再将患肢病变部位浸没于药液中泡洗20分钟。

（3）坐浴法：将煎好的药液（60～70℃）趁热倒入盆内，上盖一带孔的木盖（孔的直径约25cm左右）协助患者将内裤褪至大腿，坐于木盖上熏腾。待药液温度至40℃左右时，取下木盖，坐入盆中泡洗。药液偏凉时，应更换或添加药液至适宜温度，每次熏洗15～20分钟。

（4）全身药浴法：将中药煎汤（50～60℃）倒入浴盆，患者坐于浴盆坐架上熏蒸。待药液温度至38～43℃时，将躯体及四肢浸没于药液中15～20分钟。

（三）注意事项

（1）注意保暖，防止受凉。

（2）熏洗时熏洗药温不宜过热，一般为50～70℃，浸泡温度38～43℃，以防烫伤，并防止摔伤。

（3）洗浴时间一般为熏洗一般每日1～2次，20～30分钟，根据病情可先熏后洗。

（4）所用物品需清洁消毒，每人1份，避免交叉感染。

四、中药擦洗降温法

中药擦洗降温法是通过中药煎液蒸发和传导增加机体散热的方法。

（一）适应证与禁忌证

适应证：高热患者。

禁忌证：婴幼儿、体虚、寒战者。

（二）操作与护理方法

（1）患者取仰卧位或侧卧位。

（2）将医生配制好的药液放入治疗碗内，用毛巾蘸药液在相应部位拭浴。

（3）拭浴部位多在腋窝、腹股沟、腘窝等血管丰富处。

（三）注意事项

（1）注意保暖。

（2）禁拭后颈项、胸前区、腹部和足底等处，以免引起不良反应。

（3）拭浴过程中，应随时观察患者情况，如出现寒战、面色苍白、脉搏及呼吸异常时，应立即停止拭浴，并及时与医生联系。

五、换药法

换药法是对皮肤创面进行清洗、给药、包扎等处理，使之尽早愈合的方法。通过换药法，可使药物直达病位，以达到提脓祛腐、清热解毒、生肌敛口、镇痛止痒的目的。

（一）适应证

适用于跌打损伤、虫咬伤、烫伤、烧伤等致皮肤破损或感染的外伤性疾病、皮肤疮疡疾病、肛漏等。

（二）操作与护理方法

（1）备齐用物至床旁，向病人做好解释。

（2）安排病人合适体位，暴露伤口，垫橡皮单、治疗巾，必要时用屏风遮挡。

（3）置弯盘于治疗巾上，揭去外层敷料，用镊子取下内层敷料及引流条。如分泌物干结粘着敷料，可用盐水浸润后再揭下，以免损伤肉芽组织和新上皮。脓液较多时用弯盘接取，然后擦净脓液。

（4）观察疮面，采用双钳（镊）法清洁伤口（夹取无菌物品和接触伤口的无菌钳严格区分使用）。用75%酒精棉球或络合碘消毒疮口周围皮肤，勿使酒精流入伤口。新鲜伤口或深切口用双氧水冲洗。

（5）夹取生理盐水棉球清洗疮面，清除伤口和窦道分泌物、脓液、纤维素膜等，剪除坏死组织的痂皮。

（6）根据疮面的性质选择用药。根据伤口深度或窦道情况置引流物。

（7）用无菌敷料覆盖伤口，胶布固定，酌情包扎。

（三）注意事项

（1）保持换药室的清洁，室内空气消毒，每日1次。

（2）换药方法正确，体位合理。严格执行无菌技术操作原则。先处理无菌伤口，再处理感染伤口，防止交叉感染。无菌持物钳不能接触伤口和与伤口直接接触的钳、镊等。

（3）操作认真，动作轻柔，疮面清洗干净。

（4）一般伤口应每日换药1次，脓腐较多的伤口每日换药1～2次。感染伤口做到处理干净，引流畅通。清洁伤口达到Ⅰ期愈合。

（5）药粉需均匀撒在疮面或膏药上。散剂调敷干湿适宜，敷布范围要大于病变部位1～2cm。对汞剂过敏者禁用丹药，眼部、唇部、大血管附近的溃疡以及通向内脏的瘘管均不用腐蚀性强的丹药。上丹药时需保护周围组织，不使丹药撒于疮面外。

（6）包扎固定要注意松紧适度，固定关节时要保持其功能位置。

颜面部的疮疡勿挤压，以防脓毒扩散。痔瘘患者换药前认真清洗肛门。

六、涂药法

涂药法是将各种外用药物直接涂于患处的一种外治方法，剂型为水剂、酊剂、油剂、膏剂等。

（一）适应证与禁忌证

1. 适应证 用于各种皮肤的疮疡、烫伤、烧伤、蚊虫咬伤等。

2. 禁忌证 婴幼儿及颜面部慎用，有过敏史的药物禁用。

（二）操作程序

（1）备齐用物，携至床旁，做好解释，核对医嘱。

（2）根据涂药部位取合理体位，暴露涂药部位，注意保暖，必要时屏风遮挡，患处酌情铺橡胶单及治疗巾。

（3）清洁皮肤，将配制的药物用棉签均匀地涂于患处，必要时用纱布覆盖，胶布固定。

（4）涂药完毕，协助病人穿衣，安排舒适体位，整理床位。

（5）清理物品，做好记录并签字。

（三）注意事项

（1）涂药前仔细询问有无药物过敏史，认真观察皮损情况，注意对患处进行清洁处理。

（2）涂药次数依病情及药物的情况而定；刺激性较强的药物，忌用于面部及婴幼儿。

（3）涂药不宜过厚过多，以防闭塞毛孔，面部涂药时切勿误入口、眼。

（4）毛发长的部位应先将毛发剃去再涂药。

涂药后密切观察局部皮肤，如有奇痒、肿胀或丘疹等现象，应立即将药物拭净或清洗，并做好记录，及时报告医生。

七、吹药法

吹药法是指将研制成极细粉末的药物，用喷吹的方法直接喷布于患处的一种治疗方法。常用制剂有锡类散、珠黄散、冰硼散、通关散、西瓜霜等。

（一）适应证与禁忌证

1. 适应证　口腔、咽喉、牙龈、鼻腔、耳道等部位急慢性黏膜炎症、肿痛、溃烂，亦可用于中暑、晕厥、热盛神昏等闭证。

2. 禁忌证　神志不清者、婴幼儿、对某种药物有皮肤、黏膜过敏者、鼓膜穿孔者禁用。

（二）操作与护理方法

（1）准备所需物品及药物。

（2）协助患者取合适体位（仰靠坐位、侧卧位、半坐卧位等）。

（3）根据不同病变部位用吹药器将药粉均匀地吹入。

（三）注意事项

（1）吹药部位应清洗干净，无分泌物，吹药时动作应敏捷轻快，药粉喷布应均匀，为了促使病灶局限，患处周围也应喷及。

（2）小儿吹药时禁用玻璃器具，以防破碎伤及口腔。

（3）吹药时气流不宜过大，以防药末吹下气管引起咳呛。

（4）用通关散吹鼻取嚏时，药末不宜过多，以取嚏为度。吹药后若病人无反应，可再次吹入，以得嚏为止。

（5）喷粉器头每次用后均需清洁并灭菌处理，以防交叉感染。

八、坐药法

坐药法又称坐浴法。是用药物煮汤置盆中，让病人坐浴，使药液直接浸入肛门或阴道，以治疗某些疾病的方法，属洗浴法范畴。它可使药液较长时间的直接作用于病变部位，并借助热力，促使皮肤黏膜吸收，从而发挥清热除湿、活血行气、收涩固脱等疗效。用于解除或缓解妇科慢性疾患如带下、宫颈糜烂、阴痒、痛经等症状。

（一）适应证与禁忌证

1. 适应证　带下病、阴道炎、子宫颈糜烂、阴痒、不孕、产后恶露不尽等。

2. 禁忌证　妊娠期、月经期禁止使用。

（二）操作与护理方法

（1）准备所需物品（药物、棉球或薄软绸布、棉线、手套、镊子、阴道窥器等）。

（2）用冲洗液清洗阴道，将蘸上药粉的棉球（系有长线）轻轻推入阴道深部或宫颈处，留线头于阴道外。

（3）观察患者有无不良反应。

（4）如患者自己坐药，应嘱其先洗手，用肥皂、温开水洗净外阴，取下蹲或仰卧双腿屈曲位，手持药棉、药片、丸或栓剂，用食指将药物置入阴道。

（三）注意事项

（1）执行无菌操作，防止交叉感染。

（2）药物棉球要放置在阴道深处，以防脱出。

（3）遵医嘱定时换药，取出时可轻轻牵拉线头。

（4）如病人自行取出，取下蹲位，轻拉线头即可。片、丸、栓可直接置入，不再取出。

（5）月经期停止坐药，待月经干净 4 天后继续治疗。治疗期间，需注意外阴及内裤的清洁。

（6）坐药治疗期间，禁止性生活。

九、中药保留灌肠法

中药保留灌肠又称肛肠给药法，是将中药煎剂（或掺与散剂）自肛门灌入，保留在直肠或结肠内的一种治疗方法。通过肠黏膜吸收，达到治疗疾病的目的。

（一）适应证

（1）治疗肠道疾病和与肠道相邻部位疾病，如结肠炎、肠结核、肠道易激综合征、直肠周围脓肿、月经病、慢性盆腔炎等。

（2）配合治疗某些全身性疾病，如慢性肾功能不全、中风闭证、急性胰腺炎等。

（二）操作与护理方法

1. 药物准备

（1）准备中药煎剂或掺水散剂；检测药液温度必须在 38～40℃左右。

（2）临床常用灌肠药物方剂，见表11－1。

表11－1 常用灌肠药物方剂

病名	方剂
溃疡性结肠炎	椿根皮汤、椒梅汤、燥湿涩肠汤、苦参公英灌肠方
慢性结肠炎	红藤葛根汤、苦参灌肠液
肠结核	百部地黄煎、涩肠汤
肠道易激综合征	化湿益气汤、加味参术散
直肠周围脓肿	解毒消痈汤、金黄散
月经病	丹栀逍遥散、两地汤、温经汤
慢性肾功能不全	大黄附子水煎剂、大黄当归水煎剂
脑血栓气滞血瘀型	消栓化瘀汤
脑出血	潜阳熄风汤

2. 操作步骤

（1）备齐用物带到床旁，向病人解释目的。核对治疗卡。

（2）关闭门窗，调节室温，拉上床帘或屏风遮挡。嘱患者排空二便，必要时可先作不保留灌肠。

（3）根据病情选择适宜体位（左侧或右侧卧位），双膝屈曲，裤脱至膝部，将臀移至床沿，大腿弯曲，小腿伸直微弯。垫橡胶单、治疗巾于臀下，垫小枕于橡胶单下以抬高臀部10cm。

（4）常用保留灌肠方法有封闭式、点滴法和推注法三种。注洗器抽取药液（或倒入小容量灌肠筒内），连接肛管，润滑肛管前端，排气，夹紧肛管并放入清洁弯盘内。将弯盘置于患者臀下。

（5）带清洁手套，用左手分开患者臀部，显露肛门，右手持血管钳夹住肛管前端轻轻插入15cm，松开血管钳，缓慢注入或滴入药液，液面距肛门高度不超过30cm。注入时间宜在15～20分钟内（滴入速度视病性而定）。

（6）药液灌毕，夹紧肛管。分离注洗器，抽温开水5～10ml从肛管缓缓注入（或直接将温开水10ml倒入灌肠筒内滴入）。用卫生纸轻揉肛门处。

（7）嘱患者屈膝仰卧，抬高臀部，待10～15分钟后取出小枕、橡胶单和治疗巾，嘱患者保留1小时以上，使药液充分吸收。

（三）注意事项

（1）操作前先了解病人病变部位，采取正确的体位。患者暴露少，无不适，无衣被污染。

（2）药物剂量准确，温度适宜。清热解毒药物温度宜偏低，以10～20℃之间为宜；清热利湿药则稍低于体温，以30℃左右为宜；补气温阳，温中散寒之药温稍高于体温，以38～40℃之间为宜。老年人药温宜稍偏高，冬季药温宜偏高，夏季可偏低。

（3）能正确处理肛管插入受阻。

（4）为减轻肛门刺激，宜选用小号肛管。灌注压力宜低，药量宜小。

（5）为促进药物吸收，肛管插入深度不能太浅。操作前须嘱排空大便，必要时先作不保留灌肠。肠道疾患者应在晚间睡前灌入，并减少活动。

（6）推注法适宜小剂量快速灌肠和小儿及体弱患者；开放式灌肠法适应于 250～500ml 剂量的药物保留灌肠。

（7）灌肠筒、注洗器应作严格消毒灭菌处理，使用一次性肛管。

十、中药离子导入法

中药离子导入法是利用电学原理，使中药离子通过皮肤汗腺管导入机体内组织的治疗方法。根据电学上同性电荷相斥，异性电荷相吸的原理，在电极与皮肤之间置以药棉浸湿的滤纸或纱布块等，接通直流电，药物离子即在同性电极的排斥下，经皮肤汗腺开口进入机体。因药物直接导入治疗部位，并在局部保持较高浓度，其浅部病灶区的组织含药量比其他给药法含量高，且导入浅层的药物形成的离子堆，在体内存留时间比其他给药法长，因此特别适用治疗比较表浅或血液瘀滞的病灶。

（一）适应证

临床多用于风湿痛、神经痛、关节炎、盆腔炎、鼻窦炎、各部位骨质增生、腓肠肌痉挛等。

（二）操作与护理方法

1. 常用导入药物（表 11－2）。

表 11－2　常用导入药物

药物	极性	制剂种类、浓度		作用与适应证
		煎剂	水溶剂	
黄柏、黄芩	+	10%		清热、解毒、燥湿
黄连	+	50%		用于浅表化脓性感染
穿心莲	−	50%		清热解毒、消肿止痛，用于炎症
延胡索	+		注射液 1～2ml	活血、散瘀、利气、止痛，用于各种疼痛
川乌、草乌	+	10%		散寒、止痛，用于关节炎
防己	+	50%		祛风湿、止痛、解毒、消炎、消肿，用于风湿痛、神经痛
木瓜	±	50%		舒筋活络、止痛，用于风湿痛、腓肠肌痉挛
秦艽	±	50%		祛风湿、止痛，用于风湿性关节炎及类风湿关节炎
吴茱萸 陈醋	+ −	10%		理气止痛，用于骨质增生疾病
苍耳子	−	5%		通鼻窍、祛风湿、解疮毒，用于鼻炎、鼻窦炎

2. 常见疾病离子导入药物（表11－3）

表11－3　常见疾病离子导入药物配方

病名	配方	煎煮法
风湿痹证 骨质增生	防己15g，乳香20g，杜仲20g，草乌12g，秦艽12g，川芎20g，蒲公英30g，牛膝15g，桃仁20g，白芷15g，羌活20g，干姜30g，威灵仙30g	加水1500ml，浸泡3小时后以文火煎至水沸35分钟即可。第二煎加水适量，以文火煎至水沸25分钟即可。注意滤出药渣。
盆腔炎	白花蛇舌草500g，没药100g，乳香100g，血竭25g，红花50g，桂枝50g，香附100g，当归尾500g，赤芍25g，川椒125g	同上
附件炎	丹参1000g	加水煎取200ml

3. 操作步骤

（1）向病人解释并嘱其排便。

（2）协助患者取适当体位，暴露治疗部位，必要时用屏风或床帘遮挡。

（3）准备药物衬垫，将衬垫浸没于药物中吸湿后，轻拧至不滴水为宜，将衬垫贴放于患处皮肤。

（4）根据导入药物的极性选择电板，带负离子的药物衬垫放上负极板（黑色导线），带正离子的药物衬垫放上正极板（红色导线），然后在衬垫上覆盖塑料薄膜，压以沙包固定。必要时绷带包扎固定。

（5）接通电源，调节电流量（局部电流量<40mA，全身电流量<60mA，较小部位（如指关节）电流量<10mA，眼部电流量<5mA）。

（6）治疗时间一般为15～20分钟。儿童不宜超过10～15分钟。

（三）注意事项

（1）护士操作正确，熟练。病人感受舒适，无灼伤及皮肤过敏反应。冬天注意保暖。

（2）治疗过程中不能离开病人，随时观察病人反应，及时调节合适电流量，防止电灼伤。

（3）衬垫上药物浓度一般为1%～10%，眼结膜及体腔内导入浓度应小些。同时应注意药物溶液的PH值，以减少刺激性。

（4）要求一个衬垫供一种药使用，用后以清水（不含任何洗涤剂）洗净，消毒备用，防止残留离子互相沾染。衬垫须有标识，正负极分开。

（5）局部皮肤出现瘙痒等皮肤过敏情况后，用皮炎平霜涂擦。

十一、超声雾化吸入法

超声雾化吸入法是应用超声波声能，使药液变成细微的气雾，再由呼吸道吸入的方法。

（一）适应证

本法具有湿润呼吸道和药疗双重作用，有利于消除呼吸道的炎症和排出痰涎，保持呼吸道的通畅，适用于急慢性支气管炎、咽炎、中风病痰涎壅盛者。

（二）操作与护理方法

（1）治疗前先备好药品或药液、消毒用品、超声雾化器等。

（2）注意消毒，做到无菌操作。

（3）雾化吸入时，要调好雾化器的气体排出量，以适合为度，雾化喷管要距离患者口鼻5～15cm,，吸入时间一般每次15～20分钟。

（4）吸入过程中，患者痰涎咯出较多者，要及时清除痰涎及鼻腔分泌物，便于气体有效的吸入。

（三）注意事项

（1）使用本法前检查各部件是否完好。

（2）水槽和雾化罐内切忌加温水或热水；水槽内须保持足够的冷水。

（3）不要损坏晶体换能器和透声膜。

（4）严格执行查对制度。

（5）每次定时15～20分钟，连续使用中间须间隔30分钟。

（6）吸入时胸闷气促加重或呛咳较甚者，应终止治疗。

十二、全身药浴法

全身药浴法是将药物煎汤进行全身性熏洗、浸渍，以促进经络疏通、气血调和，从而达到防病治病、强身健体目的的一种外治方法。

（一）适应证

（1）缓解皮肤病而致的皮肤瘙痒等症状。

（2）缓解周身肢体关节酸痛、肢体麻木等症状。

（3）疏通经络、调和气血，以达防病治病、强身健体之目的。

（二）操作与护理方法

（1）备齐药液、浴巾、毛巾、拖鞋、坐架等用物至浴室，调节室温（20～22℃）配制药液倒入浴盆内（最好浴缸能加温）。

（2）对病人解释操作方法及目的，协助病人脱去衣服。

（3）药液的水位应在膈肌以上（避免胸闷心慌）温度较高时先坐在浴盆坐架上熏蒸，待温度降至40～45℃时，躯体、四肢浸泡于浴盆内（防止烫伤）。时间一般不超过40分钟。

（4）药浴完毕（药浴后，可出现汗出、面赤、心慌等表现），用温水冲去药液，擦干。

（5）整理用物，洗手，做好记录并签字。

（三）注意事项

（1）饭后1小时方可入浴。

（2）浴前4小时内没有进食者，一定要准备好牛奶、糖水或其他流食，以备病人感到不适时食用。

（3）浸泡药浴前、中、后应适当补充水分。

（4）浸泡室内应注意通风良好，但不可受寒。

（5）起浴后皮肤表面发红，并持续30分钟至1个小时的发汗均属正常的药效作用，但注意不可蓄意吹风，以免受寒。

（6）泡过药浴以后，在皮肤发红、发热状况没有消退之前，请勿使用任何护肤品和化妆品。

（7）有轻度高血压病史、心脏功能稍差者应在家人陪伴下使用，并注意场地通风，每次浸泡时间不宜太长（3～6分钟），如在浸泡过程中感到心跳加快或呼吸过于急促时，应起身于通风良好处稍事休息，待恢复后再次浸泡，一般分2～3次浸泡即可。

（8）部分使用者（尤其是较为肥胖者）浴后皮肤出现轻微刺痛感或出现小丘疹，均属排毒现象，可继续使用。

（9）产妇在分娩时如有手术行为须待拆线后再进行泡浴，若无手术行为，可于产后7天开始泡浴。

（10）先淋浴后泡浴，或先洗头和脸再泡浴，浴后无须再冲洗，直接擦干即可。

（11）体格虚弱者在浸泡过程中会出现头晕、心跳加快、恶心、全身酸软无力等症状，属于正常现象，随着泡浴对体质的调整会逐渐消失。

（12）体虚、受风寒、湿气重的人群在泡浴后会出现风疹、湿疹、关节疼痛并伴有瘙痒等症状，一般在2小时以后逐渐消失，属于好转反应。

（13）中度以上高低血压病人，心脏功能不良者慎用。

（14）有严重哮喘病者应避免使用，或遵医嘱。

（15）皮肤有较大面积创口时应慎用。

（16）孕妇及女士月经期间避免使用。

（17）有严重过敏史的患者慎用。

（18）患者自行洗浴时，嘱其不要锁门，以免发生意外时，不能及时抢救。

第四节　常用中药中毒的解救原则与护理

中药用于防治疾病，在我国已有悠久的历史，对保障人民的健康和中华民族的繁衍昌盛发挥了巨大的作用。但也有些中药由于作用峻猛，毒性较强，或因炮制、煎煮不当，以及用量过大等等，可引起中毒，甚至死亡。常易中毒药物有附子、乌头、半夏、马前子、天南星等等。因此，作为医护人员，必须对中药的毒性有足够的认识，并对中毒的原因及其解救与护理有所了解，以减少或杜绝中毒事故的发生，更好地发挥中药防治、调护疾病的作用。

一、中药中毒的原因

中药中毒的原因，主要有以下几个方面：

1. 剂量过大或服用时间过长 有毒中药一般药性峻烈，治疗量与中毒量十分接近，故易发生剂量过大而中毒的情况。如砒霜、马钱子、雷公藤、川乌、草乌等；有些药物虽然用量适宜，但长期服用，也可造成中毒。如黄丹、铅丹、朱砂、关木通等。

2. 炮制或制剂不当 有些毒性药物经适当炮制可减弱或消除毒性，若未经炮制或炮制不如法，内服就容易引起中毒，如附子、乌头、半夏、天南星等；有些毒物通过长时间煎煮也可以减弱其毒性，若煎煮时间过短，虽经适当炮制，也可能导致中毒，如附子、川乌、草乌；再如斑蝥，散剂比煎剂、酒剂比散剂中毒率高。

3. 配伍不当 有些毒性不大的药物可因配伍不当而增加其原有毒性，甚至一些单用无害的药物也可因配伍不当而产生毒性。前人将其视为配伍禁忌，并总结出了“十八反”、“十九畏”歌诀，以便于诵读和记忆。

4. 药不对症 药物与毒物之间并没有严格的界限。同是一种药物，用之得当可以治病，用之不当可以致害。李时珍曰：“用之得宜，皆有功力，用之失宜，参术亦能为害”，古今临床都有滥用人参而中毒的实例。由此可见，药物原为补偏救弊而设，切不可随便服用。

其他如误服伪品（如误以华山参、商陆根当人参使用，独角莲当天麻使用等）、自行服药、个体差异或煎药器具不妥等，也是引起中毒的原因。

二、中药中毒的预防与解救护理

一旦发生中毒，必须采取合理措施，积极进行解救与护理。具体措施应根据所服药物的性质、进入途径、中毒原理、症状表现、体质差异而定。主要应注意以下几个方面：

1. 尽快清除毒物 因为中药大多经口服给药，一旦出现中毒症状，应迅速清除胃肠道内的毒物。

（1）催吐：中药入口 4 小时以内，即有中毒症状发生的病人，如神志清醒能配合者，可用压舌板、手指等刺激咽喉，以引起呕吐，可重复几次。必要时可给皮下注射阿朴吗啡以催吐。

（2）洗胃：洗胃是清除胃中残留毒物最有效的方法，除腐蚀性药物中毒外，

对中药入口时间不超过 6 小时，且有中毒症状出现的病人，都应及时、彻底地给予洗胃。但合并休克的中毒病人则应先纠正休克，再行洗胃。洗胃液一般选用 1：1000～1：2000 的高锰酸钾溶液，亦可用温开水或小苏打水等，也可根据毒物的性质选用相应的洗胃液。如马钱子等生物碱中毒时，可选用碳酸氢钠溶液；罂粟壳中毒时，可选用 3% 过氧化氢溶液等。

（3）导泻法：有毒中药在肠道内未完全吸收之前，可服泻下药，使有毒中药由大便排出，如 50% 硫酸镁 40～50ml 口服，或玄明粉 15～30g 温水冲服等。直至毒物完全

从体内排出。

（4）灌肠法：如口服有毒中药时间已超过6小时或服泻下药2小时后，还未泄泻者，可采用清洁灌肠法，以清除肠道内的有毒物质，减少吸收。常用的灌肠液有：生理盐水、0.1%～0.2%肥皂水、硫酸镁溶液或甘油溶液等。

（5）对少数毒物由呼吸道或皮肤吸收中毒者，应尽快离开污染环境，脱去被污染的衣服，清洗皮肤，以免继续吸收。

（6）解毒：针对不同的毒物，选用不同的药物或食物，能解除或降低其毒性。《本草纲目》记载，黄连、黑豆、绿豆、甘草、生姜、芫荽等药物均有较好的解毒作用。如生姜、甘草各15g，金银花12g，可解乌头毒。

另外，临床常用静脉输液的方法，以使体内的毒物稀释，促进毒物的排出。

（7）加速已吸收毒物的排出：由于绝大多数毒物均由肾脏排出，因此，增加肾脏排泄量适用于大多数中药中毒的病人。在维持足够血容量和具有良好肾功能的情况下，可应用渗透性利尿剂，如甘露醇、速尿等，加速毒物的排泄。亦可通过改变尿液酸碱度，使其有利于毒物排出，如用乳酸钠使尿液碱化，输入大量维生素C可以使尿液酸化；也可采用血液透析或腹膜透析方法解除或降低毒性。

（8）支持疗法：若病人表现出烦躁不安、惊厥等，可给予镇静剂，如异丙嗪、苯巴比妥等；若病人出现痰阻可行吸痰法，以保持呼吸道通畅；若病人出现呼吸困难，可采取半卧位或坐位，严重时，可给予氧气吸入；呼吸衰竭时，可应用呼吸兴奋剂；呼吸停止可运用呼吸机或行人工呼吸等；若病人出现心律不齐时，可给予强心剂治疗，并进行心电监护；若病人血压下降时，应及时给予升压药治疗；若病人出现电解质紊乱或酸碱中毒时，应补充水分，纠正电解质和酸碱平衡等。

2. 严密观察病情，预防并发症　严密观察病情变化，对急性中药中毒病人的抢救效果影响很大。可以对病人实行心、脑、肺、肾的监护；定时测量及了解脉搏、体温、血压的变化；密切观察病人的神志、呼吸、面色、瞳孔、呕吐、腹痛、腹泻、便血、肤温、饮食、情志、二便等情况，并及时做好记录；做好危重病情交班；一旦发生异常改变，要及时通知医生并配合抢救。

积极、准确、及时做好各项抢救工作，做好口腔护理、褥疮防治、情志调护、生活起居和饮食护理等。

3. 做好卫生宣传，预防中药中毒　中药中毒是可以预防的。首先对中药的性能及可能发生的不良反应，要有清楚的认识。其次应针对患者体质情况及疾病部位浅深、病程久暂等，恰当选择药物，并在用药前将用药注意事项向病人交待清楚。对毒性剧烈的药物，必须严格控制其剂量，且中病即止，不可过服。严格掌握炮制工艺，按规程进行漂洗、煎煮、炒制等，将其毒性控制在最小程度。注意个体差异，及时增减用量。药材部门应严格药品鉴定，防止使用伪品，严格剧毒中药的管理。非经医生允许或指导，患者不能自行服药。纠正中药不会中毒的错误观念，如药方中有缺药，不能随便用有毒副作用的中药代替。运用复方制剂时要注意是否有配伍不妥的情况，以免因配伍不当产生毒性。另外，应当了解有些中药的主要有效成分不溶于水，所以只能入丸散剂，不入煎剂。

思考题

1. 简述中药的服用原则？
2. 试述敷药法的注意事项？
3. 简述中药中毒的解救原则？
4. 试述常用中药煎煮方法有哪些？

（刘健美）

第十二章 辨证施护

学习目标

1. 掌握辨证施护的基本原则；辨证施护的基本方法。
2. 熟悉表里、寒热、虚实证的辨证施护。
3. 了解脏腑辨证施护的内容。

辨证施护是在中医学理论指导下，运用整体观念，将四诊所获得的症状、体征等病情资料，进行分析、综合，确定疾病的原因、部位、性质、邪正盛衰等情况，以判断为某种证候，并根据证候制定相应的治疗与护理措施。它是中医认识和护理疾病的根本原则，体现于中医护理工作之中。辨证施护的基本方法主要有八纲辨证施护、脏腑辨证施护、气血津液辨证施护、六经辨证施护、卫气营血辨证施护、三焦辨证施护等。其中八纲辨证施护是各种施护的总纲；脏腑辨证施护是各种施护的基础，主要用于内伤杂病；气血津液辨证施护与脏腑辨证施护可互为补充；六经、卫气营血和三焦辨证施护均适用于外感病。本章主要介绍八纲辨证施护与脏腑辨证施护。

第一节 八纲辨证施护

八纲是阴、阳、表、里、寒、热、虚、实八个辨证纲领的统称。在诊病过程中，根据病情资料，辨别病位的浅深、疾病性质的寒热、邪正斗争的盛衰和病证类别的阴阳，以作为辨证施护的纲领。八纲证候之间不是孤立的，而是相互联系的。它们之间有着相兼、夹杂、转化、真假等复杂的证候表现。如表里与寒热证候的相兼有表热证、里热证、表寒证、里寒证等；寒热证候有夹杂、转化、真假；虚实证候也有夹杂、转化、真假等表现。

一、表里证的辨证施护

表里是辨别疾病病位浅深和病势趋向的一对纲领。一般而言，病在皮毛、肌腠、经络的，属表；病在脏腑、气血、骨髓的，属里。表证病浅而轻，里证病深而重。表邪入里为病进，里邪出表为病退。表里辨证，在外感病辨证中具有重要意义，通过辨疾病的在表在里，可以察知病情的轻重，明确病变部位的浅深，预测病机变化的趋势，有助于及时采取适当的治疗和护理措施。

（一）表证

表证是指六淫、疫疠等外邪，从皮毛、口鼻侵入机体，正气抗邪于肌表所表现的证候。多见于外感病的初期阶段，具有起病急，病程短，病位浅，病情轻的特点。根据感受邪气的不同，表证又分为表热证、表寒证和表虚证等。表热证一般由风热袭表，肺卫失宣所致；表寒证一般由风寒束表，卫阳郁遏所致；表虚证一般指风邪犯表，营卫不和或正气亏虚，外邪袭表所致。表证以恶寒发热并见，苔薄白，脉浮为辨证要点。

1. 护理措施 表证宜采用辛散解表法，通过发汗使表邪得解。发汗要适当，若发汗不及则表邪不去，汗出太过则耗阴伤阳。

（1）病情观察：主要观察病人的寒热、舌苔、脉象、呼吸等变化，以防表邪内传，入里化热。

（2）服药护理：汤药不宜久煎，武火煮沸后，再文火煎 5～10 分钟即可，宜温热服。同时，根据具体情况可适当助汗，如覆衣被、饮热粥等。

（3）饮食护理：以清淡、易于消化的半流质饮食为宜，不可过饱；多饮温开水，少食辛辣，忌食荤腥厚味及生冷之品。

（4）起居护理：病室应温湿度适宜、空气清新。同时，根据季节气候及病因的不同，又有所区别，冬季、寒证宜偏温暖，夏季、热证宜偏凉爽。病情严重者，应卧床休息。平时应适当加强体育锻炼，以增强抵抗力。

（5）其他：感受时行病毒及疫疠之邪的病人，应隔离施护。

2. 辨证施护

（1）表寒证

【临床表现】恶寒重、发热轻，周身疼痛，无汗，鼻塞流清涕，咳痰清稀，苔薄白，脉浮紧。

【护理要点】采取辛温发汗解表的治疗护理方法，方药可选用麻黄汤、荆防败毒散之类加减。①病室要温暖，或加盖衣被，避风防寒。②服药时可取适量热汤助汗。③饮食宜温热，不宜生冷寒凉之品。

（2）表热证

【临床表现】发热重、恶寒轻，咳嗽，口渴，咽喉肿痛，少汗或无汗，苔薄黄，脉浮数。

【护理要点】采取辛凉解表的治疗护理方法，可选用桑菊饮、银翘散等方药加减。①病室应凉爽。②多饮凉开水及清凉饮料，或多食水果。③对咽喉肿痛者，应注意观察咽喉、体温等变化，并可用含片等局部处理。

（3）表虚证

【临床表现】恶寒或恶风，发热，汗出，头痛，苔薄白，脉浮缓。

【护理要点】采取疏风解表，调和营卫，或扶正解表的治疗护理方法，可选用桂枝汤、玉屏风散等方药加减。①忌汗出当风，以免加重病情。②可选食相应的药膳辅助治疗，如气虚外感，可服党参红枣粥等。

（二）里证

里证是疾病病位在里（脏腑、气血、骨髓）的一类证候。里证与表证相对而言，多见于内伤疾病及外感病的中、后期。里证的范围甚广，除了表证及半表半里证以外，一般都属里证范畴。其成因大致有以下几种情况：一是表邪不解，内传入里；二是外邪直接入里，侵犯脏腑；三是情志内伤，饮食劳逸等因素，直接损伤脏腑气血。

1. 护理措施　由于里证的病因众多，病位较深，病情复杂，故应根据具体情况实施治疗与调护。

（1）病情观察：四诊合参，并结合各项理化检查，全面观察及分析病人的临床表现及其动态变化，以便采取有效的护理措施。

（2）情志护理：根据疾病的证候特点，针对病人的病情、精神情志状况，做好情志调护。

（3）辨证施食：针对病证的寒、热、虚、实等，指导病人合理饮食。

（4）整体调护：根据病人及其病证的不同阶段，采取全面综合的护理措施。

2. 辨证施护　里证的范围很广，现仅以实证之里寒证、里热证为例，介绍其辨证施护特点。

（1）里寒证

【临床表现】恶寒喜暖，口淡不渴，脘腹冷痛拒按，大便稀溏，小便清长，舌淡苔白润，脉沉紧。

【护理要点】采取温里祛寒的治疗护理方法，可选用良附丸或理中丸等方药加减。①注意观察病人的寒热、面色、舌苔、脉象、二便等方面的表现及其变化。②病室宜温暖，并及时添加衣被，以防寒保暖。③饮食宜温热，忌食生冷寒凉之品。

（2）里热证

【临床表现】壮热、不恶寒，面赤口渴，或烦躁谵语，大便干结，小便短赤，舌红苔黄燥，脉滑数或洪数。

【护理要点】采取清热泻火的治疗护理方法，可选用白虎汤或黄芩汤等方药加减。①病室宜通风凉爽，并可根据病人体温升高的情况及环境气温等因素，采取适当的降温措施。②密切观察病人的体温、神志、口渴、舌苔及脉象等各方面的表现及变化。③饮食宜清凉，多饮凉开水。④高热神昏者，应及时采取相应的急救措施。⑤重视皮肤及口腔护理，以免发生褥疮、口疮等疾患。

（三）表证与里证的关系

表证和里证，在一定条件下，可出现表里证错杂和相互转化等情况，如表里同病，表里出入等。在临床中，应根据病证的表里及病情虚实寒热的不同，采取相应的治疗与护理措施。

［附］半表半里证

是指外邪由表内传，而未完全入于里，或里邪透表，尚未完全出表，邪正相搏于表里之间引起的一类证候，在六经辨证中称之为少阳病。

【临床表现】寒热往来，胸胁苦满，心烦喜呕，嘿嘿不欲饮食，口苦，咽干，目眩，脉弦。

【护理要点】采取和解少阳的治疗护理方法，代表方为小柴胡汤。①病室应安静整洁，空气清新，光线柔和。热势较高者，应适当降低室温。②注意观察病人发热及寒热往来变化的特点，如发热持续的时间、热势的高低、恶寒有无消失、汗出情况，以及有无黄疸、呕吐、腹痛、二便异常等。③饮食以清淡、易于消化、富有营养的流质或半流质饮食为宜，并可多食新鲜蔬菜、水果等，忌食辛辣、油腻之物。④对病人进行心理疏导，以消除郁闷等不良情绪。

二、寒热证的辨证施护

寒热是辨别疾病性质的两个纲领。寒证与热证可反映机体阴阳的偏盛偏衰。如《素问·阴阳应象大论》说："阳胜则热，阴胜则寒"，《素问·调经论》亦说："阳虚则外寒，阴虚则内热"。即机体阴盛或阳虚时表现为寒证；机体阳盛或阴虚时表现为热证。寒、热证候的性质不同，治疗与护理原则及具体措施就不一样。

（一）寒证

寒证是指感受寒邪或机体阳虚阴盛所表现性质属寒的证候。多因外感寒邪，或过食生冷，导致阳气被遏，或内伤久病，阳气耗伤，虚寒内生所致。感受寒邪，起病较急，体质壮实者，多为实寒证，即"阴胜则寒"；内伤久病，体质虚弱者，多为虚寒证，即"阳虚则寒"。寒邪袭于肌表，多为表寒证；寒邪直中脏腑，或因阳气亏虚所致者，多为里寒证。

1. 护理措施 寒证以"寒者热之"为治疗护理的基本原则。实寒证应温散寒邪；虚寒证宜温补阳气。

（1）病情观察：主要观察体温、面色、神志、肢体、二便、舌苔、脉象等的表现与变化。

（2）起居护理：环境宜温暖，适当添加衣被。肢体局部可适当热熨、保暖。

（3）饮食护理：饮食宜温热，可酌加葱、姜、桂皮等，忌生冷。

（4）用药护理：汤药宜温热服，呕吐较剧者，可在药前服少许姜汁以止呕。寒证多用辛温燥热之药，服用过程中应注意观察病人的临床表现，中病即止，以免过用伤阴，尤其是夏日病寒证，应注意"用热远热"。

（5）其他：腹痛、呕吐、泄泻较甚者，可艾灸中脘、关元、足三里等穴。

2. 辨证施护

（1）实寒证

【临床表现】恶寒喜暖，面色苍白，疼痛剧烈、拒按，口淡不渴，舌苔白润，脉紧或迟而有力。

【护理要点】具体护理参见本章节"里寒证"的护理要点。

（2）虚寒证

【临床表现】畏寒肢冷，疼痛喜温、喜按，神疲乏力，气短懒言，舌质淡嫩，脉虚弱。

【护理要点】 采取温补阳气的治疗护理方法，可选用理中汤、右归丸等方药加减。①服用温补阳气类汤药，应文火煎煮，饭前热服。②饮食宜温补，忌凉泻。③平时宜适当加强锻炼，以增强抗病能力。

（二）热证

热证是指感受热邪或机体阴虚火旺所表现性质属热的证候。多因外感热邪，或寒邪入里化热，或七情内郁化火，或房室劳伤，劫夺阴精，或久病伤阴，阴虚内热等所致。病势急而形体壮者，多为实热证，即“阳胜则热”；内伤久病，阴亏阳亢者，多为虚热证，即“阴虚则热”。风热之邪袭于肌表，多为表热证；热邪盛于脏腑，或阴液亏虚所致者，多为里热证。

1. 护理措施　热证以“热者寒之”为治疗与护理的基本原则。实热证应清热泻火；虚热证宜养阴清热。

（1）病情观察：密切观察体温、神志、口渴、面色、舌苔、脉象等的变化及其他伴随症状。

（2）起居护理：病室宜凉爽通风，环境安静，避免不良因素刺激。

（3）饮食护理：饮食宜清凉，忌辛辣燥热之品。

（4）用药护理：汤药可微温或凉服；清热药多寒凉，中病即止，不可过服、久服；冬日患热证，尤须注意“用寒远寒”。

（5）其他：高热者，可采取穴位针刺、药浴等，以助降温。

2. 辨证施护

（1）实热证

【临床表现】 壮热喜冷，口渴饮冷，面红目赤，烦躁，便干尿赤，舌红苔黄，脉洪大或滑数。

【护理要点】 采取清热泻火的治疗护理方法，可选用白虎汤等方药加减。①时行疫疠（传染病）热证病人，应注意消毒、隔离。②高热病人，可适当给予物理降温。③根据医嘱及时调整中药剂数及服药次数。④鼓励病人多饮凉开水，饮食宜清凉生津、易于消化，如西瓜、梨、苹果以及藕粉、绿豆汤、果子汁等，忌食辛辣、油腻之品。⑤加强口腔、皮肤等护理。⑥适当补液，及时处理热极神昏、血热妄行、热结便秘等危重症、伴随症。

（2）虚热证

【临床表现】 低热，颧红，五心烦热，潮热盗汗，口咽干燥，舌红少津，脉细数。

【护理要点】 采取滋阴清热的治疗护理方法，可选用青蒿鳖甲汤、秦艽鳖甲散等方药加减。①注意休息，并进行适当功能锻炼，以增强体质。②饮食宜清补，忌燥烈。③养阴清热剂，宜在饭前服。④加强情志调护，使病人安心静养，配合治疗与护理。

（三）寒证与热证的关系

寒证与热证虽有本质的不同，但在疾病过程中，既可出现寒热错杂、寒热转化，又可出现与本质相反的寒热真假。临床上应根据具体病情灵活治疗与施护。

1. 寒热错杂　病人同时出现寒证与热证者，称为寒热错杂。常见的有上热下寒、上寒下热、表寒里热、表热里寒等。

2. 寒热转化 是指在一定条件下，寒证和热证的性质发生相反的转化，出现寒证化热、热证化寒的情况。

3. 寒热真假 当病情发展到寒极或热极时，有时会出现一些与其寒、热本质相反的症状或体征（假象），即所谓真寒假热或真热假寒。这些假象常见于病情危笃的严重关头，如不细察，往往容易贻误生命。

三、虚实证的辨证施护

虚实是辨别邪正盛衰的两个纲领。实主要指邪气盛实；虚主要指正气亏虚。分析邪正盛衰所表现的虚、实证候，既是辨证的基本要求，也是制定治疗与护理措施的基本依据。实证宜攻其邪，即祛其有余；虚证宜扶其正，即补其不足。虚实辨证准确，才会攻补适宜，而不致犯实实虚虚之误。

（一）虚证

虚证是对机体脏腑功能衰退，阴阳、气血津液等亏虚而表现的各种虚弱证候的概括。多因先天不足和后天失调所致，但以后天失调为主，如饮食失调，劳逸过度，房室不节，产育过多，久病失治等，都可致正气亏虚而引起虚证。

1. 护理措施 虚证以“虚则补之”为治疗护理的基本原则。根据机体气、血、阴、阳亏虚的不同情况，分别采取益气、养血、滋阴、温阳之法。

（1）生活起居：注意休息，避免过劳，肾虚者，应慎房事。平时本着春夏养阳，秋冬养阴的原则，适当进行活动和锻炼，但不可过度。虚证发热，不宜物理降温。

（2）用药护理：虚证所用补益剂，质重味厚，煎药时宜文火久煎、浓煎，煎煮量不宜过多。对人参、西洋参、阿胶等应另煎或冲服。一般补益汤剂，宜饭前半小时至1个小时服用。久病虚证，一般须长期服药，但不宜大量峻补，以免阴阳失调。

（3）饮食护理：在药补的同时应做好饮食调护。对阳虚、气虚证者可选温补之品，忌生冷瓜果和凉性食品；阴虚、血燥者宜食清补、养血等食物，忌辛辣，炙煿之品。

（4）情志护理：虚证病程长，起效慢，病人常易产生急躁、悲观、忧虑等情绪，应开导和安慰病人，使其情绪稳定，以增强战胜疾病的信心。

2. 辨证施护

（1）气虚证

【临床表现】体倦乏力，少气懒言，面色无华，精神疲惫，或头晕目眩，自汗，动则诸症加重，舌淡嫩，脉虚弱。

【护理要点】采取益气的治疗护理方法，可选用四君子汤、补中益气汤等方药加减。①注意休息，并防止外感。②饮食宜温补，给以羊肉汤、鸡汤、狗肉、鹿肉及山药、龙眼、枸杞、红枣等食用。③起居有常，劳逸适度，可根据身体情况，适当散步、练气功等活动。

（2）血虚证

【临床表现】面色苍白或萎黄，口唇、眼睑、爪甲色淡白，头晕眼花，两目干涩，心悸，多梦，健忘，手足麻木，妇女月经量少，甚或经闭，舌质淡，脉细无力。

【护理要点】 采取养血补血的治疗护理方法，可选用四物汤、归脾汤等方药加减。①血虚重者，应注意体力、脑力的休息，并保持环境安静。②食补可选养血之品，如猪肝、乳鸽、鸡血等。

（3）阴虚证

【临床表现】 形体消瘦，口燥咽干，两颧潮红，潮热盗汗，五心烦热，小便短赤，大便干结，舌红少津，脉细数。

【护理要点】 采取滋阴养液的治疗护理方法，方药可选用六味地黄丸、左归丸、大补阴丸等。①饮食宜清补，可选百合、绿豆、银耳、枸杞，龟鳖、鱼类等食用，忌辛辣、油炸、煎炒等温燥动火伤阴之品。②注意消除急躁、抑郁等情绪，以免气郁化火进一步伤阴。

（4）阳虚证

【临床表现】 畏寒肢冷，口淡不渴，或渴喜热饮，面色㿠白，神疲乏力，小便清长，大便溏薄，舌淡苔白，脉沉迟无力。

【护理要点】 采取扶阳补阳的治疗护理方法，方药可选用肾气丸、右归丸等。具体调护可参见本章节“虚寒证”的护理要点。

（二）实证

实证是指以邪气亢盛、正气不虚为基本病理特点，表现为亢盛有余特征的一类证候。实证的形成原因，一是外邪侵犯人体的初期或中期，邪气亢盛而正气未虚，正邪剧争所致；二是脏腑功能失调，气化障碍，导致瘀血、水湿、痰饮等病理产物停留体内；三是宿食、虫积等停滞体内所致。

1. 护理措施　实证以“实则泻之”为治疗与护理的基本原则。由于实证范围广泛，治疗与护理措施也各不相同，如实热证应清热泻火；实寒证应温经散寒。理气适用于气郁、气滞，燥湿适用于湿阻为患，化痰适用于痰浊内盛等。运用祛邪之品，应中病即止，以免损伤正气。

（1）饮食护理：实证病人应根据病情确定是否饮食及其食量。适合饮食者，应以清淡、易于消化、适量、避免助邪等为基本原则。

（2）情志护理：稳定病人情绪，避免各种不良刺激。

（3）病情观察：根据主诉全面观察了解病情，掌握病人的临床表现，尤其在治疗用药过程中，须加强对病情的动态观察。

（4）基础护理：对病人的个人卫生、皮肤、口腔、居室环境等，应认真指导调护。

（5）其他：及时处理兼症及并发症，如热闭神昏者，应用凉开剂；热结肠腑便秘者，可用承气汤类等寒下剂；高热者，可配合物理降温、穴位针刺等法。

2. 辨证施护

（1）实热证：临床表现及护理要点可参见本章节“实热证”的辨证施护。

（2）实寒证：临床表现及护理要点可参见本章节“实寒证”的辨证施护。

（三）虚证与实证的关系

虚证与实证，虽有正虚和邪实的本质不同，但两者之间又是相互联系和相互影响的，有夹杂、转化、真假等复杂的关系。

1. 虚实夹杂 是指病人同时存在虚、实两方面的病证。临床上有虚证夹实、实证夹虚和虚实并重等情况。

对虚实夹杂的治疗与护理，须认真观察病情，分析虚实的孰轻孰重，根据“扶正不留邪，祛邪不伤正”和“急则治标”、“缓则治本”、“标本兼治”等原则，采取相应的治疗与护理措施。

2. 虚实转化 在疾病发展过程中，由于正邪相争的变化，在一定的条件下，虚证和实证可相互转化，或由实转虚，或因虚致实。

对虚实证候转化的护理，应认真观察病情，分析邪正盛衰的关系及其相互转化情况，辨清当前证候的虚实。针对病证的属虚属实，分别采取“虚则补之”、“实则泻之”的治疗与护理措施。具体护理要点可参见本章节“虚实证”的辨证施护。

3. 虚实真假 是指虚证和实证发展到一定程度，往往会出现一些与疾病本质相反的假象，或为真虚假实，或为真实假虚。辨证时，当仔细观察、分析疾病的临床表现，去伪存真，详辨真假。

四、阴阳证的辨证施护

阴阳是概括证候类别的两个纲领。疾病的证候虽错综复杂，但归纳起来可分为阴证和阳证两大类。表证、热证、实证，属于阳证；里证、寒证、虚证，属于阴证。由于阴阳可概括其余六纲，故又称阴阳是八纲辨证的总纲。

（一）阴证

凡符合抑制、沉静、衰退、晦暗等“阴”的一般属性的证候，属于阴证。阴证常以虚寒证为代表。

【临床表现】 阴证的特征性表现有：面色苍白或暗淡，精神萎靡，身重蜷卧，畏冷肢凉，倦怠乏力，语声低怯，口淡不渴，小便清长或短少，大便溏泄，舌质淡嫩，脉弱或沉迟无力。

【护理要点】 阴证的治疗与护理要点，可参见本章节虚证、寒证、里证和其他辨证施护的有关内容。

（二）阳证

凡符合兴奋、躁动、亢进、明亮等“阳”的一般属性的证候，属于阳证。阳证常以实热证为代表。

【临床表现】 阳证的特征性表现有：身热面赤，烦躁不安，口干渴饮，呼吸气粗，喘促痰鸣，小便短赤涩痛，大便秘结，舌红绛，苔黄燥，脉洪大或滑实。

【护理要点】 阳证的治疗与护理要点，可参见本章节实证、热证、表证和其他辨证施护的有关内容。

（三）亡阴与亡阳

亡阴和亡阳是疾病发展过程中，机体阴液或阳气突然大量衰竭所引起的危重证候。亡阴证多由高热、大汗、大吐、大泻、大失血，或久病阴液耗竭等所致；亡阳证多因邪气过亢，暴伤阳气，或阳虚日久，渐至亡脱，或大汗、大吐、大泻、大失血致阳随阴脱所成。

1. 护理措施　按危重症护理常规实施护理。亡阴证应救阴固脱；亡阳证应回阳固脱。亡阴证、亡阳证均见于疾病的危重阶段，故必须及时、准确地辨证施护，以防阴阳离决导致死亡。

（1）病情观察：严密观察病情表现及变化，尤其应注意观察血压、呼吸、体温、脉搏、神志、瞳孔等变化，及时报告病情，并做好各项有关记录，以便积极救治。

（2）起居护理：采取平卧位，保持病室安静，以利于抢救和处理。

（3）用药护理：维持静脉给药通道，以便根据医嘱及时给药和补液。口服给药困难者，可鼻饲。

（4）饮食护理：给予流质、富有营养的饮食，必要时可鼻饲。

（5）情志护理：稳定病人情绪，避免对病人的任何情志刺激。

（6）其他：加强基础护理，及时护理原发病。

2. 辨证施护

（1）亡阴证

【临床表现】汗热而黏，身灼肢温，虚烦躁扰，口渴欲饮，皮肤皱瘪，小便极少，面赤颧红，呼吸急促，唇舌干燥，脉细数无力。

【护理要点】采用救阴固脱的治疗护理方法，可选用生脉散等方药加减。

（2）亡阳证

【临床表现】冷汗淋漓，汗质清稀，神情淡漠，肌肤不温，手足厥冷，呼吸气微，面色苍白，舌淡而润，脉微欲绝。

【护理要点】采用回阳救逆固脱的治疗与护理方法，可选用参附汤等方药加减。

由于阴阳互根互用，因而亡阴可迅速导致亡阳，亡阳也可引起亡阴，最终导致阴阳离决而死亡。因此，对于亡阴、亡阳证应高度重视，一旦出现，应迅速辨明，积极施救。

第二节　脏腑辨证施护

脏腑辨证施护，是运用脏象和病因病机学说等理论，对疾病所表现的症状、体征进行分析归纳，以辨明病变的原因、性质、部位及邪正盛衰情况的辨证施护方法。本节主要介绍临床常见证候的辨证与护理，学习时应注意掌握要领，知常达变，以便临证灵活运用。

一、心与小肠病的辨证施护

心位于胸中，心包络护卫于外。其主要生理功能是主血脉，主神志，心与小肠相表里。心的病证主要表现为主血脉及主神志功能的失常；小肠的病变主要表现在清浊不分，转输障碍方面。常见的有小肠实热证等。

（一）护理措施

1. 病情观察 主要观察病人的精神情志、睡眠、面色、脉搏及心悸、胸闷、胸痛、眩晕等方面的表现。在心悸怔忡、心痛等症急性发作期，病情变化快，易发生意外，应加强监护，密切观察神志、面色、汗出、体温、脉象、血压、二便等的表现，以及是否有抽搐、出血、神昏等变证，并做好施救准备。

2. 起居护理 居住环境安静、整洁卫生，避免突发噪声和其他不良刺激。保证充分休息与睡眠，避免剧烈运动，危重病人应绝对卧床休息。保持大便通畅。

3. 情志护理 关心病人思想情绪的变化，使其心情舒畅，情绪稳定，消除悲观、恼怒等情绪，更要避免大喜、大悲等不良刺激。

4. 饮食护理 饮食宜清淡，营养合理，避免过食肥甘厚味及辛辣，忌浓茶、烟酒等。

5. 其他 某些心脏病人，应随身携带急救药物，以便应急处理。

（二）辨证施护

1. 心气虚证、心阳虚证、心阳暴脱证

【临床表现】

心气虚证，可见心悸，气短，精神疲惫，活动后加重，面色淡白，或自汗，舌质淡，脉虚。

心阳虚证，表现为心悸怔忡，心胸憋闷或痛，气短，自汗，畏寒肢冷，面色皖白，或面唇青紫，舌质紫暗，脉弱或结代。

若突然冷汗淋漓，四肢厥冷，呼吸微弱，或心痛剧烈，口唇青紫，脉微欲绝，神志模糊，甚或昏迷不醒，为心阳暴脱的亡阳危候。

【护理要点】 心气虚证，采取补益心气的治疗护理方法，可选用养心汤等方药加减；心阳虚证，采取温补心阳的治疗护理方法，方药可选用桂枝甘草汤加味；心阳暴脱证，应回阳固脱，紧急救治，方药可选用参附汤加味，并按危重症护理。①室内宜光线充足，保持温暖；室外活动要注意防寒保暖，以防外感；季节变换之时尤应注意，以免冷暖处置不当而诱发或加重病情。②饮食应温补、适量，易于消化，忌生冷。③对心阳暴脱病人，应及时抢救，加强观察与监护，维持静脉给药通道畅通。

2. 心血虚证、心阴虚证

【临床表现】

心血虚证，可见心悸，头晕目眩，失眠，多梦，健忘，面色淡白或萎黄，唇舌色淡，脉细无力。

心阴虚证，表现为心烦，心悸，失眠，多梦，形体消瘦，或手足心热，潮热盗汗，两颧潮红，舌红少苔，脉细数。

【护理要点】 心血虚证，采取补益心血的治疗护理方法，方药可选用四物汤加味；心阴虚证，采取滋阴降火、除烦的治疗护理方法，方药可选用天王补心丹等。①血虚证病人宜多食养血安神之物，阴虚证病人可食清补滋阴之品，忌辛辣、烟酒之类。②生活起居规律，心态平和恬淡，睡眠充足。

3. 心火亢盛证

【临床表现】 发热，心烦失眠，甚则狂躁谵语，或口舌生疮，或吐血、衄血，面赤口渴，尿少色黄或灼痛，大便秘结，舌尖红赤或有芒刺，苔黄，脉数有力。

【护理要点】 采取清热泻火的治疗护理方法，方药可选用泻心汤或导赤散加减；对狂躁谵语、神识不清者，应加清心开窍剂，并按危重症处理。①病室宜通风凉爽，保持安静。②口舌生疮者，做好口腔护理。③饮食宜清凉、清淡，多饮凉开水，不宜辛辣、酒酪、煎炙之品。④出血者，按血热妄行证及时治疗护理。

4. 心脉痹阻证

【临床表现】 以心悸怔忡，心胸憋闷作痛，痛引肩背内臂，时作时止为主要表现。因导致痹阻因素不同而表现各异，瘀血阻滞者，痛如针刺，舌质紫暗或有青紫斑点，脉细涩或结代；痰阻心脉者，心胸闷痛，体胖痰多，身重困倦，舌苔白腻，脉沉滑；寒凝心脉者，心胸剧痛，遇寒痛剧，得温痛减，畏寒肢冷，舌淡苔白，脉沉迟或沉紧；气滞心脉者，心胸胀痛，与情志变化有关，喜太息，舌淡红，脉弦。

【护理要点】 以活血通络、理气化瘀为基本治疗护理方法，酌配益气、通阳、化痰等法，可适当选用血府逐瘀汤、栝楼薤白半夏汤等方药加减。①密切观察心悸、心前区疼痛、憋闷等表现及其变化。②保持精神放松，避免情志刺激。③在季节变换之时，应注意避寒保暖，防止因气温骤降而诱发或加重病情。④保持大便通畅，避免持重、剧烈活动，尤其突然用力。⑤饮食不宜过饱、过饥，尤忌夜餐过饱；忌肥甘厚味、烟酒、浓茶、咖啡之类。

5. 痰火扰心证

【临床表现】 发热气粗，面赤口渴，便秘溲黄，吐痰色黄，或喉间痰鸣，胸闷，心烦不寐，甚或狂躁妄动，打人毁物，或神昏谵语，舌红苔黄腻，脉滑数。

【护理要点】 采取清心豁痰的治疗护理方法，可选用礞石滚痰丸等方药加减。①居室陈设要简单安全，病人所能接触的物品必须妥善置放，必要时进行适当监护，以免发生意外伤害。②耐心做好情志疏导，避免不良情绪的刺激。③饮食宜清淡，忌辛辣油腻、助火生痰之品。

6. 痰蒙心包证

【临床表现】 意识模糊，甚则昏不知人，或精神抑郁，表情淡漠，神志痴呆，喃喃独语，举止失常，或突然昏仆，不省人事，口吐涎沫，喉有痰声，面色晦滞，胸闷呕恶，舌苔白腻，脉滑。

【护理要点】 采取涤痰开窍的治疗护理方法，方药可选用导痰汤加减，并可送服苏合香丸。①关心病人，做好精神情志疏导。②居住环境宜干燥、敞亮、洁净。③饮食宜清淡，忌油腻厚味及生痰之品。

7. 小肠实热证

【临床表现】心烦，口舌生疮，小便短赤，尿道灼痛，或尿血，口渴，舌尖红赤，苔黄，脉数。

【护理要点】采取清心泻火的治疗护理方法，方药可选用导赤散加减。①生活起居规律，劳逸结合。②注意调节精神情志，避免情绪急躁。③饮食宜清淡，多饮凉开水、多食清凉水果，不宜辛温燥热之品。

二、肺与大肠病的辨证施护

肺的主要生理功能是主气、司呼吸，主宣发肃降，主通调水道等。肺的病变主要表现在呼吸、肺系功能失常，宣发肃降失调，水液代谢障碍等方面。常见症状有咳嗽，气喘，咯痰，胸痛，咽喉痒痛，发声异常，鼻塞流涕，或水肿等，其中以咳、痰、喘最为多见。肺的病证有虚实之分。

肺与大肠相为表里，大肠传导失司，常会引起便秘、泄泻、便血等症，可见于大肠湿热、肠燥津亏等证。

（一）护理措施

1. 病情观察　重点观察呼吸、咳嗽、气喘、咯痰及其他伴随症状，注意咯痰的色、量、质、味以及是否痰中带血等。重症病人出现呼吸困难、冷汗、面唇青紫等喘脱危候时，应立即施救。

2. 起居护理　保持室内空气清新，禁烟。注意防寒保暖，以免复感外邪。重症者应卧床休息，恢复期适当加强锻炼，增强机体的抗病能力。

3. 饮食护理　饮食宜清淡，虚证可多食鸡蛋、瘦肉等，忌肥腻、生冷、辛辣之品。

4. 其他　做好口腔护理，促进痰液的排出，以保持呼吸道通畅。呼吸困难者，可给予吸氧。

（二）辨证施护

1. 肺气虚证

【临床表现】咳嗽无力，气短而喘，动则尤甚，咯痰清稀，声低懒言，或有自汗、畏风，易于感冒，神疲体倦，舌淡苔白，脉弱。

【护理要点】采取补益肺气的治疗护理方法，可选用玉屏风散等方药加减。①注意气候变化，慎生活起居，以防外感风寒。②饮食以补气之品为佳。③平时适当进行体育锻炼，以增强体质。

2. 肺阴虚证

【临床表现】干咳少痰，或痰少而黏，不易咯出，或痰中带血，声音嘶哑，口燥咽干，五心烦热，潮热盗汗，两颧潮红，形体消瘦，舌红少苔，脉细数。

【护理要点】采取滋阴润肺的治疗护理方法，方药可选用沙参麦冬汤等加减。①咯血者，应绝对卧床休息，并密切观察出血量、呼吸、面色、脉搏、神志以及血压等变化，以防止窒息。出血量大者，应做好有关的抢救准备。②肺痨有传染性者，应做好隔离措施。③对病人做好解释安慰工作，保持情绪稳定，避免焦躁不安等不良情绪。④饮食宜清补、清凉，忌辛辣燥烈之品。

3. 风寒犯肺证

【临床表现】 咳嗽，咯痰稀白量少，气喘，恶寒发热，鼻塞流清涕，或身痛无汗，舌苔薄白，脉浮紧。

【护理要点】 采取疏风散寒宣肺的治疗护理方法，可选用杏苏散、华盖散等方药加减。①病室宜温暖、空气清新。②饮食宜温热，可多饮温开水，不宜生冷寒凉、滋腻之品。③用药护理可参见八纲中“表寒证”的护理要点，若药后寒象已去，又见发热，咯痰色黄，或热势更高者，表示寒邪入里化热，应按照里热证进行护理。

4. 风热犯肺证

【临床表现】 咳嗽，痰少色黄，发热微恶寒，口微渴，鼻塞流浊涕，咽喉疼痛，舌尖红，苔薄黄，脉浮数。

【护理要点】 采取疏风清热宣肺的治疗护理方法，方药可选用桑菊饮加减。①注意观察体温、咳嗽、咯痰及咽喉等变化，以防表邪深入。②用药护理可参见八纲中“表热证”的护理要点。③咽喉肿痛者，加用含片或局部喷药等。

5. 燥邪犯肺证

【临床表现】 干咳无痰，或痰少而黏、不易咯出，甚则胸痛，痰中带血，或鼻衄，口鼻咽喉及皮肤干燥，尿少，大便干结，舌苔薄而燥，或发热微寒，无汗或少汗，脉浮数或浮紧。

【护理要点】 采取清燥润肺或疏风润燥的治疗护理方法，方药可选用桑杏汤或杏苏散加减。①重点观察口渴、发热、咯血、鼻衄等表现，并及时处理。②根据季节、病程、有无表证等，注意区分外燥与内燥。③室内空气宜湿润、清新。④饮食宜清凉，如有润肺之功的藕粉、梨、蜂蜜等为佳，多饮凉开水，忌温燥辛辣之品。

6. 痰热壅肺证

【临床表现】 咳嗽，咯痰黄稠而量多，胸闷，气喘息粗，甚则鼻翼煽动，喉中痰鸣，或咳吐脓血腥臭痰，胸痛，发热口渴，烦躁不安，大便秘结，小便短赤，舌红苔黄腻，脉滑数。

【护理要点】 采取清热化痰宣肃肺气的治疗护理方法，方药可选用麻杏石甘汤或定喘汤加减。①重点观察咳喘、咯痰、口渴、发热、胸痛等表现及其变化。②及时服药，必要时按医嘱增加药量和药次。③病室宜凉爽，整洁。④饮食宜清凉，多饮凉开水，不宜温热辛辣。

7. 痰浊阻肺证

【临床表现】 咳嗽，痰多色白，质黏或清稀易咯，胸闷气喘，或喉中有哮鸣声，恶寒肢冷，舌淡苔白腻，脉弦滑。

【护理要点】 采取燥湿化痰的治疗护理方法，可选用二陈汤、三子养亲汤等方药加减。①饮食宜燥湿化痰之品，如饮橘皮茶、苡仁粥、山药汤之类，忌油腻、甜黏食物。②环境宜干燥清新、整洁卫生。

8. 大肠湿热证

【临床表现】 腹痛腹胀，下痢脓血，里急后重，或腹泻不爽、粪质黄稠秽臭，肛门灼热，小便短黄，身热口渴，舌红苔黄腻，脉滑数。

【护理要点】 采取清热燥湿的治疗护理方法，可选用葛根芩连汤、白头翁汤等方药加减。①注意饮食卫生，预防消化道传染病，必要时进行隔离。②观察体温、口渴、饮食、腹痛、腹泻、大便等变化情况。③夏秋季节可多食大蒜。④多饮凉开水，宜流质饮食，忌油腻。

9. 肠燥津亏证

【临床表现】 大便秘结，干燥难下，甚或数日一行，口干或口臭，舌红少津，苔黄燥，脉细涩。

【护理要点】 采取润肠通便的治疗护理方法，可选用麻子仁丸、五仁丸等。①宜多食有润肠通便作用的食物，如蜂蜜等，不宜辛辣温燥之物。②督促病人养成正常的排便习惯。

三、脾与胃病的辨证施护

脾胃同居中焦。脾的主要生理功能是主运化，主统血，主升清，为气血生化之源，后天之本。脾与胃相表里，共同完成饮食物的消化、吸收与输布。胃的主要生理功能是受纳腐熟水谷，主通降、以降为和。脾的病变主要表现为运化不健、清阳不升及脾气下陷、脾不统血，或为寒湿热邪所困等。胃病的病变主要有胃寒、胃热、食积、胃阴虚等证。

（一）护理措施

1. 病情观察　饮食口味，脘腹胀痛，吐泻物，吐血及便血等表现是观察的重点内容。对脘腹胀痛诊断不明者，禁用止痛剂，以免掩盖病情。

2. 饮食护理　饮食有节，定时定量，少食多餐，以清淡富于营养为基本原则。

3. 居住环境　居处环境应干燥、卫生、空气清新，避免湿邪侵袭。及时清除排泄物。有传染者，应严格隔离。

4. 起居护理　注意休息，避免劳伤脾气。轻症及恢复期，可动静结合，活动量以无明显疲劳感为度。

5. 情志护理　对慢性病人，应关心体贴、耐心解释，消除紧张、恐惧等心理，帮助病人树立康复的信心。

6. 其他　注意个人卫生、饮食卫生。做好口腔护理。水肿、泻痢者，应注意皮肤护理。呕吐者，药宜浓煎、少量多次频服。

（二）辨证施护

1. 脾气虚证

【临床表现】 纳少腹胀、食后尤甚，大便溏薄，肢体倦怠，神疲乏力，少气懒言，面色淡黄无华或萎黄，形体消瘦，或肥胖、浮肿，舌淡苔白，脉缓弱。

【护理要点】采取健脾益气的治疗护理方法，方药可选用四君子汤加味。①饮食宜温宜软，少食多餐，可适当进食温补之品。②服药时不宜食萝卜，以免影响药效。

2. 脾虚气陷证

【临床表现】脘腹重坠作胀，食后益甚，或便意频数，肛门重坠，或久泄不止，甚或脱肛，或小便浑浊如米泔，或子宫下垂，气短懒言，倦怠乏力，头晕目眩，面白无华，舌淡苔白，脉虚弱无力。

【护理要点】采取补中益气升提的治疗护理方法，方药可选用补中益气汤加减。①充分休息，避免劳累。②可酌用益气之人参、黄芪、山药等作食疗。③加强情志护理，增强病人康复的信心。

3. 脾不统血证

【临床表现】便血，尿血，或皮下出血，鼻衄，或妇女月经过多，崩漏，面色萎黄或苍白无华，神疲乏力，少气懒言，食少便溏，舌淡，脉细无力。

【护理要点】采取益气摄血的治疗护理方法，方药可选用归脾汤加减。①观察出血的量、色、质，以及面色、神志、舌苔、脉象等变化情况。②注意原发病的明确诊断和治疗与护理。③出血量大或出血不止时，予以急救处理。

4. 脾阳虚证

【临床表现】纳少腹胀，腹痛绵绵，喜温喜按，畏寒怕冷，四肢不温，面白少华或虚浮，口淡不渴，大便稀溏，甚或完谷不化，或肢体浮肿，小便短少，或白带清稀量多，舌质淡胖或有齿痕，苔白滑，脉沉迟无力。

【护理要点】采取温补脾阳的治疗护理方法，方药可选用附子理中汤加减。①居室宜温暖，注意休息，避免过劳。②饮食宜温热、温补，忌生冷寒凉。

5. 寒湿困脾证

【临床表现】脘腹胀闷，口腻纳呆，泛恶欲吐，口淡不渴，腹痛便溏，头身困重，肢体肿胀，小便短少，或身目发黄，面色晦暗不泽，或妇女白带量多，舌淡胖，苔白滑或白腻，脉濡缓或沉细。

【护理要点】采取燥湿散寒温脾的治疗护理方法，可选用胃苓汤、实脾散等方药加减。①主要观察饮食状况、肌肤、两目、寒热等表现。②居住环境宜干燥温暖，空气清新。③注意饮食卫生，饮食宜温热，忌油腻及生冷之品。④有传染性者，应注意消毒、隔离。

6. 湿热蕴脾证

【临床表现】脘腹胀闷，纳呆，恶心欲吐，口中黏腻，渴不多饮，肢体困重，便溏不爽，小便短赤，或身热不扬，汗出热不解，或面目肌肤发黄、颜色鲜明，或皮肤发痒，舌红苔黄腻，脉濡数或滑数。

【护理要点】采取清热化湿的治疗护理方法，可选用茵陈五苓散等方药加减。①注意环境、饮食及个人卫生，必要时做好消毒、隔离，慎食生冷，不宜油腻，忌酒。

②注意休息，保持心情舒畅，忌抑郁、恼怒。

7. 胃阴虚证

【临床表现】胃脘嘈杂，饥不欲食，或痞胀不舒，隐隐灼痛，干呕呃逆，口燥咽干，大便干结，小便短少，舌红少苔乏津，脉细数。

【护理要点】采取滋养胃阴的治疗护理方法，可选用益胃汤或沙参麦冬汤等方药加减。①饮食宜清补、少食多餐，多食新鲜水果，忌酒及辛辣之物。②居处环境宜清静，避免情绪急躁。

8. 胃热炽盛证

【临床表现】胃脘灼痛拒按，渴喜冷饮，或消谷善饥，或口臭，或牙龈肿痛溃烂，大便秘结，小便短赤，舌红苔黄，脉滑数。

【护理要点】采取清胃泻火的治疗护理方法，方药可选用清胃散加减。①居室宜凉爽通风、安静。②饮食宜清凉清淡，忌酒及辛辣之物。③消渴者，应着重做好饮食调护。

9. 胃寒证

【临床表现】脘腹冷痛，痛势急剧，得温稍减，遇冷痛剧，或恶心呕吐，畏寒肢冷，口淡不渴，舌淡苔白润，脉弦或沉紧。

【护理要点】采取温胃散寒的治疗护理方法，可选用理中丸或良附丸等方药加减。①居室偏温，衣着保暖，以免寒邪侵袭加重病情。②饮食宜温热，忌生冷。③胃脘部可用热熨法，或配合穴位针灸以止痛。

10. 食滞胃肠证

【临床表现】脘腹胀满疼痛拒按，厌食，嗳腐吞酸，呕吐酸馊食物，吐后胀痛得减，或腹痛肠鸣，矢气臭如败卵，泻下不爽，大便酸腐臭秽，舌苔厚腻，脉滑或沉实。

【护理要点】采取消食导滞的治疗护理方法，方药可选用保和丸加减。①居室宜空气清新、整洁卫生。②暂时停止进食，病情缓解后可给予少量流质饮食。

四、肝与胆病的辨证施护

肝位于右胁，胆附于肝，两者通过经脉相互属络，构成表里关系。肝的主要生理功能是主疏泄，主藏血，性喜条达而恶抑郁。肝的病变，有虚证、实证及本虚标实证。虚证多为肝阴、肝血亏虚；实证多为情志所伤，或湿、热、寒、火等邪内犯，表现为气郁、气逆、火炎等各种证候；而肝阳上亢及肝风内动证，则属本虚标实证。

（一）护理措施

1. 病情观察　主要观察精神情志与面色、目睛、小便、经带、胁肋等表现；注意中风、出血、痉厥等的先兆及其表现。

2. 情志护理　忌抑郁，戒恼怒。引导病人参加健康的文体、社交活动，善于控制情绪变化。对慢性肝病患者应给以安慰，帮助病人树立信心，配合治疗与护理。

3. 用药护理　疏肝药物多辛散疏利，不应过用、久用，以免辛燥伤阴。

4. 饮食调护　饮食宜清淡薄滋，慎食油腻，戒酒。注意饮食卫生，不食不洁之品，对湿热、肝郁诸证，忌食辛辣动火之食物。

5. 起居护理　肝病病人应保证休息，劳逸适度，重症者应卧床休息。重视环境、居室及个人卫生。

6. 其他　加强基础护理及对症护理，对传染性肝病应注意消毒、隔离。

（二）辨证施护

1. 肝气郁结证

【临床表现】情志抑郁，善太息，胸胁少腹胀满疼痛，走窜不定，或咽部有异物感，或颈部瘿瘤、瘰疬，或胁下痞块，妇女可见乳房作胀疼痛，月经不调，痛经，甚则闭经，舌苔薄白，脉弦。

【护理要点】采取疏肝理气解郁的治疗护理方法，方药可选用柴胡疏肝散或逍遥散加减。①疏导情志，促进心情舒畅，避免不良因素刺激。②加强病情，尤其是局部体征的观察，以便及时诊治。

2. 肝火炽盛证

【临床表现】头晕胀痛，痛如刀劈，急躁易怒，面红目赤，口苦口干，耳鸣如潮，甚或突发耳聋，失眠，恶梦纷纭，或胁肋灼痛，或吐血、衄血，大便秘结，小便短赤，舌红苔黄，脉弦数。

【护理要点】采取清肝泻火的治疗护理方法，方药可选用龙胆泻肝汤加减。①重点观察头、目、情绪、出血等方面的表现。②环境宜凉爽、清静。③出血者，应及时止血，并按血证护理。

3. 肝阴虚证、肝血虚证

【临床表现】肝阴虚证，可见头晕眼花，两目干涩，视力减退，或胁肋隐隐灼痛，面部烘热或颧红，或手足蠕动，口干咽燥，五心烦热，潮热盗汗，舌红少苔，脉弦细数。肝血虚证，表现为头晕目眩，视力减退或夜盲，或肢体麻木，关节拘急不利，手足震颤，肌肉瞤动，皮肤瘙痒，或妇女月经量少、色淡，甚则经闭，爪甲不荣，面白无华，唇舌色淡，脉细。

【护理要点】肝阴虚证，采取滋阴养肝的治疗护理方法，方药可选用一贯煎或杞菊地黄汤加减；肝血虚证，采取养血柔肝的治疗护理方法，方药可选用四物汤加减。①适当休息，避免劳累。②阴虚者，食疗宜清补，不宜辛辣；血虚者，可食补血之品。③肢体可适当活动或进行穴位按摩。④积极治疗与护理原发病。

4. 肝阳上亢证

【临床表现】眩晕耳鸣，头目胀痛，面红目赤，急躁易怒，失眠多梦，头重脚轻，腰膝酸软，舌红少津，脉弦有力或弦细数。

【护理要点】采取平肝潜阳的治疗护理方法，方药可选用天麻钩藤饮加减。①重点观察面色、神志、血压及肢体运动与感觉等变化情况。②劳逸结合，进行适当活动与锻炼。

5. 肝风内动证

【临床表现】眩晕欲仆，步履不稳，头胀头痛，急躁易怒，耳鸣，头摇肢颤，手足麻木，语言謇涩，面赤，舌红苔腻，脉弦细有力，甚或突然昏仆，口眼㖞斜，半身不遂，舌强语謇；或高热烦躁，神昏谵语，颈项强直，两目上视，手足抽搐，角弓反张，牙关紧闭，舌质红绛，苔黄燥，脉弦数。

【护理要点】根据平息内风的基本原则，应采取平肝潜阳熄风的治疗护理方法，方药可选用镇肝熄风汤加减；若属热极生风，应采取清热泻火熄风的治疗护理方法，可选用羚角钩藤汤等方药加减。①密切观察神志、面目、呼吸、语言、体温、肢体活动及血压、皮肤、舌象等方面的表现，做好随时救治的准备。②保持环境安静，避免一切不良因素刺激。③指导、协助病人适当的活动肢体、翻身等，并采取合理体位。④做好口腔、皮肤等护理。⑤饮食宜流质、清淡，多食新鲜蔬菜，忌油腻、辛辣、烟酒之类。

6. 肝胆湿热证

【临床表现】发热或寒热往来，口苦咽干，胁肋灼热胀痛，或胁下有痞块，腹胀纳呆，厌食油腻，泛呕欲吐，身目发黄，或阴部湿疹、瘙痒，带下色黄味臭，大便不调，小便短赤，舌红苔黄腻，脉弦数或滑数。

【护理要点】采取清泻肝胆湿热的治疗护理方法，可选用龙胆泻肝汤等方药加减。①重点观察寒热、皮肤、黄疸、小便及饮食口味的表现与变化。②饮食应卫生、清淡，不宜油腻、生冷，忌辛辣、烟酒。③加强皮肤护理。④有传染性者，采取隔离措施。

五、肾与膀胱病的辨证施护

肾位于腰部，其主要生理功能是藏精，主生长发育、生殖，主水，主纳气。主骨生髓，其华在发，开窍于耳及二阴。肾的病变主要表现为生殖功能、生长发育、水液代谢及呼吸功能的异常。主要表现在阴、阳、精、气的亏损，以虚证为多。膀胱的病变，多由湿热等病邪蕴结膀胱所致，以实证为多。

（一）护理措施

1. 护理原则　肾病多虚证，故以补肾护精为治疗与护理的基本原则。

2. 病情观察　观察小便、水肿、腰酸痛及全身情况及其变化。对二便失禁、呕逆尿闭、喘促欲脱等危候，应高度重视，及时施救。

3. 饮食护理　根据患者证候的不同，区别食用温补阳气或滋养阴精之品。

4. 起居护理　注意休息，慎起居、节房事，避免劳欲过度。

5. 情志调护　保持心情舒畅，戒妄想，忌紧张、恐惧等不良情绪。对慢性久病者，应多加安慰，帮助病人树立信心，配合治疗与护理。

6. 用药护理　滋补药剂，应文火久煎、浓煎。补肾汤药，宜饭前温服。

（二）辨证施护

1. 肾阴虚证

【临床表现】腰膝酸软，头晕耳鸣，失眠健忘，口干咽燥，形体消瘦，男子阳强易举，遗精早泄，妇女经少或经闭，或崩漏，五心烦热，潮热盗汗，两颧红赤，小便短赤，舌红少苔，脉细数。

【护理要点】采取滋补肾阴的治疗护理方法，方药可选用六味地黄丸、左归丸等。

2. 肾阳虚证

【临床表现】头目眩晕，面色㿠白或黧黑，腰膝酸软冷痛，畏寒肢冷，下肢尤甚，精神萎靡，或性欲减退，男子阳痿早泄、精冷不育，女子宫寒不孕，或大便久泄不止，完谷不化，或五更泄泻，小便清长，夜尿频多，舌淡苔白，脉沉迟无力，尺脉尤甚。

【护理要点】采取温补肾阳的治疗护理方法，方药可选用肾气丸、右归丸等。

3. 肾精不足证

【临床表现】小儿发育迟缓，身材矮小，囟门迟闭，智力低下，骨骼痿软；成人早衰，腰膝酸软，耳鸣耳聋，发脱齿松，健忘恍惚，神情呆钝，动作迟缓，男子精少不育，女子经闭不孕，性欲减退，舌淡，脉细弱。

【护理要点】采取补肾填精的治疗护理方法，可选用河车大造丸等方药加减。

4. 肾虚水泛证

【临床表现】腰膝酸软，身体浮肿，腰以下尤甚，按之没指，小便短少，畏寒肢冷，或心悸气短，喘咳痰鸣，舌质淡胖，苔白滑，脉沉迟无力。

【护理要点】采取温肾利水的治疗护理方法，可选用真武汤等方药加减。①注意观察水肿、皮肤、小便、呼吸等表现。②饮食宜清淡，少食含盐类食物。

5. 肾气不固证

【临床表现】腰膝酸软，神疲乏力，小便频数而清，或尿后余沥不尽，或遗尿，或夜尿频多，或小便失禁，男子滑精早泄，女子月经淋漓不尽，或带下清稀量多，或胎动易滑，舌淡苔白，脉弱。

【护理要点】采取补肾固摄的治疗护理方法，方药可选用金锁固精丸或肾气丸等。①劳逸结合，节制房事。②食疗以温补及固涩食物为主。

6. 肾不纳气证

【临床表现】久病咳喘，呼多吸少，动则尤甚，吐痰清稀，神疲自汗，语声低微，腰膝酸软，舌淡苔白，脉沉弱，或喘促加剧，冷汗淋漓，肢冷面青，脉浮大无根。

【护理要点】采取补肾纳气的治疗护理方法，可选用人参胡桃汤等方药加减。①观察呼吸、咯痰等表现。②保持病室空气清新，注意休息。③饮食宜清淡、清补，不宜辛辣海腥，忌烟酒。④对喘脱危候，应密切观察，积极救治。

7. 膀胱湿热证

【临床表现】小便频数，短少黄赤，尿道灼热疼痛，或浑浊尿血，或有砂石，或腰部及小腹胀痛，发热，口渴，舌红苔黄腻，脉滑数。

【护理要点】采取清热利湿通淋的治疗护理方法，方药可选用八正散加减。①重点观察小便、腰腹痛及发热等情况。②饮食宜偏凉，可多食具有滑利渗湿之品；忌烟酒、辛辣刺激性食品及肥甘厚味；鼓励患者多饮凉开水或绿茶。

思考题

1. 简述辨证施护的基本原则？
2. 何谓真热假寒、真虚假实？
3. 简述辨证施护的基本方法有哪些？
4. 试述寒证与热证的鉴别要点？
5. 试述虚证与实证的鉴别要点？

（王秀霞）

第十三章 中医常用疗法及护理操作技术

学习目标

1. 掌握针灸、拔罐、耳针、刮痧的基本方法。
2. 熟悉常用疗法的注意事项。
3. 了解常用基本治疗方法的适应证。

第一节 针刺法

针刺法是用中医传统的毫针、三棱针、梅花针、皮内针、水针等为工具，以各种手法刺入人体不同部位（穴位）的一种技术操作。此法广泛应用于临床各科，通过疏通经络，行气活血，扶正祛邪，调整阴阳的作用，以达到防病治病的目的。针刺法对疼痛疗效尤为显著。

临床常用的针刺法有毫针、三棱针、耳针、水针、皮肤针、电针等。本节重点介绍毫针、三棱针及耳针疗法。

一、毫针刺法

毫针刺法是临床上应用最广泛的一种针刺技术。制针的原料以不锈钢为主，也可由金、银或合金制成。其构造分为针尖、针身、针根、针柄、针尾5部分（图13－1）。毫针根据长短与粗细的不同分为长针、短针等数种规格。

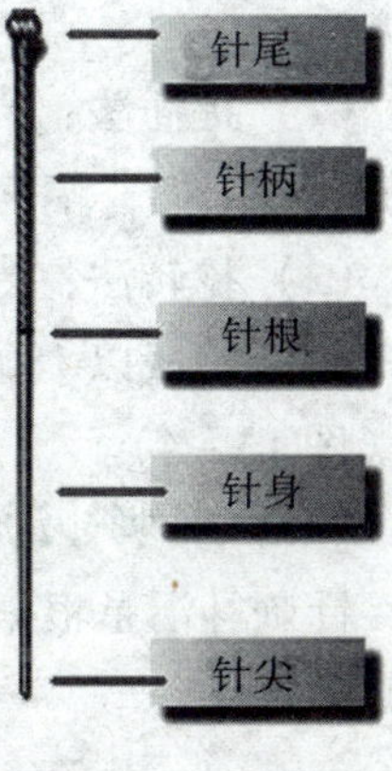

图13－1 毫针的结构

（一）针刺前的准备

针刺前应先向患者做好解释工作，消除其思想顾虑及紧张心理，以避免针刺异常（晕针、滞针等）情况的发生。选择适当体位，便于正确取穴、操作方便以及患者体位舒适，方便持久留针为原则。

（二）进针方法

进针方法是指将针刺入皮肤的操作方法。常用的进针方法有以下几种。

1. 单手进针法　用右手拇、食指捏住针柄，中指紧靠针尖与表皮，对准腧穴快速刺入。此法适用于1.5寸以内的短针。

2. 双手进针法　临床上一般用右手持针，左手切腧穴周围皮肤辅助进针。根据操作方法的不同又分为指切进针法、夹持进针法、舒张进针法、提捏进针法等。

（三）进针角度和深度

在针刺操作过程中，正确掌握针刺的角度和深度是一个重要的环节。临床上所取腧穴的针刺角度和深度，要根据病人的需要、施术的部位以及体质、体型、年龄来决定。

1. 角度　是指进针时针身与皮肤表面所构成的夹角。根据不同角度分为直刺、斜刺、平刺三种（图13-2）。

2. 深度　是指针身刺入皮肤肌肉内的深度。针刺深度一般根据患者年龄、体质、病情及针刺部位而定。

年龄：小儿及年老体弱者，宜浅刺；年轻力壮者，宜深刺。

体质：身体瘦弱者，宜浅刺；肌肉丰满者，宜深刺。

病情：表证、阳证、新病者宜浅刺；里证、阴证、久病者宜深刺。

部位：头面和胸背及皮肤、肌肉浅薄处的穴位宜浅刺；四肢、臀、腹及肌肉丰满处的穴位宜深刺。

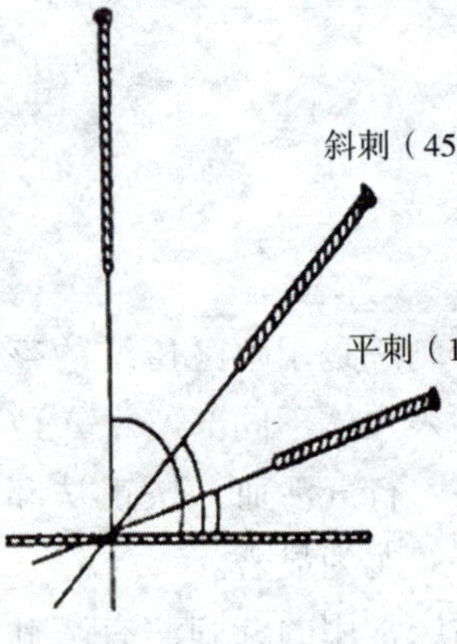

图13-2　进针角度

（四）得气与行针

1. 得气　是指针刺穴位时所产生的经气感应。患者针刺部位出现酸、麻、重、胀等感觉，操作者则感针下沉紧、沉涩、沉重，如同磁铁吸引针一样即为得气。

2. 行针　是指针刺入穴位后，为使患者得气或行补泻手法，而行使的提插或捻转的方法。

（1）提插法：当针刺入穴位一定深度后，将针身提到浅层，再由浅层插到深层，反复上提下插，幅度以1~1.5cm为宜（图13-3）。

（2）捻转法：当针刺入穴位一定深度后，将针身左右来回旋转捻动，捻转角度小于360°，一般以180°为宜。捻转幅度愈大，频率愈快，刺激量也愈大。反之刺激量愈小（图13-4）。

（五）针刺补泻

针刺补泻是根据《内经》“实则泻之，虚则补之”的理论确立的两种不同的治疗原则和方法。

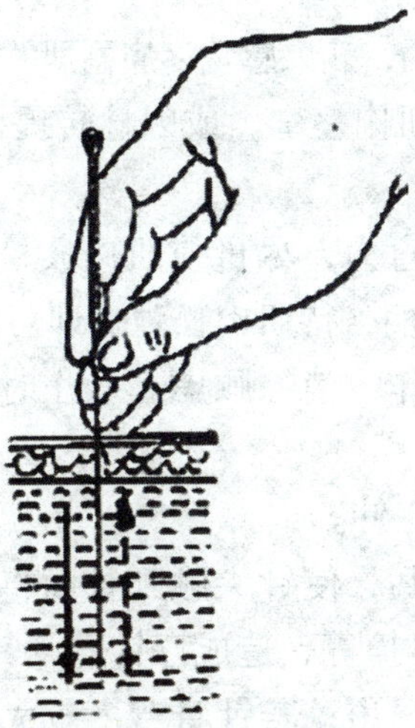

图 13－3 提插法

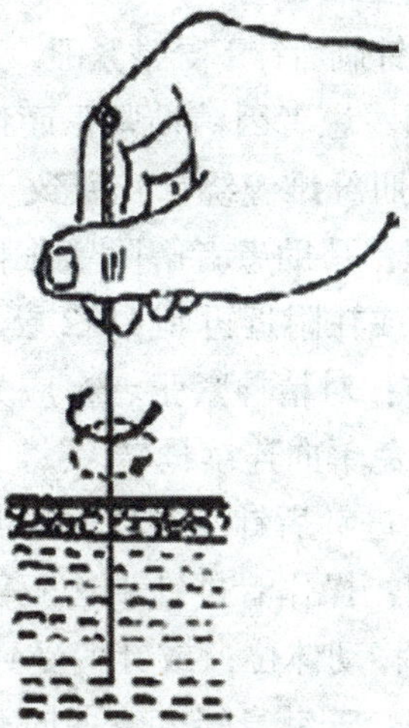

图 13－4 捻转法

1. 补法 指进针慢而浅，提插轻，捻转幅度小，留针后不捻针，出针后多揉按针孔的手法。多用于虚证。

2. 泻法 指进针快而深，提插重，捻转幅度大，留针时间长，并反复捻转，出针时不按针孔的手法。多用于实证。

3. 平补平泻法 进针深浅适中，刺激强度适宜，提插和捻转的幅度中等，进针和出针用力均匀。适用于一般患者。

（六）留针与出针

1. 留针 是指针下得气并经过补泻操作后，将针留置于穴位内一定时间，以加强针感和针刺的持续作用。一般病证留针 20 分钟左右；慢性、顽固性、疼痛性、痉挛性疾病等可以适当延长留针时间。留针期间，每隔数分钟行针 1 次。

2. 出针 又叫起针、拔针。出针时，一般以左手持消毒棉球压住针孔周围皮肤，右手持针柄轻捻轻提，当提退至皮下时迅速拔出，最后用棉球揉按针孔。

（七）针刺意外的护理及预防

1. 晕针 针刺过程中，患者出现头晕目眩、面色苍白、胸闷欲呕、汗出肢冷，甚或晕厥的现象，称晕针。

（1）原因：初诊、精神过度紧张、疲劳、饥饿、大泻、大出血后、体弱等，或手法过重、刺激量过大，患者不能忍受。

（2）处理：立即起针，患者平卧，注意保暖。轻者给饮温开水或糖水后，静卧片刻即能恢复；重者在上述处理基础上，遵医嘱指压或针刺人中、内关、足三里等穴，也可艾灸百会、关元、气海，待苏醒后休息片刻，即可恢复。若不省人事者，应通知医生，吸氧，进行抢救处理。

（3）预防：对初诊、精神过度紧张及体弱者应先做好解释，消除顾虑。在患者饥饿、疲劳时不宜针刺，注意室内通风，保持空气清洁。随时注意患者的神色，及早发现晕针先兆，及时处理。

2. 滞针 针刺后针下异常紧涩，不能捻转或提插，病人感觉疼痛剧烈的现象，称滞针。

（1）原因：患者因精神紧张而致针刺后局部肌肉痉挛，或因捻转提插的幅度太大、方向单一引起肌纤维缠绕针身所致。

（2）处理：帮助患者解除紧张情绪，分散注意力，尽量使肌肉放松，或在滞针穴位周围循按；或在附近再刺1～2针；也可弹击针柄，待肌肉松弛后即可出针。

（3）预防：对精神紧张者，应先做好解释工作，消除顾虑。操作时捻针提插幅度不要过大，避免单向连续捻转。

3. 弯针 进针后针身在体内弯曲的现象，称弯针。

（1）原因：操作者进针手法不熟练，用力过猛，使针尖触到骨面将针折弯；针刺或留针时患者移动体位；或针柄受到外力压迫、碰撞等，造成弯针。

（2）处理：若针身轻度弯曲时，可将针缓慢退出；若针身弯度较大，则应顺着弯曲方向将针退出。若因移动体位引起弯针，立即协助患者恢复原来体位，使局部肌肉放松，再行退针，切忌提插或捻转，以免折针。

（3）预防：用力须均匀，避免进针过猛、过快。保持患者体位舒适，嘱其勿随意移动体位，保护针柄不受外物压迫、碰撞。

4. 断针 针刺过程中出现针身折断，部分断端存留患者体内的现象，称断针。

（1）原因：针身或针柄有损伤、剥蚀、质量欠佳；行针时强力提插、捻转，致肌肉猛烈收缩；留针时患者随意变更体位或弯针、滞针处理不当等。

（2）处理：嘱患者不要移动体位，以防断针向深处陷入；用手指或镊子夹住露于皮肤的断端将残针拔出；若残针全部陷入肌肉深层，应由医师在X线定位下手术取出。

（3）预防：认真检查针具，凡不符合要求者，均应弃去；行针手法要正确，发生滞针或弯针时，及时处理；针刺时，勿将针身全部刺入，应留部分在体表（一般留出1/4以上）。

5. 血肿 针刺部位出现皮下出血并青紫肿痛，称血肿。

（1）原因：针刺时刺破小血管，或针尖带钩碰伤血管引起；有出血倾向的患者，针刺后易发生血肿。

（2）处理：微量皮下出血而致小块青紫时，一般不必处理，可自行消退；局部肿胀较剧，青紫面积较大时，可先冷敷止血，再做热敷，以促进瘀血吸收；若误伤大血管引起严重出血，导致休克者，应积极配合医师进行抢救。

（3）预防：仔细检查针具，防止使用带钩针，熟悉人体解剖部位，针刺时避开血管，防止提插或捻针时损伤血管。起针时及时按压针孔，防止出血。对易出血的患者，按压针孔时间应该长一些。

6. 气胸 针刺时误伤肺脏，空气进入胸膜腔的现象，称气胸。小量气胸，肺萎陷在30%以下者多无明显症状；大量气胸病人出现胸痛、胸闷、气促症状，叩诊呈鼓音，听诊呼吸音明显减弱或消失，胸部X线检查可见气管向健侧移位，不同程度肺萎陷和胸腔积气等。

（1）原因：针刺胸背部及锁骨附近的穴位，如针刺方向、深度不当或者患者突然咳嗽，均可误伤肺脏，引起气胸。

（2）处理：一旦发现气胸，应立即报告医师处理。小量气胸不需治疗，可于1－2周内自行吸收；让患者卧床休息，采取半坐卧位，避免咳嗽；遵医嘱运用抗生素防止感染；重症患者应及时配合医师行胸膜腔穿刺抽气，必要时行胸腔闭式引流术，给氧，抗感染等治疗。

（3）预防：凡对胸背部及锁骨附近部位穴位进行针刺治疗，应严格掌握针刺方向、角度和深度，可采用斜刺、横刺手法，留针时间不宜过长；针刺期间患者不要变动体位。

（八）针刺注意事项

（1）针刺用的毫针，要经灭菌后方可使用。对有硬弯锈蚀、带钩等不合要求的针具应剔出不用。

（2）针刺前做好解释工作，使病人消除紧张恐惧心理；选择合适的体位，注意保暖。

（3）严格执行操作程序，准确取穴，正确掌握进针方法、针刺的角度和深度及行针的手法。针刺中，严密观察病人的反应，出现意外应紧急处理。

（4）起针时要核对穴位及针数，防止将毫针遗留在病人身上，发生意外。

（5）病人在饥饿、疲劳、精神高度紧张时，不宜针刺。体弱者不宜过强刺激，尽量采用卧位。

（6）对胸肋腰背部的腧穴，不宜直刺、深刺，以免刺伤内脏。

（7）孕妇的下腹、腰骶部及合谷、三阴交、昆仑、至阴等通经活络的穴位，禁止针刺；小儿囟门未合时，头顶部穴位不宜针刺。

（8）皮肤有感染、溃疡、瘢痕或肿瘤的部位及有出血倾向、高度水肿者，不宜针刺。

（9）向病人及家属讲解毫针刺法的有关知识，让其了解毫针刺法的注意事项及针刺意外的预防，密切配合治疗。

（10）做好针刺意外的处理。

二、三棱针刺法

（一）针具

三棱针是一种针柄粗而圆，针身呈三棱形，针尖锋利的针具（图13－5）。

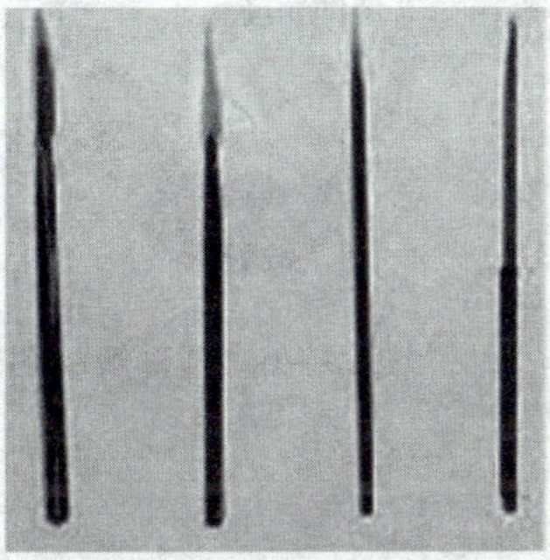

图13－5　三棱针示意图

（二）操作方法

1. 点刺法　左手固定治疗部位，右手用拇、食指捏住针柄，中指指腹抵住针尖，露出针尖1分左右，对准已消毒的穴位或应刺的脉络，快速刺入，迅速退出，轻轻挤压针孔周围，使之出血少许即可。

2. 散刺法　在病灶周围用三棱针散在点刺数针，并轻挤使之出血。

（三）适应证

用于实热证。如高热惊厥、中风昏迷、中暑、咽喉肿痛、急性腰扭伤、丹毒、外伤性瘀血疼痛。

（四）注意事项

（1）对针具、穴位进行严格消毒，以防感染。

（2）针刺时不可用力过猛、过深，防止大出血，损害其他组织，不可伤及动脉，虚弱病人慎用。

三、耳针疗法

耳针疗法是采取针刺或其他物品（如莱子等）刺激耳廓上的穴位或反应点，达到防治疾病目的的一种操作方法。

（一）耳穴的定位

耳穴在耳廓上的分布有一定规律，与身体各部相应的耳穴在耳廓的分布像一个在子宫内倒置的胎儿。与头面相应的穴位在耳垂，与上肢相应的穴位在耳舟，与躯干、下肢相应的穴位在对耳轮和对耳轮的上、下脚，与内脏相应的穴位多集中在耳甲艇和耳甲腔（图 13－6、图 13－7）。

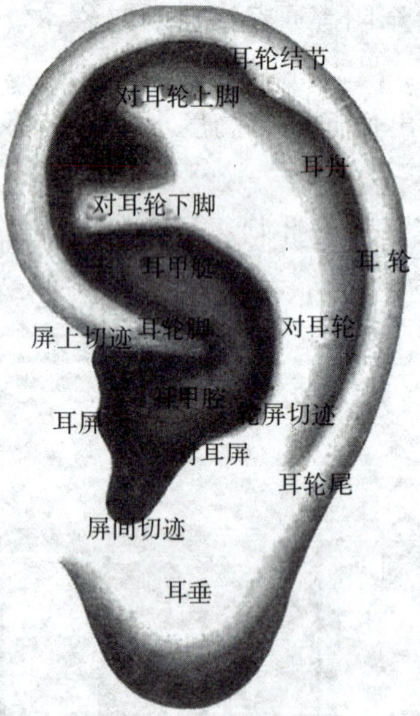

图 13－6　耳部解剖图

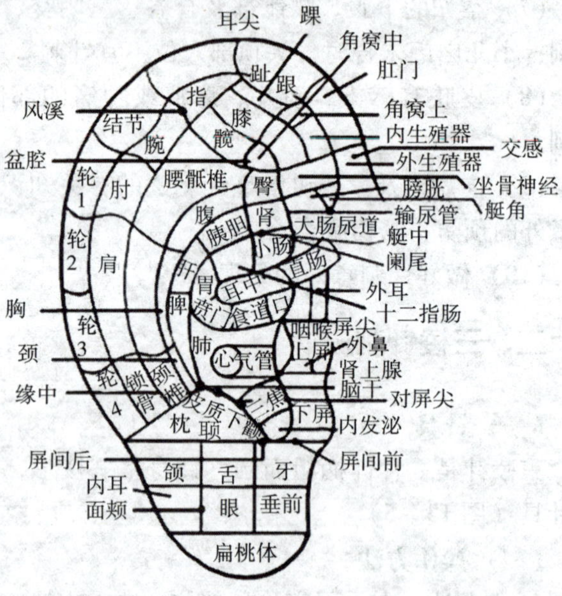

图 13－7　耳针穴位图

（二）耳穴的临床应用

1. 耳穴的检查方法

当机体患病时，其病变器官在耳廓相应部位常有一定的皮肤反应点，这个点就是本病的首选穴位。探查耳穴反应点的方法有：观察法、按压法、触摸法、电阻测定法四种。

（1）观察法：直接观察耳廓形态、色泽等方面的病理性改变。如有无硬结、丘疹、凹陷、水疱、脱屑、充血、色素沉着等。

（2）按压法：用探棒均匀按压与疾病相应部位的耳穴皮肤，以此找出压痛最明显的反应点。

（3）触摸法：用手触摸耳廓皮肤有无隆起、增厚、结节等。

（4）电阻测定法：用耳穴测定仪测量出病变的反应点。一般患有疾病时，相应耳穴皮肤电阻下降，导电量增高，这些穴位又称“良导点”。

2. 选穴原则

（1）辨证选穴：辨证选穴主要有经络辨证和脏腑辨证选穴法两种。经络辨证选穴是根据人体经络系统的循行分布、功能、病候及其与脏腑的相互关系辨证选穴，如上肢外侧疼痛取三焦，后头痛取膀胱穴等；脏腑辨证选穴是根据脏腑的生理功能、病理变化等理论辨证选穴，如眩晕选脾穴，荨麻疹选肺穴，心率不齐选心穴、小肠穴等。

（2）按病选穴：根据耳穴与疾病部位的对应关系选穴，如眼病选眼穴，月经不调选内生殖器穴，胃痛取胃穴等。

（3）按西医理论选穴：根据西医学的生理病理知识选穴，如：风湿性关节炎选“肾上腺”，甲状腺功能亢进或低下选“内分泌”等。

（4）按经验选穴：根据临床实践积累的某些耳穴的经验用法，如治疗腰腿痛选“外生殖器”，治目赤肿痛选“耳尖”等。

3. 操作方法

（1）压丸法：用中药籽、中成药籽或其他材料贴压耳穴的一种方法。

常用材料：中药籽，如王不留行、白芥子等。中成药籽，如六神丸、益视丸等，其他如小米、绿豆、油菜籽等均可。

操作方法：先用75%的酒精进行耳穴消毒，然后将中央贴有王不留行籽的小块胶布紧按贴在所选耳穴上，嘱病人每日至少自我按压3～5次以上，每次按压至耳廓酸、胀、痛、皮肤潮红为止，双耳交替使用。

适应证：压丸法安全无副作用，操作简便，病人易于接受，已广泛运用于临床各种疾病的治疗中，特别对青少年假性近视的防治，辅助胆结石排石治疗有较好效果。

（2）针刺法：针刺前通过看、压、摸、测检查出阳性反应点作为所选耳穴的进针部位。

针具：选择26～30号粗细0.5寸长的毫针。

操作方法：患者一般取坐位，年老、久病、体虚、精神紧张者可采用卧位。进针时医生用左手拇、食指固定耳廓，中指托住针刺部的耳背，针刺部位用75%酒精或先用2.5%的碘酒消毒，然后用75%的酒精脱碘。右手持针进入2～3分深，不能透过对侧皮肤，然后用行针的捻转法刺入耳穴中，局部产生酸、麻、胀、热感或有感觉的传导。

4. 注意事项

（1）在针刺中及留针期间，病人感到局部热、麻、胀、痛或感觉循经络放射传导为“得气”，应密切观察有无晕针等不适情况。

（2）执行无菌操作，预防感染。起针后如针孔发红，应及时处理。

（3）使用耳针疗法治疗扭伤及肢体活动障碍者，埋针后待耳廓充血具有发热感觉时，嘱病人适当活动患部，并配合患部按摩、艾条灸等，以提高疗效。

第二节 灸 法

灸，有“灼烧”的意思，又称艾灸。是用艾绒为主要燃烧材料，制成艾条或艾炷，点燃后借灸火的热力给人体某穴位或患处熏灸，达到防病治病目的的一种技术操作。包括艾条灸、艾炷灸和温针灸。

一、灸的原料

施灸的原料很多，但以艾叶制成的艾绒为主。艾叶的特点是来源丰富，气味芳香，辛温味苦，且易燃烧，火力温和持久。善通十二经脉及奇经八脉。其制备简单、价廉物美、易于贮藏备用。

二、灸法的作用

灸法的作用甚为广泛，主要有温经散寒，扶阳固脱，消瘀散结，行气活血，防病保健，保健强身等之功效。

无病自灸，可激发人体的正气，增强抗病的能力，使人精力充沛、长寿不衰。比如常灸大椎、关元、气海、足三里等保健穴位，可起到防病强身健体的作用。

三、灸法的种类

灸法的种类很多，常用的灸法分类见表13－1。

表 13－1 常用灸法分类表

- 常用灸法
  - 艾灸
    - 艾炷灸
      - 直接灸
        - 斑痕灸
        - 无斑痕灸
      - 间接灸
        - 隔姜灸
        - 隔蒜灸
        - 隔盐灸
        - 隔附子饼灸
    - 艾条灸
      - 悬起灸
        - 温和灸
        - 雀啄灸
        - 回旋灸
      - 实按灸
        - 太乙神针灸
        - 雷火神针灸
    - 温针灸
    - 温灸器灸
  - 其他灸法
    - 灯火灸
    - 天灸
      - 白芥子灸
      - 蒜泥灸
      - 斑蝥灸

四、灸法的操作

（一）艾灸

1. 艾炷灸 即是将艾绒用手捏成规格大小不等的圆锥形艾炷，直接放在穴位上点燃（直接灸）或以物（药物、姜片、蒜片、盐等）相隔（间接灸）后施灸的一种方法。小者如麦粒大小，中等如半截枣核大小，大者如半截橄榄大小。施灸时每燃烧一个艾炷，称为一壮。壮是施灸多少的单位名称。艾灸治疗一次，燃烧几个艾炷，就叫几壮。灸的壮数多少要因人、因病、因穴而异。艾炷灸又可分为直接灸和间接灸两大类。

（1）直接灸：又称为明灸、着肤灸，是将艾炷直接放置在穴位皮肤上点燃施灸的一种方法。根据灸后对皮肤的烧灼、刺激的程度不同，又分为无瘢痕灸和瘢痕灸两种。

①瘢痕灸：又称为“化脓灸”，即将大小适宜的艾炷直接置于机体相应腧穴上进行施灸至皮肤起疱，并致局部化脓而得名。其施灸前先在施术部位上涂以少量凡士林或大蒜液，然后再放置艾炷。临床上应用此法，由于灸后遗有瘢痕，故灸前必须征得患者的同意及合作。首先应向病人说明施灸过程，得到病人的理解和许可后方可使用此种方法。一般每壮艾炷施灸时须燃尽或待病人不能耐受时再换；每换 1 壮，即涂凡士林或大蒜汁 1 次，可灸 10 壮左右。灸毕，正常情况下施灸部位大约 1 周即可化脓，化脓时每天换药 1 次。灸疮约 45 天左右愈合，结痂脱落后留下瘢痕。在灸疮化脓期间，因其多属无菌性的，不必顾虑，但局部需注意清洁，避免感染。如果脓汁过多，溃疡面不断扩大，脓汁由淡稀薄变为黄绿色脓液，或疼痛流血 且有臭味者为继发感染所致，可按外科常规处理方法给予处理，很快即可痊愈。但是对身体过于虚弱，或有皮肤病、

糖尿病的患者不宜使用此法。临床上常用此法治疗哮喘、慢性胃肠道疾病、肺痨和瘰疬等证。

②无瘢痕灸：又称“非化脓灸”，即将大小适宜的艾炷直接置于人体相应腧穴上进行施灸，切勿令皮肤起疱化脓。其方法是将艾炷直接放置于皮肤之上后，从上端点燃，当燃剩1/4左右，患者感觉灼烫时，用镊子将艾炷夹去，换炷再灸；一般灸3～7壮，以施灸后不灼伤皮肤，即局部皮肤组织出现充血、红晕而不起泡、或起泡但不形成灸疮，不留瘢痕为度。此法适用于慢性虚寒性疾病，如哮喘、腹痛、眩晕、慢性腹泻、风寒湿痹和皮肤疣等证。

（2）间接灸：又称隔物灸，即用某种物品（药物、姜片、蒜片、盐等）将艾炷与皮肤之间分隔开后施灸的一种方法。根据所用间隔物品的不同而又具有不同的名称，常用隔物灸有以下几种：

①隔姜灸：用鲜生姜切成直径约20～30mm左右，厚约2～3mm左右的薄片，用针在中间刺数孔，上置艾炷放在应灸的腧穴上，然后点燃施灸的方法称为隔姜灸。施灸的方法是在姜片上放置一壮艾炷，燃尽后，即易炷再灸。一般每穴可灸5～10壮，以皮肤潮红而不起泡为度。在施灸过程中，若患者感觉灼热不可忍受时，可缓慢移动姜片，或在姜片下再垫姜片。隔姜灸具有温中散寒，宣散发表，通经活络的作用。适用于一切虚寒病证，如寒湿痹痛、面瘫、呕吐、虚寒腹痛、泄泻、遗精、阳痿和痛经等证。

②隔蒜灸：隔蒜灸方法同隔姜灸。是用鲜独头大蒜切成2～3mm的薄片，或将蒜片捣成泥，敷于局部，在大蒜薄片或蒜泥上置艾炷灸。一般每穴可灸5～7壮。隔蒜灸具有消肿化结、拔毒止痛、杀虫的作用。多用于治疗肺痨、疮疡未溃之时、腹中积块、虫蛇咬伤等证。

此外，尚有长蛇灸，即自大椎穴至腰俞穴铺敷一层蒜泥的灸法，民间用于治疗虚劳、顽痹等证。

③隔盐灸：即在盐上施灸的方法，称为隔盐灸。施灸的方法是先将纸浸湿，铺脐窝中，而后用干燥纯净的食盐填敷于脐部，将脐部填平，也可直接将食盐置于脐窝中，上置艾炷施灸，待患者稍感灼痛，即更换艾炷。或在食盐上放置姜片后再置艾炷施灸，以防止食盐受火起爆而造成烫伤。一般施灸时其壮数视病情而定。隔盐灸有回阳、固脱、散寒、救逆的作用。多用于治疗急性寒性腹痛、吐泻、虚脱、淋病、中风脱证等。

④隔附子饼灸：以附子片或附子饼作间隔物放在所选腧穴上，然后放置艾炷施灸的方法称为隔附子灸。施灸方法是先制作药饼，即将附子研成细末，以黄酒或水调和制成直径约30mm、厚约8mm的附子饼，中间用针穿刺数孔，上置艾炷放在应灸腧穴或患处，点燃施灸，其余操作方法同隔姜灸。隔附子饼灸有温肾壮阳、消坚散结的作用。多用于治疗因阳虚、命门火衰而致的阳痿、遗精、早泄和疮疡久溃不敛的病证。

2. 艾条灸 又称艾卷灸。是由艾绒或艾绒加药末均匀平置于棉纸上搓卷成艾条，在穴位上或患处施灸的一种治疗方法。艾条灸具有温通经络，调和气血，消肿散结，祛湿散寒，回阳救逆，防病治病，保健强身的作用。其目的是解除或缓解各种虚寒性病症，如胃痛泄泻、风寒痹痛、疮疡久溃不愈、月经不调等临床症状；也可保健强身，预防疾病。

根据操作方法的不同，艾条灸又分为悬起灸、实按灸两种。

（1）悬起灸：将艾条的一端点燃后，对准施灸的穴位或患处，距离皮肤约1～2cm处进行熏灸的方法即称为悬起灸。按其具体操作方法的不同又分为温和灸、雀啄灸、回旋灸等。

①温和灸：是将艾条的一端点燃，对准应灸的穴位或患处，距离皮肤约1～2cm处进行熏烤的方法即称为温和灸。操作时使患者局部有温热感而无灼痛为宜，一般每穴灸10～15分钟，至皮肤红晕为度。若遇到局部感觉减退或老人、小儿、体弱者等，医者可将食、中两指平放在施灸部位两侧，通过医者的手指来感知患者局部受热程度，以便随时调整施灸的距离和时间，从而防止烫伤。

②雀啄灸：将艾条点燃的一端与施灸的部位不固定在一定的距离，而是像鸟雀啄食一样，一上一下来回施灸的方法称为雀啄灸。

③回旋灸：将艾条点燃的一端与施灸部位的皮肤保持一定的距离，向左右方向来回移动或反复旋转地施灸称为回旋灸。

（2）实按灸：指施灸时，先在施灸部位或患处垫上数层布或数层纸，然后将艾条的一端点燃，乘热按压到施术部位上，使其热力透达深部，待艾火熄灭后，再点再按；或者以粗布数层（布层以4～6层为宜）包裹已点燃的一端，立即将其按于所选灸的腧穴或患处上，一按即起，起后再按，反复数次后，待布烧焦黑（不能使其燃着起火），灸熨处皮肤温热红润为度。此法适用于治疗顽麻、风寒湿痹、痿证、半身不遂和虚寒证。

3. 温针灸　温针灸又称“针上加灸”或针柄灸，是针刺与艾灸并用，利用温热及针刺的作用，使温热借针体传至组织深部，通过经络传导，以加强针刺疗效的一种治疗方法。具有温通经络，调和气血，消肿散结，祛湿散寒，回阳救逆，防病治病的作用。适用于针刺后既需要留针，又须施灸的疾病。在针刺得气的基础上，将针留置在适当的深度，在针柄上穿置一段长约1～2cm的艾条点燃施灸，或在针尾上搓捏少许艾绒点燃施灸，直待燃尽冷却后，除去灰烬，视病情需要，可置艾条反复灸，一般灸2～3次，而后再将针取出。

应用温针法的注意事项同毫针法和艾条灸法。针柄上艾绒须捻紧，艾绒、艾条应从下端点燃，易于温热向下传导。应用此法时应向病人及家属解释传温针灸的目的和注意事项，并嘱咐病人不要变动体位，防止灰火脱落烧伤皮肤。

（二）其他灸法

其他灸法是指以艾绒以外的物品作为施灸材料的各种灸治方法，又称为非艾灸法。常用的有以下几种。

1. 灯火灸　灯火灸是民间沿用最久的一种简便灸法，又称灯草灸、油捻灸、神灯照。施灸时即取10～15cm长的灯心草或纸绳，蘸麻油或其他植物油，渍约3～4cm，点燃起火后快速对准穴位，瞬间猛一接触即迅速离开，同时可听到“叭”地声响，如无爆焠之声可重复1次。灸时蘸油不要太多，以免油滴下烫伤患者皮肤；灸后皮肤可能会有一点发黄，有时可起小泡，勿使其感染，这些都会自行消退或吸收。此法主要用于皮肤病、小儿痄腮、结膜炎、吐泻、麻疹、惊风等病证。

2. 天灸 天灸是将一些具有刺激性的药物，涂敷于穴位或患处，数时或数日后皮肤可起泡，或仅使局部充血潮红的方法，称为天灸，又称药物灸、发泡灸、敷灸。所选用药物大多是单味中药，也可是复方，其常用的有蒜泥灸、细辛灸、天南星灸等数十种药物。现仅介绍如下几种：

（1）蒜泥灸：取大蒜适量，捣烂如泥状，贴敷于穴位上，敷灸1～3小时，待局部皮肤发痒、发红、起泡为度。临床应用时由于所选穴位不同，治疗效果也不相同。如敷合谷穴治疗扁桃体炎；敷涌泉穴治疗咯血、衄血；敷鱼际穴治疗喉痹等。蒜泥灸还可治虫蛇咬伤。

（2）白芥子灸：取白芥子适量，研为极细末，加水或食醋调和成糊状，贴敷于穴位或患处，外覆油纸，胶布固定，利用其较强的刺激作用，贴敷后使其发泡，用以达到治疗目的。通常用于治疗哮喘、肺结核、关节疼痛、口眼歪斜等。

（3）斑蝥灸：取斑蝥浸于醋中，数日后取斑蝥醋汁擦抹患处，以治疗顽癣。

五、灸法的适应证

灸法的适应证很广，临床以阴证、虚证、寒证为宜。如临床常见的阳痿、遗尿、脱肛、痹痛、痿证、久泻、久痢、胃痛、腹痛、冷哮、妇女气虚引起的崩漏、阴挺，男子虚羸少气、小儿疳积等皆可使用灸法治疗；灸法还可用于急救，如中风脱证、大汗亡阳、气虚暴脱等危急重症的救治及外科的阴疽、瘰疬、瘿瘤等。

六、艾灸法的注意事项

（1）施灸顺序，一般是先上后下，先灸头顶、胸背，后灸腹部、四肢，先灸阳经，后灸阴经。

（2）灸时注意弹去艾灰，防止皮肤烧伤或烧坏衣被。熄灭后的艾条应装入小瓶，防止复燃导致火灾。

（3）注意观察施灸部位的皮肤情况，对昏迷、肢体麻木不仁及感觉迟钝的病人，尤应注意，以防烧伤。

（4）施灸部位多有微红灼热感，属正常现象，不需处理。如灸后出现小水泡，可自行吸收；如水泡较大，可用无菌注射器抽去泡中液体，再涂以龙胆紫，覆盖无菌纱布，保持干燥，防止感染；瘢痕灸者，在灸疮化脓期间，1个月之内慎做重体力劳动，并保持清洁，防止感染。如感染者需外科处理。

（5）对热证、实证，重要器官、乳头、大血管处、头面部，孕妇腹部及腰骶部不宜施灸。

（6）过劳、过饱、过饥、醉酒者不宜施灸。

（7）向病人及家属讲解艾灸的目的和相关疾病的预防保健知识，使其了解艾条灸的使用方法及注意事项。

（8）在应用艾炷灸和艾条灸之前须向患者告知以下情况：①治疗过程中局部皮肤可能出现烫伤等情况。②艾绒点燃后可出现较淡的中药燃烧气味。③治疗过程中局部皮肤产生烧灼、烫伤的感觉，应立即停止治疗。④治疗过程中局部皮肤出现水泡等。

第三节　刮痧疗法

一、刮痧疗法的概念

刮痧疗法，是用边缘光滑的器具如牛角刮板、瓷匙等物蘸上润滑剂，沿人体的体表一定部位反复刮动，或用手反复挤、揪、捏等，致使皮肤局部皮下出现紫红色的瘀点，达到疏通经络、活血化瘀、排毒祛邪、调整阴阳的作用，起到防治疾病和保健强身目的的一种疗法。

二、刮痧疗法的作用

（一）调整阴阳

刮痧可以改善和调整脏腑功能，使脏腑阴阳得到平衡。如肠蠕动亢进者，在腹部和背部等处使用刮痧手法可使亢进者受到抑制而恢复正常。反之，肠蠕动功能减退者，则可促进其蠕动恢复正常。

（二）行气活血

气血对人体起着濡养、温煦等作用。气血运行不畅，则诸病变生。刮痧作用于肌表，使经络通畅，气血畅达，即可起到瘀血得以化散，凝滞闭塞得以消除，疼痛得以减轻或消失的效果。

（三）舒筋通络

《素问·皮部论》说：“皮者，脉之部也，邪客于皮则腠理开，开则邪客于络脉，络脉满则注于经脉，经脉满则舍于腑脏也”。外邪侵犯人体，多从肌表而入，致使经络不通，“不通则痛”，发生脏腑器官和肢体疼痛，筋肉痉挛、麻木、震颤，甚则肌肉萎缩等，刮痧刺激肌表，可起舒筋通络，镇静止痛的作用，可使损伤组织所形成的粘连、纤维化或疤痕化得以松弛或消除，达到“通则不痛”的效果。

（四）保健排毒

刮痧作用于体表皮肤，使局部组织高度充血，血管神经受到刺激使血管扩张，血液及淋巴液循环增快，网状内皮系统吞噬作用加强，可使体内代谢废物、毒素加速排泄，从而增强了全身抵抗力，达到减轻病痛，促进康复的目的。

三、刮痧的种类

1. 持具操作　刮痧、挑痧、放痧法。

2. 徒手操作　揪痧、扯痧、挤痧、拍痧等。

四、刮痧疗法的工具及操作方法

（一）工具

光滑的瓷器边缘、硬币、竹筷均可，或用刮痧板（牛角或木鱼石制成）。刮痧时必须用润滑剂（如凡士林、甘油、薄荷水、红花油、刮痧油等）。刮痧器具边缘必须光滑、边角钝圆、厚薄适中、无裂纹及粗糙等现象。

（二）体位

体位选择以治疗师操作方便，患者感到舒适自然，并能持久配合治疗为原则。一般刮拭胸腹部、头部、面部、颈部、四肢前侧宜选仰卧位；刮拭后头部、颈部、肩部、背部、腰部、四肢后侧选俯卧位；刮拭侧头部、面颊、颈项和侧腹、侧胸以及上下肢外侧宜选侧卧位；刮拭前头部、颜面部、颈前部和上胸部宜选仰靠坐位；刮拭头顶部、后头部、项背部宜选俯伏坐位；刮拭侧头部、面颊部、颈侧部、耳部宜选侧伏坐位。

（三）操作步骤

1. 涂润滑剂　一般病证在刮痧前要涂润滑剂，根据不同病证选用针对性的润滑剂。保健刮痧和头部刮痧可不选用。

2. 刮拭方法　病证康复治疗时，手拿刮痧板厚的一面；强身保健时，手拿刮痧板薄的一面；刮痧板的边缘与皮肤之间夹角一般保持在45°～90°之间，以肘关节或肩关节为支点，前臂和腕部主动施力，顺着一个方向刮试，不可来回刮拭；循经刮拭可按经脉循行路线操作，也可分段刮拭；穴位刮拭用刮板的棱角在局部操作；骨骼、关节、肌肉丰满处可采用刮痧板棱角点按刮拭。要求刮拭力量均匀适中，以病人能耐受为宜，一般刮拭至皮下出现紫红或紫黑色痧点、斑块为度。

3. 刮痧顺序　一般刮拭操作的顺序是由上而下、由内而外、先头面后颈项、先背后腹、最后刮拭四肢关节。

4. 补泻手法　刮痧的补泻手法与刮拭的力量、速度、角度、刮痧板的拿法有关。一般刮拭力量小、速度慢、角度小、手拿刮痧板薄的一面为刮痧补法，适用于年老、体弱、久病、重病或体形瘦弱之虚证患者；刮拭力量大、速度快、角度大、手拿刮痧板厚的一面为刮痧泻法，适用于年轻体壮、新病、急病、形体壮实的患者；力量均匀、速度快慢适中，或力量轻、速度快，或力量重、速度慢、角度适当为刮痧平补平泻法。另外，顺经脉运行方向刮者为补法；逆经脉运行的方向而刮者为泻法。

4. 擦掉润滑剂　刮拭手法操作完毕后，应擦掉润滑剂，并嘱患者休息一会儿，适当的饮用温开水。

五、刮痧疗法的应用

（一）选经取穴

1. 经脉的选择　根据病证所在部位及所属脏腑，选取相应的经脉刮拭。如半身不遂，选取手足三阳经脉在体表的循行路线刮拭；急性腰扭伤，选取背部足太阳经脉循行路线刮拭；恶心、呕吐，选取手厥阴经脉和足阳明胃经脉刮拭等。

2. 穴位（部位）的选择　刮痧疗法的穴位（部位）选择主要以“经脉所过，主治所及”、“腧穴所在，主治所能”的原则选取。

（1）近部取穴：根据每一个穴位都能治疗该穴所在局部和邻近部位脏腑组织器官病证的特点，即在病证的局部或邻近部选取穴位。如胃痛，选中脘或梁门；近视，选丝竹空、太阳、攒竹等。另外，在病痛处（部位）或阳性反应点取穴，也是近部取穴的应用。

（2）远部取穴：又称循经取穴。根据某些穴位不仅能治疗该穴所在局部和邻近部位脏腑组织器官病证，而且还能治疗该穴较远距离脏腑组织器官病证的特点选取穴位刮拭。如胃痛，选取内关、足三里；急性腰扭伤，选取委中等。

（3）对症取穴：又称辨证取穴、经验取穴。如面口疾患，选取合谷；头项疾患，选取列缺；感冒发热，选取大椎等。

（二）分部操作

1. 头部　治疗师站于患者一侧，一手扶住患者头部，以保持头部稳定。不涂润滑剂，在头皮用刮板采用平补平泻法刮拭，也可用刮板棱角操作以增强疗效。

（1）头部刮法的部位及方向：

头部两侧，患者侧卧位，自太阳穴经头维、颔厌、悬颅、悬厘、率谷穴至风池穴刮拭。

前头部，患者仰卧位，自百会穴沿督脉、足太阳经脉、足少阳经脉的循行到前发际，经过的穴位如囟会、前顶、通天、上星、头临泣刮拭。

后头部，患者俯卧位，自百会穴沿督脉至后发际，经过的穴位如后顶、脑户、风府、哑门穴刮拭。

全头部，患者坐位，或仰卧位，以其百会穴为中心，呈放射状刮拭至发际，经过头部的全部穴位和头皮针的运动区、语言区、感觉区等。

要求刮至头皮发热为宜。

（2）适应证：头部刮痧可改善头部血液循环，疏通全身气血。用于预防和康复治疗中风及中风后遗症、头痛、脱发、失眠、感冒等病证。

2. 颈部　治疗师站于患者一侧，一手扶住患者头部，充分暴露其颈部，涂润滑剂，在颈部两侧用平补平泻手法刮拭。

（1）刮拭的部位及方向：患者俯卧位，治疗师用刮板棱角自其哑门穴沿督脉刮至大椎穴。再从其颈部两侧刮至肩部，经过肩井、巨骨、肩中俞、肩外俞、肩髃、肩髎。要求大椎穴不可用大力；肩部腧穴用力宜重些。

（2）适应证：颈部刮痧具有疏风清热、活血通络、育阴潜阳的作用，主要用于颈椎病、小儿肌性斜颈、感冒、头痛、近视、咽炎等病证的治疗。

3. 背部　治疗师站于患者一侧，充分暴露其背部，涂润滑剂，用刮痧板由上向下刮拭，也可用刮板棱角点按棘突之间。根据辨证选用补泻手法。

（1）刮拭的部位及方向：患者俯卧位，治疗师先从大椎穴沿背部正中线督脉刮拭至长强穴；再自其背上部两侧夹脊穴刮拭至腰骶部；最后自足太阳膀胱经脉第 1 侧线

(后正中线旁开1.5寸）和第2侧线（后正中线旁开3寸）上部刮拭至腰骶部。要求用力要均匀，连续刮拭不可中间停顿。

（2）适应证：背部刮痧主要用于腰肌劳损、偏瘫、截瘫、小儿脑瘫及脏腑病证的康复与治疗。

4. 胸部　治疗师站于患者一侧，充分暴露其胸部，涂润滑剂，一般宜用平补平泻手法。

（1）刮拭的部位及方向：患者仰卧位，治疗师用刮板棱角自天突穴沿任脉刮拭至鸠尾穴；再用刮板边缘由内向外沿患者肋骨走向刮拭，也可用刮板棱角沿其肋间隙由内向外刮拭，先左后右；中府穴处宜用刮板棱角从上向下刮。要求用力轻柔，力度适中，乳头处禁刮。

（2）适应证　胸部刮痧可用于冠心病、慢性支气管炎、支气管哮喘、肺气肿、乳腺炎、乳腺癌等病证的治疗。

5. 腹部　治疗师站于患者一侧，充分暴露其腹部，涂润滑剂，根据辨证选择补泻手法。

（1）刮拭的部位及方向：患者仰卧位，治疗师从鸠尾穴沿任脉经过中脘、关元穴刮拭至曲骨穴；再从腹部幽门穴刮拭至日月穴，经过天枢、肓俞到气冲、横骨。注意空腹或饱餐后禁刮，急腹症忌刮，神阙穴禁刮。

（2）适应证：腹部刮痧主要用于胆囊炎、慢性肝炎、胃及十二指肠溃疡、呕吐、胃痛、慢性肾炎、前列腺炎、便秘、泄泻、月经不调、不孕证等病证的治疗与康复。

6. 四肢部　治疗师站于患者一侧，充分暴露其四肢部，涂润滑剂，用刮痧板由上向下刮拭，根据辨证选择补泻手法。

（1）刮拭的部位及方向：患者仰卧位，治疗师刮拭上肢手足三阴经脉循行的部位或下肢手足三阴经脉循行的部位；患者俯卧位，治疗师刮拭上肢手足三阳经脉循行的部位或下肢手足三阳经脉循行的部位。注意关节部位不可重力刮拭；下肢静脉曲张及下肢水肿者从肢体远端向心脏方向刮拭。

（2）适应证：四肢部刮痧主要治疗风寒湿痹证、半身不遂、肢体麻木、中暑、食物中毒、胃痛、呕吐、泻痢、月经不调、丹毒、皮肤瘙痒症等病证。

7. 肘关节部　治疗师站于患者一侧，充分暴露其肘关节部，涂润滑剂，用平补平泻手法。

（1）刮拭的部位及方向：患者仰卧位或坐位，治疗师用刮痧板的棱角点按曲池、手三里、天井；然后用刮痧板自曲池穴刮拭至外关穴；再从肩髃穴刮拭至曲池穴。

（2）适应证：肘关节部刮痧主要用于肘关节疾病，如肱骨内、外上髁炎、肘关节损伤等病证的康复与治疗。

8. 膝关节部　治疗师站于患者一侧，充分暴露其膝关节部，涂润滑剂，用平补平泻手法。

（1）刮拭的部位及方向：患者仰卧位，治疗师用刮痧板的棱角点按膝眼；然后用刮痧板自伏兔穴刮拭至梁丘穴；再从犊鼻穴刮拭至足三里穴；自血海穴刮拭至阴陵泉穴；自膝阳关穴刮拭至阳陵泉穴；患者俯卧位，治疗师用刮痧板重刮委中穴。注意动作应轻柔、均匀用力；膝关节积液者，局部不宜刮拭。

（2）适应证：膝关节部刮痧主要用于治疗膝关节疾病，如风湿性膝关节炎、膝关节韧带损伤及劳损。另外，也可治疗腰背部疾病、胃肠疾病等病证。

六、刮痧疗法的护理和注意事项

（1）室内空气流通，忌对流风，以防复感风寒而加重病情。

（2）操作前务必检查刮具，其边缘必须光滑无缺，防止划破皮肤。

（3）刮痧时要取同一方向，不宜来回刮，要用力均匀、适中。轻重以病人忍受为度。

（4）刮痧过程中要随时观察病情变化，发现异常，应立即停刮，并报告医生，配合处理。

（5）向病人及家属讲解“痧症”的预防保健知识及注意事项。刮痧后注意保暖，防止复感风寒。嘱病人卧床休息，保持情绪安定，饮食宜清淡，忌食生冷油腻之品。

（6）刮痧后喝一杯（约200～300ml）温开水，以补充体内消耗的津液，并利于加速机体内代谢产物的排出；刮痧后禁洗冷水澡。

（7）过饥、过饱、过渴、过劳、醉酒者禁刮痧。大病初愈、重病、气虚血亏及饱食、饥饿者也不宜刮痧。有出血倾向的血液病患者、传染性疾病患者、心力衰竭、肾功能衰竭、肝硬化腹水等脏器严重受损、体弱消瘦的病人、皮肤病变（局部有感染、疮疖、溃疡、瘢痕、肿瘤、严重过敏）外伤骨折等处禁止刮痧。

（8）使用过的刮具，应消毒后备用。

第四节　拔罐法

拔罐法是以罐为工具，利用燃烧、抽气等方法，排出罐内空气，造成负压，使之吸附于施术部位，造成局部瘀血现象，达到温通经络、祛风散寒、消肿止痛、吸毒排脓、防病治病目的的一种方法。

一、罐的种类及材料

（一）罐的种类

（1）传统拔罐器具：竹罐、陶罐、玻璃罐等。

（2）新型拔罐器具：橡胶罐、抽气罐、多功能罐等。

（二）辅助材料

拔罐所用辅助材料，主要有酒精、镊子、火柴、润滑剂等。酒精以95%浓度的为好；镊子用以取罐（如药水煮罐）、闪火法或投火法时夹酒精棉球等；火柴用以点火；润滑剂以石蜡油、甘油、凡士林为主，多应用于走罐时，涂抹于施术部位即可。

二、操作方法

拔罐的方法有多种，根据使用方法的不同，可分为以下几种。

（一）闪火法

闪火法是利用火燃烧时产生的热力排出罐内空气，形成负压，从而将罐吸附在皮肤上。具体操作是将消毒干棉球缠绕在镊子上，然后用镊子蘸95%的酒精，点燃后在罐内绕1～2圈即抽出，并迅速将罐扣在应拔部位的皮肤上。这种方法比较安全，是最常用的拔罐方法，须注意的是点燃的酒精棉球，切勿将罐口烧热或有燃烧着的酒精滴落，以免烫伤皮肤。

（二）贴棉法

贴棉法是用一小方块棉花，略浸95%酒精，压平贴在罐的内壁的中、下段或罐底，用火柴点燃后，将罐迅速扣在选定的施术部位或穴位上即可。这种方法须注意棉花在浸酒精时不宜过多，否则燃烧的酒精有可能滴下时，容易烫伤皮肤和衣物。

（三）投火法

投火法是用易燃的酒精棉球或纸片，点燃后投入罐内，不等燃完即乘火最旺时，迅速将罐扣在应拔部位的皮肤上即可。这种方法吸附力较强，但由于罐内有燃烧物质，容易落下烫伤皮肤，故宜在侧面进行横拔。

（四）架火法

架火法用不易燃烧和不易传热的物体，如小瓶盖（其直径要小于罐口）等，放在应拔的部位上，然后上置小块酒精棉球或滴几滴酒精，点燃后迅速将罐扣下，这种方法吸附力也较强。

（五）煮罐法

煮罐法又称水罐法，多适用于竹罐。即将竹罐倒置在沸水或药液之中，煮沸10～15分钟后用镊子挟住罐底，颠倒提出液面，甩去水液，乘热扣在应拔部位皮肤上，即可吸住的方法。这种方法所用的药液，可根据病情选用适量的祛风、活血、通络、止痛药物，如羌活，独活、红花、当归、川椒、草乌、川乌、木瓜、麻黄、艾叶等，即称药罐；单用水煮则称为水罐。

（六）抽气罐法

抽气罐法是用玻璃或透明塑料制成的抽气罐，罐底上面加有活塞，通过抽气将罐吸附于将拔部位的方法。

此法，留罐的时间为一般10～15分钟，待施术部位的皮肤充血、瘀血时，即可将罐取下。若罐大吸力强时，或年老体弱的患者，可适当缩短留罐的时间，以免起泡，造成不良后果。

三、拔罐法临床应用

（一）单罐

单罐是指在相应病变部位拔一个罐的方法。此法适用于病变范围较小的病症。

（二）多罐

多罐是指在相应病变部位拔数个罐的方法。此法是最常用的一种拔罐方法，一般疾病多可使用。

（三）闪罐

闪罐是将罐拔（吸附）在施术部位后，又立即取下，然后又拔上，如此反复多次地拔上起下，起下再拔上，直至皮肤潮红为度的方法。

（四）走罐

走罐又称为推罐，一般用于面积较大、肌肉较丰厚的部位，如肩背部、腰骶部、大腿部等。可选用口径较大的罐，以玻璃罐最好，要求罐口要平滑，先在罐口或欲拔罐部位涂一些石蜡油或凡士林油膏等润滑油，再将罐拔住，然后用右手或双手握住罐子，上下来回往返推移。至所拔部位皮肤潮红、充血甚或瘀血时，将罐起下即可。

（五）刺络拔罐

刺络拔罐，又称作刺血拔罐，即先将应拔罐部位的皮肤进行消毒后，用三棱针点刺或用皮肤针叩刺，然后将火罐吸拔于点刺或扣刺部位上，使之出血，以加强刺血作用的治疗方法。

（六）针罐

此法是将针刺和拔罐二者相结合应用的一种方法。即先针刺待得气后留针，再以针为中心点，将火罐拔上，留置一定时间，然后起罐起针。

四、拔罐法的作用和适应证

拔罐法有温经通络、行气和血、消肿止痛、祛湿逐寒的作用，其适应范围较为广泛，一般多用于风湿痹痛、腰腿痛、肩背痛、头痛、各种神经麻痹、痛经、胃痛、腹痛、腹泻、呕吐、咳嗽、感冒、咯血、哮喘、急性腰扭伤、或慢性腰肌劳损、丹毒、神经性皮炎、红丝疔、毒蛇咬伤等。

五、拔罐法的注意事项

（1）起罐时一般要先以一手（左手或右手）拿住火罐，另一只手拇指或食指从罐口旁边紧靠罐口按下，使空气进入罐内，即可轻松将罐取下；若罐吸附力过强时，切不可强行上提或旋转提拔，以免造成损伤，应轻缓为宜。

（2）拔罐施术时要选择适当体位，其部位的肌肉要丰厚；若体位不当、移动，或骨骼凸凹不平，或毛发较多的部位以及皮肉皱纹、松弛、疤痕等处均不宜拔罐。

（3）拔罐时要根据所拔部位的面积大小来选择适当大小的罐。操作时动作必须迅速，才能使罐拔牢，吸附有力。

（4）拔火罐时应注意勿灼伤或烫伤皮肤。若烫伤或留罐时间过长，造成皮肤起水泡时，小泡勿需处理，仅敷以消毒纱布，防止擦破感染即可。若水泡较大时，用消毒针将水放出，涂以龙胆紫药水，上用消毒纱布贴盖，并用胶布固定，以防感染。

（5）皮肤有过敏、溃疡、水肿和大血管分布的部位，不适宜拔罐。高热抽搐者及孕妇的腹部、腰骶部位，亦不适宜拔罐。

（6）各种拔罐法的注意点：使用闪火法时，棉花蘸酒精不要太多，以防止酒精滴下烫伤皮肤；使用投火法时，火焰要旺，动作要快，避免火源掉下及火罐烧得过烫而烫伤皮肤；使用贴棉法时，须防止燃着的棉花脱落烫伤皮肤；使用架火法时，扣罐要准，不能把燃着的火架撞翻而烧伤皮肤；使用刺络拔罐时，出血量要适量，每次总量（成人）不超过10～20ml为宜；使用针罐时，须避免将针撞压入深部或折断，造成损伤。

第五节　推拿法

推拿法，是指运用各种手法作用于人体体表的局部或穴位上，通过刺激和调动机体的抗病能力，达到舒筋通络、活血化瘀、调整气血及脏腑功能等，从而驱除病邪的一种治疗方法。根据受术病人及推拿手法的不同，本节主要介绍成人推拿与小儿推拿。

一、成人推拿

成人推拿是指用于成人的推拿手法，此手法及推拿部位的选取均不同于小儿，且手法相对较重，用力较大。

（一）推拿手法

推拿手法是操作者以特定技巧和规范性动作在受术者体表进行的操作，因用手操作者较多，故名手法。手法的种类比较多，本节主要根据手法的作用、运动形式及特点，分为基本手法、复合手法、运动关节手法三大类，并选择其中常用手法予以介绍。

1. 基本手法

（1）一指禅推法：以拇指端或其螺纹面着力于施术部，由前臂的主动左右摆动，使产生的力通过拇指持续不断的作用于一定的部位或腧穴上，称为一指禅推法。本法特点是接触面积小，深透度大，可用于全身各部位和腧穴。

【动作要领】

拇指自然伸直，余四指呈半握拳状，拇指盖住拳眼，以拇指端或螺纹面着力于施术部位或腧穴上，腕部放松，指实掌虚（图13－8）。

【临床应用】

本法具有舒筋活络，调和营卫，健脾和胃的作用。常在头面、胸腹及四肢部操作。临床多用于冠心病、胃

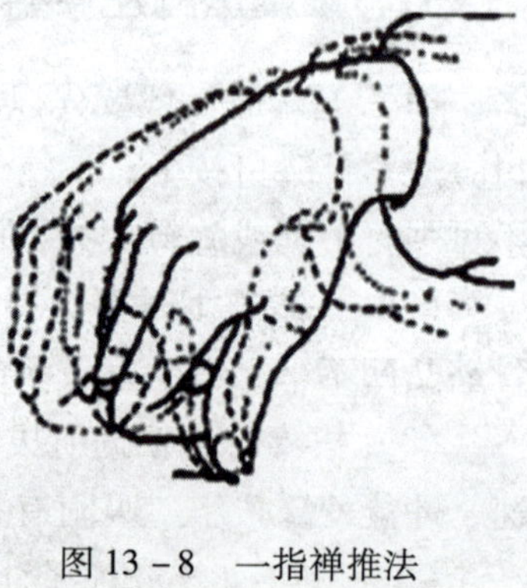

图13－8　一指禅推法

痛、头痛、颈椎病、关节炎、近视、面瘫、月经不调等病证。

【注意事项】

沉肩、垂肘、悬腕、指实掌虚，紧推慢移。不要耸肩用力；腕部放松，不要用力；拇指不要摩擦移动或滑动。

以肘关节为支点，前臂主动地左右摆动，带动腕部和拇指往返摆动，手法频率分钟约120～160次。

（2）滚法：以手背偏尺处着力于施术部进行连续的滚动，称为滚法。其特点是接触面较大，刺激平和，安全舒适，病人易于接受。

【动作要领】

拇指自然伸直，小指、无名指的掌指关节屈曲约90°，余四指屈曲的角度依次增大，腕关节屈曲，使手背部尺侧第五掌指关节处着力。手法频率每分钟120～160次（图13－9）。

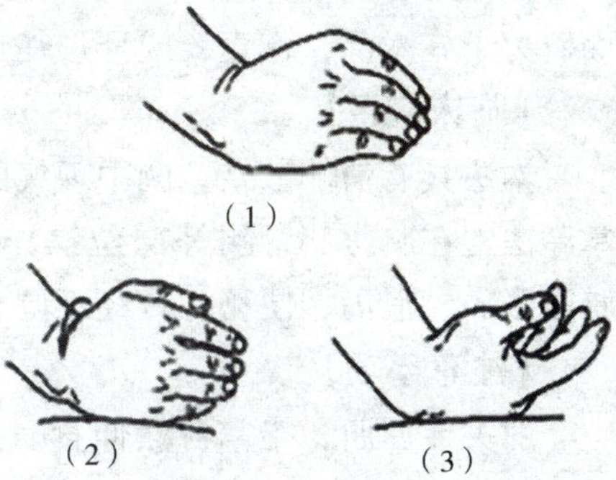

图13－9　滚法

【临床应用】

本法具有舒筋活血，松解粘连，解痉止痛的作用。常在项、肩背、腰臀和四肢等肌肉较丰厚部操作。临床上颈椎病、肩周炎、腰椎间盘突出症、各种运动损伤、疲劳症、偏瘫、截瘫等多种疾病适宜于此法，也是常用的保健推拿手法之一。

【注意事项】

肩和腕关节放松，不要用力。手法着力处要紧贴体表，操作时不可拖动、跳动和辗动，而在于施术部位上慢慢移动。

肘关节微屈，以肘部为支点，前臂主动旋转运动，避免大臂用力。动作要协调而有节律，压力、频率要均匀一致。

（3）揉法：以掌、指的某一处着力于施术部作轻柔灵活的左右或环旋揉动，称为揉法。本法的特点是轻柔缓和、刺激量小，可用于全身各部位。

【动作要领】

揉法根据着力面的不同分为：大鱼际揉法、掌根揉法、拇指揉法和中指揉法。分别以大鱼际、掌根、拇指螺纹面及中指螺纹面为着力点，在施术部进行轻柔灵活的揉动，手法频率为每分钟120～160次。

【临床应用】

本法具有消导积滞，宽胸理气，消肿止痛，活血祛瘀的作用。指揉法常在头面部及全身腧穴操作；大鱼际揉法常在腹部、面部、颈项部及四肢部操作；掌根揉法常在背、腰、臀及躯干部操作。临床多用于胃脘痛、泄泻、便秘、癃闭、软组织扭挫伤、头痛、颈椎病、小儿斜颈、小儿遗尿、近视、骨折术的康复、疲劳症等多种病证。

【注意事项】

操作时压力要轻柔适中，揉动时要带动皮下组织一起运动，不可在体表形成摩擦运动，动作要协调而有节律性。

大鱼际、掌根、中指揉法均以肘部为支点，腕关节放松，前臂主动运动，带动腕、掌、中指做左右或环旋运动；拇指揉法以腕关节为支点，拇指主动做环旋运动。

（4）摩法：以掌或指着力于施术部作直线或环形往返运动，称为摩法。本法特点是轻柔缓和、舒适自然。

【动作要领】

手指自然伸直，腕关节放松略背伸，手指自然伸直，食、中、无名指并拢，指腹面着力于施术部，作直线或环形往返摩动。

【临床应用】

本法具有消郁散结，调中理气的作用。指摩法常在颈项、面部、四肢等部位操作；掌摩法常在胸腹、背腰等部位操作。临床多用于咳喘、胸胁胀痛、呃逆、消化不良、脘腹胀痛、泄泻、便秘、月经不调、痛经、遗精、阳痿早泄、外伤肿痛等病证。

【注意事项】

肘关节屈曲，指掌自然伸直。指摩法在操作时腕关节保持一定的紧张度，而掌摩法则腕部要放松。

操作时动作要缓和而协调，摩动的速度、压力宜均匀。

根据病情的虚实决定摩动的方向。虚证宜顺时针方向摩动，实证则要逆时针方向摩动。

（5）推法：以掌、指、肘着力于施术部做单方向的直线推动，称为推法，又名平推法。本法特点是压力较大，刺激量适中，可用于全身各部位。

【动作要领】

以掌根或拇指或尺骨鹰嘴突起处着力于施术部，向前做单方向直线推进。

【临床应用】

本法具有舒筋活络，消肿散结，活血祛瘀的作用。指推法常在面部、项部、手部、足部或局部腧穴上操作；掌推法常在背腰部、胸腹部及四肢部操作；肘推法常在背部脊柱两侧及股后侧操作。临床多用于外感发热、头痛、高血压病、失眠、腹胀、便秘、食积、癃闭、腰腿痛、腰背筋膜炎、风湿痹痛、感觉迟钝等病证。

【注意事项】

着力处要紧压在施术部，推进的速度宜缓慢均匀，压力要平稳，只能做单方向直线推进。

不能推破皮肤。可使用滑石粉等介质以免损伤皮肤。

（6）擦法：以掌或大小鱼际着力于施术部作快速的直线往返擦动，称为擦法。本法特点是柔和舒适，温热刺激，可用于全身各部位。

【动作要领】

用手掌或大鱼际或小鱼际着力于施术部，做前后或上下方向的快速直线往返连续擦动。

【临床应用】

本法具有温经通络，行气活血，消肿止痛，健脾和胃的作用。本法常在胸腹部、两胁部、背部和四肢部操作。临床多用于外感风寒、风湿痹痛、寒性胃脘痛、腰腿冷痛、小腹冷痛，月经不调及外伤肿痛的病证。

【注意事项】

掌下的压力不宜太大，如压力过大，容易擦破皮肤。

擦动时要直线往返运动，往返的距离要尽量拉大，力量要均匀稳当，动作要连绵不断，呼吸自然，不可屏气。

擦法产生的热量以透热为度。即术者在操作时感觉手掌擦动所产生的热已渐渐进入受术者的体内。透热后方可结束手法操作。

（7）搓法：以双手掌面夹住肢体并着力于施术部相对用力作快速的交替搓动，称为搓法。本法特点是舒适轻快，柔和松散，多用于四肢部。

【动作要领】

用双手掌面夹住肢体施术部，嘱受术者肢体放松。

以肘关节和肩关节为支点，前臂与上臂部主动施力，两手掌作反方向的快速的搓动，同时由上向下缓慢移动

【临床应用】

本法具有舒筋通络，调畅气血，松软组织粘连的作用。常在四肢部、胸胁部、背部操作，尤以上肢部应用较多。本法一般作为推拿治疗的结束手法。临床多用于肢体酸痛、关节活动不利等。

【注意事项】

操作时动作要协调连贯、一气呵成。搓法动作中含有擦、揉、摩等多种手法成分，应细心领会。搓动时掌面在施术部有小幅度缓慢位移，受术者应有较强的松软快感。

搓动时用力应均匀，如施力过重，夹搓时夹得太紧，均会造成手法呆滞。

（8）抹法：以双手或单手掌指面着力于施术部，做上下或左右或弧形曲线往返的抹动，称为抹法。又名扫散法。本法特点是舒缓自然，清利头目，疏散外邪。

【动作要领】

①指抹法：以双手或单手拇指螺纹面着力于施术部，余指置放于相应的位置以固定助力。以拇指的掌指关节为支点，拇指主动运动，作上下或左右或弧形曲线的往返抹动。

指抹法也可用两手五指并拢，以食、中、无名指螺纹面分别着力于前额部近正中线两侧，以腕关节为支点，掌指部主动施力，由前额部向两侧分别抹动，经太阳穴至耳上角，可反复操作。

②掌抹法：用双手或单手掌面着力于施术部，以肘关节和肩关节为双重支点，上臂与前臂协调施力，腕关节放松，作上下或左右或弧形曲线的抹动。

【临床应用】

本法具有醒脑明目，开窍镇静的作用。指抹法常在面部、项部操作；掌抹法常在背腰部操作。临床多用于头痛、面瘫、感冒、眩晕及肢体酸痛等病证。

【注意事项】

操作时掌指螺纹面要紧贴于施术部位的皮肤，用力要均匀，动作要和缓灵活，抹动时不要带动深部组织。

抹法和推法的区别在于：推法是指平推法，其特点是单向、直线施力推动，有去无回，不能往返施力操作；而抹法则是或上或下、或左或右、或直线或曲线往返施力抹动，有去有回。

(9) 按法：以掌、指、肘着力于施术部，有节律性的向下按压，称为按法。有拇指按法、掌按法、肘按法三种。本法特点是沉实有力，舒缓自然。

【动作要领】

以拇指端或螺纹面或掌面或肘关节的尺骨鹰嘴部着力于施术部，进行节律性的按压，施力原则同指按法。

【临床应用】

本法具有舒筋通络，活血止痛，开闭通塞的作用。指按法常在面部或肢体腧穴操作；掌按法常在背腰部、下肢后侧、胸部及上肢部操作；肘按法常在背腰部和下肢后侧操作。临床多用于腰背部筋膜炎、颈椎病、肩周炎、腰椎间盘突出症、感冒、高血压病、糖尿病、偏瘫等多种病证。

【注意事项】

操作时着力处要紧压在施术部，不可移动。

按压施力的原则是由轻到重，再由重到轻，总的过程是轻→重→轻。不可用蛮力或暴力，以免造成骨折。

(10) 点法：以指端或关节突起处着力于施术部持续点压，称为点法。本法特点是接触面小，刺激量大。本法特点是接触面小，刺激量大。

【动作要领】

以拇指端或尺骨鹰嘴突起处着力于施术部，进行持续点压。点法还可借助器具来操作，如牛角、点穴棒等。

【临床应用】

本法具有通络止痛，舒筋活络的作用。指点法常在面部、胸腹部操作；屈指点法多在四肢关节缝隙处操作；肘点法常在背腰部、臀部及下肢后侧操作。临床多用于各种疼痛性病证。

【注意事项】

本法操作时，要平稳持续的施力下压，不可用猛力和蛮力。

点法结束后一定要用揉法操作，以防气血滞塞和局部软组织损伤。

对年老体弱、久病体虚者须慎用点法。

(11) 捏法：以拇指与其余手指指腹面夹住并着力于施术部肌肤，相对用力挤压，称为捏法。本法特点是疏松筋肉、舒适自然。

【动作要领】

用拇指与食、中指指面，或拇指与其余四指指面夹住并着力于施术部，前臂与掌指主动施力，以拇指与其余四指指面相对用力挤压，随即放松，再挤压、再放松，重复上述挤压、放松动作，并循序缓慢移动。

【临床应用】

本法具有舒筋通络，行气活血的作用。常在颈项部、四肢部操作。临床多用于颈椎病、疲劳症、四肢酸痛、肌肉萎缩、偏瘫等病证。

【注意事项】

操作时要循序而移动，移动速度不宜过快，用力要均匀柔和，动作要连贯协调而有节律性。

操作时要用指面着力，不可用指端着力。

(12) 拿法：以拇指与其余手指的螺纹面夹住并着力于施术部肌肤，相对用力捏提，称为拿法。即捏而提之谓之拿。本法特点是轻柔舒适、松筋活血、通络止痛。

【动作要领】

用单手或双手的拇指与其余手指螺纹面夹住并着力于施术部的肌肤，腕关节放松，掌指主动施力，以拇指与其余手指相对用力挤压，同时提拽，循序进行连续不断的轻重交替的捏提。

【临床应用】

本法具有祛风散寒，舒筋通络，开窍止痛，松解粘连的作用。常在颈项部及四肢部操作。临床多用于头痛、外感风寒、颈椎病、肩周炎、肢体麻木、疲劳症、肌肉酸痛等病证。

【注意事项】

操作时用力要由轻到重，本法中含有捏、提且略有揉的动作成分，宜将三者融合为一体进行操作，才能显出拿之功效。

动作要缓和协调连贯，具有节律性。

拿法同捏法一样要求手指的相对力量，只有平稳均匀的相对用力，才能体现出其功力。

(13) 捻法：以拇指、食指夹住并着力于施术部进行捏揉捻动，称为捻法。本法特点是轻柔和缓，刺激量小。

【动作要领】

用拇指螺纹面与食指桡侧缘或其螺纹面夹住并着力于施术部，腕、指主动施力，拇指与食指作相反方向主动的快速捏揉运动。如捻线一般。

【临床应用】

本法具有理筋通络，活血止痛的作用。常在四肢小关节处操作。临床多用于指间关节扭伤，屈指肌腱鞘炎等病症。

【注意事项】

操作时动作要灵活协调，柔和有力，动作不能呆板、僵硬。捻动的速度要快，在施术部移动的速度宜慢。

（14）拍法：以虚掌着力于施术部进行拍打，称为拍法。本法特点是舒适自然，松散肌肉。

【动作要领】

五指并拢，掌指关节微屈，使掌心空虚（此为虚掌），腕关节放松，以肘关节为支点，前臂主动施力运动，上下挥臂，带动掌指平稳而有节奏地拍打施术部。用双掌拍打时，可交替进行操作。

【临床应用】

本法具有通经活络，调和脏腑的作用。单掌拍法常在脊柱正中线，由上而下较重用力拍打；双掌拍法常在脊柱两侧及两下肢后侧操作。临床多用于腰背筋膜炎、腰椎间盘突出症、高血压病、糖尿病等病症。

【注意事项】

拍打操作以施术部皮肤轻度发红为度。

不可用蛮力或暴力拍打，对结核、严重的骨质疏松、骨肿瘤、冠心病等病症禁用本法。

（15）击法：以拳背、掌根、小鱼际、指尖或桑枝棒着力于施术部进行击打，称为击法。本法特点是沉稳有力，刚柔相兼，穿透力强。

【动作要领】

以拳背、掌根、小鱼际、指尖或桑枝棒着力于施术部，以肘关节为支点，进行节律性的击打。

【临床应用】

本法具有舒筋通络，调和气血，通经止痛的作用。拳击法常在背腰部、肩部和四肢部操作；掌击法常在肩胛骨内侧缘、臀部的环跳穴处操作；侧击法常在肩上部、脊柱两侧及下肢后侧部操作；指击法常在头部操作；棒击法常在背部、下肢后侧或小腿外侧部操作。临床多用于肢体疼痛、麻木不仁、风湿痹痛、疲劳症、肌肉酸痛等病症。

【注意事项】

操作时用力要稳，动作要连续而有节律性，速度快慢要适中。击打的力量应因人、因病而异。

严格掌握击法的适应证和击打部位。不可用蛮力或暴力击打。

（16）抖法：以双手或单手握住受术者肢体远端，做小幅度快频率的连续抖动，称为抖法。本法特点是舒适自然，节奏明快，柔和轻松。

【动作要领】

以双手握住受术者上肢的腕部或下肢的足踝部，将被抖动的肢体抬高一定的角度（以利于抖动为宜），以肘和腕关节为支点，前臂和腕部主动施力，做小幅度快频率的连续上下抖动，被抖动的肢体和关节产生舒适的快感。

【临床应用】

本法具有行气活血，松散肌肉的作用。常在四肢部操作，以上肢应用较多。本法也是推拿结束手法之一。临床多用于颈椎病、肩周炎、髋部伤筋、四肢酸痛、疲劳症等病症。

【注意事项】

被抖动的肢体要自然伸直，肌肉充分放松。

抖动的幅度要小，频率要快，抖动时产生的抖动波要由肢体远端传输到近端关节。

操作时呼吸自然，不可屏气。对习惯性肩、肘、腕关节脱位者禁用。

2. 复合手法

（1）按揉法：以按法和揉法相结合而成的手法，成为按揉法。本法具有按法和揉法的双重特点。

【动作要领】

用单手或双手拇指螺纹面着力于施术部，单双掌根着力于施术部，进行节奏性的按压揉动。

【临床应用】

本法具有按法和揉法的双重作用。指按揉法常在颈项部、肩部、肩胛骨内缘及全身各部腧穴；掌按揉法常在腰背部及下肢后侧处操作。临床多用于颈椎病、肩周炎、腰背筋膜炎、腰椎间盘突出症、痛经、近视、颞颌关节功能紊乱症等病症。

【注意事项】

须将按法与揉法有机的结合起来，做到按中有揉，揉中含按，按揉并重，刚柔相济。

操作时节奏不要太快，也不可过于缓慢。

（2）拿揉法：以拿法和揉法相结合而成的手法，称为拿揉法。本法具有拿法和揉法两者的特点。

【动作要领】

在拿法的基础上，拇指与其余手指在做捏、提时，带有适度的旋转揉动，从而使拿揉之力绵绵不断地作用于施术部。

【临床应用】

本法具有舒筋活血，通络止痛，松解粘连的作用。常在四肢部或颈项部操作。临床多用于颈椎病、肩周炎、四肢酸痛、疲劳症等病症。

【注意事项】

在拿捏中含有适度的旋转揉动，以拿为主，以揉为辅，拿揉并举。

操作时动作要协调，自然流畅，不可呆板僵硬。

(3) 牵抖法：以拔伸法（牵引法）与抖法相结合而成的手法，称为牵抖法。本法特点是轻柔力稳，动作流畅。

【动作要领】

①肩关节牵抖法：受术者端坐位或仰卧位，助手固定其身体上半部，术者立于其一侧，以两手握住其腕部，用力做一定时间的拔伸（牵引），待肩关节适度放松时，再瞬间用力，做2~3次大幅度的抖动，使抖动波传到肩部。

②腰部牵抖法：受术者俯卧位，两手拉住床头或助手固定其两腋部。术者用两手分别握住其两足踝部，两臂伸直，身体后仰，向足端方向徐徐用力拔伸（牵引）其腰部，拔伸（牵引）的同时小幅度左右摇动其腰部，待其腰部肌肉适度放松后，用力做一定时间的拔伸（牵引），身体前倾，随之身体起立，两手臂瞬间用力，做2~3次较大幅度的抖动，使其产生的抖动波作用于腰部。

③髋关节牵抖法：受术者仰卧或俯卧位，双手拉住床头或助手固定其腰部，术者两手握住其一侧或分别握住其两侧足踝部，向足端方向用力做一定时间的拔伸（牵引），待髋关节放松时，再瞬间用力，做2~3次较大幅度的抖动，使其产生的抖动之力作用到髋部。

【临床应用】

本法具有理筋整复，滑利关节，纠正错位的作用。常在肩关节和髋关节及腰部操作。临床多用于肩周炎、髋部伤筋、腰椎间盘突出症、滑膜嵌顿等病症。

【注意事项】

牵抖法第一步动作是先拔伸（牵引），第二步动作是减缓拔伸力（牵引力），再做瞬间的较大幅度的抖动，把握好抖动的时机，将拔伸力（牵引力）与抖动力有机地结合起来，是牵抖法操作的关键所在。

在持续拔伸（牵引）未减力之前不可进行抖动，也不能在完全撤去拔伸（牵引）力时进行抖动，以防造成肢体和关节的损伤。

骨质疏松者禁止牵抖四肢关节。

3. 运动关节类手法

使关节或半关节在生理活动范围内进行屈伸或旋转、内收、外展及伸展等被动运动，称为运动关节类手法。其特点是手法节奏明快，舒适自然。

(1) 拔伸法：固定肢体或关节的一端，应用对抗的力量牵拉另一端，称为拔伸法。本法特点是，用力明显，舒松筋肉，伸展关节。

【动作要领】

①颈椎拔伸法：分为两种。

颈椎掌托拔伸法：受术者坐位，术者站于其后。用双手拇指螺纹面分别按压在两侧风池处，两掌分别托住其下颌部以助力，前臂悬空或置于其两侧肩部内侧。以肩、肘关节为双重支点，两手臂主动施力，拇指与双掌缓缓用力向上拔伸1~2分钟。

颈椎肘托拔伸法：受术者坐位，术者站于其后方或其侧方。用一手扶在枕后部以固定助力，另一侧上肢的肘弯部夹住其下颏部，手掌扶在其侧头部以加强固定。以两足为支点，两手臂和腰部协同主动运动用力，向上缓慢拔伸1～2分钟。

②肩关节拔伸法：

肩关节对抗拔伸法：受术者坐位，术者站于其侧方。用双手分别握住其腕部和前臂上段处，在肩关节外展45～60°位时缓慢用力牵拉，同时一助手固定其身体上半部，与牵拉之力相对抗，持续拔伸1～2分钟。

肩关节手牵足蹬拔伸法：受术者仰卧位，术者站于其右侧方（以受术者右肩为例）。双手分别握住其右腕部及前臂部，右足跟蹬住其腋窝部，术者身体后仰，以左足为支点，双手和右足及身体协调主动施力，使肩关节在外展20°位得到一个持续1～2分钟的对抗牵引，然后再内收、内旋其右肩关节。

③肘关节拔伸法：受术者坐位或仰卧位，术者站于其侧方，双手分别握住其腕部和前臂下段处，将上肢外展位时用力牵拉，同时助手两手握住其上臂上段以固定，与牵拉之力相对抗，持续拔伸1～2分钟。

④腕关节拔伸法：受术者坐位或仰卧位，术者站于其侧方，用一手握住其前臂中段，另一手握住其手掌部，两手对抗用力进行拔伸1～2分钟。

⑤腰椎拔伸法：受术者俯卧位，双手抓住床头或助手固定其身体上半部，术者站于其足端部，用两手分别握住其双足踝部，身体后倾，两膝屈曲，以两足和双膝为支点，手足及身体协调主动用力使腰部得到一个持续的对抗力，持续拔伸1～2分钟。

⑥髋关节拔伸法：受术者仰卧位，术者站于其侧方，助手用双手按压在其两髂前上棘处以固定。使其拔伸侧下肢屈髋屈膝，术者用一手扶住其膝部，另一侧上肢屈肘用前臂托住其腘窝部，胸胁部抵住其小腿。以两足和腰部为支点，两手臂及身体协调用力，将其髋关节向上拔伸1～2分钟。

⑦膝关节拔伸法：受术者仰卧位，术者站于其足端，助手用双手握住其一侧下肢股部中段以固定，术者用两手分别握住其足踝部和小腿下部，身体后倾，以两足和腰部为支点，双手臂和身体协调主动用力向足端方向持续拔伸1～2分钟。

⑧踝关节拔伸法：受术者仰卧位，术者站于其足端。用一手握住其小腿下段（或助手握住其小腿下段），另一手握住其跖趾部（或双手握住其跖趾处）两手对抗用力持续拔伸1～2分钟。

【临床应用】

本法具有整复错位，分解粘连的作用。常在各关节部操作。临床多用于关节脱位、骨折及各种软组织损伤性疾病等病症。

【注意事项】

一定要掌握好拔伸的方向和角度。

操作时力求动作稳当，用力均匀，不可以用蛮力或暴力拔伸，以免造成肢体或关节的牵拉损伤。

拔伸用力要由小到大。当拔伸到一定力度时，静待片刻且要有一定的持续牵引力。

（2）摇法：使关节或半关节做被动的环转运动，称为摇法。本法特点是节奏明快，舒适自然。

【动作要领】

①颈项部摇法：受术者坐位，术者用一手扶按在其头枕部，另一手托住其下颏部，两手反方向用力使颈椎做左右环转摇动。

②肩关节摇法：受术者坐位，术者站用一手按压在其肩部上方以固定，另一手握住腕部或托住肘部，使其肩关节做环转运动。

③肘关节摇法：受术者坐位，术者用一手托住其肘后部以固定，另一手握住其腕部，使其屈肘45°左右，握其腕部手臂主动施力，使其肘关节做环转摇动。

④腕关节摇法：受术者坐位，手心朝下，腕部放松。其一，术者两手拇指分别按压在其腕背部，余指握住手掌部，一助手双手握住其前臂下端处，两手臂协调主动施力，在稍用力拔伸情况下做腕关节的环转摇动。其二，术者一手握住其腕上部，另一手握住其掌部，在稍用力拔伸情况下做腕关节的环转运动。

⑤腰部摇法：

仰卧位摇腰法：受术者仰卧位，两下肢并拢，屈髋屈膝。术者站于其侧方，两手分别按在其两膝部或一手按在膝部，另一手按在足踝部，以肩、肘关节为支点，两手臂协调主动施力，做腰部环转运动。

俯卧位摇腰法：受术者俯卧位，两下肢自然伸直。术者站于其侧方，用一手按在其腰部，另一手托住其膝关节稍上方，以肩关节为支点，两手臂主动协调施力，使腰部做环转摇动。

⑥髋关节摇法：受术者仰卧位，其一侧下肢屈髋屈膝约90°。术者站于其侧方，用一手按在其膝部，另一手握住其足踝部或足跟部，以肩关节为支点，两手臂主动协调施力，使髋关节做环转摇动。

⑦膝关节摇法：

俯卧位摇膝法：受术者俯卧位，其一侧下肢屈膝。术者站于其侧方，用以手按压在其大腿后部以固定，另一手握住其足踝部，使膝关节做环转摇动。

仰卧位摇膝法：受术者仰卧位，其一侧下肢屈髋屈膝，术者站于其侧方，用一手托住其腘窝部，另一手握住其足踝部，使膝关节做环转摇动。

⑧踝关节摇法：

仰卧位摇踝法：受术者仰卧位，其一侧下肢自然伸直。术者站于其足端，用一手托住其足跟以固定，另一手握住其足趾部，在稍用力拔伸的情况下，使踝关节做环转摇动。

俯卧位摇踝法：受术者俯卧位，其一侧下肢屈膝约90°。术者站于其侧方，用一手握住其踝部上方以固定，另一手握住其足趾处，以肘关节为支点，握足趾处手臂主动施力，使踝关节做环转摇动。

【临床应用】

本法具有舒筋通络，滑利关节，松解粘连的作用。常在全身各关节及颈、腰段脊柱处操作。临床多用于颈椎病、肩周炎、腰突症及各关节酸楚疼痛、外伤术后关节功能障碍等病症。

【注意事项】

摇转的幅度应严格控制在人体生理活动范围内，从小到大，逐渐增加活动幅度，不可用猛力或强力增加大幅度的活动，以免造成关节的损伤。

操作时摇转的速度宜慢，可随摇转次数的增加而适当增快速度，以受术者能忍受为度。

摇转的方向一般是顺时针，逆时针适度操作。

摇动时的施力要自然稳定，不可忽大忽小。除被摇动的关节或肢体运动外，其他部位应尽量保持稳定，不要摇动。

对习惯性关节脱位、颈椎骨折、颈椎外伤、椎动脉型颈椎病等禁止使用摇法。

二、小儿推拿

小儿推拿历史悠久，具有内容丰富、便于操作、使用性强、疗效显著等特点，有广泛的群众基础。

小儿推拿手法、腧穴分布与选择等有别于成人。其手法要轻快柔和，平稳扎实，力均深透，适达病所而止。推法、揉法、运法次数宜多；按法、捣法次数宜少；摩法时间宜长。掐法、捏法等刺激较重的手法，一般多放在最后操作，避免刺激过强，使小儿哭闹，影响后面手法操作。掐法后常用揉法。

因小儿肌肤娇嫩，操作时，常用一些介质，如滑石粉、松节油、葱姜汁、冬青膏等，以助手法的功效，同时起润滑肌肤，防止损伤皮肤的作用。穴位除常用的少数经穴和奇穴外，多数穴位为小儿特有，具有“点状”、“面状”、“线状”分布的特点。

（一）小儿推拿手法

1. 推法

（1）直推法：以拇指桡侧或指腹面、或食中指螺纹面着力于施术部做直线单方向推动，称为直推法。

【动作要领】

操作时应配用适量介质做直线单方向推动，用力均匀；推动时要有节奏性，频率约200～300次/分。

【临床应用】

本法具有调阴阳、和脏腑、理脾胃的作用。常在线状穴、面状穴处操作。

（2）分推法：以两手拇指桡侧或指腹面、或食中指指腹面自施术部向两旁分开单方向推动，或做“∧”形推动，称为分推法。

【动作要领】

操作时两手用力要均匀一致，应从施术部中心向两旁分推或做“∧”操作，频率为200～300次/分。

【临床应用】

本法具有调阴阳、和脾胃、宣肺解表的作用。常在面状穴、线状穴处操作。

（3）合推法：以两手拇指螺纹面自施术部两旁向其中心推动并合拢，称为合推法。

【动作要领】

操作方向与分推法相反，用力要均匀一致，轻快柔和，平稳着力于皮肤，频率为200～300次/分。

【临床应用】

本法具有化痰散结的作用。常在大横纹处操作。

（4）旋推法：以拇指指腹面在施术部做顺时针方向旋转推动，称为旋推法。

【动作要领】

操作速度较运法为快，用力较指揉法为轻。

【临床应用】

本法具有活血行气、调阴阳的作用。常在手指螺纹面等处的腧穴操作。

2. 揉法　以中指或拇指指端或螺纹面、或掌根、或大鱼际着力于施术部，做顺时针及逆时针方向旋转揉动，称为揉法。

【动作要领】

操作时用力要轻柔均匀，掌指不要离开施术部的皮肤，不宜在皮肤上行摩擦动作，频率200～300次/分。

【临床应用】

本法具有消肿止痛、祛风散热、调和气血、理气消积的作用。指揉法常在点状穴处操作；大鱼际揉和掌根揉常在面状穴处操作。

3. 按法　以拇指端或掌根着力于施术部逐渐用力按压，称为按法。

【动作要领】

操作时要轻柔和缓，用力由小逐渐到大，忌用蛮力和暴力及猛力，本法常与揉法配合应用。

【临床应用】

本法具有通经活络、散寒止痛的作用。常在点状穴、面状穴处操作。

4. 摩法　以手掌面或食、中、无名指指腹面着力于施术部，以腕关节及前臂做顺时针和逆时针方向的环形运动，称为摩法。

【动作要领】

操作时用力要稳当，速度均匀，手法要轻柔，腕关节及前臂要协调一致运动。频率为120～160次/分。

【临床应用】

本法具有理气活血、消肿退热、消积导滞、温中健脾的作用。常在头面部、脘腹部面状穴处操作。

5. 掐法　以拇指指甲着力于施术部，用重力按压，称为掐法。

【动作要领】

操作时要逐渐用力，力透深层为宜，不要掐破皮肤。掐后轻揉施术部，以缓解不适感。

【临床应用】

本法具有定惊醒神、通关开窍的作用。常在头面部、手足部点状穴处操作。

6. 捏脊法 以拇指桡侧缘抵住皮肤，食、中指前按，三指同时用力捏提皮肤，双手交替向前捻动皮肤；或食指屈曲其中节桡侧抵住皮肤，拇指前按，两指同时用力捏提皮肤，双手交替向前捻动皮肤，称为捏脊法。

【动作要领】

操作时捏住皮肤多少及捏提用力大小要适当，捏提皮肤向前捻动，做直线前进，不可拧转皮肤和歪斜前进。

【临床应用】

本法具有调和阴阳、健脾和胃、疏通经络、行气活血的作用。常在脊柱两旁线状操作，故称为“捏脊方法”。临证时也可捏三下提一下，称之为“捏三提一法”。

7. 运法 以拇指或中指指端着力于施术部做环形或弧形的往返推动，称为运法。

【动作要领】

操作时用力要轻柔和缓，速度快慢一致，主张宜轻不宜重，宜缓不宜急，应在体表往返旋绕推动，不带动深层肌肉组织。频率为80～120次/分。

【临床应用】

本法具有舒筋活络、理气活血的作用。常在点状穴、面状穴、线状穴及小儿头面部和手部腧穴处操作。

8. 捣法 以中指端或食、中指屈曲的指间关节，有节律的叩击施术部的皮肤，称为捣法。

【动作要领】

操作时指间关节应自然放松，以腕关节屈曲为主动运动，带动指掌有节奏的扣击施术部。扣击部位要准确，用力均匀。

【临床应用】

本法具有安定神志的作用。常在点状穴处操作。

（三）小儿特定穴

小儿推拿除了应用十四经穴和奇穴外，还有很多特定穴。小儿特定穴以点状、线状、面状分布于小儿全身，且以两手居多，故有“小儿百脉汇于两掌”之说。

为便于更好的学习及临床应用时参考，本节详细讲述常用特定穴的取穴部位、作用、主治及操作方法，其中“次数”一项仅为6个月～1周岁小儿应用时参考。

1. 头面部腧穴

（1）坎宫

【定位】自眉头起沿眉向眉梢成一横线。

【作用与主治】疏风解表、醒脑明目、止头痛。主治外感发热、惊风、头痛、目赤痛。

【操作】 两拇指分别自眉心向眉梢分推，称推坎宫，又称推眉弓。一般操作30～50次。

（2）天门（攒竹）

【定位】 两眉中间至前发际成一直线。

【作用与主治】 发汗解表、开窍醒神、镇静安神。主治感冒、发热无汗、头痛、惊惕不安、精神萎靡。

【操作】 以两手拇指桡侧或其指腹自下而上交替直推，称开天门，又称推攒竹。操作30～50次。

（3）天柱骨

【定位】 颈后发际至大椎穴成一直线。

【作用与主治】 降逆止呕、祛风散寒。主治恶心呕吐、外感发热、颈项僵硬、后头痛、咽痛。

【操作】 食中二指并拢，以指腹由上而下直推，称推天柱骨。亦可用汤匙或玉板边蘸水（或蘸姜汁、薄荷汁）自上向下刮，称刮天柱骨。推100～500次；刮至皮下轻度充血即可。

（4）桥弓

【定位】 在颈部两侧，沿胸锁乳突肌成一直线。

【作用与主治】 舒筋活络，调和气血。主治先天性肌性斜颈、颈项强痛、惊风。

【操作】 小儿坐位，术者一手扶其头部，另一手拇、食指自上而下拿之，称拿桥弓；或拇指自上而下推之，称推桥弓；或用抹法自上而下抹之，称抹桥弓。拿3～5次，推、抹30～50次。两侧交替操作。

2. 胸腹部腧穴

（1）乳旁

【定位】 乳外旁开0.2寸。

【作用与主治】 宽胸理气、化痰止咳。主治胸闷、咳嗽、痰鸣、呕吐。

【操作】 两手四肢扶在小儿两胁部，以两手拇指揉之；或以中指揉之，称揉乳旁。操作30～50次。

（2）胁肋

【定位】 从腋下两胁至天枢处。

【作用与主治】 顺气化痰、除胸闷、开积聚。主治胸闷、腹胀、食积、痰喘气急、疳积、胁痛、肝脾肿大。

【操作】 小儿坐位，两手掌从小儿两腋下搓摩至天枢处，称搓摩胁肋。

（3）腹

【定位】 腹部。

【作用与主治】 健脾和胃、理气消食。恶心呕吐、腹胀、腹泻、便秘、厌食。

【操作】 小儿仰卧或坐位，用两手拇指端沿肋弓角边缘或自中脘至脐，向两旁分推，称推腹阴阳；或用掌面及四指摩之，称摩腹。分推 100 ~ 200 次；摩腹 3 ~ 5 分钟。

（4）丹田

【定位】 小腹部（脐下 2 寸与 3 寸之间）。

【作用与主治】 温补下元、培肾固本、分清别浊。主治小儿先天不足、小腹胀痛、遗尿、癃闭、疝气、便秘、脱肛。

【操作】 小儿仰卧位，用掌摩之，称摩丹田；用拇指或中指揉之，称揉丹田；用指端按之，称按丹田。摩 2 ~ 3 分钟；揉 100 ~ 300 次；按 1 分钟。

（5）肚角

【定位】 脐下 2 寸（石门），旁开 2 寸大筋。

【作用与主治】 健脾和胃、理气消滞、止痛。伤食、腹痛、腹泻。

【操作】 小儿仰卧位，用拇、食、中指三指拿之，同时向偏内上方做一推一拉一紧一松的轻微动作，称拿肚角；亦可用拇指或中指端按之，称按肚角，拿、按各 3 ~ 5 次。

3. 腰背部腧穴

（1）脊柱

【定位】 大椎至长强成一直线。

【作用与主治】 调阴阳、理气血、和脏腑、通经络、培元气、清热。主治疳积、呕吐、腹痛、腹泻、便秘、发热、惊风、夜啼。

【操作】 用食、中二指面自上而下做直推，称推脊；用捏法自下而上称为捏脊，每捏三下再将背脊皮提一下，称为捏三提一法。推 100 ~ 300 次；捏 3 ~ 5 次。

（2）七节骨

【定位】 第四腰椎至尾椎骨端（长强）成一直线。

【作用与主治】 温阳止泻、泻热通便。虚寒腹泻、久痢、肠热便秘。

【操作】 用拇指桡侧面或食、中指腹自下向上推之，称推上节骨；自上而下推之，称推下节骨。推 100 ~ 300 次。

（3）龟尾

【定位】 尾椎骨端。

【作用与主治】 调理肠腑。主治腹泻、便秘、脱肛。

【操作】 用拇指或中指端揉之，称揉龟尾，揉 100 ~ 300 次。

4. 四肢部腧穴

（1）脾经

【定位】 拇指桡侧缘，自指尖至指根成一直线。

【作用与主治】 健脾补气、清热利湿、化痰止咳、和胃消食。主治食欲不振、胃脘痞满、腹泻、痢疾、黄疸。

【操作】 用左手拇、食两指捏住小儿拇指，使其微屈，用右手拇指自小儿拇指尖推向拇指根，称补脾经；如将小儿拇指伸直，自拇指根推向拇指尖，称清脾经；如往返用力推之，称清补脾经。推100～500次。

（2）肝经

【定位】食指末节螺纹面。

【作用主治】平肝泻火、熄风镇惊、解郁除烦。主治惊风、抽搐、烦躁不安、五心烦热、目赤肿痛。

【操作】自食指尖向其掌面末节指纹方向直推，称补肝经；自食指掌面末节指纹推向食指尖，称清肝经。操作100～500次。

（3）心经

【定位】中指末节螺纹面。

【作用与主治】清心泻火、养心安神。主治高热神昏、面赤、口舌生疮、小便短赤、惊风。

【操作】自中指尖向其掌面末节指纹方向直推，称补心经；自中指掌面末节指纹向指尖方向直推，称清心经，二者统称推心经。操作100～500次。

（4）肺经

【定位】无名指末节螺纹面。

【作用与主治】宣肺清热、疏风解表、化痰止咳、补益肺气。感冒发热、咳嗽气喘、痰鸣、胸闷、鼻流浊涕、鼻渊。

【操作】自无名指尖向其掌面末节指纹方向直推，称补肺经；自无名指掌面末节指纹向指尖方向直推，称清肺经，二者统称为推肺经，操作100～500次。

（5）肾经

【定位】小指末节螺纹面。

【作用与主治】清利下焦湿热、补肾益脑、强健筋骨。膀胱湿热、小便短赤、腹泻、久病体虚、先天不足、多尿、遗尿、虚汗喘息。

【操作】自掌根向小指尖方向直推，称补肾经；自小指尖向其掌根方向直推，称清肾经，二者统称推肾经。操作100～500次。

（6）小肠

【定位】小指尖至指根尺侧边缘成一直线。

【作用与主治】清热利湿、滋阴补虚。主治小便短赤、多尿、遗尿、尿闭、腹泻、口舌生疮。

【操作】自小指尖向其指根方向直推，称补小肠；自小指根向其指尖方向直推，称清小肠，二者统称推小肠。操作100～300次。

（7）大肠

【定位】食指桡侧缘，自食指尖至虎口成一直线。

【作用与主治】清利肠腑、除湿热、导积滞、温中止泻、涩肠固脱。主治身热腹痛、痢下赤白、便秘、虚寒腹泻、脱肛。

【操作】自食指尖直推向虎口，称补大肠；自虎口直推向食指尖，称清大肠，二者统称推大肠。操作 100～300 次。

（8）肾纹

【定位】 手掌面，小指第二指间关节横纹处。

【作用与主治】 祛风明目、散瘀结。主治目赤肿痛、热毒内陷、鹅口疮、呼吸气凉、手足逆冷。

【操作】 拇指或中指端按揉之，称揉肾纹。操作 100～500 次。

（9）四横纹

【定位】 掌面食、中、无名、小指第一指间关节横纹处。

【作用与主治】 除烦退热、散瘀结、调和气血、消胀满。主治疳积、腹胀、消化不良、气血不和。

【操作】 拇指甲依次掐揉之，称掐四横纹；小儿四肢并拢，术者拇指端自食指横纹推向小指横纹处，称推四横纹。各掐 5 次；推 100～300 次。

（10）胃

【定位】 拇指掌面近掌端第一节（或大鱼际桡侧赤白肉际处）。

【作用与主治】 和胃降逆、除烦止渴、健脾胃、助运化。主治恶心、呕吐、呃逆、嗳气、烦渴善饥、食欲不振、腹胀、口臭、便秘、吐血衄血。

【操作】 自拇指根向掌根方向直推，称补胃经；从掌根向拇指根方向直推，称清胃经，二者统称为推胃经。

（11）板门

【定位】 手掌大鱼际平面。

【作用与主治】 健脾和胃、消食化滞、止泻、止呕。主治食欲不振、乳食停滞、腹胀、腹泻、呕吐、嗳气。

【操作】 用拇指端揉之或运之，称揉板门或运板门；自拇指根推向腕横纹，称板门推向横纹，自腕横纹推向板门，称横纹推向板门。揉、推各操作 100～300 次。

（12）内劳宫

【定位】 掌心中，屈指时中指与无名指之间的中点。

【作用与主治】 清热除烦、熄风凉血。主治发热、五心烦热、口舌生疮、烦渴、齿龈糜烂、便血。

【操作】 中指端揉之，称揉内劳宫；用拇指自小指根掐运起，经掌小横纹（掌面食、中、无名、小指掌指关节横纹处）、小天心（大小鱼际交接处凹陷中）至内劳宫，称运内劳宫，又称水底捞明月。

（13）运土入水、运水入土

【定位】 掌面，大指根至小指根，沿手掌边缘成一弧形曲线。

【作用与主治】 健脾助运、润燥通便；清脾胃湿热，利尿止泻。主治脾胃虚弱、食欲不振、肚大青筋、便秘、湿热内蕴、少腹胀满、小便短赤、呕吐泄泻、痢疾。

【操作】 自拇指根沿手掌边缘，经小天心推运至小指根，称运土入水；自小指根沿手掌边缘，经小天心推运至大指根，称运水入土。操作 100～300 次。

（14）二扇门

【定位】 手背中指根本节两侧凹陷处。

【作用与主治】 发汗透表、退热平喘。主治感冒、发热无汗、痰喘气粗、呼吸不畅、急惊风。

【操作】 拇指掐之，称掐二扇门；拇指端或食、中指端揉之，称揉二扇门。掐 3～5 次；揉 100～500 次。

（15）威灵

【定位】 手背二、三掌骨歧缝间。

【作用与主治】 开窍醒神。主治惊风、昏迷不醒。

【操作】 用拇指甲掐之，称掐威灵。操作 5～10 次，或醒后即止。

（16）精宁

【定位】 手背四、五掌骨歧缝间。

【作用与主治】 行气、破结、化痰。主治气吼痰喘、痰食积聚、疳积、干呕、急惊风、昏厥。

【操作】 用拇指甲掐之，称掐精宁。操作 5～10 次。

（17）三关

【定位】 前臂桡侧，阳池至曲池成一直线。

【作用与主治】 发汗解表、温阳散寒。主治风寒感冒、疹出不畅、斑疹、病后体虚、四肢乏力、畏寒、腹痛、腹泻。

【操作】 用拇指桡侧面或食、中指面自腕推向肘，称推三关；屈小儿拇指，自拇指外侧端推向肘，称大推三关。推 100～300 次。

（18）天河水

【定位】 前臂正中、腕横纹至肘横纹成一直线。

【作用与主治】 清热解表、泻火除烦。主治外感发热、内热、潮热、烦躁不安、口渴、弄舌、惊风。

【操作】 用食、中指面自腕推向肘，称清（推）天河水；用食、中指蘸水自腕横纹，一起一落弹打至肘横纹，同时用口吹气随之，称打马过天河。操作 100～300 次。

（19）箕门

【定位】 大腿内侧，膝盖上缘至腹股沟成一直线。

【作用与主治】 利尿。主治癃闭、水泻、小便短赤不利。

【操作】 小儿仰卧，两腿自然伸直，用食中二指自膝盖上缘推至腹股沟处，称推箕门。操作 100～300 次。

三、推拿介质的种类与作用

（一）推拿介质

推拿介质是指在推拿操作中起润滑和保护皮肤及提高功效的物质。也称推拿递质。

推拿介质的应用，在我国有悠久的历史，古代将各种药物制备成膏作为推拿的介质，称为膏摩。随着推拿科学的发展，推拿介质的种类也越来越丰富，除膏剂外，还有油剂、粉剂等。

1. 介质的种类

（1）膏剂：用药物加适量的赋形剂，调配而成的药膏，如冬青膏等。由于药物组成及功效不同，可产生各种不同的效果和作用。

（2）粉剂：用具有润滑、吸潮的物质制成粉末状的剂型。如滑石粉、爽身粉、痱子粉等。一般多在夏季应用。

（3）油剂：油脂类物质。如红花油、松节油、麻油等，可增强手法的透热效果。

（4）水剂：即可用清凉水，加强清热退烧的作用；也可用新鲜葱白、生姜、薄荷等捣碎取汁；或将药物用75%乙醇溶液或白酒浸泡而成。一般冬秋季多用葱、姜水，春夏季多用薄荷水。还可用正骨水、伤筋药水等。

（5）蛋清：用鸡蛋清涂在施术部，产生润滑、清凉皮肤的作用，多用于发热性疾病。

（6）其他：按摩乳胶、凡士林、开塞露等均可应用。

2. 介质的作用

（1）润滑皮肤，便于手法操作。

（2）利用和发挥药物作用，提高推拿效果。

（3）减轻刺激，易于小儿耐受。

四、推拿意外的预防及处理

在推拿操作过程中，不按规范动作和要求进行操作，必然会发生一些不良反应，造成医原性损伤甚则危及生命。因此，在临证时，一定要注意手法的技巧性，掌握好推拿的适应证和禁忌证，从而防止推拿意外的发生。

（一）晕厥

1. 原因　推拿操作造成晕厥的原因是受术者精神过于紧张，或体质虚弱、或过饥过饱、或过于疲劳、或推拿手法过重、或体位不当、或推拿时间过长等。

2. 处理　发生晕厥后首先立即停止手法操作，将受术者平卧，采取头低脚高位，松解衣带，轻者静卧片刻，或饮温开水或糖水后即可恢复正常；重者可掐人中、按压内关、擦涌泉等急救腧穴，必要时采取中西医综合急救措施。

3. 预防　为了防止晕厥的发生，对于过度精神紧张者，做好思想解释工作，消除其对推拿的恐惧感；体质虚弱者，手法不宜过重，尽量采取卧位；过饥、过饱或空腹者，一般不宜做推拿；保持室内空气新鲜和疏通，环境宜安静，有利于预防晕厥的发生。

（二）疼痛加重

1. 原因　在推拿操作过程中，有时会发生疼痛加重的现象。一是由于初次推拿，身体对于手法在局部施术不适应，常会出现疼痛加重的情况，一般属正常现象，过1～

2天即可自行消失。二是由于手法过重或滞涩或用力不当，造成肌肉的损伤、韧带撕裂等，轻者在3～5天疼痛可缓解或消失，若不能缓解可在局部施以轻柔的按、揉、摩等法，或配以热敷、或穴位注射药物，以消除疼痛。

2. 预防 操作中尽量做到手法轻柔和缓，以受术者能耐受为宜。

（三）皮肤损伤及皮下出血

1. 原因 手法生硬，用力过猛，或操作时间过长。

2. 处理 对于表皮破损，轻者无须处理，重者涂以龙胆紫。注意破损局部的清洁，以防感染。对于较轻的皮下出血，局部施以轻快的揉、摩手法即可，切不可应用热敷；较明显的皮下出血，可服用活血化瘀药物或冲服云南白药等。

3. 预防 为了防止皮肤破损和皮下出血，一定要掌握好手法的刺激量和熟练程度。

（四）骨关节的损伤

1. 原因 对正常关节或半关节的生理活动度掌握不到位，手法过于粗暴，运动关节类手法不熟练，用力欠稳当。损伤后的表现为骨折、关节脱位、颈腰椎损伤的截瘫。

2. 处理 发生骨折、脱位要立即整复固定或按骨伤科常规处理；发生截瘫应及时转送外科处理。

3. 预防 为了防止骨关节损伤的发生，尤其对于小儿和老年者在做按、扳、摇等手法时，用力不可过猛，手法不宜过重；运动关节类手法应在其生理活动范围内进行，不可大幅度超范围运动，用力由轻到重，活动范围由小逐渐加大；操作中密切关注受术者的耐受情况，从而避免骨关节的损伤。

总之，正确掌握手法的动作要领，提高手法的技巧性和熟练程度，加强手法基本功的训练，是防止推拿意外发生的关键环节。

五、推拿注意事项

（1）为了保证推拿操作的时间和效果，必须使受术者有一个舒适的体位，并且便于施术者操作。常用的体位有仰卧位、俯卧位、侧卧位、端坐位、俯伏坐位等。

（2）仪表端庄，态度既和蔼亲切又严肃，操作时要认真，不能边操作边谈笑。经常修剪指甲，避免操作时损伤受术者皮肤。

（3）手法要求持久、有力、均匀、柔和、深透。要熟练掌握各种手法，且能在临床上灵活运用，必须经过一段时间的练习和临证实践，才能由生疏到熟练，由拙到巧，进而达到得心应手，运用自如。

（4）在操作过程中，除擦、推、掐等手法直接接触受术者皮肤外，其他手法操作必须用毛布巾或衣服覆盖受术的施术部位。

（5）要随时注意受术者对手法的反应，如有不适，应及时进行调整，防止意外事故的发生。

（6）年老体弱、久病体虚、极度疲劳、剧烈运动后、过饥过饱或酒醉者均不宜用或慎用推拿。孕妇的腰骶部、臀部和下腹部禁用推拿；如女经期不宜用或慎用推拿。

（7）某些感染性和传染性疾病，如丹毒、骨髓炎、化脓性关节炎、肝炎、肺结核不宜用推拿。

（8）有自发出血倾向、血液病或出血症，如尿血、便血、消化道出血、血小板减少性紫癜、血友病等不宜用推拿。

（9）严重的心、肺、脑、肾等脏器疾病及外伤出血、骨折早期、截瘫初期、烫伤和溃疡性皮炎的局部、骨质疏松症等禁用推拿。

思考题

1. 毫针法的目的是什么？
2. 何谓耳针法？
3. 说出针刺法、灸法、刮痧、拔罐法的注意事项。
4. 简述常用灸法的分类。
5. 小儿推拿特定穴位有哪些？
6. 简述小儿推拿常用的手法。

（刘健美）

下篇

中医临床常见病证护理

第十四章 内科病证护理

学习目标

1. 掌握常见内科疾病的护理要点。
2. 熟悉常见内科疾病的定义、西医相关疾病。
3. 了解各种内科疾病的病因病机。

第一节 外感病证

外感病证是指因感受外邪，正邪交争所引起的一系列病证，临床常见病证有“感冒”、“中暑”等。

一、护理概要

【护理评估】

1. 病因发病 外感病证的发生常与季节和环境因素有关，六淫之邪是主要致病因素。卫气的盛衰和御邪能力的强弱决定了是否发病。如冬春易发感冒、风温；夏季易发中暑；秋令易发秋燥；素体阳虚易受风寒；阴虚内热易感风热燥邪；湿邪内盛则易感受外湿等。

2. 四诊资料 恶寒，发热或壮热，鼻塞流涕，头痛咽痛，身重身痛，无汗或汗出不止，或咳嗽，或恶心呕吐，食欲不振，舌苔薄白或薄黄，舌淡红或润或干，脉浮紧或浮数。

【护理问题】

1. 风寒束肺 外感风寒，邪客肺卫，肺气失宣，故恶寒、发热、头痛、身痛、无汗。

2. 风热犯肺 外感风热，上扰肺卫，肺失清润，故口唇鼻咽干燥、干咳少痰或无痰。

3. 燥邪犯肺 外感燥邪，肺津受伤，肺失滋润，清肃失职，故口舌干燥。

4. 暑湿犯肺 外感暑湿，肺气不宣，阻塞气机，致肢体酸痛，头昏重，咳嗽痰黏，胸闷泛恶；或闭塞清窍，阴阳气血失和，致汗出，高热，甚至神昏，抽搐。

【护理措施】 患者应注意休息；居室内保持空气新鲜，温度适宜，避风寒；饮食宜清淡，多饮开水；寒热者宜加厚衣被，壮热者可物理降温；中暑病人应迅速转移到通风凉爽处。

二、病证举要

（一）感冒

【概述】 感冒是人体感受外邪引起的一种病证，以鼻塞流涕、头痛、咳嗽、恶寒发热、全身不适等为主要临床表现。本病四季皆可发病，尤以冬春多见。如果病情严重，在一个时期内广泛流行，传染迅速，称为时行感冒。

西医学中的上呼吸道感染、流行性感冒可参照本病辨证施护。

【病因病机】

1. 外邪侵袭　气候骤变、淋雨受凉、汗出伤风，风邪兼夹其他当令之气侵袭人体，或四时六气反常，天时疫疠之气伤人。邪毒自口鼻或皮毛而人，导致卫表不和，肺失宣降而发病。

2. 正气不足　素体正气虚弱，人体御邪能力不足，外邪入侵而发病。

【护理总则】 辨别风寒风热，注意解表药的煎法和服药后的护理。

【辨证施护】

1. 风寒感冒

证候：恶寒重，发热轻，无汗，鼻塞，声重，喷嚏，时流清涕，咳嗽咽痒，咳痰清稀色白，口不渴，头身疼痛，舌苔薄白，脉浮或浮紧。

调护原则：辛温解表，宣肺散寒。

调护方法：

（1）药物方法：荆防败毒散加减。不宜久煎，宜温热服用。

（2）针推方法：针刺风池、风门、列缺、合谷，用泻法。取大椎、身柱、大杼、风门、肺俞拔火罐。头痛者，可按摩印堂、太阳、头维、鱼腰、百会等穴；肢体疼痛者，可按摩局部。

（3）饮食方法：饮食宜清淡，忌生冷、油腻、辛辣之品。可多饮热水和热粥，或用生姜10g，葱白3根，红糖适量，煎汤热服，以助发汗。

（4）生活护理：病室内温、湿度适宜，空气新鲜，避免直接吹风，室内定期消毒，感冒流行季节，注意预防，可用食醋熏蒸法（每$m^3$5～10ml，加水1～2倍稀释，熏2小时）或大蒜液滴鼻法（10%大蒜液加适量甘油，每日滴3～5次，每次1滴）。注意防寒保暖，随时增减衣服，避免受凉，防止复感。

2. 风热感冒

证候：发热重，微恶风寒，汗出，头痛，咳嗽痰黄黏稠，咽喉红肿疼痛，鼻流黄浊涕，口渴欲饮，舌苔薄黄，舌边尖红，脉浮数。

调护原则：辛凉解表，宣肺清热。

调护方法：

（1）药物方法：银翘散加减。汤药宜轻煎，香气大出即停煎。感冒流行期间，可用贯众15g，板蓝根30g水煎服，或贯众15g，泡水代茶饮，连用2~3日。

（2）针推方法：针刺列缺、合谷、风池、外关、大椎、曲池。可取大椎、曲池点刺放血。可按摩印堂、太阳、迎香、风池、曲池、合谷等穴。

（3）饮食方法：应多饮水，饮食宜清淡、凉润，多食用新鲜蔬菜水果，忌辛辣、油腻之品。

（4）生活护理：室温宜凉爽。高热病人应卧床休息，汗出后应及时用毛巾擦干，更换衣物。

3. 暑湿感冒

证候：身热，微恶风寒，无汗或少汗，肢体酸重疼痛，头昏重胀痛，咳嗽痰黏或口中黏腻，渴不多饮，胸闷泛恶，小便短赤，舌苔薄黄而腻，脉濡数。

调护原则：清暑、祛湿、解表。

调护方法：

（1）药物方法：新加香薷饮加减。夏月暑湿当令，可用藿香、佩兰各5g，薄荷2g，水煎服预防感冒。

（2）针推方法：针刺列缺、合谷、风池、外关、大椎、曲池，用泻法。可按摩印堂、太阳、迎香、风池、中府、足三里等穴。

（3）饮食方法：饮食宜清淡易消化，多食清热解暑之品，如西瓜、绿豆汤、薏米粥等，忌食生冷、甜、黏、油腻、煎炸之品。

（4）生活护理 居室宜凉爽、通风，保持空气清新。

（二）中暑

【概述】 中暑是由于酷暑高温所引起的病证，临床以头晕、汗出、泛恶，甚则高热、神昏、抽搐为主要特征。中暑有轻重之分，轻者称伤暑，仅有头晕、恶心、口渴、汗出、乏力等症；重者称中暑，可见高热、神昏、抽搐等危候。

西医学本病亦称中暑，参照本证辨证施护。

【病因病机】

本病多由于在盛夏烈日或高温环境下工作，感受暑热邪气，导致清窍闭塞、升降失常、阴阳气血失和而发病。

【护理总则】 辨别轻重缓急，迅速将病人置于通风凉爽处，以利散热。

【辨证施护】

1. 伤暑

证候：发热，面红，胸闷，口渴，乏力，脉虚数。

调护原则：清热生津。

调护方法：

（1）药物方法：选用藿香正气水；或金银花60g、绿豆100g，水煎服；或用鲜荷花或鲜荷叶适最，水煎服。

（2）针推方法：大椎、曲池、内关、合谷、足三里，用泻法。可在脊背两侧、颈部、肘窝、腘窝处刮痧。

（3）饮食方法：宜淡盐水、绿豆汤或西瓜汁频饮。

（4）生活护理：将患者迅速移至凉爽通风处，以利于散热，高热者应使用物理方法降温。

2. 中暑

证候：高热，恶心呕吐，头晕，脉洪数，甚则晕厥，抽搐，或面色苍白，皮肤湿冷，脉细弱无力。

调护原则：清心开窍，养阴熄风。

调护方法：

（1）药物方法：高热、晕厥者，选用安宫牛黄丸、至宝丹或紫雪丹。安宫牛黄丸长于清热解毒，至宝丹长于芳香辟秽，紫雪丹兼能熄风。

（2）针推方法：高热者，可针刺大椎、曲池、合谷、少商穴，用泻法；神昏者，加刺人中、内关、十宣穴；抽搐者，加承山穴；肢冷脉微者，灸百会、神阙、关元穴。

（3）饮食方法：若患者神清，应频饮凉淡盐水、绿豆汤、西瓜汁。

（4）生活护理：将患者迅速移至凉爽通风处，高热者应物理降温。

（5）情志护理：安慰患者，减轻患者紧张情绪。

第二节　肺系病证

肺系病证是指肺脏感受外邪或肺气虚弱，导致肺的气机升降出入失常而引发的一类疾病。临床常见者，有咳嗽、喘证等。

一、护理概要

【护理评估】

1. 病因发病　肺系疾病的发生有外感和内伤两种原因。肺主皮毛，又为娇脏，外邪入侵，首先伤肺，出现肺系症状；如外感不愈，日久可以转为内伤，或为肺气亏虚，或为肺阴耗伤。肺的病证有虚有实。邪实可有寒闭、热壅、痰阻等证；正虚有肺气亏虚和肺阴耗伤等证。

2. 四诊资料　咳嗽，吐痰或黄或白，或清稀或干咳无痰，胸闷，气急，气喘，或伴咽痒咽干，或伴寒热，头痛、身酸楚，或伴乏力、自汗、潮热、盗汗。

【护理问题】

1. 肺气失宣　外邪犯肺，肺失宣降，故咳嗽，气喘，吐痰。

2. 肺气上逆　外邪犯肺，或肺脏虚弱，导致肺气不利，失于清肃，故胸闷，气急，气喘。

3. 卫表不和　外邪侵袭肌表肺卫，故寒热，头痛，身体酸楚。

4. 肺气亏虚　久病耗伤肺气，故自汗，气短，乏力。

5. 寒邪犯肺　外感寒邪，肺气不宣，寒饮内阻，失于清肃，故咳嗽，气喘，痰白清稀。

6. 邪热蕴肺 外感风热，或寒郁化热，致使热邪蕴肺，痰热内阻，肺失清肃，故咳嗽，气喘，吐痰黄稠。

7. 痰浊阻肺 感受外邪，咳喘日久，以致肺不布津；或脾气虚弱，聚湿成痰，上渍于肺，故咳嗽，气喘，痰多色白黏稠。

8. 阴虚肺燥 外邪伤肺，耗伤肺津；或气血亏虚，久咳伤肺，以至肺阴不足，故干咳无痰，咽痒喉干，潮热盗汗。

9. 肾气不固 咳喘日久及肾，或劳欲伤肾，致气无所主，肾失摄纳，故呼多吸少，气不得续，动则尤甚，腰膝酸软，畏寒肢冷，咳嗽少气。

【护理措施】 注意起居饮食，居处保持空气新鲜，避免烟尘刺激，注意温湿度；忌食辛辣刺激、过咸和肥甘甜腻食品；鼓励积极咳痰、排痰。

二、病证举要

（一）咳嗽

【概述】 咳嗽是指以咳嗽、咯痰为主要表现的一种病证。有声无痰谓之咳，有痰无声谓之嗽，但在临床上一般都是痰声并见，故统称咳嗽。

西医学中的上呼吸道感染、支气管炎、支气管扩张、肺炎、肺结核等病，可参照本病证进行辨证施护。

【病因病机】

咳嗽的病因有外感、内伤之别。

1. 外感六淫 风寒湿燥之邪侵袭于肺，使肺失宣降，肺气上逆而咳嗽。

2. 内邪伤肺 情志不畅，肝郁化火以致木火刑金；饮食不节，脾失健运而生痰；素体肺虚或久病，耗伤气阴，致肺脾气虚或肝肾两虚。各种因素导致的痰、火之邪，上扰于肺，肺失宣降，肺气上逆而发咳嗽。

【护理总则】 辨别外感与内伤。外感者宜宣肺散邪，内伤者辨明邪正虚实，祛邪扶正。

【辨证施护】

1. 风寒袭肺

证候：咳嗽声重，痰稀色白，伴鼻塞流清涕，恶寒发热，头身疼痛等表证，舌苔薄白，脉浮或浮紧。

调护原则：疏风散寒，宣肺止咳。

调护方法：咳剧时，可饮用热梨汁、枇杷汁、柑橘汁等以止咳化痰。

（1）药物方法：止嗽散或杏苏散加减。煎汤热服，服药后饮热粥并盖被，以加强发散之力，驱邪外出。

（2）针推方法：针刺肺俞、列缺、合谷、天突、风门、外关，用泻法。

（3）饮食方法：饮食宜淡、易于消化，忌食生冷、油腻。可用白萝卜一个切片，甜杏仁10g捣碎去皮尖，冰糖30g，蒸熟热服，连用7天。咳嗽剧烈可服枇杷水、川贝冰糖水。

（4）生活护理：保持室内空气清新，注意保暖，避免刺激性气体，戒烟。

2. 风热犯肺

证候：咳嗽频剧，气粗，口干咽痛红肿，咯痰不爽，痰色黄稠，伴头痛、身热，口渴、汗出，舌苔薄黄，脉浮数。

调护原则：疏风清热，宣肺止咳。

调护方法：

（1）药物方法：桑菊饮加减。汤药宜轻煎温服。

（2）针推方法：针刺肺俞、列缺、合谷、天突、大椎、曲池等穴，咽喉肿痛配少商、尺泽。

（3）饮食方法：饮食清淡、易消化，忌食辛辣、油腻、刺激性食物，戒烟酒。可服枇杷叶粥。鲜枇杷叶 15g，水煎去渣后，入粳米适量，煮粥服用。

（4）生活护理：高热病人可物理降温。

3. 风燥伤肺

证候：咽痒干咳，连声作呛，咽喉干痛或痒，唇鼻干燥，无痰或少痰，粘连成丝，不易咯出，或痰中带血，伴头痛、鼻塞，恶风、发热，口干，舌红少津，舌苔薄黄而干，脉细数。

调护原则：疏风清热，润肺止咳。

调护方法：

（1）药物方法：桑杏汤加减。汤药分多次频服，以滋润口咽部。

（2）针推方法：针刺肺俞、太渊、脾俞、丰隆、太白、三阴交等穴，平补平泻。

（3）饮食护理：多食藕或藕粉、梨、荸荠、西瓜、蜂蜜等清凉润肺食品。

（4）生活护理：室内空气宜湿润，可常在地面洒水，空气流通，避免直接吹风，以免加重病情。

4. 痰湿蕴肺

证候：咳声重浊，晨起咳甚，痰黏腻成块，色灰白，伴胸闷、呕恶、食少、困倦乏力，舌苔白腻，脉濡滑。

调护原则：健脾燥湿，化痰止嗽。

调护方法：

（1）药物方法：二陈汤合三子养亲汤加减。汤剂温服。

（2）针推方法：针刺肺俞、太渊、脾俞、丰隆、太白等穴，平补平泻。

（3）饮食护理：忌烟酒、辛辣、肥腻等助湿生痰之物，可常食用莱菔子、柑橘、梨、枇杷、百合等有健脾燥湿、降气化痰作用的食品。

（4）生活护理：保持室内空气清新，注意劳逸结合，不宜思虑过度，以免伤脾生痰。患者宜常坐位拍背，以助排痰。

5. 痰热郁肺

证候：咳嗽气促，或喉中有痰声，痰多，质黏厚或稠黄，咯吐不爽，口干而黏，渴欲饮水，舌红苔黄腻，脉滑数。

调护原则：清热化痰，肃肺止咳。

调护方法：

（1）药物方法：清金化痰汤加减。

（2）针推方法：针刺肺俞、尺泽、大椎、曲池等穴，用泻法。

（3）饮食护理：饮食宜清淡，忌辛辣，戒烟酒。可用鸭梨一只去皮核，川贝 10g，煮熟，食梨饮汤。

（4）生活护理：保持室内空气清新，温度宜偏低。

6. 肺阴亏耗

证候：干咳无痰，或痰少而黏，或痰中夹血，口干咽燥，午后及夜晚咳剧，伴潮热、颧红、手足心热，消瘦、盗汗，舌红少苔，脉细数。

调护原则：滋阴润肺，化痰止咳。

调护方法：

（1）药物方法：沙参麦冬汤加减。

（2）针推方法：针刺肺俞、太渊、三阴交等穴，用补法。

（3）饮食护理：饮食可选清凉滋润之品，如梨、枇杷、蜂蜜、甲鱼、木耳、鱼肚等，忌食辛辣、油腻、烟酒，以防伤阴助火。可服粳米阿胶粥，阿胶 10g 烊化后入粳米粥一碗，服食。亦可用沙参、麦冬煎汤代茶饮。

（4）生活护理：应经常观察病人的体温和病情变化，室内宜湿润，温度要适宜，空气要清新。

（二）喘证

【概述】 喘证是指以呼吸困难，甚至张口抬肩，鼻翼煽动，不能平卧为主要临床表现的一种病证。

西医学中的喘息型支气管炎、肺部感染、肺炎、肺气肿、心源性哮喘、肺结核、矽肺、癔病等出现喘证的临床表现者可按本病证进行辨证施护。

【病因病机】 本病多由外感和内伤导致肺气上逆，宣降失职，或气无所主，肾失摄纳而成。前者多属实证或邪实正虚；后者多为虚证。

1. 外邪犯肺　感受风寒、风热之邪，邪壅于肺，肺失宣降，肺气上逆而喘。

2. 痰浊内蕴　肺气受阻，气津失布，津聚成痰，或饮食不节，嗜食肥甘，致脾失健运，聚湿生痰。痰湿阻遏气道，气机不利，失于肃降，上逆而喘。

3. 情志失调　郁怒伤肝，肝气横逆犯肺，或肝失条达，气失疏泄，肺气闭阻。肺失肃降，上逆而喘。

4. 劳欲久病　久病肺弱，气失所主而作喘，或劳欲伤肾，肾精内竭，摄纳无权，根本不固，逆气上奔而喘。

【护理总则】 辨明虚实病位。实喘治肺，祛邪利气；虚喘治肺肾，以肾为主，培补摄纳。

【辨证施护】

1. 风寒束肺

证候：呼吸急促，胸部满闷，痰多清稀色白，口不渴，兼恶寒、无汗，头身疼痛，苔薄白而滑，脉浮紧。

调护原则：宣肺散寒，化痰平喘。

调护方法：

（1）药物方法：麻黄汤加减。喘重者加二陈汤。汤剂宜趁热服用。

（2）针推方法：针刺风门、肺俞、膻中、列缺、尺泽等穴，用泻法。按摩定喘、风门、肺俞、膈俞，直擦背部膀胱经，温热为度。

（3）饮食护理：饮食忌生冷及肥甘厚腻之品。可服杏仁粥，杏仁10g，粳米适量，煮粥服食。

（4）生活护理：病室宜温暖，注意病人的防寒，适当添加御寒衣物，保持室内空气清新，避免刺激性气体，戒烟。

2. 痰热壅肺

证候：喘促气涌，胸胁胀满，痰多黏稠色黄，兼发热、汗出，口渴喜冷饮，尿赤便秘，苔黄腻，脉滑数。

调护原则：清热化痰，宣肺平喘。

调护方法：

（1）药物方法：桑白皮汤加减。汤剂宜凉服。

（2）针推方法：针刺丰隆、肺俞、膻中、列缺、尺泽等穴，喘重加天突、定喘等穴，用泻法。按摩定喘、风门、肺俞、膈俞，直擦背部膀胱经，温热为度。

（3）饮食护理：饮食可选用梨、橘、枇杷、蜂蜜等清润化痰、降气之品。

（4）生活护理：病室宜经常通风，温度、湿度适宜。咳痰不爽者可用雾化吸入。

3. 痰浊阻肺

证候：喘而胸满窒闷，咳嗽痰多色白黏稠，咯吐不爽，伴呕恶纳呆，口黏不渴，苔白厚腻，脉滑。

调护原则：化痰降逆，宣肺平喘。

调护方法：

（1）药物方法：二陈汤合三子养亲汤加减。

（2）针推方法：针刺肺俞、丰隆、脾俞、膻中、列缺、尺泽等穴，用泻法。按摩定喘、风门、肺俞、尺泽、内关、丰隆等穴。

（3）饮食护理：饮食宜清淡，忌食肥甘厚味，以防助湿生痰。可服山药大枣粥，以山药60g，大枣10枚，粳米适量，煮粥服用。

（4）生活护理：保持室内空气清新，注意劳逸结合，不宜思虑过度，以免伤脾生痰。患者宜常坐位拍背，以助排痰。痰多阻塞肺窍，呼吸不利，可吸痰；咯痰不爽可用超声雾化吸入。

4. 肺虚咳喘

证候：喘促气短，声低懒言，倦怠乏力，自汗畏风，易感冒，咯痰稀薄，舌苔薄白，脉细弱。

调护原则：补肺、益气、定喘。

调护方法：

（1）药物方法：补肺汤合玉屏风散加减。气阴两虚用生脉散。

（2）针推方法：针刺肺俞、气海、太渊等穴，用补法。横擦前胸上部及背部心俞、肺俞区域，透热为度，按摩肺俞、肾俞、脾俞。

（3）饮食护理：饮食宜清淡可口，营养适当。可服山药茯苓粥，山药60g，茯苓15g，水煮去渣取汁，入大米适量，煮粥服用。

（4）生活护理：保持室内温度，避风寒，及时添加衣物，并加强锻炼。

5. 肾虚咳喘

证候：喘促日久，呼多吸少，气不得续，动则尤甚，腰膝酸软，畏寒肢冷，咳嗽少气，痰稀色白，舌胖苔薄，脉沉细弱。

调护原则：补肾、纳气。

调护方法：

（1）药物方法：金匮肾气丸合参蚧散加减。

（2）针推方法：针刺或艾灸肾俞、命门、气海、关元、三阴交、神阙等穴。用补法。直擦背部督脉，横擦腰部肾俞、命门一线，透热为度，按摩肺俞、肾俞。

（3）饮食护理：饮食可用山药、扁豆、桑椹、核桃、莲子、黑木耳等做羹粥食用。

（4）生活护理：注意卧床休息，避免劳累，避风寒，适度锻炼。

第三节　脾胃病证

脾主运化，胃主受纳，共同完成对饮食的消化、吸收和输布。脾胃病证，主要是饮食的消化吸收障碍。临床上常见的有呕吐、胃痛、腹痛、泄泻、便秘等。

一、护理概要

【护理评估】

1. 病因发病　脾胃为气血生化之源，后天之本。脾主运化水谷，胃主受纳腐熟，脾升胃降，燥湿相济，共同完成对饮食物的消化吸收。如起居不慎、饮食不节、思虑劳倦过度或其他脏腑之病传变，致使脾胃运化、受纳失职，升降失常，出现脾阳虚衰，运化失调，湿痰内生，或胃受纳腐熟障碍，胃气上逆等病证，有寒热虚实之分。

2. 四诊资料　脘腹疼痛或胀闷，食欲不振，恶心呕吐，嘈杂，嗳气，呃逆，泄泻或便秘，或乏力，消瘦。

【护理问题】

1. 气机郁滞　情志不畅，肝气犯胃，致使脾胃气机不利，故脘腹胀满或疼痛、嗳气。

2. 脾胃气虚　病久失养，正气虚耗，摄纳、运化无权，故食欲不振、乏力、消瘦。

3. 脾胃虚寒　脾胃虚损，劳倦过度，脉络失于温养，故腹痛。

4. 湿热内蕴　湿热中阻，气机不利，故腹痛、腹泻。

5. 寒邪犯胃　饮食生冷，寒邪直中脏腑，寒凝气滞，故腹痛喜暖。

6. 脾失健运　脾之运化失司，水湿内停，故食欲不振、泄泻。

7. 胃气上逆　外邪犯胃，饮食不节，情志失调或脾胃虚弱，致使胃失和降，故恶心、呕吐、嗳气、呃逆。

8. 饮食积滞　饮食不节，致使胃气壅滞，和降失司，故腹胀、腹痛、恶心呕吐、腹泻。

【护理措施】起居有常，饮食有节，防止暴饮暴食，不吃不洁净或有刺激性食物；避免情志刺激，保持良好精神状态；劳逸结合，注意休息。

二、病证举要

（一）呕吐

【概述】呕吐是指由于胃失和降，气逆于上，以致食物或酸水、苦水、痰涎等物从口吐出为主要临床表现的一类病证。有物有声谓之呕，有物无声谓之吐，无物有声谓之干呕。

西医学中的急性胃炎、胃神经官能症、贲门痉挛、幽门痉挛或梗阻、胰腺炎、胆囊炎等以呕吐为主症者，皆可参照本病证辨证施护。

【病因病机】

1. 外邪犯胃　感受寒、热、暑、湿之邪，或秽浊之气，侵犯胃腑，使胃失和降，水谷随气逆而上，发生呕吐。

2. 饮食不节　暴饮暴食，或过食生冷，或误食不洁之物，伤脾碍胃，胃失和降，上逆而致呕吐。

3. 情志失调　郁怒伤肝，肝失条达，横逆犯胃，胃气上逆；或忧思伤脾，致饮食不化，胃失和降，发生呕吐。

4. 脾胃虚弱　劳倦过度，病后体虚，或脾胃素虚，胃虚不能受盛水谷，脾虚不能化生精微，水谷停积胃中，上逆成呕。

5. 胃阴不足　热病伤阴，胃失濡养，不得润降而成呕吐。

【护理总则】辨明虚实，实者祛邪，虚者扶正，总以和胃降逆为原则。

【辨证施护】

1. 外邪犯胃

证候：突然呕吐，脘腹满闷，不思饮食，恶寒发热，头痛，舌苔白腻，脉濡缓。

调护原则：解表化浊，和胃降逆。

调护方法：

（1）药物方法：藿香正气散加减。饭后30分钟左右热服。或以生姜10g，半夏10g水煎服。

（2）针推方法：针刺上脘、中脘、足三里、内关、胃俞、公孙等穴。

（3）饮食护理：饮食宜少量，清淡。生姜汁一匙，蜂蜜一盅，调匀后温服。

（4）生活护理：室温宜温暖，避风寒。

2. 饮食停滞

证候：呕吐酸腐，脘腹胀满，嗳气厌食，食后更甚，吐后反快，大便腐臭，便秘或溏，苔厚腻，脉弦滑。

调护原则：消食导滞，降逆止呕。

调护方法：

（1）药物方法：保和丸加减。饭后温服。或以陈皮10g，生姜3片，水煎服。

（2）针推方法：针刺中脘、足三里、内关、胃俞、公孙等穴。用泻法。顺时针摩腹，按揉足三里。

（3）饮食护理：适当控制饮食，必要时可禁食12～24小时。可用山楂30g，粳米100g，砂糖10g，煮粥服食。

（4）生活护理：呕吐时不宜止吐，吐后不宜立即进食。

3. 肝气犯胃

证候：呕吐吞酸，嗳气频繁，胸胁胀满，善太息，因情志不遂加重，舌边红，苔薄白，脉弦。

调护原则：疏肝理气，降逆止呕。

调护方法：

（1）药物方法：四逆散合半夏厚朴汤加减。汤剂稍凉后服用。

（2）针推方法：针刺中脘、足三里、内关、公孙、阴陵泉、太冲等穴。用泻法。

（3）饮食护理：饮食宜清淡，忌油腻辛辣之品。可食用番茄、萝卜、金橘等疏肝理气的食物。亦可以白萝卜榨汁服用，每次一小杯，一日3次。

（4）生活护理：保持环境宁静、清洁，室温宜偏凉，光线宜柔和。

（5）情志护理：了解病人思想，予以疏导，保持乐观情绪。

4. 脾胃虚寒

证候：饮食稍有不慎，即易呕吐，时作时止，面色㿠白，气短懒言，倦怠乏力，四肢不温，大便溏薄，舌质淡，脉濡弱。

调护原则：温中健脾，和胃止呕。

调护方法：

（1）药物方法：理中汤加减。汤剂空腹热服。或以肉桂、沉香粉各1g，吞服。亦可热熨胃脘部，以助止呕。呕吐时，用掌心在病人胃脘部自上而下按摩或轻拍背部。

（2）针推方法：针刺上脘、中脘、足三里、胃俞、脾俞等穴。用补法。

（3）饮食护理：宜少食多餐，饮食注意温热、细软，可用人参3g，白茯苓15g，生姜 5g，粳米 100g，煮粥服食。或以蜂蜜 30g，姜汁一汤匙，调匀温服。

（4）生活护理：保持室内温暖，阳光充足。

5. 胃阴不足

证候：呕吐反复发作，呕吐量少，或仅吐涎沫，时作干呕，咽干口燥，饥不欲食，舌红少苔，脉细数。

调护原则：益胃生津，和胃止呕。

调护方法：

（1）药物方法：麦门冬汤加减。汤剂空腹热服。或以乌梅肉 120g，蜂蜜 120g，熬膏，日服 3 次，每次 20ml。

（2）针推方法：针刺上脘、中脘、足三里、胃俞、脾俞等穴。用补法。

（3）饮食护理：饮食宜细软多汁，少食多餐，禁食烟酒、辛辣等伤阴之品。多进滋补品、水果，如牛奶、豆浆、淡水鱼类、西瓜、梨、菠萝等。或用鲜芦根 30g、石斛 10g 煎汤代茶饮。或用银耳 10g，百合 30g，粳米适量，煮粥服食。亦可饮西瓜汁。

（4）生活护理：室温宜凉爽，光线宜柔和，湿度可偏高。

（二）胃痛

【概述】 胃痛，又称胃脘疼，是指以上腹部（剑突下）经常疼痛为主要临床表现的一种疾病，常伴有嗳气、泛恶、脘闷、大便不调等症状。

西医学中的急、慢性胃炎、消化性溃疡、胃痉挛、胃神经官能症、胃下垂等疾患，均可参照本病辨证施护。

【病因病机】

1. 寒邪犯胃　外感寒邪或过食寒凉，使胃气不和，而致胃痛。

2. 饮食伤胃　饮食不节，暴饮暴食，损伤脾胃，导致气机壅滞，胃气升降失和而发生胃痛。

3. 肝气犯胃　情志内伤，肝失疏泄，气机郁滞，横逆犯胃，胃失和降，乃作胃痛。

4. 脾胃虚弱　素体脾胃虚弱，或饮食所伤，或久病伤及脾胃，或肾阳不足，失于温煦，导致脾胃虚弱，中焦虚寒，胃失温养而作痛。

【护理总则】 辨明虚实寒热，审在气在血。分别以散寒、清热、扶正、祛邪、理气、活血之法治疗。总以和胃止痛为原则。

【辨证施护】

1. 寒邪客胃

证候：胃痛暴作剧烈，恶寒喜暖，得温痛减，遇寒疼痛加剧，口淡不渴，喜热饮，舌淡苔薄白，脉弦紧。

调护原则：温中、散寒、止痛。

调护方法：

（1）药物方法：良附丸加减。汤剂宜饭前热服。亦可服用生姜红糖汤或生姜胡椒汤。

（2）针推方法：针刺中脘、足三里、内关、公孙等穴。艾灸中脘、足三里。局部热敷。

（3）饮食护理：饮食宜软而热，忌生冷食品。可服用生姜红糖汤或黄酒一杯，温热顿服。

（4）生活护理：居室应温暖向阳，注意脘腹部保暖防寒。

2. 饮食停滞

证候：胃痛脘腹胀满，嗳腐吞酸，得食痛剧，拒按，恶心，呕吐不消化食物，吐后痛减，大便不爽，舌苔厚腻，脉弦滑。

调护原则：消食导滞，和胃止痛。

调护方法：

（1）药物方法：保和丸加减。

（2）针推方法：针刺天枢、内庭、足三里、内关等穴，用泻法。按摩中脘、气海、关元、天枢、足三里、脾俞、胃俞、肝俞等穴，或顺时针方向按摩腹部。

（3）饮食护理：适当控制饮食，或给予清淡流食，半流质，养成定时、定量的习惯。也可用曲末粥，以神曲30g煎取药汁，加入100g粳米煮粥服食。或炒莱菔子10g，与粳米同煮粥，连服1～2天。多食萝卜、金橘、苹果、山楂等有宽中理气作用之品。

（4）生活护理：生活起居有规律，保持大便通畅。

3. 肝气犯胃

证候：胃脘胀满，攻撑作痛，游走不定，胸闷，善太息，嗳气、矢气则舒，郁怒加重，舌淡苔薄白，脉弦。

调护原则：疏肝理气，和胃止痛。

调护方法：

（1）药物方法：柴胡疏肝散加减。疼痛发作时，可用木香粉1.5g，元胡粉1g调服。

（2）针推方法：针刺中脘、足三里、章门、太冲、行间、内关等穴。用泻法。按摩中脘、气海、关元、天枢、足三里、脾俞、胃俞、肝俞、膻中等穴。

（3）饮食护理：饮食宜清淡，少食生冷及甜黏食品，可食用萝卜、柑橘等有行气开胃作用的食品。亦可用橙皮10g、生姜10g，水煎服，每日2次。

（4）生活护理：保持居室温暖，环境安静清洁。

（5）情志护理：重视调节情志，保持情绪稳定，减少发作机会。

4. 瘀血停滞

证候：胃脘疼痛，如锥刺刀割，痛有定处，拒按，夜甚，或有呕血、黑便，舌质紫暗，有瘀斑瘀点，脉弦涩。

调护原则：活血化瘀，和胃止痛。

调护方法：

（1）药物方法：失笑散合丹参饮加减。或用阿胶10g烊化，加入三七粉0.5g，温开水送服。

（2）针推方法：针刺中脘、足三里、内关、梁丘等穴，用泻法。按摩中脘、气海、关元、天枢、足三里、脾俞、胃俞、肝俞。

（3）饮食护理：饮食应以流质或半流质饮食，忌用粗糙、坚硬之品。呕血、便血者应暂禁食。可用鲜藕汁1小杯煮沸，加入生鸡蛋1个，三七粉1g，混匀服用。每日2次。

（4）生活护理：保持居室温暖，环境安静清洁。密切观察病情变化，及时发现并发症并做出处理。

（5）情志护理：消除紧张和恐惧心理，加强情志护理。

5. 脾胃虚寒

证候：胃痛隐隐，时作时止，喜暖喜按，空腹痛甚，得食痛减，劳累或受凉后疼痛加重，神疲乏力，纳呆便溏，手足不温，舌淡苔白，脉细弱或沉迟。

调护原则：温胃散寒，健脾止痛。

调护方法：

（1）药物方法：黄芪建中汤加减。汤药水煎温服。或用附子理中丸。

（2）针推方法：针刺中脘、足三里、内关、脾俞、胃俞等穴，用补法。按摩中脘、气海、关元、天枢、足三里、脾俞、胃俞等穴。可热敷、热熨胃脘部，或拔火罐。

（3）饮食护理：饮食宜温热，可多食有补益温胃作用的食品，如桂圆、莲子、大枣、牛奶、鸡蛋、瘦肉、河虾、胡桃等。可用饴糖1~2匙，温水化服，每日3次。或用粳米100g煮粥，待米熟后下吴茱萸末3g，生姜、葱白少许服用。

（4）生活护理：病室应向阳，注意防寒保暖。

6. 胃阴亏虚

证候：胃脘隐痛，饥不欲食，口干咽燥，喜饮，五心烦热，消瘦乏力，大便秘结，舌红少津、少苔，脉细数。

调护原则：养阴清热，和胃止痛。

调护方法：

（1）药物方法：益胃汤或一贯煎合芍药甘草汤加减。

（2）针推方法：针刺中脘、足三里、内关、脾俞、胃俞等穴，用补法。按摩中脘、气海、天枢、足三里、脾俞、胃俞。

（3）饮食护理：可多食润燥、生津之品，如雪梨、莲藕、荸荠、百合、银耳、花生、蜂蜜等，忌食辛辣炙煿、烟酒、浓茶及咖啡等刺激之品。便秘时可用番泻叶泡水代茶饮，或常服蜂蜜。

（4）生活护理：病室应向阴，凉爽，清静，避免噪音。不宜用热敷等温热疗法。

（三）腹痛

【概述】 腹痛是指胃脘以下，耻骨以上部位发生以疼痛为主要临床表现的一类病证。多由脏腑气机不利，经脉失养而致。

西医学中的急性肠炎、急慢性肝、胆囊炎症、阑尾炎、胰腺炎、腹膜胃肠炎症、胃肠痉挛、盆腔疾患、寄生虫等以腹痛为特征的疾病，均可参照本病证辨证施护。

【病因病机】

各种病因导致脏腑失和，经脉痹阻，气血瘀滞，不通则痛。

1. 外邪入里 寒邪入侵，寒凝气滞，经脉受阻，不通则痛；湿热之邪，侵入腹中，湿热内结，使传导失职，腑气不通，不通则痛。

2. 饮食不节 暴饮暴食，致宿食内停；或恣食肥甘、辛辣之品，湿热内盛；或过食生冷，损伤脾阳；或饮食不洁，损伤脾胃，而致腹痛。

3. 情志失调 情志不遂，郁怒伤肝，使肝失疏泄，气血郁滞；忧思伤脾或肝气横逆犯脾，以致脾胃失和，气机不利，气滞血瘀，而为腹痛。

4. 素体阳虚 素体阳虚，脾阳不振；或过食寒凉，损伤脾阳；或肾阳不足，脾阳失温，导致气血不足，脏腑失其于温养而致虚寒腹痛。

【护理总则】 辨明虚实寒热，气滞血瘀。实则泻之，虚则补之，寒者热之，热者寒之，滞者通之，瘀者散之。

【辨证施护】

1. 寒凝腹痛

证候：腹痛急暴，得热痛减，遇寒加重，手足不温，口淡不渴，小便清利，舌淡，苔白，脉沉紧。

调护原则：温里散寒，理气止痛。

调护方法：

（1）药物方法：良附丸合正气天香散加减。或用附子理中丸。

（2）针推方法：针刺中脘、关元、内关、足三里、公孙等穴。腹部可热敷，局部按摩。

（3）饮食护理：饮食宜温热，忌生冷食品。可服用干姜粥，取干姜3g，高良姜3g，水煮去渣取汁，入粳米适量，煮粥服食。或服用生姜红糖汤。

（4）生活护理：居室应温暖向阳，注意腹部保暖防寒。

2. 热结腹痛

证候：腹部胀痛，痞满拒按，大渴引饮，小便黄赤，大便秘结，舌红，苔黄燥，脉滑数。

调护原则：泄热通腑，理气止痛。

调护方法：

（1）药物方法：大承气汤加减。

（2）针推方法：针刺中脘、关元、足三里、公孙等穴。用泻法。

（3）饮食护理：饮食宜清淡，忌食辛辣炙煿，多饮水。可用鲜藕500g，生姜50g，榨汁服用，一日数次。

（4）生活护理：居室宜安静凉爽，保持湿润。

3. 虚寒腹痛

证候：腹痛绵绵，时作时止，喜暖喜按，饥饿及劳累后加重，得食休息后痛减，少气懒言，倦怠乏力，便溏纳呆，畏寒肢冷，舌淡苔白，脉沉细。

调护原则：温中补虚，缓急止痛。

调护方法：

（1）药物方法：小建中汤加减。饥饿时疼痛者，可令其稍进热食或热饮，以缓解疼痛。

（2）针推方法：针刺中脘、气海、关元、足三里、脾俞、胃俞等穴。用补法。腹部采取热敷保暖，可局部按摩。

（3）饮食护理：饮食以温热为宜，多选用温中益气之品，如羊肉、山药、莲子、大枣、豆制品、蛋类等，忌食生冷。可用椒面粥，取蜀椒3g研末，与100g白面和匀后入水煮粥，再加入生姜适量服食。

（4）生活护理：病室应向阳，注意防寒保暖。

4. 食滞腹痛

证候：腹胀腹痛，拒按，厌食呕恶，嗳腐吞酸，或痛而欲泻，便后痛减，舌苔厚腻，脉滑实。

调护原则：消食导滞，理气止痛。

调护方法：

（1）药物方法：枳实导滞丸加减。或用焦三仙各10g，水煎服。

（2）针推方法：针刺中脘、天枢、气海、足三里、内庭等穴。用泻法。顺时针摩腹，按揉中脘、天枢、脾俞、胃俞、大肠俞、足三里穴。可用捏脊疗法，以促进胃肠功能，缓减腹痛。

（3）饮食护理：严格控制饮食，腹痛严重者可暂禁食。可食用萝卜、橘子、山楂等有宽中理气消食之物。

（4）生活护理：生活起居有规律，防止饥饱无度。

5. 气滞腹痛

证候：脘腹胀满串痛，游走不定，痛引两胁或下连少腹，胸闷，嗳气或矢气后稍舒，忧思恼怒则加重，舌淡苔薄白，脉弦。

调护原则：疏肝解郁，理气止痛。

调护方法：

（1）药物方法：柴胡疏肝散加减。

（2）针推方法：针刺肝俞、期门、气海、天枢、阳陵泉、太冲、足三里等穴。用泻法。按揉膻中、中脘、章门、肝俞、胆俞、膈俞等穴。

（3）饮食护理：饮食宜适量，避免食用红薯等有碍气机的食物，可食用白萝卜、韭菜、柑橘等行气宽中之品。

（4）生活护理：注意室内安静，病室温度、湿度适宜。

（5）情志护理：帮助病人克服忧思恼怒的不良情绪，保持心情舒畅。

6. 血瘀腹痛

证候：少腹刺痛而拒按，痛处固定，经久不愈，舌质紫暗，或有瘀斑，脉弦涩。

调护原则：活血化瘀，行气止痛。

调护方法：

（1）药物方法：少腹逐瘀汤加减。或焦山楂6g研末，用热黄酒1小杯冲服，每日

2 次。不可滥用镇痛剂。

（2）针推方法：针刺肝俞、膈俞、血海、天枢、行间、三阴交等穴。用泻法。按摩中脘、气海、天枢、足三里等穴。

（3）饮食护理：饮食以易消化之温性食品为主，忌辛辣、肥腻、生冷及刺激性饮食。

（4）生活护理：注意室内安静，病室温度、湿度适宜。护理操作时尽量减少触动患处。如见腹痛暴急，大汗淋漓，四肢厥冷，脉微欲绝者，为虚脱之象，应及时处理。

（5）情志护理：解除恐惧心理，消除紧张情绪。

（四）泄泻

【概述】 泄泻是指以排便次数增多，粪质稀薄或完谷不化，甚至泻如水样为主要临床表现的一类病证。本病一年四季皆可发生，以夏秋两季为多见。

西医学中急、慢性肠炎、肠结核、胃肠功能紊乱、过敏性结肠炎等，均可参照本病证辨证施护。

【病因病机】

1. 感受外邪　暑、湿、寒、热之邪入侵脾胃，使脾胃损伤，清浊不分，而致泄泻。以湿邪为主，正所谓“无湿不成泻”。

2. 饮食所伤　暴饮暴食致宿食内停；或恣食肥甘，湿热内蕴；或过食生冷，寒邪伤中；或饮食不洁，损伤脾胃，导致运化失司，升降失调，而发泄泻。

3. 情志失调　郁怒伤肝，肝郁克脾；或忧思伤脾，土虚木乘；或素体脾虚，逢怒进食，导致脾失健运，升降失调，而发泄泻。

4. 脾胃虚弱　饮食不节，劳倦内伤，久病体虚，或素体脾弱，均可导致脾胃虚衰，不能受纳水谷和运化精微，清浊不分，混杂而下，遂成泄泻。

5. 肾阳虚衰　久病及肾，或年老体弱，或肾阳不振，命门火衰，阳气不足，脾失温煦，运化失职，而成泄泻。

【护理总则】 辨明轻重缓急，虚实寒热。总以运脾化湿为主，暴泻宜分利，久泻宜扶正。暴泻不可骤用补涩，以免闭门留寇，久泻不可分利太过，以防劫其阴液。

【辨证施护】

1. 寒湿泄泻

证候：泄泻清稀如水，腹痛肠鸣，脘闷纳呆，或伴恶寒发热，头痛肢困，不思饮食，口淡不渴，舌苔白腻，脉濡缓。

调护原则：芳香化湿，解表散寒。

调护方法：

（1）药物方法：藿香正气散加减。中药宜偏热服。可以车前子 15g，藿香 10g，生姜 10g，水煎服。

（2）针推方法：针刺中脘、天枢、上巨虚、阴陵泉、大肠俞等穴。按摩中脘、天枢、气海、关元、大肠俞穴。亦可用葱熨、盐熨等疗法。

（3）饮食护理：饮食宜流食或半流食，多饮淡盐水，以补津液。可服生姜红糖饮，取生姜汁一匙，红糖适量，热水冲服。

（4）生活护理：病室宜温暖干燥，衣被要适度。

2. 湿热泄泻

证候：腹痛泄泻，泻下急迫，粪色黄褐而臭，肛门灼热，烦热口渴，小便短赤，舌苔黄腻，脉濡数或滑数。

调护原则：清热利湿。

调护方法：

（1）药物方法：葛根芩连汤加减。或用滑石、黄柏、甘草各等份，研细末，每服3g，每日3次。

（2）针推方法：针刺中脘、天枢、足三里、阴陵泉、大肠俞等穴。按摩中脘、天枢、气海、关元、大肠俞穴。

（3）饮食护理：饮食以清淡、细软为主。多饮淡盐水或糖盐水，以补充津液。可服用梨汁、西瓜汁、藕汁等以滋阴清热利湿。

（4）生活护理：病室宜凉爽干燥，空气新鲜，定时通风换气。津脱阴伤严重时，应及时补液，注意随时观察病情变化。

3. 伤食泄泻

证候：腹痛肠鸣，拒按，泻下臭如败卵，泻后痛减，脘腹胀满，嗳腐吞酸，完谷不化，不思饮食，舌苔垢浊厚腻，脉滑。

调护原则：消食导滞。

调护方法：

（1）药物方法：保和丸加减。或用焦山楂15g，神曲12g，水煎服。

（2）针推方法：针刺中脘、上脘、天枢、足三里、脾俞、胃俞、大肠俞、内关、公孙等穴。用泻法。顺时针摩腹。

（3）饮食护理：饮食宜清淡，流质或半流质饮食，忌肥甘厚味。泄泻严重者，应严格控制饮食，甚至禁食。可服用山楂、萝卜、麦芽等以助消化。

（4）生活护理：病室宜整洁安静，光线宜柔和，温度、湿度适宜。脘腹胀满欲吐者可探吐。

4. 肝郁泄泻

证候：平素胁肋胀闷，嗳气，遇怒而发，腹痛泄泻，舌红，苔白，脉弦。

调护原则：抑肝扶脾，调中止泻。

调护方法：

（1）药物方法：痛泻要方加减。

（2）针推方法：针刺中脘、天枢、足三里、脾俞、肝俞、阳陵泉、太冲等穴。用泻法。按摩脾俞、胃俞、大肠俞、长强、肝俞、章门等穴。

（3）饮食护理：饮食宜清淡，易消化。可服莱菔子粥，取莱菔子10g，粳米适量，煮粥服用。

（4）生活护理：居室宜宁静，环境舒适宽松。

（5）情志护理：避免忧思恼怒，解除诱发腹泻的精神因素，保持心情舒畅。

5. 脾虚泄泻

证候：大便时溏时泻，反复发作，完谷不化，稍进油腻则便稀，面色萎黄，神疲乏力，舌淡，苔白，脉细弱。

调护原则：健脾益气。

调护方法：

（1）药物方法：参苓白术散加减。

（2）针推方法：针刺中脘、天枢、足三里、脾俞、胃俞、大肠俞、三阴交等穴。用补法。按摩中脘、天枢、气海、关元、脾俞、胃俞、大肠俞、长强等穴。亦可采用各种温热疗法，如艾灸、熨帖、热敷、拔罐等。

（3）饮食护理：饮食宜营养丰富、易消化。忌食生冷、油腻之品。可服用豆制品、鱼、蛋、奶、大枣、桂圆等健脾之品，亦可多食用胡椒、姜等调味品。

（4）生活护理：病室宜温暖、干燥、阳光充足。可适当锻炼，以增强体质。

6. 肾虚泄泻

证候：五更泄泻，泻后则安，完谷不化，形寒肢冷，腰膝酸软，舌淡，苔白，脉沉细。

调护原则：温肾健脾，固涩止泻。

调护方法：

（1）药物方法：四神丸加减。

（2）针推方法：针刺中脘、天枢、关元、足三里、脾俞、肾俞等穴。用补法。按摩脾俞、胃俞、大肠俞、肾俞、命门等穴。

（3）饮食护理：饮食以宜富含营养，忌食生冷。多选用如胡桃、山药、狗肉、动物肾脏等补益之品，并可加胡椒、肉桂等调味。可食莲子粥、芡实粥，取莲子或芡实15g，粳米适量，煮粥服食。

（4）生活护理：病室应温暖向阳，通风良好。注意防寒，多加衣被，以免受凉。根据病情和病人的体力，鼓励适当的活动和锻炼。

（五）便秘

【概述】 便秘是指由于大肠传导失司，导致大便秘结，排便周期延长，或周期不长，但粪质干结，排出艰难，或粪质不硬，虽有便意，但排出不畅为主要临床表现的一类病证。

西医学中各种原因所致的便秘，均可参照本病证辨证施护。

【病因病机】

1. 肠胃积热　素体阳盛；或由于热病后期，余热留恋；或肺热下移；或过食辛辣厚味；或过服热药，以致肠胃积热，耗伤津液，肠道干涩，粪质干燥，难以排出。

2. 气机郁滞　忧思、郁怒，或久坐少动，引起气机郁滞，腑气通降失常，传导失司，糟粕内停，不能下行而成便秘。

3. 阴寒凝结　素体阳虚，或过食生冷，或外感寒邪，致阴寒内盛，凝滞胃肠，失于传导，发为冷秘。

4. 阴亏血少　素体阴虚；或病后产后；或失血夺汗；或年老体弱；或过食辛辣，导致阴亏血少，血虚则大肠不荣，阴亏大肠干涩，从而引起排便困难。

5. 气虚阳衰　气虚大肠传导无力，阳虚肠道失于温煦，阴寒内结，便下无力，大便艰涩。

【护理总则】辨明虚实寒热，实者祛邪，虚者扶正，热者泻热，寒者散寒。

【辨证施护】

1. 实热便秘

证候：大便干结不通，或兼腹胀腹痛，面赤，身热，口舌生疮，口干口臭，心烦，小便短赤，舌红，苔黄燥，脉滑数。

调护原则：清热润肠。

调护方法：

(1) 药物方法：麻子仁丸加减。亦可用番泻叶 6～10g，或生大黄 6g 水煎代茶饮。

(2) 针推方法：针刺大肠俞、天枢、支沟、上巨虚、合谷、曲池等穴，用泻法。可按揉天枢、大横、大肠俞、足三里等穴。

(3) 饮食护理：饮食宜清淡、偏凉润为主，忌食辛辣肥甘，多饮水。可食用蜂蜜、西瓜、苦瓜、核桃、松子、香蕉等润肠之品。

(4) 生活护理：保持病室安静，凉爽通风，光线柔和，避免强光和噪音的刺激。

2. 气滞便秘

证候：便干或不甚干，欲便不得出，或便而不爽，肠鸣矢气，腹胀痛，胸胁胀闷，嗳气频作，食少纳呆，苔薄白而腻，脉弦。

调护原则：顺气导滞。

调护方法：

(1) 药物方法：六磨汤加减。亦可用番泻叶 6g，或生大黄 6g 水煎代茶饮。或元明粉 10g，温开水化服。

(2) 针推方法：针刺大肠俞、天枢、支沟、上巨虚、中脘、行间等穴，用泻法。可在便前热敷腹部。按摩中脘、天枢、大横、大肠俞、长强、足三里等穴。

(3) 饮食护理：多食新鲜水果蔬菜和有疏利作用的食品，如香菇、竹笋、萝卜、藕、香蕉等以润肠通便，忌食肥甘、生冷、不易消化之品。可用菠菜 250g，开水烫后，麻油调食。

(4) 生活护理：适当运动，养成每日定时排便的习惯。

(5) 情志护理：加强情志护理，避免不良情绪影响。

3. 寒积便秘

证候：大便艰涩，腹痛拘急，胀痛拒按，四肢不温，呃逆呕吐，苔白腻，脉弦紧。

调护原则：温里散寒，通便止痛。

调护方法：

(1) 药物方法：大黄附子汤或温脾汤加减。

（2）针推方法：针刺大肠俞、肾俞、关元俞、天枢、支沟、上巨虚、气海等穴，用泻法。可灸神阙、气海。按摩中脘、天枢、大横、大肠俞、长强、肾俞、命门、膀胱俞等穴。

（3）饮食护理：饮食宜营养丰富，如牛羊肉、鸡蛋、牛奶、胡萝卜、鲫鱼、鲜虾等。可用胡桃肉、黑芝麻、松子仁各等份，共研细末，每次10g，蜂蜜水调服。

（4）生活护理：病室应温暖向阳，注意防寒保暖。

4. 气虚便秘

证候：大便不干，排出困难，临厕努挣乏力，汗出气短，便后疲乏，神疲倦怠，少气懒言，舌淡，苔白，脉弱。

调护原则：益气润肠。

调护方法：

（1）药物方法：黄芪汤加减。

（2）针推方法：针刺脾俞、胃俞、大肠俞、天枢、支沟、上巨虚等穴，用补法。按揉中脘、天枢、大横、大肠俞、足三里、支沟等穴。排便无力时可按摩腹部，在腹壁由右下腹顺结肠方向，向上向下推，反复按摩10～15分钟。

（3）饮食护理：饮食清淡，易消化。可用核桃仁、芝麻各30g，共捣如泥，开水冲服，每日1次，空腹服。

（4）生活护理：劳逸结合，适当锻炼，促使气血运行。

5. 血虚便秘

证候：大便燥结难下，面色无华，心悸气短，失眠多梦，健忘眩晕，唇舌淡白，舌淡，苔白，脉沉细。

调护原则：养血润燥。

调护方法：

（1）药物方法：润肠丸加减。或用火麻仁15g，当归15g，水煎服，每日1～2次。

（2）针推方法：针刺脾俞、胃俞、大肠俞、天枢、支沟、气海、足三里等穴，用补法。按摩中脘、天枢、大横、大肠俞、长强、足三里、支沟等穴。

（3）饮食护理：饮食以易消化、补益为主的食物，如饴糖、大枣、花生、海参、芝麻、桑椹等。可用黑芝麻60g，捣碎，用蜂蜜调食，每日1～2次；或鲜桑椹30～60g，加水适量煎服，每日1次。

（4）生活护理：居室保持安静，注意保暖，适当锻炼。

第四节 肾系病证

肾系病证是指肾精不固、气化失调而出现的生殖功能减退、水液代谢障碍及二便失调等一系列病证。临床上常见的病证有癃闭、淋证、腰痛等。

一、护理概要

【护理评估】

1. 病因发病 肾藏真阴而寓元阳，只宜封藏，不宜滑泄。故肾病多虚。禀赋素虚，劳倦过度，房事不节，久病失养，皆可伤及肾脏，造成肾之阴阳耗损，精气虚衰而发病。

2. 四诊资料 腰痛，水肿，小便不利或尿频，尿急，尿痛，尿闭，遗尿等。

【护理问题】

1. 肾阳虚衰 先天禀赋不足、年老体弱、久病或房劳伤肾，致肾元亏损，命门火衰，故水肿、小便不利、尿少、尿闭、遗尿。

2. 肾阴亏虚 房室不节或久病耗伤真阴，故腰膝酸软疼痛。

3. 膀胱湿热 湿热蕴结下焦，气机不利，故尿频、尿急、尿疼。

【护理措施】 慎起居，保冷暖，适劳逸，节房事，注意情志护理，加强饮食营养，水肿者应注意限制水、盐的摄入，腰痛者宜注意劳逸结合，避免风寒湿邪的侵袭，淋证者应鼓励患者多饮水。

二、病证举要

（一）癃闭

【概述】 癃闭是指以排尿困难，甚至小便闭塞不通为主要临床表现的一类病证。小便不畅，点滴而短少，病势较缓者称之“癃”；小便闭塞，点滴不出，病势较急者称之“闭”。临床多合称为癃闭。

西医学中各种原因引起的尿潴留及尿闭，均可参照本病证辨证施护。

【病因病机】

1. 湿热蕴结 饮食不节，中焦湿热蕴结，下注膀胱；或因肾热移于膀胱，致膀胱气化不利而成癃闭。

2. 脾肾虚弱 脾虚清气不升，浊阴不降，导致小便不利；肾阳不足，命门火衰，气不化水；或肾阴亏耗，水府枯竭，而致癃闭。

3. 尿路阻塞 瘀血败精，或肿块结石，阻塞尿路，形成癃闭。

【护理总则】 辨明虚实轻重，实者通水道，虚者助气化，总之“腑以通为用”。

【辨证施护】

1. 膀胱湿热

证候：小便量少，排出困难，点滴而下，灼热短赤，小腹胀满，口苦口黏，或口渴不欲饮，或大便不畅，舌红，苔黄腻，脉数。

调护原则：清热化湿，通利小便。

调护方法：

（1）药物方法：八正散加减。

（2）针推方法：针刺阳陵泉、三阴交、膀胱俞、中极等穴，用泻法。顺时针方向轻摩小腹，按摩中极、气海、关元、三阴交、阴陵泉、膀胱俞等穴。

（3）饮食护理：饮食宜清淡，忌用刺激性食品，多食用有滑利、渗湿作用的蔬菜，如芹菜、冬瓜、黄瓜等，多饮水，多喝饮料或果汁，以通利小便。可用赤小豆适量，煎汤代茶饮。

（4）生活护理：病室宜干燥、凉爽、安静舒适。节制房事，注意卫生。病情较急者可给予导尿。

（5）情志护理：消除病人紧张情绪，鼓励病人积极排尿，如听滴水声诱导排尿等。

2. 脾肾虚弱

证候：小腹胀痛，小便欲解而不得出，或量少而不畅，或小便不通，点滴不爽，神疲乏力，畏寒肢冷，腰膝酸软无力，舌质淡，苔白，脉细弱。

调护原则：补脾益肾，化气利尿。

调护方法：

（1）药物方法：补中益气汤合济生肾气丸加减。

（2）针推方法：针刺阴谷、肾俞、三焦俞、气海、关元、委阳等穴，用补法。按摩中极、气海、关元、肾俞、命门等穴，以微感酸胀为度。可用各种温热疗法。

（3）饮食护理：加强营养，多食温补之品，如牛羊肉、动物肾脏、牛奶、山药、大枣等。可食用芡实茯苓粥、当归羊肉汤等药膳。

（4）生活护理：室内禁止喧闹，病室宜温暖向阳，注意防寒保暖，避风寒。病情较急者可给予导尿。

（5）情志护理：消除病人紧张情绪，鼓励病人积极排尿，如听滴水声诱导排尿。

3. 尿路阻塞

证候：小便点滴而下，或尿细如线，甚则闭塞不通，小腹胀满疼痛，舌质紫暗或有瘀斑瘀点，脉细涩。

调护原则：行瘀散结，清利水道。

调护方法：

（1）药物方法：代抵当丸加减。病情急重，小便不通，可用麝香 0.1g 吞服，以急通小便，但不可常用。

（2）针推方法：针刺中极、人中、归来、秩边透水道，用泻法。按摩中极、气海、关元、肾俞、志室、水道、三阴交等穴，以酸胀为度。

（3）饮食护理：饮食宜清淡，忌辛辣。

（4）生活护理：注意休息，病情较急者立即给予导尿。

（二）淋证

【概述】淋证是指以小便频数、淋漓不尽、尿道涩痛、小腹拘急，痛引腰腹为主要临床表现的一类病证。分为热淋、石淋、血淋、气淋、膏淋、劳淋六种。

西医学中的泌尿系感染、泌尿系结石、泌尿系肿瘤、前列腺疾病、乳糜尿等，可参照本病证辨证施护。

【病因病机】

1. 膀胱湿热　过食肥甘，嗜酒太过，酿成湿热，下注膀胱；或会阴不洁，秽浊之邪，侵入膀胱，酿成湿热。小便灼热刺痛者，称为热淋；热盛伤络，迫血妄行，小便涩痛有血者，则为血淋；湿热久蕴，煎熬尿液，尿中杂质结为砂石者，则为石淋；湿热郁结，气化不利，无以分清泌浊，脂液从小便而出，尿如膏脂者，谓之膏淋。

2. 脾肾亏虚　久淋不愈，湿热耗伤正气；或年老体衰；或先天不足；或劳欲过度，房室不节，均可导致脾肾亏虚。脾虚则中气下陷，发为气淋；脾虚不能统血，发为血淋；肾阴亏虚，阴虚火旺，灼伤脉络，则为血淋；肾气虚衰，下元不固，脂液下泄，发为膏淋；遇劳即发，则为劳淋。

3. 肝郁气滞　肝郁气滞，郁久化火，影响膀胱气化，致小便艰涩而痛，余沥不尽，而发为气淋。

【护理总则】辨明淋证的类型，证候虚实，实则清利，虚则补益。

【辨证施护】

1. 热淋

证候：小便短数黄赤，灼热刺痛，淋漓不畅，或有寒热，口苦，呕恶，或腰痛拒按，大便秘结，苔黄腻，脉滑数。

调护原则：清热泻火，利湿通淋。

调护方法：

（1）药物方法：八正散加减。或用蒲公英60g，车前草30g，水煎服，每日1剂。或竹叶15g，茶叶5g，泡茶饮。

（2）饮食护理：饮食宜选偏凉且有滑利、渗湿作用之品，多饮水。忌烟酒、辛辣刺激食品及肥甘厚味。亦可用赤小豆30g，绿豆30g煮汤代茶饮。

（3）生活护理：居室宜凉爽、干燥，注意外阴部的清洁卫生。

2. 石淋

证候：尿中夹有砂石，小便艰涩，尿时疼痛，或排尿时突然中断，腰腹绞痛难忍，尿中带血，舌红，苔薄黄而腻，脉弦数。

调护原则：清热利湿，排石通淋。

调护方法：

（1）药物方法：石韦汤加减。或用金钱草60g，水煎服，每日1剂。

（2）针推方法：针刺肾俞、膀胱俞、中极、三阴交、次髎、委阳穴。用泻法。

（3）饮食护理：宜多食蔬菜、水果，少食用菠菜、蛋类、动物内脏等含钙磷高的食物。多饮水。可用鸡内金20g，粳米适量，煮粥服食。或核桃仁120g，冰糖120g，以香油炸酥，每次服30g，每日3次。

（4）生活护理：适当的跳跃运动，以促进砂石的排出。

3. 血淋

证候：实证表现为小便热涩刺痛，尿色深红，或夹有血块，小腹疼痛满急，或见心烦，舌红苔黄，脉滑数有力。虚证表现为尿色淡红，尿痛涩滞不显著，腰膝酸软，神疲乏力，舌淡红，脉细数。

调护原则：实证宜清热通淋，凉血止血。虚证宜滋阴清热，补虚止血。

调护方法：

（1）药物方法：实证用小蓟饮子合导赤散加减；虚证用知柏地黄丸加减。或用仙鹤草30g，白茅根30g，白糖20g，水煎服，每日1剂。

（2）针推方法：针刺肾俞、膀胱俞、中极、三阴交、血海穴。实泻虚补。

（3）饮食护理：宜多食新鲜蔬菜、水果，忌食辛辣炙煿。可服用地黄粥，取生地黄汁50ml，粳米100g煮粥服食。或服用荠菜粥，取新鲜荠菜250g，粳米150g，煮粥服食。

（4）生活护理：居室宜凉爽，注意卧床休息，减少活动。

4. 气淋

证候：实证表现为小便涩滞，淋漓不畅，少腹满痛，苔薄白，脉沉弦。虚证表现为少腹坠胀，尿有余沥，面色皖白，舌质淡，脉虚细无力。

调护原则：实证宜利气疏导。虚证宜补中益气。

调护方法：

（1）药物方法：实证用沉香散加减；虚证用补中益气汤加减。或用赤芍、槟榔各10g，水煎服，每日3次。

（2）针推方法：针刺肾俞、膀胱俞、中极、三阴交、气海、太冲穴。实泻虚补。

（3）饮食护理：宜多食新鲜蔬菜、水果，实证患者可食用柑橘、萝卜等理气之品，虚症患者可用山茱萸15g，与粳米100g同煮服食。

（4）生活护理：病室宜干燥、凉爽、安静、舒适。

5. 膏淋

证候：实证表现为小便浑浊如米泔水，置之沉淀如絮状，上有浮油如脂，或夹有凝块，尿道热涩疼痛，舌红，苔黄腻，脉濡数。虚证表现为病久不愈，反复发作，淋出如脂，涩痛反见减轻，形体日渐消瘦，头昏无力，腰膝酸软，舌淡，苔腻，脉细弱无力。

调护原则：实证宜清热利湿，分清泌浊；虚证宜补虚固涩。

调护方法：

（1）药物方法：实证用程氏萆薢分清饮加减；虚证用膏淋汤加减。或用赤芍、槟榔各10g，水煎服，每日3次。

（2）针推方法：针刺肾俞、膀胱俞、中极、三阴交、三焦俞、阴陵泉穴。实泻虚补。

（3）饮食护理：饮食以补益肝肾、易消化为原则，忌生冷、辛辣炙煿之品。可服用芡实茯苓粥，取芡实、茯苓各15g，加水煮至软烂，入适量粳米，煮粥服食。

（4）生活护理：病室应温暖向阳，衣被适度，避免风寒。酌情进行体育锻炼，以增强体质。

6. 劳淋

证候：小便不甚赤涩，淋漓不尽，时作时止，遇劳即发，腰膝酸软，神疲乏力，舌淡，脉虚弱无力。

调护原则：健脾益肾。

调护方法：

（1）药物方法：无比山药丸加减。

（2）针推方法：针刺肾俞、膀胱俞、中极、脾俞、小肠俞、气海等穴。用补法加灸。

（3）饮食护理：饮食宜健脾益肾之品，如莲子、山药、核桃、大枣、鲫鱼等。

（4）生活护理：注意休息，防止劳累及外感。

（三）腰痛

【概述】 腰痛是指腰部一侧或两侧疼痛为主要临床表现的一类病证。多由感受外邪，或因外伤，或因肾虚引起的气血运行失调，脉络挛急，腰府失养所致。

西医学中的腰部骨关节及软组织病变所引起的腰痛，均可按照本病证辨证施护。

【病因病机】

1. 外邪侵袭 湿热或寒湿之邪入侵腰府，致腰部经脉痹阻，气血运行不畅，因而发生腰痛。

2. 气滞血瘀 跌仆外伤，或久病气血不畅，致气血阻滞不通，瘀血留着腰部而发生疼痛。

3. 肾虚体虚 先天禀赋不足，或久病体虚，或年老体弱，或房室不节，以致肾精亏损，腰部筋脉失于濡养而引起腰痛。

【护理总则】 辨明标本虚实，虚者补肾壮腰，实者祛邪通络。

【辨证施护】

1. 寒湿腰痛

证候：腰部冷痛重着，转侧不利，逐渐加重，阴雨天加剧，喜温，手足欠温，食少腹胀，舌淡胖，苔白腻，脉沉迟。

调护原则：散寒化湿，温经通络。

调护方法：

（1）药物方法：甘姜苓术汤加减。汤药宜趁热服。

（2）针推方法：针刺肾俞、委中、夹脊、风府、腰阳关、阿是穴。用补法，可配合艾灸。按摩肾俞、委中、腰阳关、阿是穴。

（3）饮食护理：宜温热进食，忌食生冷、瓜果等寒凉食品。可服用桂浆粥，取肉桂5g，水煎去渣，入粳米适量，煮粥服食。

（4）生活护理：居室宜向阳，温暖，注意防寒，及时增加衣物。急性期痛重者，应静卧休息。

2. 湿热腰痛

证候：腰部疼痛，痛处有热感，热天或阴雨天加重，口渴不欲饮，小便短赤，苔黄腻，脉濡数。

调护原则：清热利湿，舒筋活络。

调护方法：

（1）药物方法：四妙丸加味。汤药宜温服。

（2）针推方法：针刺肾俞、委中、夹脊、风府、腰阳关、阿是穴，用泻法。可三棱针点刺委中放血。按摩肾俞、委中、腰阳关、阿是穴。

（3）饮食护理：饮食以清淡爽口为佳，忌食辛辣、煎炸、烟酒等助湿生火之品。

（4）生活护理：居室宜清爽、干燥、通风，局部忌热敷。

3. 瘀血腰痛

证候：腰部刺痛，痛有定处，日轻夜重，痛处拒按，活动不利，甚则不能转侧，或有跌仆闪挫病史，舌质紫暗，有瘀斑瘀点，脉涩。

调护原则：活血化瘀，理气止痛。

调护方法：

（1）药物方法：身痛逐瘀汤加减。可外用红花油。

（2）针推方法：针刺肾俞、委中、膈俞、次髎、阿是穴。用泻法。按摩肾俞、委中、腰阳关、阿是穴。可局部热敷。

（3）饮食护理：饮食以清淡疏利之品。

（4）生活护理：急性期宜卧床休息，缓解后作适当活动。

4. 肾虚腰痛

证候：腰膝酸软隐痛，喜揉喜按，遇劳则重，卧则减轻，反复发作。偏阳虚者，面色㿠白，手足不温，少腹拘急，神疲乏力，舌淡，脉沉细。偏阴虚者，心烦失眠，口燥咽干，面色潮红，手足心热，舌红，少苔，脉弦细数。

调护原则：阳虚者宜温阳补肾；阴虚者宜滋阴补肾。

调护方法：

（1）药物方法：阳虚者用右归丸加减；阴虚者用左归丸加减。

（2）针推方法：针刺肾俞、委中、命门、志室、太溪、阿是穴。用补法。阳虚者可伴艾灸。按摩肾俞、委中、腰阳关、阿是穴。

（3）饮食护理：可常吃补肾之品，如紫河车、动物肾脏、甲鱼、核桃仁等。阳虚者可服杜仲煨猪肾或肉苁蓉炖羊肾。阴虚者可以枸杞子泡酒服用。

（4）生活护理：居室应温暖向阳，注意休息，避免过劳，节制房事。

第五节　心系病证

心系病证是指由于情志所伤，禀赋不足，年老体虚，久病失养等，引起心脉运行障碍及情志思维活动异常引起的一系列病证，临床常见病证有“心悸”、“不寐”等。

一、护理概要

【护理评估】

1. 病因发病　心系病证与心之阴阳气血的虚损以及痰浊、瘀血等有关。素体心虚胆怯，心血及心阴、心阳不足，瘀血阻络等致使心脉失养，心神被扰，则发心悸；肝郁、痰热或阴血不足、心胆气虚扰于心神或心神失养，则发不寐。

2. 四诊资料　心悸，失眠，健忘，头晕，目眩，心烦多梦，面色不华，胸闷气短或心痛时作，形寒肢冷或手足心热，神疲乏力或腰膝酸软，舌质淡红或淡白或有瘀斑，舌苔薄白或黄腻或少苔，脉细弱或结代或弦滑。

【护理问题】

1. 心虚胆怯　素体心虚胆怯者，故心悸、不寐。

2. 心血不足　失血过多或久病体虚，思虑过度，劳伤心脾，故心悸、健忘、失眠多梦、面色不华、舌淡、脉细弱。

3. 阴虚火旺　先天不足或久病体虚，损及肾阴，水不济火，故心悸、健忘、心烦失眠、手足心热、舌红少苔、脉细数。

4. 心阳不足　大病久病之后，故心悸、肢冷、舌淡、脉沉细。

5. 水饮凌心　脾肾阳虚不能蒸化水液，故心悸气短、胸闷痞满、小便短少、舌苔白滑、脉滑。

6. 痰瘀阻滞　痰湿内阻或瘀血内停，故心悸、健忘、胸闷心痛、舌质紫暗或有瘀点瘀斑、脉细涩。

7. 肝郁化火　情志所伤，心神被扰，故失眠、急躁易怒、舌红苔黄、脉弦数。

8. 痰热内扰　饮食不节，肠胃受伤，酿生痰热，故失眠、心烦、胸闷、舌苔黄腻、脉滑数。

【护理措施】居室保持安静，避免突发噪声；注意休息，避免剧烈运动和重体力劳动；心情舒畅，情绪稳定；饮食宜清淡、富含营养、易于消化，勿过饥过饱，忌用辛辣、浓茶、咖啡、烈酒，戒烟；保持大便通畅。若出现心胸剧痛、厥脱危象，按急危重症护理。

二、病证举要

（一）心悸

【概述】心悸是惊悸和怔忡的总称，又称心动悸。指病人自觉心中急剧跳动，惊慌不安，甚则不能自主为主要临床表现的一种病证。发作时常伴有胸闷、气短，甚至眩晕、喘促，脉象数或迟或节律不齐。

西医学中的心动过速、心动过缓、早搏、房颤、房扑、房室传导阻滞、预激综合征、心功能不全、神经官能症等引起的心律失常，均可参照本病证辨证施护。

【病因病机】

1. 情志所伤　突受惊恐，扰乱心神，以致心神动摇，而发心悸；或忧思伤脾，气郁化火，灼津为痰，痰火扰心，以致心悸；或暴怒伤肝，火逆于上，大恐伤肾，阴虚于下，动惑心神，而发心悸。

2. 体质虚弱　先天不足，素体虚弱；或后天久病，劳欲过度，以致心血阴阳亏虚，心失所养，而发心悸。

3. 饮食劳倦　嗜食肥甘厚味，损伤脾胃，脾虚气血亏虚，心失所养；或脾不运湿，湿聚成痰，蕴热化火，痰火扰心，而致心悸。

4. 感受外邪　风、寒、湿邪或风、湿、热邪入侵人体，引发痹证，内舍于心，痹阻心脉，或耗伤心气心阴，而致心悸。

5. 药物中毒　附子、乌头、洋地黄、奎尼丁、锑剂、肾上腺素、阿托品等药物中毒，亦可致心悸或脉象不齐。

【护理总则】辨明虚实，虚者补益气血，调理阴阳，养心安神；实者化痰涤饮，活血化瘀，重镇安神。

【辨证施护】

1. 心虚胆怯

证候：多见于更年期女性，心悸善惊，坐卧不安，少寐，多梦易醒，恶闻声响，舌苔薄白，脉细数或细弦。

调护原则：镇惊定志，养心安神。

调护方法：

（1）药物方法：安神定志丸加减。或以党参10g，酸枣仁30g，水煎服。

（2）针推方法：针刺郄门、神门、心俞、胆俞、巨阙穴。用补法。或用耳针选心、脑、神门、交感等穴。

（3）饮食护理：饮食宜清淡，避免刺激性食物，戒烟酒、浓茶。可用酸枣仁、红糖煎水饮。

（4）生活护理：居室宜安静，生活起居要有规律，适当进行体育锻炼。

（5）情志护理：避免精神刺激，体贴病人，解除恐惧心理，避免紧张情绪，保持精神放松。

2. 心脾两虚

证候：心悸气短，头晕目眩，面色无华，神疲乏力，纳呆便溏，少寐多梦，失眠健忘，舌质淡红，脉细弱。

调护原则：补血健脾，益气安神。

调护方法：

（1）药物方法：归脾汤或柏子养心丸加减。

（2）针推方法：针刺郄门、神门、心俞、膈俞、脾俞、足三里、巨阙穴。用补法。或用耳针选心、脑、神门、交感等穴。

（3）饮食护理：饮食宜清淡，忌食辛辣、烟酒、浓茶等兴奋、动火、劫阴之品。宜食赤豆、红枣、动物心脏等补益心脾之品。可用龙眼莲子粥，取龙眼肉、莲子肉各20g，大枣10枚，粳米适量，煮粥服食。

（4）生活护理：居室宜安静，生活起居要有规律，劳逸结合。

3. 痰火扰心

证候：心悸时发时止，失眠多梦，口干口苦，大便干结，小便黄赤，舌质红，苔黄腻，脉弦数。

调护原则：清热化痰，宁心安神。

调护方法：

（1）药物方法：黄连温胆汤加减。汤药宜温服。

（2）针推方法：针刺郄门、神门、心俞、尺泽、内关、丰隆、巨阙穴。用泻法。

（3）饮食护理：饮食宜清淡，忌食辛辣炙煿、肥甘之品，戒烟酒、浓茶。可饮用清凉性饮料，如乌梅汁、鲜生地汁等。

（4）生活护理：居室宜凉爽、湿润，保持安静。

（5）情志护理：保持心情愉快，避免不良情绪影响。

4. 阴虚火旺

证候：心悸不宁，失眠多梦，五心烦热，潮热盗汗，腰膝酸软，头晕目眩，耳鸣，舌红少津，脉细数。

调护原则：滋阴降火，养心安神。

调护方法：

（1）药物方法：黄连阿胶汤或知柏地黄丸加减。汤药宜温服。亦可服用天王补心丹。

（2）针推方法：针刺郄门、神门、心俞、膻中、内关、足三里穴。用补法。

（3）饮食护理：饮食宜清淡，富于营养，忌食辛辣、肥甘之品，戒烟酒、浓茶。可饮用清凉性饮料，如乌梅汁、鲜生地汁等。可常食用清炖甲鱼汤。

（4）生活护理：居室宜凉爽、安静。慎房事。

（5）情志护理：本型患者心烦易怒，避免情志刺激，保持心情舒畅，给予患者以宽慰、疏导。

5. 心阳不振

证候：心悸不安，胸闷气短，面色苍白，形寒肢凉，神疲乏力，动则尤甚，舌淡苔白，脉细无力。

调护原则：温补心阳，安神定志。

调护方法：

（1）药物方法：桂枝甘草龙骨牡蛎汤加减。煎后趁热服用。亦可用参附注射液。

（2）针推方法：针刺郄门、神门、心俞、膻中、内关、足三里穴。用补法。可配合艾灸。

（3）饮食护理：饮食宜温热，忌食生冷，多食核桃仁、羊肉等温阳之品。浮肿者应限制水的摄入，低盐饮食。

（4）生活护理：居室宜温暖，空气要新鲜，注意休息，避免劳累。

6. 水饮凌心

证候：心悸，胸闷，渴不欲饮，小便短少，下肢浮肿，形寒肢冷，伴眩晕，恶心呕吐，流涎，咳吐涎沫，舌淡苔滑，脉弦滑或沉细而滑。

调护原则：振奋心阳，化气利水。

调护方法：

（1）药物方法：苓桂术甘汤加减。汤药宜浓煎，少量、多次热服。

（2）针推方法：针刺郄门、神门、心俞、膻中、内关、足三里、三阴交等穴。用补法。

（3）饮食护理：饮食宜少量多餐，浮肿者应忌食盐，限制饮水量，忌酸、甜、油腻及生冷饮食。可用鲤鱼赤豆汤，取鲤鱼一条约500g，仅用其肉，与赤小豆250g同煮食用，一日2次，连用7日。

（4）生活护理：居室宜安静，平卧或半卧位休息，配合吸氧。注意预防褥疮发生，做好皮肤护理，移动病人要缓慢轻巧。

（5）情志护理：安慰患者，解除恐惧心理，避免紧张情绪。

7. 心脉瘀阻

证候：心悸，胸闷，胸痛如针刺，夜甚，唇甲青紫，舌质紫暗或有瘀斑，脉涩或结代。

调护原则：活血化瘀，理气通络。

调护方法：

（1）药物方法：桃仁红花煎或丹参饮加减。常备速效救心丸或复方丹参滴丸以急用。

（2）针推方法：针刺神门、心俞、膈俞、膻中、内关等穴。用补法。

（3）饮食护理：饮食清淡，富于营养，避免刺激性食物，戒烟、酒、浓茶。可服万年青饮，取万年青25～50g，大枣10枚，水煎代茶饮。

（4）生活护理：居室要温暖，空气要新鲜，平卧或半卧位休息，配合吸氧。注意预防褥疮、肺炎及泌尿系感染。

（5）情志护理：避免情志刺激，保持心情愉快，以畅血行。

（二）不寐

【概述】 不寐是指由于心神失养或邪扰心神而引起的以经常不能正常睡眠为主要临床表现的一类病证，又称失眠。轻者入睡困难，或寐而不酣，时寐时醒，或醒后不能再寐，重则彻夜不眠，醒后常见神疲乏力，心悸健忘，头晕、头痛等症。

西医学中的神经官能症，更年期综合征等出现不寐时，可参照本病证辨证施护。

【病因病机】

1. 情志所伤　情志不遂，肝郁化火，上扰心神；思虑太过，耗伤心血，心神失养，而致不寐。

2. 饮食不节　宿食内停，化痰生热，痰热上扰，胃气不和，以致不寐。

3. 心脾两虚　大病久病之后，气血耗伤，或年老气血亏虚，心血不足，神失所养，心神不安，而致不寐。

4. 心虚胆怯 禀赋不足，心虚胆怯，突受惊骇，情绪紧张，心神不安，而致不寐。

5. 心肾不交 素体阴虚，不能上奉于心，水火不济，心火亢盛，而致不寐。

【护理总则】 辨明虚实脏腑，泻实补虚，安神定志。

【辨证施护】

1. 肝郁化火

证候：不寐多梦，甚至彻夜不眠，烦躁易怒，头晕头痛，目赤耳鸣，口干口苦，便秘尿赤，舌红，苔黄，脉弦数。

调护原则：清肝泻火，镇心安神。

调护方法：

（1）药物方法：龙胆泻肝汤或丹栀逍遥散加减。汤药宜温服。

（2）针推方法：针刺四神聪、神门、三阴交、肝俞、太冲等穴。用泻法。耳针取神门、心、肝、皮质下、交感等穴，或用王不留行籽贴压。

（3）饮食护理：饮食宜清淡，多食新鲜水果蔬菜，可常食柑橘、金桔、萝卜等疏肝理气之品。便秘者可以番泻叶 10g 泡水代茶饮。

（4）生活护理：居室宜安静、凉爽，光线柔和偏暗，合理安排作息时间，养成良好的生活习惯。

（5）情志护理：保持乐观的情绪，避免情志刺激，鼓励病人多参加活动，多与别人接触。

2. 痰热内扰

证候：心烦不寐，胸闷痰多，恶心呕吐，厌食嗳气，头重目眩，口苦，舌红，苔黄腻，脉滑数。

调护原则：清热化痰，和中安神。

调护方法：

（1）药物方法：黄连温胆汤加减。呕吐者，汤药应少量、多次分服。或用炒酸枣仁 10g，研末，睡前冲服。

（2）针推方法：针刺百会、四神聪、神门、三阴交、丰隆等穴。用泻法。耳针取神门、心、脾、皮质下、交感等穴，或用王不留行籽贴压。

（3）饮食护理：饮食宜清淡，忌辛辣、肥甘、醇酒，睡前不饮兴奋性饮料。可用合欢皮 15g，陈皮 10g，冰糖适量，沸水泡代茶饮。

（4）生活护理：居室宜安静、凉爽，光线柔和偏暗，合理安排作息时间，睡前不做剧烈运动。

3. 阴虚火旺

证候：心烦不寐，心悸健忘，腰膝酸软，头晕耳鸣，乏力，五心烦热，遗精盗汗，舌红少苔，脉细数。

调护原则：滋阴降火，清心安神。

调护方法：

（1）药物方法：六味地黄丸合黄连阿胶汤加减。

（2）针推方法：针刺百会、四神聪、神门、三阴交、心俞、肾俞、太溪等穴。用补法。耳针取神门、心、脾、肾、皮质下、交感等穴，或用王不留行籽贴压上述穴位。

（3）饮食护理：饮食宜清淡，富于营养，忌辛辣炙煿。可食用银耳、百合、甲鱼、海参等养阴之品，不饮兴奋性饮料。可服枸杞百合粥，取枸杞子、百合各30g，粳米200g，水煮成粥，加冰糖适量服食。

（4）生活护理：合理安排作息时间，居住环境宜安静。劳逸结合，适当进行体育锻炼。

（5）情志护理：本型患者心烦易怒，应避免情志刺激，及时宽慰疏导患者。

4. 心脾两虚

证候：多梦易醒，心悸健忘，神疲乏力，头晕目眩，面色无华，倦怠纳呆，舌淡，苔薄，脉细无力。

调护原则：补益心脾，养心安神。

调护方法：

（1）药物方法：归脾汤加减。汤药宜空腹温服。

（2）针推方法：针刺百会、四神聪、神门、三阴交、心俞、厥阴俞、脾俞等穴。用补法。耳针取神门、心、脾、肾、皮质下、交感等穴，或用王不留行籽贴压。可进行头面部按摩，大鱼际揉前额、开天门、揉太阳、掐鱼腰等，配合按揉神门、内关、三阴交等穴。

（3）饮食护理：饮食清淡，富于营养，晚餐不宜过饱，不饮兴奋性饮料，忌食生冷、肥甘、黏腻之品。可服补脾枣苡粥，取薏米40g，山药40g，红枣50g，糯米250g，水煮成粥，入白糖适量服食。

（4）生活护理：居住环境宜宁静，合理安排作息时间，养成良好的生活习惯。

5. 心虚胆怯

证候：心悸不寐，多梦易醒，胆怯易惊，惕惕不可终日，气短乏力，自汗，舌淡，脉弦细。

调护原则：益气镇惊，安神定志。

调护方法：

（1）药物方法：安神定志丸加减。或以党参10g，酸枣仁30g，茯神15g，水煎服。

（2）针推方法：针刺百会、四神聪、神门、三阴交、心俞、胆俞、大陵、丘墟等穴。用补法。耳针取神门、心、胆、皮质下、交感等穴，或用王不留行籽贴压。

（3）饮食护理：饮食宜清淡，富于营养，避免刺激性食物，戒烟酒、浓茶。可用酸枣仁、红糖煎水饮。可用黄精炖猪肉，取黄精50g，瘦肉200g，葱、姜、盐、料酒、味精适量，做成菜食用，隔日1次。

（4）生活护理：居室宜安静，避免嘈杂，生活起居要有规律。

（5）情志护理：避免精神刺激，体贴病人，多做思想工作，保持心情开朗。

第六节　肝胆病证

肝胆病证主要是指肝胆疏泄失常、肝阳上亢或肝风内动等所引起的一系列病证，临床常见病证有“黄疸”、“胁痛”、“眩晕”、“中风”等。

一、护理概要

【护理评估】

1. 病因发病　肝胆病证的发生多与外感疫毒、肝气郁结、肝风内动、瘀血阻络等有关。外感疫毒、情志所伤、脾胃虚寒、积聚不消可使胆汁不循常道而外溢，则发黄疸；肝气郁结、瘀血停着或肝胆湿热、肝阴不足、胁络阻塞或肝络失养，则发胁痛；肾精不足、气血亏虚、肝阳上亢、痰浊中阻、瘀血停留、脑失荣养或清窍被蒙，则发眩晕；积损正衰、饮食不节、情志失调致使阳亢风动，气血逆乱，则发中风。

2. 四诊资料　身目俱黄，胁痛，眩晕，半身不遂，口舌歪斜，舌强语謇，或胸脘痞满，尿赤便干，头痛耳鸣，心烦失眠，或畏寒肢冷，或手足心热，舌淡或红、紫暗、有瘀点瘀斑，苔薄或白腻、黄腻、少苔，脉细数或弦、弦数、滑数、濡缓、沉细。

【护理问题】

1. 阳黄　湿热蕴蒸，肝失疏泄，故身目俱黄，黄色鲜明。

2. 急黄　湿热疫毒炽盛，熏灼肝胆，胆汁泛溢，故黄疸急起，迅速加深，其色如金。

3. 阴黄　寒湿阻滞或脾虚血亏，故身目俱黄，色晦暗或浅淡。

4. 肝气郁结　忧郁恼怒，气机不畅，故胁肋胀痛，走窜不定。

5. 瘀血阻络　肝郁日久，气滞血瘀，或跌扑损伤，瘀阻胁络或脑络，故胁肋刺痛，痛有定处，或眩晕头痛。

6. 肝胆湿热　湿热蕴结，胁络失和，故胁痛口苦。

7. 肝阴不足　肝郁日久，化热伤阴，肝络失养，故胁痛隐隐，悠悠不休。

8. 肝阳上亢　肝阴亏虚，或肾阴素亏，水不涵木，故眩晕耳鸣，头痛且胀。

9. 气血亏虚　饮食不节，损伤脾胃；或脾胃虚弱，化源不足；或久病不愈，耗伤气血，致使脑失所养，故眩晕，动则加剧。

10. 肾精亏虚　先天不足，年老久病，髓海不充，故眩晕健忘，腰膝酸软。

11. 痰浊中阻　饮食失节，戕伤脾胃，健运失司，聚湿生痰，故眩晕头重，胸脘满闷，纳呆恶心。

12. 中经络　肝阳暴亢，风火上扰；或痰热腑实，风痰上扰；或气虚血瘀，经脉痹阻，故半身不遂，口舌歪斜，舌强语謇。

13. 中脏腑　风火上扰，痰热内闭，痰湿蒙蔽心神，或元气衰败，心神散乱，故神昏，半身不遂，两手握固，牙关紧闭，或肢体瘫软，手撒肢冷遗尿。

【护理措施】情志调护极为重要，要体贴关怀病人，使其心情舒畅，胸怀宽广，避免情绪波动；保持室内舒适、整洁的环境；饮食以疏利为主，避免腻滞之品，戒烟酒。

二、病证举要

（一）黄疸

【概述】 黄疸是指由于肝胆疏泄失常，胆汁外溢所致的以目黄、身黄、小便黄为主要临床表现的一类疾病，尤以目睛黄染最为突出。

西医学中的肝细胞性黄疸、阻塞性黄疸、溶血性黄疸，以及病毒性肝炎、肝硬化、胆石症、胆囊炎等出现黄疸者，均可参照本病证辨证施护。

【病因病机】

1. 感受时邪 外感湿热疫毒，内蕴中焦，湿郁热蒸，不得泄越而发病。

2. 饮食所伤 饮食不节，损伤脾胃，湿浊内生，郁而化热，熏蒸肝胆，胆汁不循常道，外溢肌肤，发为黄疸。

3. 脾胃虚弱 肝失所养，疏泄失职；或脾阳虚，湿从寒化，寒湿阻滞中焦，疏泄失常，胆汁外溢而发黄疸。

4. 胆道阻塞 积聚日久，瘀血阻滞；或砂石、虫体阻滞胆道，胆汁外溢发生黄疸。

【护理总则】 辨明阴阳，总以祛湿利小便为原则，注意热重者忌利湿太过而伤阴，湿重者忌苦寒太过而伤阳。

【辨证施护】

1. 阳黄

证候：身目俱黄，其色鲜明，发热口渴，或见脘腹胀满，食欲减退，恶心呕吐，小便短赤，舌红苔黄腻，脉弦数。热重于湿者伴发热口渴，口苦心烦，大便秘结；湿重于热者伴身热不扬，口粘不渴，便溏不爽。

调护原则：清热利湿退黄，热重于湿者佐以通腑，湿重于热者佐以化浊。

调护方法：

（1）药物方法：热重于湿者用茵陈蒿汤加减；湿重于热者用茵陈四苓汤加减。

（2）针推方法：针刺胆俞、阳陵泉、阴陵泉、内庭、太冲等穴，胸闷呕恶配内关、公孙；腹胀便秘加大肠俞、天枢。用泻法。

（3）饮食护理：饮食宜偏凉、清淡、易消化，可多食新鲜蔬菜、水果，多饮水，忌辛辣、海腥及烟酒。可用黄花菜根30g，水煎服，每日1次。或服栀子仁粥，取栀子5g，粳米60g，煮粥服用。

（4）生活护理：居室宜凉爽，注意休息，具有传染性者应隔离。对患者的餐具、衣物和居室要定期消毒。

（5）情志护理：解除患者心理负担，鼓励患者增强战胜疾病的信心，积极配合治疗。

2. 急黄

证候：起病急骤，黄疸急速加深，黄色如金，高热，烦渴，胸胁胀痛，恶心呕吐，便秘尿赤，神昏谵语。邪人营血，则见吐衄发斑或伴有腹水，抽搐，舌红绛，苔黄燥，脉洪数。

调护原则：清热解毒，凉血开窍。

调护方法：

（1）药物方法：千金犀角散加减。亦可用凉开三宝，或清开灵注射液。

（2）饮食护理：高热、烦渴时给予梨汁、藕汁以清热生津。难以进食者，应给予静脉营养支持。

（3）生活护理：绝对卧床，严格隔离，密切观察病情，做好抢救准备。待病情减轻并稳定后，再逐渐增加活动量，以免复发。

3. 阴黄

证候：身目俱黄，黄色晦暗如烟熏，脘痞食少，神疲乏力，畏寒肢冷，大便溏薄，或伴心悸气短，舌质淡，苔白或腻，脉濡缓或沉迟。

调护原则：温化寒湿，健脾和胃，伴脾虚者补养气血。

调护方法：

（1）药物方法：茵陈术附汤加味。脾虚者用小建中汤。

（2）饮食护理：饮食宜清淡，富有营养，忌油腻、醇酒。可服茵陈附子粥，以茵陈15g，制附子6g，生姜15g，红枣10枚煎取药汁，入粳米100g，煮粥服用。

（3）生活护理：病室宜温暖向阳，生活要有规律，注意饮食卫生，不可劳累过度。

（二）胁痛

【概述】胁痛是指以一侧或两侧胁肋部疼痛为主要临床表现的一类病证。

西医学中的肝胆疾病、肋间神经痛等所引起的胁肋部疼痛，可参照本病证辨证施护。

【病因病机】

1. 肝气郁结 抑郁恼怒，肝失条达疏泄，气郁络痹，不通则痛。

2. 瘀血阻络 跌仆碰撞，过度负重，致胁络受损；或气郁日久，血流不畅，瘀血停聚，阻塞脉络，不通则痛。

3. 肝胆湿热 饮食不节，劳倦太过，使脾失健运，蕴湿为痰，郁而化热，湿热中阻，疏泄失职，不通则痛。

4. 肝阴不足 久病或劳欲过度，损及精血，阴血亏虚不能滋养肝脏，肝失所养，不荣则痛。

【护理总则】辨明气血虚实，实者祛邪通络，虚者补中寓通。注意理气防伤阴，清热防伤阳。

【辨证施护】

1. 肝气郁结

证候：胁肋胀痛，走窜不定，因情志变化增减，胸闷嗳气，善太息，纳呆脘痞，乳房胀痛，苔薄，脉弦。

调护原则：疏肝理气。

调护方法：

（1）药物方法：柴胡疏肝散加减。

（2）针推方法：针刺期门、支沟、阳陵泉、足三里、太冲、膻中、内关。用泻法。

（3）饮食护理：饮食宜清淡，忌辛辣、厚味，可常食柑橘、荔枝、佛手、萝卜等理气之品。

（4）生活护理：居室宜通风，安静。

（5）情志护理：避免情绪刺激，保持心情舒畅。

2. 瘀血阻络

证候：胁肋刺痛，痛有定处，夜间加剧，拒按，胁下癥块或赤丝血缕，肝掌，舌质紫暗，有瘀斑，脉涩。

调护原则：活血化瘀，通络止痛。

调护方法：

（1）药物方法：膈下逐瘀汤或血府逐瘀汤加减。

（2）针推方法：针刺期门、支沟、阳陵泉、足三里、太冲、三阴交、膈俞。用泻法。

（3）饮食护理：饮食宜清淡，忌食生冷、瓜果、黏腻之品。可食柑橘、佛手等具有理气作用的水果。

（4）生活护理：居室宜通风，安静。避免剧烈活动。

3. 湿热蕴结

证候：胁肋部灼痛拒按，胸闷纳呆，呕恶，厌食油腻，口干口苦，或伴黄疸，或寒热往来，舌红苔黄腻，脉弦数。

调护原则：清热利湿，理气通络。

调护方法：

（1）药物方法：茵陈蒿汤合大柴胡汤加减或龙胆泻肝汤加减。汤剂煎后宜稍凉服用。

（2）针推方法：针刺期门、支沟、阳陵泉、足三里、太冲、丰隆、太溪。用泻法。

（3）饮食护理：饮食宜清淡，忌食辛辣、油腻之品。可服用绿豆汤，西瓜汁等。

（4）生活护理：居室宜通风、清爽、干燥。

4. 肝阴不足

证候：胁肋隐痛，绵绵不已，劳累加重，口干咽燥，心烦少寐，头晕目眩，舌红少苔，脉弦细数。

调护原则：养阴柔肝，养血通络。

调护方法：

（1）药物方法：一贯煎加减。亦可用沙参、麦冬、佛手泡水饮。

（2）针推方法：针刺肝俞、肾俞、期门、三阴交、足三里。用补法。

（3）饮食护理：饮食宜清淡，忌食辛辣炙煿。常食枸杞子粥、麦冬粥、百合粥及清蒸甲鱼等滋阴之品。

（4）生活护理：居室宜通风、湿润，保持环境安静。

（三）眩晕

【概述】眩晕是指由于风、火、痰、虚、瘀引起清窍失养，临床上以头晕、眼花为主要表现的一类病证。眩即眼花，晕即头晕。轻者闭目可止；重者如坐舟车，旋转不定，不能站立，或伴恶心，呕吐，汗出，面色苍白等症。严重者可突然昏倒。

西医学中的耳源性眩晕、脑动脉硬化、高血压、低血压、低血糖、贫血、椎动脉型颈椎病、神经衰弱等，均可参照本病辨证施护。

【病因病机】

1. 肝阳上亢　素体阳盛，或抑郁恼怒，气郁化火，耗伤肝阴，肝阳上亢；或肾阴素亏，水不涵木，导致阳升风动，上扰清窍，发为眩晕。

2. 气血亏虚　脾胃虚弱，或久病、失血，导致气血亏虚，气虚清阳不展，血虚脑海失养，发为眩晕。

3. 肾精不足　先天不足，老年肾亏，房劳过度，久病伤肾，导致肾精亏虚，不能生髓，髓海失充，而致眩晕。

4. 痰湿中阻　饮食不节，损伤脾胃，致脾失健运，聚湿生痰，痰浊上蒙清窍，清阳不升，浊阴不降，而致眩晕。

5. 瘀血内阻　跌仆坠损，瘀血内停阻窍，致脑络不通，而发眩晕。

【护理总则】辨明脏腑标本虚实，补虚泻实，调整阴阳。

【辨证施护】

1. 肝阳上亢

证候：眩晕耳鸣，头痛且胀，遇劳累、恼怒加剧，急躁易怒，面红目赤，少寐多梦，口苦，尿赤，舌红，苔黄，脉弦。若动风者可见肢麻震颤，甚至中风。

调护原则：平肝潜阳，补益肝肾。

调护方法：

（1）药物方法：天麻钩藤饮加减。煎后温服。

（2）针推方法：针刺风池、肝俞、行间，失眠多梦配神门、三阴交；耳鸣配翳风；头胀痛配太阳。平补平泻。

（3）饮食护理：饮食宜清淡，可清蒸甲鱼以滋阴潜阳。可用菊花、枸杞子泡水代茶饮。

（4）生活护理：居室宜凉爽通风，保持环境安静。注意观察有无中风前兆。

（5）情志护理：避免忧郁恼怒，保持心情舒畅。

2. 痰浊中阻

证候：头重昏蒙，视物眩晕，胸闷身困，恶心呕吐，食少，多寐，苔白腻，脉弦滑。

调护原则：燥湿祛痰，健脾和胃。

调护方法：

（1）药物方法：半夏白术天麻汤加减。汤药宜温服。

（2）针推方法：针刺阴陵泉、丰隆、中脘、内关、头维。用泻法或平补平泻。

（3）饮食护理：饮食宜清淡素食，忌粘腻、油荤、生冷、酒烟等，以防助湿生痰。常食党参粥、苡米粥以健脾益胃，肥胖者节制食量，高血压者限制钠盐摄入。

（4）生活护理：居室宜干燥、通风，保持环境安静。适当加强体育锻炼。

3. 气血亏虚

证候：头晕目眩，动则加剧，遇劳则发，面白无华，神疲乏力，心悸少寐，舌淡，苔薄白，脉细弱。

调护原则：补养气血，健运脾胃。

调护方法：

（1）药物方法：归脾汤加减。可服用紫河车粉。

（2）针推方法：针刺百会、足三里、脾俞、胃俞、血海、气海，心悸失眠配神门；气短自汗配膻中、复溜。用补法，可灸。

（3）饮食护理：饮食富有营养，宜食血肉有情之品，如蛋、肉、猪肝、猪血等。可食用莲子红枣粥，取莲子50g，红枣20枚，糯米100g，加水煮粥，入冰糖适量服食。

（4）生活护理：居室宜向阳、温暖。注意休息，避免劳累诱发。

4. 肝肾亏虚

证候：眩晕久发不已，腰膝酸软，神疲乏力，健忘失眠，多梦，遗精，带下，神疲乏力，脉沉细弱。阳虚见形寒肢冷，舌质淡，脉沉细弱；阴虚见五心烦热，舌红少苔，脉细数。

调护原则：补肾填精。

调护方法：

（1）药物方法：阴虚者用左归丸加减；阳虚者用右归丸加减。

（2）针推方法：针刺肾俞、太溪、照海、悬钟、百会，遗精配关元、三阴交；五心烦热配内关、三阴交；耳鸣配翳风。用补法，可灸。

（3）饮食护理：多吃补肾填精之品，如胡桃、黑芝麻、黑豆、百合、猪腰等。可食海参冰糖羹，取海参30g煮熟后，加冰糖适量服食，每日1次。

（4）生活护理：居室温度适宜，阳虚者注意保暖。注意休息，慎房事。

5. 瘀血阻络

证候：眩晕头痛，失眠健忘，舌质紫暗有瘀斑瘀点，脉涩或弦。

调护原则：祛瘀止痛，通窍活络。

调护方法：

（1）药物方法：通窍活血汤加减。

（2）针推方法：针刺百会、上星、风池等穴。平补平泻。

（3）饮食护理：饮食宜清淡，忌食阻碍气机的食品。

（4）生活护理：居室保持安静、清爽。

（四）中风

【概述】中风是指由于气血逆乱，产生风、火、痰、瘀，导致脑脉痹阻或血溢于脑脉之外，临床以突然昏仆，不省人事，伴有口眼㖞斜，半身不遂，语言不利，或不经昏仆而仅以㖞僻不遂为主要临床表现的一种疾病。又名“卒中”。分为急性发作期、慢性恢复期和后遗症期。

西医学中的脑出血、脑血栓形成、脑栓塞、脑血管痉挛、蛛网膜下腔出血等，均可参照本病证辨证施护。

【病因病机】

1. 风痰阻络　正气亏虚，腠理不密，风邪乘虚入中经络，使气血痹阻；或形盛气衰，痰湿素盛，外风引动痰湿，闭阻经络而致。

2. 痰蒙清窍　过食肥甘或劳倦伤脾，或肝阳素旺，横逆犯脾，脾失健运，痰湿内生，郁久化火，蒙蔽清窍而发病。

3. 肝阳亢盛　情志所伤或年老肾衰，致肝阳上亢；或因暴怒伤肝，阳亢风动，气热郁逆，气血并走于上而发病。

【护理总则】辨明中经络、中脏腑及轻重缓急，急性发作期祛邪为主，慢性恢复期扶正祛邪兼顾。

【辨证施护】

（一）中经络

1. 风痰瘀血阻络

证候：半身不遂，口眼㖞斜，舌强语謇，或失语，偏身麻木，舌暗淡，苔薄白或白腻，脉弦滑。

调护原则：活血化瘀，熄风化痰通络。

调护方法：

（1）药物方法：化痰通络汤加减。

（2）针推方法：针刺肩髃、曲池、手三里、外关、合谷、环跳、阳陵泉、足三里、解溪、昆仑、地仓、颊车、合谷、内庭、太冲等穴。用泻法。配合一定的推拿按摩，促进气血流通。

（3）饮食护理：饮食宜清淡、易消化，多食绿豆、芹菜、冬瓜、黄瓜、梨等水果蔬菜。

（4）生活护理：居室保持安静、清爽，保持大便通畅，长期卧床注意防止褥疮、肺炎等并发症发生。眩晕重者，宜卧床休息。

（5）情志护理：解除患者对突发疾病的恐惧、急躁、忧虑情绪，做好思想工作，鼓励患者积极配合治疗。

2. 肝阳暴亢，风火上扰

证候：平素头晕，头痛，耳鸣，突然发生半身不遂，舌强言语不清，口眼㖞斜，偏身麻木，眩晕头痛，面红目赤，舌红苔黄，脉弦。

调护原则：平肝潜阳，泻火通络。

调护方法：

（1）药物方法：天麻钩藤饮加减。平时服用降压药物。

(2) 针推方法：针刺肩髃、曲池、手三里、外关、合谷、环跳、阳陵泉、足三里、解溪、昆仑、地仓、颊车、合谷、内庭、太冲等穴。用泻法。

(3) 饮食护理：饮食宜清淡、甘寒，多食绿豆、芹菜、冬瓜、黄瓜、梨等水果蔬菜。

(4) 生活护理：病室宜安静，空气宜新鲜，保持一定的温度、湿度，光线柔和，勿使风直吹病人。保持大便通畅，长期卧床注意防止褥疮、肺炎等并发症发生。

(5) 情志护理：解除患者对突发疾病的恐惧、急躁、忧虑情绪，保持情绪稳定，避免不良刺激，做好思想工作，鼓励患者积极配合治疗。

3. 痰热腑实，风痰上扰

证候：突然发生半身不遂，口眼歪斜，舌强语謇，伴腹胀，便秘，头晕目眩，痰多，舌暗红，苔黄腻，脉弦滑。

调护原则：化痰通腑。

调护方法：

(1) 药物方法：星蒌承气汤加减。

(2) 针推方法：针刺肩髃、曲池、手三里、外关、合谷、环跳、阳陵泉、足三里、解溪、昆仑、地仓、颊车、合谷、内庭、太冲等穴。用泻法。

(3) 饮食护理：饮食宜清淡、易消化，多食绿豆、芹菜、冬瓜、黄瓜、梨等水果蔬菜。

(4) 生活护理：居室保持安静、清爽，保持大便通畅，长期卧床注意防止褥疮、肺炎等并发症发生。

(5) 情志护理：解除患者对突发疾病的恐惧、急躁、忧虑情绪，做好思想工作，鼓励患者积极配合治疗。

4. 阴虚风动

证候：突然发生半身不遂，口眼歪斜，舌强语謇，伴烦躁失眠，眩晕耳鸣，五心烦热，盗汗，舌红绛，少苔，脉弦细数。

调护原则：滋养肝肾，潜阳熄风。

调护方法：

(1) 药物方法：镇肝熄风汤加减。

(2) 针推方法：针刺肩髃、曲池、手三里、外关、合谷、环跳、阳陵泉、足三里、解溪、昆仑、地仓、颊车、合谷、内庭、太冲等穴。用补法或平补平泻。

(3) 饮食护理：饮食宜清淡、易消化，多食绿豆、芹菜、冬瓜、黄瓜、梨等水果蔬菜。

(4) 生活护理：病室宜安静，空气宜新鲜，保持一定的温度、湿度，光线柔和，勿使风直吹病人。长期卧床注意防止褥疮、肺炎等并发症发生。

(5) 情志护理：解除患者对突发疾病的恐惧、急躁、忧虑情绪，做好思想工作，鼓励患者积极配合治疗。

（二）中脏俯

1. 阳闭（痰热内闭清窍）

证候：突然昏仆，不省人事，牙关紧闭，肢体拘急，面赤，身热，气粗，烦躁，大便燥结，舌苔黄腻，脉弦滑数。

调护原则：清热化痰，醒神开窍。

调护方法：绝对卧床休息，勿随意变动体位。有昏迷、抽搐者，应加床档，防止坠床。头部稍垫高，翻身时尽量少动头部。

（1）药物方法：羚羊角汤灌服，或口服安宫牛黄丸或至宝丹。服药时防止呛咳，必要时采用鼻饲法。

（2）针推方法：十二井点刺放血，针刺水沟、太冲、劳宫、颊车、下关、丰隆等穴。用泻法。

（3）生活护理：病室宜安静、凉爽，空气宜新鲜。注意防止窒息。

2. 阴闭（痰湿蒙蔽心窍）

证候：素体阳虚，痰湿内盛，突然昏仆，半身不遂，四肢逆冷，面白唇暗，痰涎壅盛，舌暗苔白腻，脉沉滑。

调护原则：豁痰熄风，温阳开窍。

调护方法：

（1）药物方法：涤痰汤灌服苏合香丸。服药时防止呛咳，必要时采用鼻饲法。

（2）针推方法：十二井点刺放血，针刺水沟、太冲、颊车、下关、丰隆等穴。用泻法。

（3）生活护理：病室宜安静、温暖，空气宜新鲜。注意防止窒息。长期卧床注意防止褥疮、肺炎等并发症发生。

3. 脱证（元神败脱，神明散乱）

证候：突然昏仆，不省人事，肢体瘫软，于撒肢冷，汗多，二便自遗，舌紫暗，苔白腻，脉微欲绝。

调护原则：益气回阳固脱。

调护方法：

（1）药物方法：参附汤合生脉饮加减。

（2）针推方法：艾灸关元、神阙、气海等穴。

（3）生活护理：病室宜安静、温暖，空气宜新鲜。喉中痰鸣，头应侧向一方或侧卧位，及时吸痰，防止窒息发生。

（三）后遗症

1. 半身不遂

证候：半身不遂，语言謇涩，口眼歪斜。气虚血滞者伴面色无华，肢软无力，患肢浮肿，舌质淡紫，苔薄白，脉细涩无力；肝阳上亢者伴面红，耳鸣，头晕，头痛，烦躁易怒，舌红绛，苔薄黄，脉弦硬有力。

调护原则：气虚血滞者益气养血通络；肝阳上亢者平肝潜阳，熄风通络。

调护方法：

（1）药物方法：气虚血滞者用补阳还五汤加减；肝阳上亢者用镇肝熄风汤加减。

（2）针推方法：针刺肩髃、曲池、手三里、外关、合谷、环跳、阳陵泉、足三里、解溪、昆仑等穴，用补法。还可取患侧井穴，点刺出血。对各部位可行推拿手法，被动活动患肢，防止筋脉拘挛。

（3）饮食护理：气虚血滞者饮食应以滋补为主，酌情给予半流食或稀、软食品，少食多餐，可适当选用山楂、木耳、萝卜、玉米、花生、大枣等有补益作用的食品。肝阳上亢者饮食宜清淡，少油腻、低糖、易消化，多食新鲜米面、蔬菜水果，忌甜腻、辛辣刺激等助火生痰之品。

（4）生活护理：病室宜安静、温湿度适宜，空气清新。保持大便通畅，坚持功能锻炼。防止并发症发生。

（5）情志护理：保持心情舒畅，树立战胜疾病的信心，避免不良刺激。

2. 语言不利

证候：舌强语謇，肢体麻木，失语，心悸气短，腰膝酸软，舌淡胖，苔薄白，脉弦细。

调护原则：祛风化痰，滋补肝肾，利窍开音。

调护方法：

（1）药物方法：风痰阻络者用解语丹；肾精亏损者用地黄饮子。

（2）针推方法：针刺通里、哑门、廉泉、承浆等穴。

（3）生活护理：加强语言功能锻炼，每日定时训练病人发音，由简到繁，贵在坚持。

（4）情志护理：稳定病人情绪，避免情志刺激。

3. 口眼㖞斜

证候：口眼㖞斜，或伴口角抽搐，患侧眉低眼垂，表情淡漠，甚至咀嚼不利，口角流涎，舌质淡，苔白腻，脉弦滑。

调护原则：祛风除痰，活血通络。

调护方法：定时为病人轻拍背部，预防坠积性肺炎的发生。可按摩地仓、颊车、下关、合谷、、迎香、太阳、阳白、鱼腰、承泣、风池、昆仑等穴，以助病人康复。

（1）药物方法：牵正散加减。

（2）针推方法：针刺地仓、颊车、合谷、内庭、太冲等穴。

（3）生活护理：若口角流涎严重，或有咳呛时，应调节适当的卧位，如半卧位。平卧时将头侧向一边，防止发生窒息。

第七节　气血津液病证

气血津液病证是指气血津液的运行失常，输布失度，生成不足，或亏损过度而导致的一类病证。临床常见病证有“郁证”、“水肿”、“汗证”、“血证”、“消渴”等。

一、护理概要

【护理评估】

1. 病因发病　气血津液病证的发生多与久病体虚、劳累过度、年老体弱或七情所伤、感受外邪等有关。七情所伤，肝失疏泄，脾失运化，心神失常，则发郁证；风邪外袭、湿毒浸淫、水湿浸渍、饮食劳倦、房劳过度等使水液代谢受阻或气化无力，则发水肿；阴阳失调，营卫不足，腠理不固，汗液外泄失常，则发汗证；感受外邪、饮食失调、情志过极、劳倦过度或久病热病之后损伤血络或脾失统摄，则发血证；饮食不节、情志失调、劳欲过度损伤阴津，则发消渴。

2. 四诊资料　精神抑郁，胸闷，善太息，眼睑浮肿或全身水肿，自汗，盗汗，咳血，吐血，便血，尿血，衄血或紫癜，口渴多饮或多食尿多，形体消瘦，舌淡或红、紫暗，苔白腻或黄、黄厚，脉弦、滑、沉细、细数等。

【护理问题】

1. 肝气郁结　情志所伤，肝失条达，故精神抑郁、情绪不宁。

2. 痰气郁结　肝郁乘脾，生湿聚痰，故咽中不适、如有梗阻、咯之不出、咽之不下、苔白腻、脉弦。

3. 心脾两虚　思虑过度，心失所养，故心悸胆怯、少寐健忘、舌淡脉细弱。

4. 风水泛滥　风邪外袭，肺失宣降，风水相搏，故先见眼睑及颜面浮肿，继则全身皆肿、恶风发热。

5. 水湿浸渍　水湿浸渍肌肤，故四肢或全身水肿、小便短少、身重体倦。

6. 湿热蕴结　湿热水邪壅遏肌肤，故遍身水肿、皮肤绷紧光亮。

7. 肾虚水泛　肾气虚弱，阳不化气，故面浮身肿、腰以下为甚、腰冷酸痛、脉沉细弱。

8. 自汗　气虚不固，故汗出畏寒、动则益甚。

9. 盗汗　阴虚内热，故盗汗潮热、五心烦热、少寐多梦、舌红少苔、脉细数。

10. 脱汗　阳气欲脱，故大汗淋漓、四肢厥冷、脉微欲绝。

11. 血溢脉外　邪热内炽，迫血妄行；或因气不摄血，随邪热所在部位或病变脏腑而见吐血、衄血、咯血、尿血、便血。

12. 肺热津伤　肺热炽盛，故烦渴多饮、口干舌燥。

13. 肾阴亏虚　肾虚无以约束小便，故尿频量多、口干舌燥。

14. 阴阳两虚　肾失固藏，不能约束水液，故小便频数、混浊如膏。

【护理措施】虚证患者应注意休息，重者应卧床休息。居室空气新鲜，并防寒保暖。虚证患者饮食宜用营养丰富又易于消化之品，可少食多餐。水肿者应限制水、盐摄人量，大量出血出现脉微肢冷者，为气随血脱之象，应予中西医结合抢救。

二、病证举要

（一）郁证

【概述】 郁证是指由于情志不舒、气机郁滞所致的以心情抑郁，情绪不宁，胸部满闷，胁肋胀痛，或易怒善哭，或咽中如有异物梗塞等为主要临床表现的一类病证。

西医学中的神经官能症、神经衰弱、焦虑症、癔病以及更年期综合征等，均可参照本病证辨证施护。

【病因病机】

1. 郁怒伤肝 忧思恼怒，肝气郁结，气郁日久，导致血瘀、痰郁、火郁，火郁日久，可耗伤肝阴。

2. 忧思伤脾 忧愁思虑，脾失健运，脾不化谷，则致食郁；脾不化湿，则成湿郁；湿聚成痰，化为痰郁；脾伤气血生化乏源，致心脾两虚。

3. 情志过极 内伤七情，损伤心气，心失所养，心阴耗伤，心神失守，精神惑乱，发为郁证。

【护理总则】 辨明虚实，以理气开郁，调畅气机，怡情易性为原则。实证理气不可耗气，活血不可破血，清热不可败胃，祛痰不可伤正；虚证补益心脾而不过燥，滋养肝肾而不过腻。注重精神治疗。

【辨证施护】

1. 肝气郁结（气郁）

证候：精神抑郁，情绪不宁，胸闷，善太息，胸胁胀痛，痛无定处，脘闷嗳气，不思饮食，大便不调，女子月经不调，乳房胀痛，苔薄腻，脉弦。

调护原则：疏肝解郁，理气畅中。

调护方法：

（1）药物方法：柴胡疏肝散加减。

（2）针推方法：针刺内关、神门、膻中、足三里、心俞、脾俞、肝俞等穴。用泻法。

（3）饮食护理：饮食以蔬菜和营养丰富的鱼、瘦肉、乳类、豆制品为宜，忌食辛辣、烟酒，少食肥甘厚味。可服梅花粥，先煮粳米为粥，后入梅花5g，同煮服食。

（4）生活护理：病室安静、舒适。鼓励病人多活动。

（5）情志护理：稳定病人情绪，避免情志刺激，鼓励病人多参加社交活动，多与他人交流。

2. 肝郁化火（火郁）

证候：性情急躁易怒，失眠多梦，胸胁胀满，口干口苦，头痛目赤，耳鸣，或嘈杂吞酸，便秘，舌红苔黄，脉弦数。

调护原则：疏肝解郁，清肝泻火。

调护方法：

（1）药物方法：丹栀逍遥散加减。

（2）针推方法：针刺内关、神门、膻中、足三里、心俞、脾俞、肝俞等穴。用泻法。

（3）饮食护理：饮食宜清淡，忌食辛辣炙煿、肥甘厚味。

（4）生活护理：病室宜安静、凉爽、舒适。

（5）情志护理：稳定病人情绪，避免情志刺激。

3. 气滞痰阻（痰郁）

证候：精神抑郁，胸中窒闷，胁肋胀满，咽中如有异物梗塞，咯之不出，随情绪变化而减轻加重，咽之不下，苔白而腻，脉弦滑。

调护原则：行气开郁，化痰散结。

调护方法：

（1）药物方法：半夏厚朴汤加减。汤药宜温服。

（2）针推方法：针刺内关、神门、膻中、足三里、心俞、脾俞、肝俞等穴。用泻法。

（3）饮食护理：饮食宜清淡，忌食辛辣炙煿、肥甘厚味，戒烟酒。可常食竹笋、萝卜、柑橘等化痰顺气之品。

（4）生活护理：病室宜温暖、宁静。

（5）情志护理：消除患者疑虑，减轻心理负担。

4. 心神失养（脏燥）

证候：多见于女性，因精神刺激而发，可见精神恍惚，心神不宁，多疑易惊，悲忧善哭，喜怒无常，时时欠伸，舌淡，苔薄白，脉弦细。

调护原则：甘润缓急，养心安神。

调护方法：

（1）药物方法：甘麦大枣汤加减。

（2）针推方法：针刺内关、神门、后溪、三阴交等穴。用补法。

（3）饮食护理：饮食宜清淡，可常吃莲子粥、大枣、桂圆肉，少食辛辣、咖啡、浓茶等刺激品。

（4）生活护理：病室宜温暖、宁静、避风。

（5）情志护理：稳定患者情绪，防止精神刺激。可用暗示疗法。

5. 心脾两虚

证候：心悸胆怯，失眠健忘，头晕神疲，纳差，面色无华，舌淡，苔薄白，脉细数。

调护原则：健脾养心，补益气血。

调护方法：

（1）药物方法：归脾汤加减。

（2）针推方法：针刺内关、神门、足三里、三阴交、心俞、脾俞、肝俞等穴。用补法。

（3）饮食护理：饮食宜清淡，宜食赤豆、红枣、动物心脏等补益心脾之品。可用龙眼莲子粥，取龙眼肉、莲子肉各20g，大枣10枚，粳米适量，煮粥服食。

（4）生活护理：居室宜安静，生活起居要有规律，劳逸结合。

6. 肝阴亏虚

证候：情绪不宁，急躁易怒，眩晕耳鸣，两目干涩，或头痛，面红目赤，舌干红少津，脉弦细数。

调护原则：滋养肝肾，清热安神。

调护方法：

（1）药物方法：滋水清肝饮加减。或用六味地黄丸合丹栀逍遥散加减。

（2）针推方法：针刺内关、神门、足三里、三阴交、心俞、脾俞、肝俞、肾俞等穴。用补法。

（3）饮食护理：饮食宜富有营养，常吃红枣桂圆汤、百合莲子汤，以健脾、养心、安神，忌饮浓茶。

（4）生活护理：居室宜清静，室内温度宜凉爽。注意劳逸结合，早睡早起，慎起居，加强锻炼。

（二）水肿

【概述】 水肿是指肺、脾、肾三脏气化功能失调，三焦决渎失司，膀胱气化不利，导致体内水液潴留，泛滥肌肤，引起头面、眼睑、四肢、腹背，甚至全身浮肿为特征的一类病证。严重者可伴有胸水、腹水。

西医学中的急、慢性肾小球肾炎、心源性水肿、肾源性水肿，营养障碍、内分泌失调等疾病所出现的水肿，可参照本病证辨证施护。

【病因病机】

（1）风邪外袭，每夹寒热，由口鼻或皮毛侵入肺，致肺失通调，引起水肿。

（2）疮毒浸淫，内归肺脾，肺失通降，脾失传输，水湿内停泛滥肌肤而生本病。

（3）冒雨涉水、湿衣裹身时间过久，或久居潮湿之所，感受水湿。水湿内侵，困遏于脾，脾虚不能制湿，湿泛肌肤为肿。

（4）饮食不当，损伤脾胃，以致脾运不健，水湿内生，泛滥肌肤而成水肿。

（5）劳欲体虚，脾肾两虚，水湿输化失常，水泛肌肤而为肿。

【护理总则】 阳水常用发汗、利水之法，阴水多健脾温肾而利水。攻逐之法，中病即止；阴水反复发作者，勿求速效。

【辨证施护】

（一）阳水

1. 风水泛滥

证候：眼睑浮肿，继则四肢及全身皆肿，来势迅速，肢节酸楚，小便不利，兼见恶寒发热，偏风热者，咽部肿痛，舌红脉浮滑数；偏风寒者，恶寒咳喘，苔薄白，脉浮滑紧。

调护原则：疏风解表，利水消肿。

调护方法：

（1）药物方法：越婢加术汤加减。亦可用白茅根30g，或玉米须15g煎水代茶饮。

（2）饮食护理：饮食宜富有营养，清淡，低盐。可服茅根赤豆粥，取鲜白茅根100g，加水适量煎煮，取汁去渣，加入赤小豆、粳米各适量煮粥食用。

（3）生活护理：病室宜温暖向阳，避免感冒。

2. 湿毒浸淫

证候：眼睑浮肿，迅及全身，小便不利，身发疮痍，甚则溃烂，恶风发热，舌红，苔薄黄，脉浮数或滑数。

调护原则：宣肺解毒，利湿消肿。

调护方法：

（1）药物方法：麻黄连翘赤小豆汤合五味消毒饮加减。皮肤疮疡未破时可用鲜马齿苋、蒲公英捣烂外敷。

（2）饮食护理：饮食宜清淡，忌辛辣肥甘。可服赤小豆汤，赤小豆30～60g，水煮，饮汤食豆。

（3）生活护理：病室宜凉爽、通风。

3. 水湿浸渍

证候：全身水肿，按之没指，不易恢复，小便短少，胸闷纳呆，泛恶，苔白腻，脉濡缓。

调护原则：健脾化湿，通阳利水。

调护方法：

（1）药物方法：五皮饮合五苓散加减。

（2）饮食护理：饮食宜富营养，低盐，忌食辛辣、烟酒等刺激性食品，多食如芹菜、黄花菜、黄瓜、冬瓜、西瓜、雪梨、鲜藕汁等滑利、渗湿食物。可用薏苡仁30g，水煎成粥，加适量白糖食用。

（3）生活护理：绝对卧床休息，病室应干燥清洁，光线充足。

4. 湿热壅盛

证候：遍身浮肿，皮肤绷急光亮，脘腹胀闷，烦热口渴，小便短赤，大便干结，舌红苔黄腻，脉沉数或濡数。

调护原则：清热利湿消肿。

调护方法：

（1）药物方法：疏凿饮子加减。亦可用车前草、玉米须水煎代茶饮。

（2）饮食护理：饮食宜清淡，忌食辛辣炙煿。可服冬瓜粥，取鲜冬瓜60g，粳米60g，共煮熟食用。

（3）生活护理：病室宜干燥、通风。

（二）阴水

1. 脾阳虚

证候：下肢浮肿较甚，按之凹陷不起，脘腹胀闷，纳呆便溏，面色萎黄，神倦肢冷，小便短少，舌质淡，苔白腻或滑，脉沉缓。

调护原则：温运脾阳，利水渗湿。

调护方法：

（1）药物方法：实脾饮加减。

（2）饮食护理：饮食宜清淡、易消化而富于营养，忌生冷。可服茯苓山药粥，取茯苓30g，山药30g煎取药汁，加粳米60g，煮粥食用。

（3）生活护理：病室宜温暖、向阳。

2. 肾阳虚

证候；面浮身肿，腰以下为甚，按之凹陷不起，心悸气短，腰部酸重冷痛，尿少，肢冷，怯寒神疲，面色皖白或灰暗，舌淡胖，苔白，脉沉细或沉迟无力。

调护原则：温肾助阳，利水消肿。

调护方法：

（1）药物方法：济生肾气丸合真武汤加减。

（2）饮食护理：饮食宜温热，忌生冷，适当用一些姜、芥末、胡椒等，可常吃补中、益气、温阳之品。可食用黑豆鲤鱼汤，取黑豆200g，鲤鱼1尾（去鳞、内脏、头、尾、骨头）取肉，同煮，饮汤食鱼豆。

（3）生活护理：病室宜向阳，室温宜稍高，平时多加衣被，免受风寒。生活起居要有规律，尤应节制房事。

（三）汗证

【概述】汗证是指由于阴阳失调，腠理不固，导致汗液外泄异常的病证。分为自汗和盗汗。自汗指不因外界因素影响，而白昼时时汗出，动着益甚者。盗汗是指睡时出汗，醒来自止者。

西医学中各种原因引起的汗出，均可参照本病证辨证施护。

【病因病机】

1. 肺卫不固　素体薄弱，病后体虚，或久咳久喘，耗伤肺气，致肺卫不固，腠理开泄，汗出不止。

2. 营卫不和　卫气不固，营阴外泄，故汗出。

3. 里热迫蒸　外感暑热湿邪，或风寒入里化热，或过食辛辣厚味，胃热炽盛，里热蒸腾津液，外泄为汗。

4. 心血不足　思虑太过，损伤心脾，或血证之后，血虚失养，致心血不足，汗为心液，心液不藏而外泄。

5. 阴虚火旺　烦劳过度，亡血失精，或邪热耗阴，致虚火内生，阴津被扰，不能自藏而外泄。

【护理总则】辨明阴阳虚实，虚者补气、养阴、补血、调和营卫；实者清泄里热。另佐以敛汗固涩。

【辨证施护】

1. 肺卫不固

证候：汗出恶风，稍劳加剧，易于感冒，倦怠乏力，面色少华，舌淡，苔薄白，脉细弱。

调护原则：益气固表。

调护方法：

（1）药物方法：玉屏风散加减。

（2）饮食护理：饮食宜富有营养、易消化，忌辛辣、生冷之品，应补充水分。可饮红枣黄芪汤，以黄芪20g，红枣10枚煎水代茶饮。

（3）生活护理：室内保持温暖、湿润，病人应避风寒。

2. 营卫不和

证候：汗出恶风，周身酸楚，时寒时热，或半身、局部出汗，苔薄白，脉缓。

调护原则：调和营卫。

调护方法：

（1）药物方法：桂枝汤加减。

（2）饮食护理：饮食宜富有营养，补充水分。平时可多食鸭血糯米粥，有补血和营之功。

（3）生活护理：室内保持温暖、湿润，汗多者及时更换内衣被褥。

3. 里热迫蒸

证候：蒸蒸汗出，身热面赤，烦躁气促，口苦，尿黄，便干，苔薄黄，脉弦数或洪大。

调护原则：清泄里热。

调护方法：

（1）药物方法：白虎汤或龙胆泻肝汤加减。

（2）饮食护理：饮食宜清淡、易消化，忌肥甘、厚腻之品，多食新鲜蔬菜和果汁。

（3）生活护理：室内保持凉爽、通风，汗多者及时更换内衣被褥。

4. 心血不足

证候：寝中汗出，心悸少寐，神疲气短，面色无华，舌淡脉细。

调护原则：补血养心。

调护方法：

（1）药物方法：归脾汤加减。

（2）饮食护理：饮食宜清淡、易消化，忌肥甘、厚腻之品，多食健脾补血之品。

（3）生活护理：室内保持温暖舒适，汗多者及时更换内衣被褥。

5. 阴虚火旺

证候：夜寝盗汗，五心烦热，潮热，颧红，形体消瘦，口渴咽干，舌红，少苔，脉细数。

调护原则：滋阴降火。

调护方法：

（1）药物方法：当归六黄汤加减。可选乌梅10枚，浮小麦30g，大枣10枚，水煎服，每日1次。

（2）饮食护理：饮食宜清淡、忌辛辣炙煿之品。可服银耳大枣汤，取银耳10g用温水泡开，加入大枣10枚，冰糖适量，小火炖服，日1次。

（3）生活护理：室内保持温暖舒适，汗多者及时更换内衣被褥。

（四）血证

【概述】 血证是指不因外伤所致的血液不循常道，溢于经脉之外，或上溢于口、鼻诸窍，或下泄于前、后二阴，或渗出于肌肤为主要临床表现的一类病证。

西医学中多种急、慢性疾病所引起的出血，如消化、呼吸、泌尿、血液系统疾病引起的出血，均可参照本病证辨证施护。

【病因病机】

1. 感受外邪　风、热、燥、湿热之邪侵袭，损伤脉络而引起出血。

2. 情志过极　肝气郁结化火，肝火上逆犯肺则引起衄血、咳血；肝火横逆犯胃则引起吐血。

3. 酒食不节　嗜食辛辣、醇酒、厚味，湿热内生，热伤脉络，引起衄血、吐血、便血；或饮食损伤脾胃，脾虚不能摄血，而引起吐血、便血。

4. 久病劳伤　久病或神劳伤心，体劳伤脾，房劳伤肾，心、脾、肾，气阴损伤，气损不能摄血，阴损虚火灼伤脉络，而致出血。

此外，久病入络，瘀血内阻，使血不循经而溢于脉外，亦可导致出血。

【护理总则】 辨明寒热虚实，出血部位。以治火、治气、治血为原则。

【辨证施护】

1. 鼻衄

（1）热邪犯肺

证候：鼻燥衄血，口干咽燥，兼身热，咳嗽少痰，舌红，苔薄，脉数。

调护原则：清泄肺热，凉血止血。

调护方法：

①药物方法：桑菊饮加味。汤药宜温服。或用棉球蘸云南白药、三七粉塞鼻，以止血。

②饮食护理：饮食宜清淡、忌辛辣、厚味。可用鲜茅根或鲜藕煎水代茶饮，有清热止血作用。

③生活护理：病室宜安静，出血时，头后仰，卧床时去枕平卧，头额部冷敷。

④情志护理：安慰病人，消除其紧张情绪。

（2）胃热炽盛

证候：鼻衄或兼齿衄，血色鲜红，口渴欲饮，鼻干，口臭，烦躁便秘，舌红，苔黄，脉数。

调护原则：清胃泻火，凉血止血。

调护方法：

①药物方法：玉女煎加味。汤剂宜偏凉服用。

②饮食护理：饮食宜清淡、偏凉，忌食辛辣炙煿、肥甘厚味。可用鲜茅根或鲜藕

节、鲜小蓟煎水饮，以清热止血。

③生活护理：病室宜凉爽，安静。保持大便通畅。

(3) 肝火上炎

证候：鼻血，头痛，目眩，耳鸣，烦躁易怒，面红目赤，口苦，舌红，苔黄，脉弦数。

调护原则：清泻肝火，凉血止血。

调护方法：

①药物方法：龙胆泻肝汤加味。汤剂宜偏凉服用。可用佛手、夏枯草、白茅根煎水代茶饮。

②针推方法：可点刺少商穴放血。

③饮食护理：饮食宜清淡，忌辛辣、温热之品。

④生活护理：病室宜凉爽，安静。额部冷敷可止血，或用大蒜捣烂成泥，敷于涌泉穴，以引血下行。出血量多，应观察血压情况。

⑤情志护理：加强情志护理，避免各种情志刺激。

(4) 气血亏虚

证候：鼻衄，或兼齿衄、肌衄，神疲乏力，面色㿠白，头晕耳鸣，心悸，夜寐不宁，舌质淡，脉细无力。

调护原则：补气摄血。

调护方法：

①药物方法：归脾汤加味。或人参 6g 水煎，入阿胶 10g（烊化）服用，每日 1 次。

②饮食护理：饮食宜加强营养，可常以参、芪、桂圆等煎汤或加粳米为粥食用。忌辛辣、动火、坚硬食物。

③生活护理：病室宜温暖，防寒，预防感冒。注意休息，避免劳累。

2. 咳血

(1) 燥热伤肺

证候：喉痒咳嗽，痰中带血，口干鼻燥，或有身热，舌红少津，苔薄黄，脉数。

调护原则：清热润肺，宁络止血。

调护方法：

①药物方法：桑杏汤加减。或用白及粉 2g 冲服，或白茅根 60g，小蓟 30g，煎水当茶饮。

②饮食护理：饮食宜清淡，多吃雪梨、甘蔗等水果，忌辛辣、烟酒。

③生活护理：保持病室空气新鲜，避免烟尘等刺激性气味，适当休息，不宜过多运动。

(2) 肝火犯肺

证候：咳嗽阵作，痰中带血或纯血鲜红，胸胁胀痛，烦躁易怒，口苦，舌红，苔薄黄，脉弦数。

调护原则：清肝泻肺，凉血止血。

调护方法：加强情志护理，安定情绪，消除恐惧，安心静养。

①药物方法：泻白散合黛蛤散加减。可用栀子12g，旱莲草30g，白茅根30g，煎水代茶饮。咳血量较多者，可用三七粉3g冲服。

②饮食护理：饮食宜清淡，忌辛辣、烟酒。可服用藕汁、萝卜汁，或服用绿豆百合粥，取绿豆60g，百合20g，水煎取汁服用。

③生活护理：保持病室空气新鲜，避免烟尘等刺激性气味，适当休息，不宜过多运动。

④情志护理：避免情志刺激，消除其紧张情绪。

（3）阴虚肺热

证候：咳嗽痰少，痰中带血或反复咳血，血色鲜红，口干咽燥，颧红，潮热，盗汗，舌红，脉细数。

调护原则：滋阴润肺，宁络止血。

调护方法：

①药物方法：百合固金汤加减。或用生地30g，麦冬30g，白及15g，仙鹤草30g，煎水代茶饮，或鲜石斛泡水代茶饮。

②饮食护理：饮食宜清淡，富于营养，忌辛辣、刺激性食物。可用冰糖黄精汤，以冰糖50g，黄精30g，加水文火煮至黄精烂熟，喝汤。

③生活护理：保持病室空气新鲜，注意休息，避免劳累。

3. 吐血

（1）胃热壅盛

证候：脘腹胀闷或痛，吐血色鲜红或紫暗，夹有食物残渣，口臭，便秘，大便色黑，舌红，苔黄腻，脉滑数。

调护原则：清胃泻火，化瘀止血。

调护方法：

①药物方法：泻心汤合十灰散加减。或用云南白药胶囊，或三七粉3g冲服。

②饮食护理：饮食以清热凉血、止血食品最佳，如鲜藕、马齿苋、芹菜、苦瓜等，忌辛辣、肥甘之品及烟酒。大量吐血应禁食，出血停止后逐渐进流质或半流质饮食。

③生活护理：保持病室空气新鲜，注意休息，避免劳累。出血量大者给予输血补液。

④情志护理：消除患者紧张情绪，避免各种情志刺激。

（2）肝火犯胃

证候：吐血色红或紫暗，口苦，胁痛，心烦易怒，寐少梦多，舌质红绛，脉弦数。

调护原则：泻肝清胃，凉血上血。

调护方法：

①药物方法：龙胆泻肝汤加减。

②饮食护理：饮食以清热凉血、止血食品最佳，如鲜藕、马齿苋、芹菜、苦瓜等，忌辛辣、肥甘之品及烟酒。大量吐血应禁食，出血停止后逐渐进流质或半流质饮食。

③生活护理：保持病室空气新鲜，注意休息，避免劳累。出血量大者给予输血补液。

④情志护理：避免各种精神刺激，保持心情舒畅。

（3）脾不统血

证候：吐血缠绵不止，时轻时重，血色暗淡，神疲乏力，心悸气短，面色苍白，舌淡，脉细弱。

调护原则：健脾养心，益气摄血。

调护方法：

①药物方法：归脾汤加减。出血量多，或见脱象者，即服独参汤。

②饮食护理：饮食以细、软、烂、少食多餐为原则，忌生冷及硬食。出血较多者禁食，较少者考虑给予流质饮食。可用山药莲子粥。

③生活护理：出血量多时绝对卧床休息。注意生活起居，防寒保暖。

4. 便血

（1）肠道湿热

证候：便血鲜红，大便不畅或稀溏，或有腹痛，口苦，舌红，苔黄腻，脉濡数。

调护原则：清热利湿，凉血止血。

调护方法：

①药物方法：地榆散合槐角丸加减。大便不畅者，可服大黄炭粉5g。

②饮食护理：饮食宜清淡，忌烟酒、辛辣。可以鲜藕节、鲜小蓟、鲜马齿苋煎水代茶饮。或服绿豆汤。

③生活护理：病室宜安静、光线稍暗，以利病人休息。便血量多时宜卧床休息。

（2）脾胃虚寒

证候：便血紫暗，甚至黑色，腹部隐痛，喜温喜按，神倦乏力，少气懒言，便溏，面色无华，舌质淡，脉细弱。

调护原则：健脾温中，养血止血。

调护方法：

①药物方法：黄土汤加减。或用乌贼骨30g，白及30g，炙甘草10g，共研为末冲服，每次3g，每日3次。

②饮食护理：宜进半流质饮食，忌生冷食物。可服黄芪粥，取黄芪30g，水煎取汁去渣，另煮粳米60g，将熟时加入药汁，煮熟服食。

③生活护理：病室宜向阳、温暖，注意卧床休息。

5. 尿血

（1）下焦热盛

证候：小便黄赤、灼热，尿血鲜红，心烦失眠，口渴咽干，面赤，口疮，舌红，脉数。

调护原则：清热泻火，凉血止血。

调护方法：

①药物方法：小蓟饮子加减。亦可用车前草60g煎水代茶饮，或用竹叶、小蓟煎水代茶饮用。

②饮食护理：饮食宜清淡，忌辛辣炙煿。可用白茅根30g，石韦30g，赤小豆60g，煮粥服食。

③生活护理：病室宜安静，空气要流通，偏于凉爽。

（2）阴虚火旺

证候：小便短赤带血，头晕耳鸣，神疲，颧红，潮热，腰膝酸软，舌红，脉细数。

调护原则：滋阴降火，凉血止血。

调护方法：

①药物方法：知柏地黄丸加减。或用生地、小蓟煎水饮。

②饮食护理：饮食宜清淡，忌食辛辣、肥腻之品。可取鸡蛋一只，开一小孔，入大黄粉1g，蒸熟服用。

③生活护理：病室宜凉爽、湿润，注意休息，禁止房事。

（3）脾肾亏虚

证候：久病尿血，色淡红，头晕耳鸣，神疲乏力，食少，面色萎黄，腰膝酸软，舌质淡，脉细弱或沉弱。

调护原则：补益脾肾，固摄止血。

调护方法：

①药物方法：无比山药丸加减。

②饮食护理：饮食宜温热、清淡，忌生冷、肥腻。可服山萸粥，取山萸肉20g，水煎去渣取汁，入粳米60g，煮粥服食。

③生活护理：病室宜向阳、温暖，避免过度操劳，节制房事。

6. 紫斑

（1）血热妄行

证候：皮肤出现青紫斑点或斑块，或伴有鼻衄、齿衄、便血、尿血等，发热、口渴，便秘，舌红，苔黄，脉弦数。

调护原则：清热解毒，凉血止血。

调护方法：

①药物方法：犀角地黄丸合十灰散加减。

②饮食护理：饮食宜清淡，忌辛辣炙煿、鱼、虾、蟹等。发斑与某些食物有关者，应绝对忌口。可用鲜茅根或鲜藕节、鲜小蓟煎水代茶饮。

③生活护理：避免过度活动及防止身体被挤压或外伤，减少紫斑的发生。

（2）阴虚火旺

证候：紫斑时发时止，常伴有鼻衄、齿衄或月经过多，颧红，心烦，口渴，手足心热，潮热盗汗，舌红少苔，脉细数。

调护原则：滋阴降火，宁络止血。

调护方法：

①药物方法：茜根散或知柏地黄丸加减。或用紫草、生地、茅根煎水饮用。

②饮食护理：饮食应清淡而富有营养，多食新鲜蔬菜，不能过食香燥、辛辣之品。可服龟肉红枣汤，取龟肉200g，红枣10枚，文火炖烂，喝汤食肉。

③生活护理：保持病室空气清新，温、湿度要适宜。

（3）气不摄血

证候：反复发生肌衄，久病不愈，神疲乏力，头晕目眩，面色苍白或萎黄，食欲不振，舌质淡，脉细弱。

调护原则：补气摄血。

调护方法：

①药物方法：归脾汤加减。

②饮食护理：饮食宜清淡、温热，忌生冷、油腻。可服黄芪粥、红枣粥、山药粥等以补脾益气。

③生活护理：居室宜温暖，避风，注意休息。

（五）消渴

【概述】 消渴是指以多饮、多食、多尿、形体消瘦，或尿有甜味为主要临床表现的一种疾病。

西医学中的糖尿病、尿崩症等，可参照本病辨证施护。

【病因病机】

1. 禀赋不足 先天禀赋不足是发病的重要因素，尤以阴虚体质为甚。

2. 饮食失节 过食肥甘厚味，醇酒辛辣，损伤脾胃，运化失职，积热内蕴，化燥伤津，消谷耗液，发为消渴。

3. 情志失调 长期、过度情神刺激，以致肝郁化火，火热内燔，消灼肺胃阴津，而成消渴。

4. 劳欲过度 房室不节，劳欲过度，肾精亏损，虚火内生，上蒸肺胃，发为消渴。

【护理总则】 辨明标本虚实及病位，以清热润燥，养阴生津为原则。常宜滋补，慎用攻伐、寒凉；治分三消，立足于肾；防止并发症。

【辨证施护】

1. 上消（肺热津伤）

证候：烦渴多饮，口干舌燥，尿频量多，舌边尖红，苔薄黄，脉洪数。

调护原则：清热润肺，生津止渴。

调护方法：

（1）药物方法：消渴方加减。

（2）饮食护理：严格控制饮食，宜清淡，少吃面食，多吃蔬菜，禁止食用含糖量高的食物。可服地黄粥，取生地30g，水煎取汁，另煮小米60g，将熟时入药汁，煮熟服食。

（3）生活护理：定期检查空腹血糖，随时服用降糖药物，以防各种并发症。注意适当的体育运动。

2. 中消（胃热津伤）

证候：多食易饥，口渴，尿多，形体消瘦，大便干燥，舌苔黄，脉滑数有力。

调护原则：清胃泻火，养阴增液。

调护方法：

（1）药物方法：玉女煎加减。

（2）饮食护理：严格控制饮食，饥饿时可给黄豆、花生米嚼食，或给新鲜叶类蔬菜充饥。禁止食用含糖量高的食物。

（3）生活护理：定期检查空腹血糖，随时服用降糖药物，以防各种并发症。注意适当的体育运动。

（4）情志护理：调节情志，避免情志刺激，保持心情舒畅。

3. 下消（肾阴亏虚）

证候：尿频，尿多，混浊如脂膏，或尿甜，腰膝酸软，乏力，头晕耳鸣，口干唇燥，皮肤干燥，瘙痒，多梦遗精，舌红少苔，脉沉细数。

调护原则：滋阴补肾，润燥止渴。

调护方法：

（1）药物方法：左归丸或六味地黄丸加加减。

（2）饮食护理：节制饮食，可给以猪胰、猪肾、黑豆等补肾之品，忌食辛辣、肥甘、醇酒等。

（3）生活护理：注意生活起居，适当运动，避免过劳，节制房事。

（4）情志护理：保持心情愉快，坚定治愈疾病的信心。

第八节　经络肢体病证

经络肢体病证主要是指因外邪侵袭、筋脉失养等所引起的一系列病证，临床常见病证有“痹证”、“头痛”等。

一、护理概要

【护理评估】

1. 病因发病　经络肢体病证的发生多与感受外邪及气血津液亏虚有关。风、寒、湿、热等侵袭人体，经络闭阻，则发痹证；感受外邪或肝、脾、肾三脏功能失调，则发头痛。

2. 四诊资料　肢体关节疼痛，屈伸不利，或疼痛游走不定，或痛有定处、疼痛剧烈，或肢体酸痛重着、肌肤不仁，或红肿热痛，头痛，或兼恶寒发热、眩晕心烦、腰膝酸软、神疲乏力、胸脘满闷、头部外伤史，舌红或有瘀斑，苔薄白或薄黄、白腻、黄燥，脉浮或弦、细、濡缓、滑数。

【护理问题】

1. 行痹　感受风寒湿邪，风邪偏盛，故肢体关节疼痛，游走不定。

2. 痛痹　感受风寒湿邪，寒邪偏盛，故痛有定处、疼痛剧烈，遇寒加剧，得温则舒。

3. 着痹　感受风寒湿邪，湿邪偏盛，故酸痛重着、或有肿胀、肌肤麻木不仁。

4. 热痹　感受风湿热邪，故关节红肿热痛，或兼有发热、恶风、口渴、舌红、苔黄燥，脉滑数。

5. 风寒头痛　外感风寒，故痛连项背，恶风畏寒，苔白脉浮。

6. 风热头痛　外感风热，故头痛而胀、发热口渴、便秘尿赤、舌红、苔黄、脉浮数。

7. 风湿头痛　外感风湿，故头痛如裹、肢体困重、小便不利，苔白腻、脉濡。

8. 肝阳头痛　肝失条达，肝阳偏亢，故头痛而眩、夜寐不宁、面红口苦，苔薄黄，脉弦有力。

9. 肾虚头痛　肾虚不能上荣，脑海空虚，故头痛且空、腰酸乏力、遗精带下，舌红少苔，脉细无力。

10. 血虚头痛　血虚失荣，故头痛而晕、神疲乏力、面色苍白、舌淡苔薄白，脉细弱。

11. 痰浊头痛　痰浊中阻，清阳不展，故头痛昏蒙、胸脘满闷、舌苔白腻、脉滑。

12. 瘀血头痛　瘀血内停，脉络不畅，故痛处固定、痛如椎刺、舌有瘀斑瘀点，脉细涩。

【护理措施】保持室内干燥，温度适宜，阳光充足，避免吹风；随气候变化及病情需要及时增减衣服；注意身体锻炼，不宜过劳，关节肿胀、疼痛剧烈者，应卧床休息。可配合针灸推拿等疗法，综合治疗。

二、病证举要

（一）痹证

【概述】痹证是指由于风、寒、湿、热等外邪侵袭人体，痹阻经络，气血运行不畅，导致以关节、筋骨、肌肉发生酸痛、麻木、重着，或关节肿胀、变形，屈伸不利，甚或关节肿大灼热为主要临床表现的一种疾病。

医学中的风湿性关节炎、类风湿关节炎、痛风性关节炎、强直性脊柱炎、骨性关节炎等，均可参照本病辨证施护。

【病因病机】

1. 感受风寒湿邪　居处寒湿，涉水冒雨，气候骤变，风、寒、湿邪乘虚侵入体内，留着于经络关节，使气血闭阻而发生痹证。以风邪偏胜者称为行痹，寒邪偏胜者称为痛痹，湿邪偏胜者称为着痹。

2. 感受风湿热邪　长夏潮湿，感受风热之邪，致风、湿、热合邪，或风寒湿邪，郁久化热，形成风湿热痹。

【护理总则】辨明病因、虚实，祛邪扶正，疏通经络。

【辨证施护】

1. 行痹

证候：肢体关节疼痛，游走不定，屈伸不利，或有恶风发热，苔薄白，脉浮。

调护原则：祛风通络，散寒除湿。

调护方法：

（1）药物方法：防风汤加减。中药煎后加少许黄酒趁热服用。

（2）针推方法：针刺肩髃、曲池、尺泽、阳溪、夹脊、环跳、悬钟、承扶、风市、委中、阳陵泉、风池、大椎、膈俞、血海等穴。用泻法或平补平泻。

（3）饮食护理：饮食宜温热，忌寒凉、生冷、黏腻。可常吃养血、祛风食品，如桑椹、蚕蛹、木瓜。

（4）生活护理：居室宜温暖、避风，注意防潮。

2. 痛痹

证候：肢体、关节疼痛剧烈，痛有定处，遇寒加重，得热痛减．关节屈伸不利，皮色不红，关节不肿，苔薄白，脉弦紧。

调护原则：散寒温经，祛风除湿。

调护方法：

（1）药物方法：乌头汤加减。汤药宜趁热服用。

（2）针推方法：取肩髃、曲池、尺泽、阳溪、夹脊、环跳、悬钟、承扶、风市、委中、阳陵泉、肾俞、关元、大椎、风门等穴，用灸法。局部热敷及理疗。

（3）饮食护理：饮食忌生冷、瓜果，进食时饭菜要温热，汤莱中可加生姜、胡椒等调味品以温通经络。

（4）生活护理：病室宜温暖向阳，适时增减衣被，注意防寒保暖。

3. 着痹

证候：肢体、关节重着酸痛，痛有定处，活动不便，手足沉重，或有肌肤麻木不仁，关节肿胀，苔白腻，濡脉缓。

调护原则：除湿通络，祛风散寒。

调护方法：

（1）药物方法：薏苡仁汤加减。

（2）针推方法：针刺取肩髃、曲池、尺泽、阳溪、夹脊、环跳、悬钟、承扶、风市、委中、阳陵泉、肾俞、关元、大椎、风门等穴，可用灸法。局部热敷及理疗。

（3）饮食护理：饮食注意保温，忌食生冷瓜果和黏腻之物，常吃苡仁粥以除湿通络。

（4）生活护理：病室宜温暖向阳，通风干燥，避免居处湿冷。

4. 热痹

证候：关节疼痛，局部灼热红肿，触之痛重，得热益甚，得凉稍舒，兼发热恶风，口渴，心烦，红舌苔黄燥，脉滑数。

调护原则：清热通络，祛风除湿。

调护方法：

（1）药物方法：白虎加桂枝汤加味。局部红肿热痛，可用鲜凤仙草或鲜芙蓉叶捣泥外敷。

（2）针推方法：针刺大椎、曲池、合谷，并根据发病部位，配合循经分部取穴。用泻法。

（3）饮食护理：饮食以清淡爽口为宜，多吃水果或清凉饮料以清热止渴，亦可用鲜芦根泡水饮。

（4）生活护理：病室应凉爽、通风。

（二）头痛

【概述】 头痛是指由外感或内伤所致的以患者自觉头部疼痛为主要临床表现的一类疾病。

西医学中的感染发热性疾病、高血压、颅内疾病、神经衰弱、偏头痛、三叉神经痛及血管神经性头痛等，均可参照本病辨证施护。

【病因病机】

1. 外感头痛　多外感六淫（风邪为主），邪袭经络，上犯巅顶，清阳之气受阻，气血运行不畅，阻遏络道，而致头痛。

2. 内伤头痛　多与肝、脾、肾三脏功能失调有关。情志所伤，肝郁化火，上扰清窍；或肝阳上亢；或肝血亏虚，清空失养。因于肾者，多为肾精亏耗，髓海失充；或肾阳虚衰，清阳不展。因于脾者，多为脾虚气血生化乏源，气血亏虚，不能上荣脑髓；或脾失健运，痰浊内生，阻遏清阳。

此外，久病入络，颅脑外伤，气血阻滞，脑络不通，也可导致头痛。

【护理总则】 辨明外感内伤、本虚标实，以及疼痛部位。外感祛邪为主，内伤扶正兼祛邪，配合引经药物。

【辨证施护】

1. 外感头痛

（1）风寒头痛

证候：头痛时作，痛连项背，恶风畏寒，遇风尤剧，常喜裹头，肢节酸痛，口不渴，苔薄白，脉浮紧。

调护原则：疏散风寒。

调护方法：

①药物方法：川芎茶调散加减。汤药不宜久煎，煎后趁热内服，服后覆被助汗以驱邪外出。

②针推方法：针刺百会、太阳、风池、合谷、风门、肺俞、阿是穴。用泻法。巅顶痛配四神聪、太冲；前头痛配印堂、上星；侧头痛配率谷、外关；后头痛配后顶、天柱。

③饮食护理：饮食宜温热、易消化，忌生冷、瓜果。可用葱白、生姜、红糖泡水饮，有祛散风寒的功效。

④生活护理：病室宜温暖避风，以免复感风寒。

（2）风热上扰

证候：头胀且痛，甚则头痛如裂，恶热怕风，面红，目赤，口渴饮冷，咳嗽咽痛，便秘，溲黄，舌红，苔薄黄，脉浮数。

调护原则：疏风清热。

调护方法：

①药物方法：芎芷石膏汤加减。煎后温服。可用菊花、薄荷泡水饮用。

②针推方法：针刺百会、太阳、风池、合谷、曲池、大椎、阿是穴。用泻法。按部位加减同风寒头痛。

③饮食护理：饮食宜清淡爽口，可饮清凉饮料，多吃水果。

④生活护理：病室整洁，空气流通，避免直接吹风，衣被不可太厚。

（3）风湿上犯

证候：头痛如裹，肢体困重，胸闷纳呆，小便不利，大便溏垢，舌胖大有齿痕，苔白腻，脉濡缓。

调护原则：祛风胜湿。

调护方法：

①药物方法：羌活胜湿汤加减。煎后温服。可用藿香、佩兰煎汤代茶饮。

②针推方法：针刺百会、太阳、风池、合谷、头维、阴陵泉、阿是穴。用泻法。按部位加减同风寒头痛。

③饮食护理：饮食清淡、易消化，忌食生冷、瓜果、黏甜、油腻之品。

④生活护理：病室宜空气流通，保持干燥。

2. 内伤头痛

（1）肝阳头痛

证候：头胀痛、跳痛，伴眩晕，耳鸣，烦躁易怒，失眠，胁痛，口干口苦，面红目赤，舌红苔薄黄，脉弦。

调护原则：平肝潜阳。

调护方法：

①药物方法：天麻钩藤饮加减。煎汤温服。可用菊花泡水饮用。

②针推方法：针刺百会、风池、太冲、太溪。目赤配关冲放血，胁痛口苦咽干配阳陵泉。

③饮食护理：饮食清淡，忌食辛辣、咖啡、酒烟等物。

④生活护理：病室宜凉爽、通风、安静。

⑤情志护理：关心体贴病人，消除精神负担，避免精神刺激，注意休息。

（2）痰浊头痛

证候：头痛昏蒙沉重，胸脘满闷，呕恶痰涎，头晕目眩，舌胖大，有齿痕，苔白腻，脉弦滑。

调护原则：化痰降逆。

调护方法：

①药物方法：半夏白术天麻汤加味。可用陈皮、生姜泡水饮。

②针推方法：针刺百会、足三里、丰隆、内关。

③饮食护理：饮食宜清淡、易于消化，忌甜黏、厚腻、酒烟，可多食薏仁米、柑橘、萝卜、竹笋等。

④生活护理：病室温湿度适宜。眩晕较甚者，注意休息，变动体位动作宜缓慢。

（3）瘀血头痛

证候：头痛经久不愈，痛如锥刺，固定不移，多有外伤史，舌质紫暗，舌下静脉曲张，脉细涩。

调护原则：活血化瘀。

调护方法：

①药物方法：血府逐瘀汤加减。

②针推方法：针刺阿是穴、合谷、三阴交。眉棱骨痛配攒竹；侧头痛配太阳；后头痛配天柱；头顶痛配四神聪。用泻法。

③饮食护理：饮食宜清淡、易于消化，忌甜粘、厚腻、生冷之品。

④生活护理：病室温湿度适宜。注意休息，不宜用脑过度。

（4）气血亏虚

证候：头痛头晕，绵绵不已，时作时止，遇劳加剧，神疲乏力，面色少华，耳鸣目眩，心悸纳少，失眠健忘，舌质淡，苔薄白，脉虚弱无力。

调护原则：补益气血。

调护方法：

①药物方法：八珍汤加减。

②针推方法：针刺百会、上星、心俞、脾俞、足三里、三阴交、血海。心悸配内关；纳差配中脘。用补法，可灸。

③饮食护理：饮食宜加强营养，多食血肉有情之品，如肉、蛋、肝、血之类。忌食辛辣、生冷、黏腻之品。

④生活护理：环境宜安静，注意休息，避免劳累或用脑过度，做到劳逸结合，以免诱发加剧。

（5）肾虚头痛

证候：头痛且空，眩晕耳鸣，神疲乏力，腰膝酸软，失眠健忘，遗精，带下，舌红，少苔，脉沉细无力。

调护原则：滋阴补肾。

调护方法：

①药物方法：左归丸加减。

②针推方法：针刺百会、肾俞、太溪、悬钟、三阴交。五心烦热甚者，配劳宫、涌泉；少寐配心俞；遗精带下配关元。用补法。

③饮食护理：饮食宜增加营养，多食补肾益精之品，如胡桃、黑芝麻、桑椹、紫

河车、甲鱼等。

④生活护理：慎于房事，勿过劳，保证足够睡眠时间。

思考题

1. 简述泄泻、黄疸、水肿的含义。
2. 简述中风的主要病理因素及辨证施护。
3. 简述阳黄与阴黄的区别。

（王秀霞）

第十五章 外科病证护理

学习目标

1. 掌握外科常见疾病的护理要点。
2. 熟悉外科常见疾病的定义、西医相关疾病。
3. 了解外科各种病证的病因病机。

第一节 疮疡

疮疡是由各种致病因素侵袭人体而引起的体表化脓性疾病，包括急性和慢性两大类，是中医外科范围中最普遍最常见的疾病。临床常见病证有“痈”、“疖”、“瘰疬”等。

一、护理概要

【护理评估】

1. 病因发病 疮疡病证的发生常与季节和环境因素有关，“六淫邪毒”乃引发疮疡病证的主要原因，正邪交争决定着疮疡的发展和转归。夏秋两季易生疖；暑湿郁于肌表或饮食不节则易发痈疽；郁怒忧思则易发瘰疬。

2. 四诊所得 局部红肿热痛、痒、流脓及特殊形态或特殊体形，全身症状轻则发热，口渴，便秘，溲赤等，重则恶心呕吐，烦躁不安、神昏谵语，咳嗽痰血等，甚则危及生命。

【护理问题】

1. 热毒蕴结 气实火盛，故生痈、疖，患部色赤灼热，可伴有发热、口渴、便秘，溲赤，苔黄，脉数。

2. 暑热浸淫 夏秋感受暑毒，故生疖、痈。

3. 体虚毒恋 阴虚内热染毒，故生疖肿，此愈彼起，不断发生，甚则溃脓。

4. 风热痰毒 外感风湿、风热、挟痰蕴结，故红肿热痛，恶寒发热。

5. 肝郁脾虚 忧思郁怒气滞痰凝，故生瘰疬。

6. 肺肾阴亏 阴虚火旺灼津为痰，故发瘰疬。

【护理措施】居处清洁整齐，光线充足，空气流通，夏天凉爽，冬季温暖，预防蚊蝇毒虫等叮咬，饮食宜清淡，夏季注意防暑降温，体虚者宜进行身体锻炼，及时增减衣服，避免风寒复袭。

二、病证举要

（一）痈

【概述】痈是指发生在体表皮肉之间的急性化脓性疾病。其特点是局部光软无头，红肿热痛，结块范围多在6～9cm，发病迅速，易肿、易脓、易溃，易敛（图15－1）。

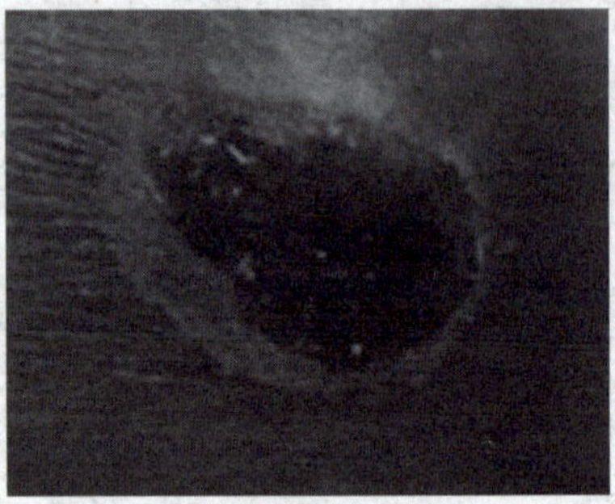

图15－1 痈

西医学中的体表浅部脓肿、急性化脓性淋巴结炎、蜂窝组织炎等，可参照本病证辨证施护。

【病因病机】

1. 外因 感受暑湿热毒，邪郁肌肤。

2. 内因 嗜食膏粱厚味及辛辣刺激食物，湿热火毒内蕴，导致营卫不和，气血瘀滞，经络壅阻不通，热胜肉腐而成。

患于上部者，以风温、风热为多；患于中部者，以气郁、火郁为多；患于下部者，以湿热为主。

【护理总则】辨明部位、分期，总以清热解毒，消肿散结为原则，内、外治结合。

【辨证施护】

1. 初起期

证候：初起患处皮肉之间突然肿胀，迅速结块，灼热疼痛，继则肿势增大，按之发硬，轻者无全身症状，重者可伴有恶寒发热、头痛、口渴、尿赤、便秘等，舌质红，苔黄燥，脉滑数。

调护原则：清热解毒，消肿止痛。

调护方法：

（1）药物方法：内服仙方活命饮加减，外用鲜薄荷、鲜公英、或鲜地丁、鲜野菊花叶捣泥外敷，或用金黄膏、大青膏、玉露膏敷贴。

（2）针灸方法：委中穴点刺出血，局部以艾条隔蒜灸20～30分钟，每天2次，以促进痈的消散。

（3）饮食护理：饮食宜清淡，富于营养，忌食辛辣、肥甘、鱼腥之物。发热者多饮水，可用银花粥，取金银花50g，煎汤取汁，与洗净的大米煮粥食用。

（4）生活护理：疮面忌挤压，保持疮口周围皮肤清洁干燥。

2. 成脓期

证候：患处皮色转红，肿势高突，疼痛加剧如鸡啄状，按之中软有波动感，壮热不退，头痛，口渴，食少，尿赤，便秘，舌质红，苔黄厚，脉洪数。

调护原则：清热解毒，透脓消肿，脓成则及时切开排脓。

调护方法：

（1）药物方法：内服透脓散加减。外治切开排脓，外盖金黄膏或红油膏。

（2）饮食护理：饮食宜清淡，富于营养，忌食辛辣、肥甘、鱼腥之物。多饮水，可用甘草10g水煎去渣，加入绿豆、赤小豆、黑豆各30g，煮至豆烂，吃豆喝汤。

（3）生活护理：居室宜清爽、湿润，避风寒，疮面忌挤压。

3. 溃后期

证候：患处脓出毒泄，局部红肿热痛明显减轻，腐去新生，疮口收敛；或溃后创面肉芽不生，或四周根盘坚硬不消，伴气血亏虚症状。

调护原则：益气养血，调理脾胃。

调护方法：

（1）药物方法：一般不需内治。外用祛腐生肌药物，九一丹或八二丹掺红油膏或大黄油纱布引流，外盖金黄膏；脓尽肉生时，用生肌玉红膏换药。

（2）饮食护理：饮食宜富于营养，忌食辛辣、肥甘、鱼腥之物。可食用黄芪乳鸽汤，将乳鸽去毛及内脏，与黄芪30g，枸杞子15g，同放碗中加水适量，隔水炖烂熟，去药渣，调味，吃鸽肉喝汤。

（3）生活护理：居室宜温湿度适宜，通风，保持疮口周围皮肤清洁干燥。

（二）疖

【概述】 疖是一种生于皮肤浅表的化脓性疾患。好发于小儿、青年，多发于毛囊和皮脂腺分布丰富的头面、颈、背、臀部。其特点是突起根浅，肿势局限，范围多在3cm左右，易脓、易溃、易敛，出脓即愈。发于夏秋季节的称为“暑疖”，生于头部，头皮窜空者称为“蝼蛄疖”，多个疖同时或反复发作的称为“疖病”（图15-2）。

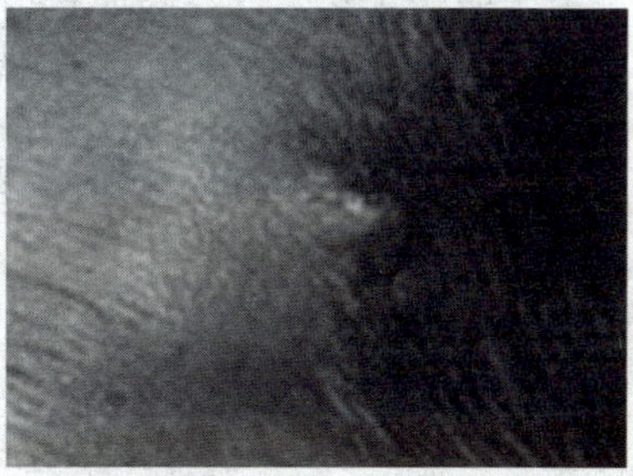

图15-2　疖

西医学中的单个毛囊及其所属皮脂腺或汗腺的急性化脓性感染，可参照本病辨证施护。

【病因病机】

（1）外感风热火毒，蕴阻肌肤。

（2）恣食膏粱厚味，湿火内郁。

（3）因皮肤不洁，瘙痒抓破后毒气内侵，致局部经络阻塞，气血凝滞。

（4）夏秋炎热感受暑毒。

【护理总则】 暑疖宜清暑化湿解毒，蝼蛄疖宜益气健脾养阴，疖病宜清热祛风除湿。

【辨证施护】

1. 暑湿蕴结（暑疖）

证候：夏秋季节生痱子，抓破染毒形成疖，单个或多个成片，局部皮肤红肿热痛，可有黄色脓头，溃后流脓黄稠，脓出肿消痛减，可有发热，口渴，心烦，胸闷，口苦咽干，尿赤，便秘，舌红，苔黄，脉滑数。

调护原则：清暑化湿，解毒散结。

调护方法：

（1）药物方法：内服清暑汤加减，或用梅花点舌丹、牛黄解毒片、六神丸等。外治初期用千捶膏、金黄膏外敷，或三黄洗剂外搽，疖肿较多者亦可用解毒洗药煎汤熏洗，洗后青黛散麻油调敷；成脓期宜切开排脓；溃后用九一丹掺拔毒膏，或大黄油纱布盖贴，每日换药 1 次。

（2）饮食护理：饮食宜清淡，忌食辛辣炙煿、烟酒。暑天多饮清凉饮料。可服蒲公英粥，将蒲公英 50g 煎汁去渣，与粳米 50g 煮粥服食。或用鲜马齿苋、野菊花、车前草等煎汤代茶饮。

（3）生活护理：居室宜凉爽、干燥，夏秋炎热之季避免暴晒，皮肤瘙痒避免抓伤。注意个人卫生，勤洗澡换衣。

2. 正虚毒结（蝼蛄疖）

证候：肿势较硬，或数个相连，溃破后排脓不畅，或数个沿头皮串空，此愈彼起，或日久不愈，伴神疲乏力，面色无华，舌淡，脉虚细。

调护原则：益气健脾，养阴托毒。

调护方法：

（1）药物方法：内服两仪膏加减。外治初期用如意黄金膏或大青膏贴敷，或用鲜公英、地丁捣泥贴敷患处；成脓期宜切开排脓或用咬头膏 1 粒放于拔毒膏上贴于疖肿脓头处，脓头破溃后，停止使用；溃后用九一丹或八二丹掺红油膏或大黄油纱布引流。引流不畅者可作“十”字形切开扩创，有死骨形成者应取出死骨，疮面较大者可植皮。

（2）饮食护理：饮食宜清淡，忌食辛辣炙煿、烟酒。暑天多饮清凉饮料。可服蒲公英粥，或用鲜马齿苋、野菊花、车前草等煎汤代茶饮。

（3）生活护理：居室宜凉爽、干燥，皮肤瘙痒避免抓伤。注意个人卫生，勤洗澡换衣。

3. 外感风热，湿热内郁（疖病）

证候：疖肿多发于项背、臀部，青壮年多见，反复发作，经久不愈。疖肿色暗红，硬结痛痒相兼，有脓头但脓水少，伴大便秘结，小便短赤，舌红苔黄腻，脉滑数或弦数。

调护原则：祛风解毒，清热利湿。

调护方法：

（1）药物方法：内服防风通圣散加减。外治初期用黄金膏或千捶膏贴敷，或用马黄酊涂搽患处；成脓期宜拔毒提脓，用马齿苋、野菊花各 30g，生甘草 10g，煎水外洗，千捶膏外敷；溃后用九一丹或八二丹掺红油膏或大黄油纱布引流。

（2）饮食护理：饮食宜清淡，忌食辛辣、鱼腥、肥甘。

（3）生活护理：注意个人卫生，保持皮肤清洁，勤洗澡、理发、换衣。

4. 正虚毒恋（疖病）

证候：疖肿散发于全身各处，形状较大，有的可形成痈肿，色暗红，脓水稀少，此起彼伏，迁延不愈，伴低热，烦躁，口渴，乏力，舌红苔薄白，脉细数。

调护原则：扶正解毒。

调护方法：

（1）药物方法：内服六味地黄汤加减。外治初期用金黄膏或千捶膏贴敷，或用马黄酊涂搽患处；成脓期宜拔毒提脓，用马齿苋、野菊花各30g，生甘草10g，煎水外洗，千捶膏外敷；溃后用九一丹或八二丹掺红油膏或大黄油纱布引流。

（2）饮食护理：饮食宜清淡，富有营养。忌食辛辣、鱼腥、肥甘。

（3）生活护理：注意个人卫生，保持皮肤清洁，勤洗澡、理发、换衣。积极治疗原发病。

（三）瘰疬

【概述】瘰疬是指多发生在颈部的慢性炎症性疾病。因其结核累累如贯珠之状而得名，俗称“老鼠疮”。其特点是好发于儿童或青年，好发于颈部及耳后。起病缓慢，初起时结核如豆，不红不痛，缓缓增大，融合成串，成脓时皮色暗红，溃后脓水清稀，夹有败絮样物，形成溃疡、窦道或漏管，久不收口，经年不愈（图15－3）。

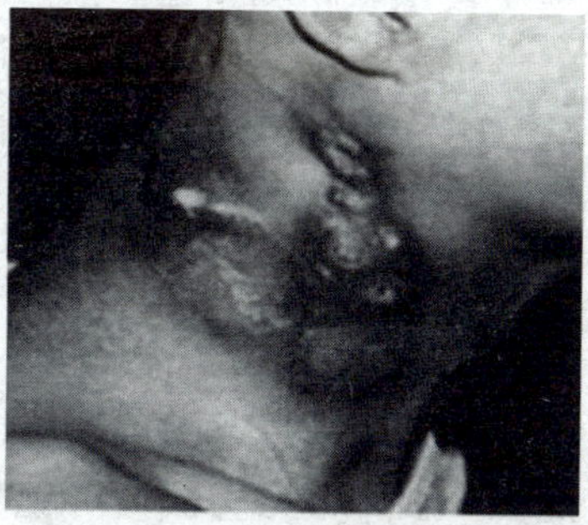

图15－3　瘰疬

西医学中的颈部淋巴结结核可参照本病辨证施护。

【病因病机】

1. 气郁痰结　情志不遂，肝气郁结，脾失健运，痰热内生，结于颈项。

2. 肺肾阴亏　先天禀赋不足，肺肾阴亏，阴虚火旺，灼津为痰，痰火凝结。

【护理总则】疏肝理气，化痰散结，滋阴降火，益气养血。

【辨证施护】

1. 气郁痰结

证候：颈部结核如指大，或状如串珠，皮色不变，推之活动，或融合成块，按之坚实，微感胀痛，胸胁胀痛，伴精神抑郁，胸胁胀痛，腹胀纳呆，舌苔薄白或微黄，脉弦滑。

调护原则：疏肝养血，解郁化痰。

调护方法：

（1）药物方法：内服逍遥丸合二陈丸，或内消瘰疬丸；外敷阳和解凝膏或冲和膏，5～7天换药1次。

（2）针灸方法：直接刺入肿大的淋巴结，配合肝俞、肺俞、膈俞。可在肩胛下方，脊柱两旁寻找结核点，进行挑治。也可在肩井、肺俞及其周围挑治。

（3）饮食护理：饮食宜富含营养，忌食辛辣刺激之品。可选用牡蛎粥。将糯米加水适量烧开，待米粒稍熟，加入牡蛎肉、猪肉、米酒、精盐、熟猪油煮成粥，加入蒜末、葱末、胡椒粉调匀即可食用。

（4）生活护理：保持乐观情绪，注意适当休息。

2. 肺肾阴亏

证候：颈部结块肿硬，或溃后脓水清稀，淋漓不尽，疮面肉芽灰白，周围皮肤紫暗，不易收口，或形成窦道，伴潮热盗汗，咳痰或血，心烦失眠，舌红少苔，脉细数。

调护原则：滋肾补肺。

调护方法：

（1）药物方法：内服六味地黄汤加减。初期外敷冲和膏；脓成未熟可用千捶膏，脓熟宜切开排脓；溃疡初期用五五丹或七三丹，次用八二丹药棉纳于溃口，红油膏盖敷；腐脱新生时，改用生肌散、白玉膏外敷；如有瘘管，可行插药疗法。

（2）饮食护理：饮食宜富含营养，忌食辛辣刺激之品。可食用海藻、海蜇皮、龟、鳖等滋阴散结之品。

（3）生活护理：注意劳逸结合，避免过度体力劳动，节制房事。

（4）情志护理：保持心情舒畅，避免忧思郁怒及劳神过度。

第二节　乳房病证

乳房疾病是指由于经络闭阻不畅，冲任失调，而导致乳房部肿块、化脓等一系列病证。临床常见病证有“乳痈”、“乳癖”等。

一、护理概要

【护理评估】

1. 病因发病　乳房病证的发生常与情绪因素有关，内伤七情乃引发乳房病证的主要原因，冲任失调，经络闭阻不畅是导致多种乳房病证的主要病机。肝郁胃热或气虚毒滞每易病发乳痈；肝郁气滞或肝肾不足则易发乳癖。

2. 四诊所得　乳房局部结块，红肿热痛，伴有恶寒发热，胸闷头痛，烦躁易怒，食欲不振，尿赤便秘，舌淡红苔白或黄腻，脉弦细数。

【护理问题】

1. 肝郁胃热　肝气不舒胃热蕴蒸，故乳房局部红肿热痛、脓水黄稠。伴有发热恶寒，尿赤便秘、舌红苔黄腻，脉弦数。

2. 气虚毒滞　气虚血少难以托毒，故乳房局部疮形平塌散漫，难脓难溃，或脓血清稀，久难收口。伴有少气懒言，语声低微，舌淡，脉细。

3. 肝郁气滞　忧思郁怒肝气郁结，冲任失调，故乳房胀痛，甚至形成乳房肿块。伴有胸闷易怒，月经不调，舌苔薄白，脉弦滑。

4. 肝肾不足　先天不足或后天失调，冲任失养，故乳房胀痛月经前加重，经后痛减。伴有头晕耳鸣，腰酸肢软，月经失调，舌淡苔白，脉弦细数。

【护理措施】保持心情舒畅，避免精神刺激，注意乳头清洁，勿使含乳而睡，饮食宜清淡，忌食辛辣刺激之品，乳痈者应注意休息，乳癖者应适当控制脂肪类食物的摄入。

二、病证举要

（一）乳痈

【概述】乳痈是由热毒入侵乳房所引起的一种急性化脓性疾病。发生于哺乳期者称为“外吹乳痈”，发生于妊娠期者称为“内吹乳痈”，也有发生于非妊娠、哺乳期者称为不乳儿乳痈（图 15-4）。

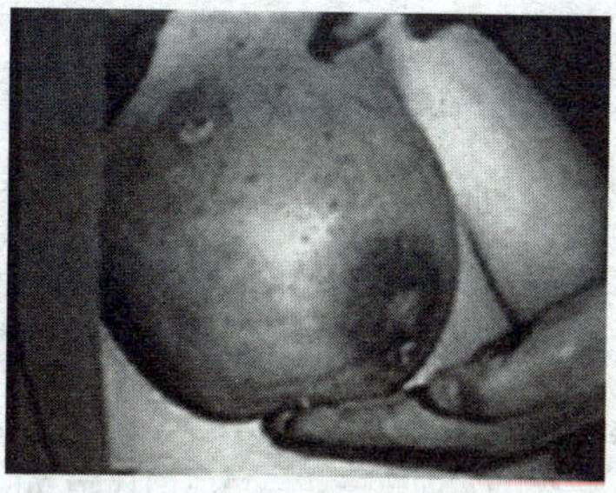

图 15-4　乳痈

西医学的急性乳腺炎可参照本病辨证施护。

【病因病机】

1. 乳汁郁积　乳头破损、乳头畸形和内陷，影响哺乳，致乳汁排出不畅；或乳汁过多，婴儿不能吸空，均可使乳汁淤滞，乳络不畅，日久败乳蓄积，化热而成痈肿。

2. 肝郁胃热　情志不畅，肝失疏泄；产后饮食不节，阳明积热。肝郁胃热，肝胃不和，经络阻塞，气滞血凝，邪热蕴结，热盛肉腐成脓。

3. 外感邪毒　风热火毒乘虚侵犯，与积乳、胃热相搏，蕴结乳房而成痈肿。

【护理总则】清热解毒，疏肝和胃，益气养血，扶正脱毒，内外治结合。

【辨证施护】

1. 初期（肝郁胃热乳滞）

证候：乳房肿胀疼痛，肿块或有或无，皮肤微热，微红或不红，乳汁排泄不畅，伴恶寒发热，头痛，胸闷，口渴，纳呆，舌苔薄黄，脉浮数或弦数。

调护原则：疏肝泻热，解表和营，通乳消肿。

调护方法：

（1）药物方法：内服瓜蒌牛蒡汤加减，或用鹿角粉 10g，温黄酒送服，服后盖被发汗。外治用金黄膏、大青膏外敷，或以仙人掌 90g 去刺，加白矾 10g，捣泥外敷；红肿明显者，可用芒硝 20g，溶于 100ml 水中湿敷，每日 3 次，每次 30 分钟。

（2）针推方法：针刺肩井、乳根、列缺、委中、膈俞、血海、足三里等穴，用泻法。早期可行乳房按摩，先用热毛巾热敷，用手指由乳房四周轻轻向乳头方向按摩，结合手指轻提乳头数次，把郁滞的乳汁排出。

（3）生活护理：妊娠后期经常擦洗乳头，增加乳头皮肤韧性；如有乳头凹陷，及早纠正，用手牵拉乳头或用吸乳器吸引；养成定时哺乳习惯，保持乳头清洁，每次哺乳应将乳汁吸空，如有积乳用吸乳器吸尽；保持乳头清洁，避免含乳而睡。

2. 成脓期（热盛成脓）

证候：乳房疼痛加剧，跳痛，肿块增大，皮色焮红灼热，肿块中央变软，按之有波动感，乳头有脓液溢出，伴高热不退，口渴，便秘尿赤，舌红苔黄腻，脉滑数或洪数。

调护原则：清热解毒，托里透脓。

调护方法：

（1）药物方法：内服透脓散加减。外治穿刺抽脓或切开排脓，再外敷金黄散。

（2）饮食护理：少食下奶之荤腥汤水，减少乳汁分泌，以利伤口愈合。

（3）生活护理：居室宜凉爽、舒适，暂停哺乳。

3. 溃后期（正虚邪恋）

证候：破溃出脓后，局部肿硬难消，脓液稀薄，排出不畅，肉芽生长缓慢，疮口愈合迟缓，或乳汁从疮口溢出，形成“乳漏”，伴神疲乏力，纳差，舌淡苔薄，脉沉细无力。

调护原则：益气养血，清解余毒。

调护方法：

（1）药物方法：内服四妙散加减。外治以生肌玉红膏外敷；形成窦道者用三品一条枪插入窦道中，待腐肉脱落，改用生肌收口药线插入换药。

（2）饮食护理：饮食宜富有营养，可服补益气血之品，如牛奶、鸡蛋、猪肝、瘦肉、黄芪粥等。

（3）生活护理：居室宜温暖、避风，注意休息。

（二）乳癖

【概述】 乳癖是一种乳腺组织的良性增生性疾病。以乳房疼痛和肿块为主要表现，本病的发生常与月经周期及情志变化密切相关。往往好发于中青年妇女，是最常见的乳房疾病。

西医学中的乳痛症、乳腺小叶增生病、乳腺囊性增生病可参照本病证辨证施护。

【护理总则】 疏肝解郁，化痰散结，调摄冲任。

【辨证施护】

1. 肝郁气滞

证候：多见于青年妇女，病程较短，乳房内无肿块，多在月经前或情志不遂时乳房胀痛或刺痛，伴情志抑郁，易怒，苔薄白，脉弦。

调护原则：疏肝解郁，理气止痛。

调护方法：

（1）药物方法：内服逍遥散加减。外治用阳和解凝膏掺桂麝散外敷，或用乳腺膏贴患处，每 5 ~7 天换药 1 次。

（2）针推方法：针刺乳根、膺窗、膻中、期门、膈俞等穴，平补平泻。

（3）饮食方法：饮食宜清淡，少食辛辣炙煿，肥甘醇酒。

（4）生活护理：生活起居有规律，劳逸结合。

（5）情志护理：保持心情舒畅，情绪稳定，避免精神刺激。

2. 肝郁痰凝

证候：乳房肿块明显，质韧不坚，胀痛或刺痛，伴情志抑郁，心烦易怒，症状随喜怒消长，失眠多梦，苔薄白或黄，脉弦滑。

调护原则：疏肝理气，化痰散结。

调护方法：

（1）药物方法：内服逍遥蒌贝散加减。外治用阳和解凝膏掺桂麝散外敷，或用雄酥消核散0.5~0.8g，置于普通膏药中心，贴患处，隔日1次。

（2）针推方法：针刺乳根、膺窗、膻中、期门、膈俞等穴，平补平泻。

（3）饮食方法：饮食宜清淡，少食辛辣炙煿，肥甘醇酒。可食用全蝎炒鸡蛋。

（4）生活护理：生活起居有规律，劳逸结合。

（5）情志护理：保持心情舒畅，情绪稳定，避免精神刺激。

3. 冲任失调

证候：多见于中年妇女，乳房肿块为主，疼痛较轻，乳房胀痛及肿块消长与月经周期关系不大，伴有月经不调，量少色淡，或有血块，腹痛闭经，腰膝酸软，神疲乏力，舌淡胖，苔白，脉濡细。

调护原则：调摄冲任，温阳化痰。

调护方法：

（1）药物方法：内服二仙汤加减。外治用阳和解凝膏掺桂麝散外敷，或用雄酥消核散0.5~0.8g，置于普通膏药中心，贴患处，隔日1次。

（2）针推方法：针刺乳根、膺窗、膻中、期门、膈俞等穴，平补平泻。

（3）饮食方法：饮食宜清淡，少食辛辣炙煿，肥甘醇酒。可用黑豆粥，先水煮黑豆50g至烂，再入粳米50g做粥，煮熟后加红糖适量服用。

（4）生活护理：生活起居有规律，劳逸结合。

（5）情志护理：保持心情舒畅，情绪稳定，避免精神刺激。

第三节　皮肤病证

皮肤病是指发生于人体皮肤、黏膜及皮肤附属器的疾病。临床常见病证有“湿疹”、“白疕”等。

一、护理概要

【护理评估】

1. 病因发病　皮肤病的病因有外因，内因之分。外因包括风、寒、暑、湿、燥、火、虫、毒；内因包括七情内伤、饮食劳倦伤及脏腑而发病。其病机主要因气血不和，脏腑失调而生风、生湿、化燥、致虚、致瘀等。

2. 四诊所得　皮肤干燥、瘙痒，反复发作，皮损呈多形性，有斑疹、丘疹、疱疹、脓疱、结节、鳞屑、糜烂、溃疡、痂、抓痕、皲裂、苔藓样变、疤痕、色素沉着、皮肤萎缩等。

【护理问题】

1. 血热挟风　外感风热或脏腑实热，蕴郁肌肤，故发病迅速，游走不定，泛发于全身或多发于人体上部，皮肤干燥、脱屑、瘙痒、皮色鲜红、糜烂、脓疱、灼热、疼痛，伴身热口渴，尿赤便秘，苔黄、脉数。

2. 血虚风燥　脾胃虚弱或耗血伤阴，故病程较长，皮肤干燥、肥厚、粗糙、脱屑、瘙痒，伴有头晕目眩，面色苍白，苔薄，脉濡。

3. 湿热邪毒　湿热侵袭或毒虫叮咬，故皮肤红、肿、丘疹、水疱、糜烂、溃疡、结痂，或痒或痛。

4. 气滞血瘀　外感六淫、内伤七情，故皮损色暗、紫红、青紫，或出现皮肤甲错、色素沉着、瘀斑、肥厚、结节、肿块、舌紫有瘀点，脉弦涩。

【护理措施】居处应保持通风干燥，温度适宜，饮食应注意种类，忌食动风发物，避免蚊虫叮咬，勿用肥皂热水洗烫，保持心情舒畅，病变部位应注意清洁以防感染，生活应有规律，保证充足睡眠，防止搔抓及理化刺激。

二、病证举要

（一）湿疹

【概述】湿疹是一种过敏性、炎症性皮肤病。以多形性皮损，对称分布，剧烈瘙痒，易反复发作为主要特征。中医根据发病部位和临床表现有不同的名称，发于耳部的称“旋耳疮”，发于下肢的称“湿毒疮”，发于脐部的称“脐疮”，发于婴幼儿的成为“奶癣”（图15－5）。

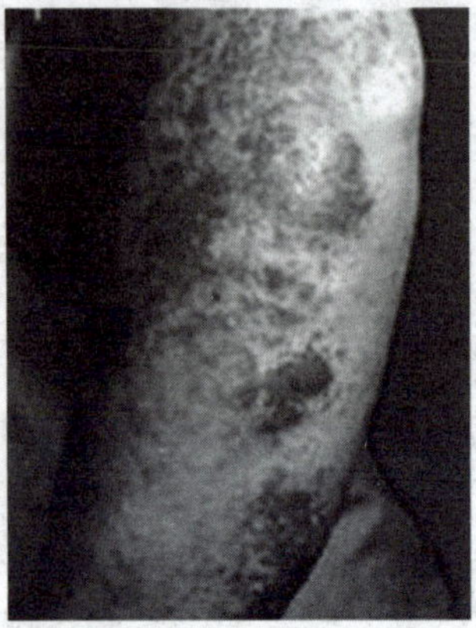

图15－5　湿疹

【病因病机】

本病由于禀赋不足，脏腑失调，风热时邪客于肌肤所致。

【辨证施护】

1. 外感风热

证候：发病迅速，皮损以红斑、丘疹为主，伴抓痕、血痂，剧烈瘙痒，舌红，苔薄黄，脉数。

调护原则：疏风清热止痒。

调护方法：

（1）药物方法：内服消风散加减。外治可用湿疹散，麻油调涂，或外涂皮炎平。

（2）针推方法：针刺大椎、曲池、足三里、三阴交、风市、阴陵泉、合谷、中脘、大敦、中极等穴，平补平泻。

（3）饮食方法：忌食辛辣、海鲜、鸡鸭、牛羊肉等食物。

（4）生活护理：忌用热水烫洗，避免剧烈搔抓，保持皮肤清洁。

2. 湿热浸淫

证候：皮损潮红，肿胀，有丘疱疹、水疱、糜烂、渗液，自觉剧痒，伴胸闷，纳呆，便秘，尿赤，舌红，苔黄腻，脉滑数。

调护原则：清热利湿，祛风止痒。

调护方法：

（1）药物方法：内服龙胆泻肝汤加减。外治可用10%黄柏溶液或燥湿洗药煎汤，冷湿敷。

（2）针推方法参考外感风热证型。

（3）饮食方法：忌食辛辣、海鲜、鸡鸭、牛羊肉等食物。

（4）生活护理：忌用热水烫洗，避免剧烈搔抓，保持皮肤清洁。

3. 脾虚湿蕴

证候：发病较缓，皮损浸润，色暗，不红或微红，兼有糜烂、渗液，伴面色萎黄，神疲，腹胀，纳少，便溏，舌淡胖，苔白腻，脉滑。

调护原则：健脾利湿清热。

调护方法：

（1）药物方法：内服除湿胃苓汤加减。外治可用10%黄柏溶液或燥湿洗药煎汤，冷湿敷。

（2）针推方法：针刺大椎、曲池、足三里、三阴交、风市、阴陵泉、合谷、中脘、大敦、中极等穴，平补平泻。

（3）饮食方法：忌食辛辣、海鲜、鸡鸭、牛羊肉等食物。

（4）生活护理：忌用热水烫洗，避免剧烈搔抓，保持皮肤清洁。

4. 血虚风燥

证候：病程日久，皮损浸润肥厚，干燥脱屑，皲裂，伴有阵发性剧痒，倦怠，纳差，舌淡，苔白，脉濡细。

调护原则：养血润燥，祛风止痒。

调护方法：

（1）药物方法：内服养血消风散加减。外治可用止痒洗药，煎汤熏洗。亦可选用各种软膏剂、乳剂外擦。

（2）针推方法所用穴位同前证型。。

（3）饮食方法：饮食宜清淡，忌食辛辣、海鲜、鸡鸭、牛羊肉等食物。可用桑椹15g，百合15g，红枣5枚，青果10g，加水适量煎汤饮用。

（4）生活护理：忌用热水烫洗，避免剧烈搔抓，保持皮肤清洁。

（5）情志护理：由于病程较长，病人易丧失信心，故应解除病人思想顾虑，避免精神紧张或忧郁。

（二）白疕

【概述】 白疕是一种慢性红斑鳞屑性皮肤病。亦称“疕风”，“松皮癣”。本病初起一般为红色丘疹，逐渐融合成红色斑疹，边界清楚，表面覆盖有多层银白色鳞屑，轻轻刮掉表面鳞屑，则露出一层淡红发亮的半透明薄膜，再刮薄膜，则有小出血点。银白色鳞屑、薄膜现象和点状出血现象是本病的特征（图15－6）。

西医学中的银屑病可参照本病证辨证施护。

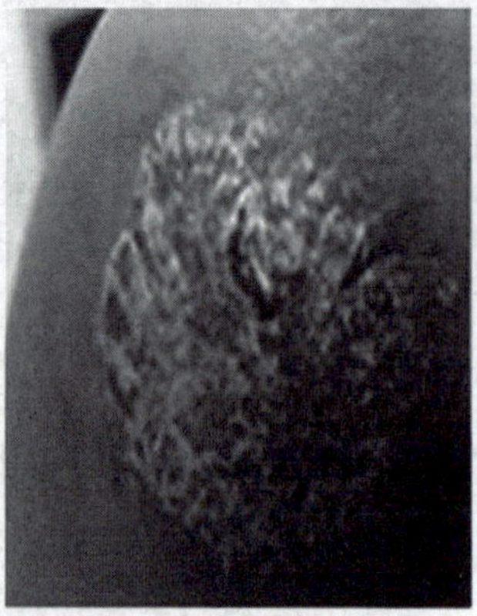

图 15－6　白疕

【病因病机】

（1）风热外袭，或情志不遂，郁而化热，热入血分而致血热。

（2）湿热内蕴，外透肌肤。

（3）热伤阴血，肌肤失养，血虚生风化燥

【护理总则】 清热解毒，凉血活血，祛风润燥。

【辨证施护】

1. 血热型

证候：皮肤出现鲜红斑、丘疹，表面有鳞屑，皮疹逐渐增多，瘙痒，烦躁易怒，便秘尿赤，舌红苔黄，脉弦数。

调护原则：清热凉血，祛风止痒。

调护方法：

（1）药物方法：内服双花土茯苓饮加减。外治可用枯矾 120g、花椒 120g、朴硝 500g，加水适量，煮沸后，待温全身洗浴，每日 1～2 次，每次 30 分钟。或用紫连膏外涂患处，每日 3～5 次。

（2）饮食方法：饮食宜清淡，忌食辛辣、醇酒等刺激性食物。

（3）生活护理：锻炼身体，预防感冒，防止搔抓、外伤或其他不良刺激。

（4）心理方法：保持生活有规律和心情舒畅，避免忧虑急躁。

2. 血燥型

证候：皮疹基底淡红，皮疹渐消退，鳞屑干燥细碎，瘙痒，舌红少苔，脉细。

调护原则：滋阴润燥，祛风止痒。

调护方法：

（1）药物方法：内服养血润肤饮加减。外治可用枯矾 120g、花椒 120g、朴硝 500g，加水适量，煮沸后，待温全身洗浴，每日 1～2 次，每次 30 分钟。或用紫连膏外涂患处，每日 3～5 次。

（2）饮食方法：饮食宜清淡，忌食辛辣、醇酒等刺激性食物。可选用乌梅膏，将乌梅加水适量煎煮，去核，浓缩成膏，装瓶贮存，加白糖调味服。

（3）生活护理：锻炼身体，预防感冒，防止搔抓、外伤或其他不良刺激。

（4）心理方法：保持生活有规律和心情舒畅，避免忧虑急躁。

3. 血瘀型

证候：病情稳定，皮疹基底暗红，鳞屑较厚，瘙痒，舌质暗红或有瘀斑，苔白，脉沉涩。

调护原则：活血化瘀，祛风止痒。

调护方法：

（1）药物方法：内服活血祛风汤加减。外治可用枯矾 120g、花椒 120g、朴硝 500g，加水适量，煮沸后，待温全身洗浴，每日 1～2 次，每次 30 分钟。或用紫连膏外涂患处，每日3～5次。

（2）饮食方法：饮食宜清淡，忌食辛辣、醇酒等刺激性食物。可选用乌梅膏，将乌梅加水适量煎煮，去核，浓缩成膏，装瓶贮存，加白糖调味服。

（3）生活护理：锻炼身体，预防感冒，防止搔抓、外伤或其他不良刺激。

（4）心理方法：保持生活有规律和心情舒畅，避免忧虑急躁。

第四节　肛肠疾病

肛肠疾病是指风、湿、热、燥、气虚、血虚等引起肛门直肠有关的一系列病证，临床常见病证有“痔”、“肛裂”等。

一、护理概要

【护理评估】

1. 病因发病　肛门疾病的发生常与体质和劳累因素有关，“六淫”之邪乃引发肛门疾病的主要原因，人体气血亏虚在决定发病与否时起到关键性的作用。风挟热邪易损伤肠络；热结肠燥则易结而为痔；热盛迫行则易发便血；燥伤阴液则易发便秘；素体虚弱或临厕久蹲则易生痔；气虚下陷则痔核脱出；脏腑热结肠燥排便努责则易使肛门皮肤裂伤。

2. 四诊所得　便血，痔核脱出肛外，便后自行回纳，严重者不能自行还纳，需用手推回纳，肿痛、糜烂、坏死而成内痔嵌顿，肛门坠胀，有异物感，肛门排便时疼痛，呈阵发性刀割样疼痛或灼痛便秘等。

【护理问题】

1. 风热肠燥　风挟热邪损伤肠络，故便秘，便血，肛门疼痛。

2. 湿热下注　饮食不节过食辛辣酒醴之品，湿热蕴结，故便血色鲜红，量较多，肛内肿物外脱，可自行回缩，肛门灼热。

3. 气滞血瘀　久坐久立或负重远行或长期便秘，血瘀结滞，故肛门肿物脱出，甚或嵌顿，坠胀疼痛，肛门紧缩，裂口色紫暗。

4. 脾虚气陷　脾胃失运气虚下陷，故肛门下坠感，痔核脱出需手法复位，便血色鲜红或淡。面色少华，神疲乏力，纳少便溏。

5. 阴虚津亏　素体阴虚肠道失润，故便秘，便时疼痛点滴下血，裂口深红，口干咽燥，五心烦热等。

【护理措施】饮食定时定量，多食蔬菜水果，少吃刺激性食物，多饮开水，养成良好的排便习惯，防止便秘，注意肛门清洁，避免感染，平时加强锻炼，增强体质，起居有常，保证睡眠，避免久坐久立和过度劳累。

二、病证举要

(一) 痔

【概述】 痔是直肠末端黏膜下和肛管肛缘皮下静脉丛曲张扩大形成的柔软肿物。根据发病部位的不同，可分为内痔、外痔和混合痔。主要表现为便血、脱出、肿痛下坠、作痒等（图 15-7）。

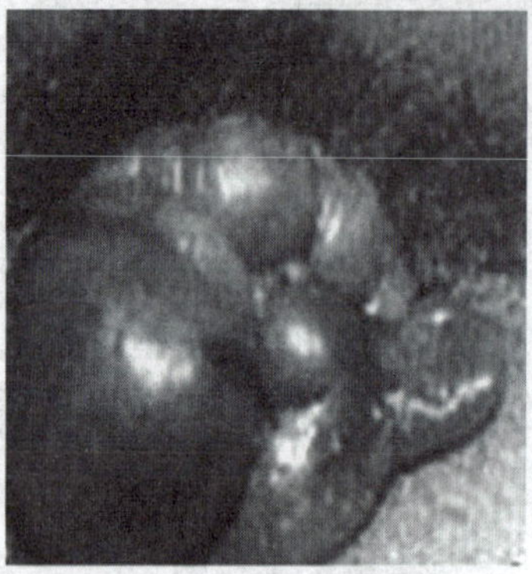

图 15-7 外痔

【病因病机】 饮食不节，过食辛辣，或便秘，久泻、久痢、久坐久立、负重远行、妊娠多产等，可使湿热内生，气血不调，经络阻滞，瘀血浊气下注肛门而形成本病。

【护理总则】 辨明类型分期，内外结合。

【辨证施护】

1. 血热肠燥

证候：内痔出血，血色鲜红，或滴或射，量或多或少；或血栓性外痔，剧烈疼痛，伴口渴，尿赤，便秘，舌红苔黄，脉弦数。

调护原则：清热解毒，凉血润燥。

调护方法：

（1）药物方法：内服凉血地黄汤加减。外治用荆芥方或硝矾洗剂熏洗，每日 1~3 次，每次 15~30 分钟；熏洗后外敷九华膏或马应龙痔疮膏；亦可用痔疮栓塞入肛门内。内痔可用枯痔法或注射疗法，亦可手术结扎。外痔可行手术切除。

（2）针灸方法：针刺长强、次髎、承山、百会穴，用泻法。

（3）饮食方法：饮食宜清淡，易消化、多吃新鲜水果、蔬菜，忌食辛辣刺激食物。多饮水。可服银耳绿豆羹，以银耳 10g 浸泡 2 小时，与绿豆 30g 同煮，煮烂后入白糖少许服用，每日 1~2 次。亦可用草决明 10g 或肉苁蓉 10g，开水冲泡代茶饮。

（4）生活护理：注意休息，保持肛门清洁卫生，手纸、内裤要清洁柔软，养成定时排便的习惯。每日早晚做提肛运动，练习太极拳、气功导引以增强体质。

（5）情志护理：多关心、安慰病人，消除病人的紧张、恐惧心理。

2. 湿热风燥

证候：痔疮肿痛，肛门下坠，便血鲜红，或肛门潮湿作痒，伴有大便秘结，肛门灼热，舌红苔黄或腻，脉弦滑或弦数。

调护原则：清热利湿，疏风润燥。

调护方法

（1）药物方法：内服秦艽苍术汤加减。外治用荆芥方或硝矾洗剂熏洗，每日 1~3 次，每次 15~30 分钟；熏洗后外敷九华膏或马应龙痔疮膏；亦可用痔疮栓塞入肛门内。内痔可用枯痔法或注射疗法，亦可手术结扎。外痔可行手术切除。

（2）针灸方法：针刺长强、次髎、承山、百会穴，用泻法。

（3）饮食方法：同血热肠燥型。

（4）生活护理注意休息，保持肛门清洁，手纸、内裤要清洁柔软，养成定时排便的习惯。每日早晚做提肛运动，练习太极拳、气功导引以增强体质。

（5）情志护理：多关心、安慰病人，消除病人的紧张、恐惧心理。

3. 气血虚弱

证候：痔核脱出，或不能自行还纳，肛门有下坠感，便血色淡量多，伴头晕目眩，面色少华，神疲乏力，心悸气短，纳少便溏，舌淡，苔白，脉细弱无力。

调护原则：补气养血，升提固陷。

调护方法

（1）药物方法：内服补中益气汤或十全大补汤或归脾汤加减。外治用硝矾洗剂或双花、艾叶、花椒各30g，开水浸泡，熏洗，每日1～3次，每次15～30分钟；熏洗后外敷九华膏或马应龙痔疮膏；亦可用痔疮栓塞入肛门内。可用明矾液灌肠；内痔脱出不能自行还纳或嵌顿者可行手法还纳。

（2）针灸方法：针刺长强、次髎、承山、百会穴，用补法。

（3）饮食方法：饮食宜温热，忌生冷，以精、细、软为主。可服参芪炖童鸡，取童鸡一只约1000g，去毛及内脏，将炙黄芪30g，西洋参3g纳入鸡腹中，加盐少许清炖，熟烂后连汤一起服用，每周2次。

（4）生活护理：注意休息，避免久蹲久坐，保持肛门清洁卫生，手纸、内裤要清洁柔软，养成定时排便的习惯。每日早晚做提肛运动，练习太极拳、气功导引以增强体质。

（5）情志护理：多关心、安慰病人，消除病人的紧张、恐惧心理。

（二）肛裂

【概述】 肛裂是指肛缘与齿线之间的肛管皮肤的纵行裂损。好发于肛管前后方，女性多于男性，青壮年多见。其特点是肛门周期性疼痛（便时疼痛，便后疼重，先轻后重，中有间歇）、出血、便秘等。肛裂日久可形成结缔组织性外痔，肛乳头增殖肥大，肛隐窝发炎，裂损疮面下可形成潜行性肛瘘（图15－8）。

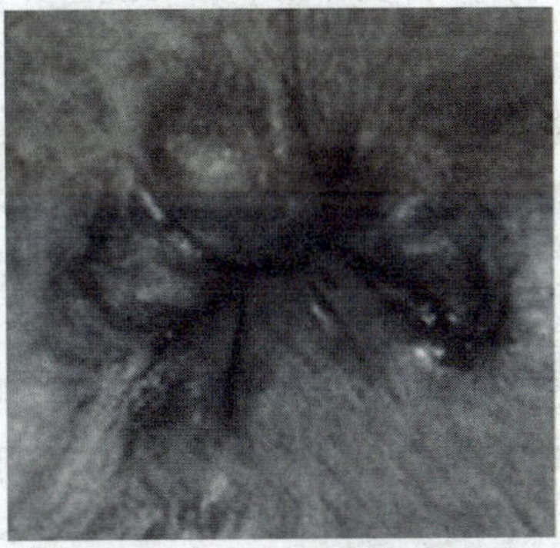

图15－8　肛裂

【病因病机】 阴虚津亏或热结肠燥，大便秘结，排便时用力努挣，使肛门皮肤裂伤；湿邪入侵，使局部气血运行不畅，荣养失调，故裂后不易愈合。

【护理总则】 养阴清热，利气活血，润肠通便。

【辨证施护】

1. 热结肠燥

证候：大便干结，便时疼痛剧烈，努责面赤汗出，大便滴血鲜红，或肛门部灼热作痒，小便短赤，舌红，苔黄燥，脉滑实。

调护原则：清热凉血，润肠通便。

调护方法

（1）药物方法：内服凉血地黄丸合麻仁丸加减。外治可用温水坐浴，或用荆芥方或双花、艾叶、花椒煎汤熏洗；新鲜疮面可用九华膏或生肌玉红膏外敷，慢性肛裂可用腐蚀、烧灼、封闭等疗法处理。可行手术以扩肛、扩创、松解肛门括约肌等治疗。亦可行冷冻、激光治疗。

（2）针灸方法：针刺长强、承山穴，或耳针神门穴、直肠下段穴以镇痛。

（3）饮食方法：饮食宜清淡，多食含纤维食物，忌辛辣醇酒。可选用黄花菜木耳汤：先将黄花菜、木耳洗净，拣去杂质，加水煮1小时，原汤加白糖调服。

（4）生活护理：养成良好排便习惯，保持大便通畅，防止便秘。保持肛门清洁，便后及睡前温水坐浴。

（5）情志护理：多关心、安慰病人，消除患者对肛门疼痛、出血的恐惧及紧张。

2. 湿热蕴结

证候：大便不畅，肛门疼痛，便中带血或滴血，伴有肛门潮湿，倦怠，口苦，舌红，苔黄腻，脉濡数。

调护原则：清热利湿，润肠通便。

调护方法

（1）药物方法：内服萆薢渗湿汤加减。外治可用温水坐浴，或用荆芥方或双花、艾叶、花椒煎汤熏洗；新鲜疮面可用九华膏或生肌玉红膏外敷，慢性肛裂可用腐蚀、烧灼、封闭等疗法处理。可行手术以扩肛、扩创、松解肛门括约肌等治疗。亦可行冷冻、激光治疗。

（2）针灸方法：针刺长强、承山穴，或耳针神门穴、直肠下段穴以镇痛。

（3）饮食方法：饮食宜清淡，多食含纤维食物，忌辛辣醇酒。可选用黄花菜木耳汤：先将黄花菜、木耳洗净，拣去杂质，加水煮1小时，原汤加白糖调服。

（4）生活护理：养成练好排便习惯，保持大便通畅，防止便秘。保持肛门清洁，便后及睡前温水坐浴。

（5）情志护理：避免情志刺激，保持心情舒畅。

3. 血虚肠燥

证候：大便干结，排出无力，便时疼痛，出血，伴头晕目眩，心悸，面色无华，五心烦热，舌红少苔或无苔，脉细数。

调护原则：补血养阴，润肠通便。

调护方法：

（1）药物方法：内服润肠丸加减。外治可用温水坐浴，或用荆芥方或双花、艾叶、花椒煎汤熏洗；新鲜疮面可用九华膏或生肌玉红膏外敷，慢性肛裂可用腐蚀、烧灼、封闭等疗法处理。可行手术以扩肛、扩创、松解肛门括约肌等治疗。亦可行冷冻、激光治疗。

（2）针灸方法：针刺长强、承山穴，或耳针神门穴、直肠下段穴以镇痛。

（3）饮食方法：饮食宜清淡，多进滋阴增液之品，忌辛辣醇酒。可选用桑葚粥，取桑椹 50g，糯米 100g，入砂锅熬粥，待快熟时加入冰糖。亦可每晚睡前服蜂蜜水 1 杯或每日清晨空腹喝淡盐水 1 杯。

（4）生活护理：养成良好排便习惯，保持大便通畅，防止便秘。保持肛门清洁，便后及睡前温水坐浴。

（5）情志护理：多关心、安慰病人，消除患者对肛门疼痛、出血的恐惧、紧张。

思考题

1. 如何论述白疕的辨证施护?
2. 痔的辨证施护。

（薛　良）

第十六章 妇科病证护理

学习目标

1. 掌握常见妇科疾病的护理要点。
2. 熟悉常见妇科疾病的定义、西医相关疾病。
3. 了解各种妇科疾病的病因病机。

第一节 月经病证

月经病证是妇科常见病证。是指月经的周期、经期和经量发生异常，以及伴随月经周期出现明显症状为特点的疾病。其病变多种多样，病证虚实寒热错杂，临床常见病证有月经不调、痛经、闭经等。

一、护理概要

【护理评估】

1. 病因发病 月经病证的发生常与体质和情绪因素有关，寒热湿邪乃引发月经病证的主要外因，肝脾肾脏功能失调，气血不和，冲任损伤在决定发病与否时起到关键性作用。体质虚弱或劳倦过度则易损伤脾气；先天不足或房劳多产则易使肾气虚弱；情志内伤则易发肝郁气滞；素体阳虚或感受寒邪或劳逸过度则易发痰湿阻滞；阴虚内热或过食辛辣或肝郁日久则易使热扰冲任。

2. 四诊所得 月经不调，量多或少，色淡或紫暗，质稀或黏稠，痛经，闭经，面色萎黄，精神萎靡，头晕目眩，情志异常，乳房胀痛，腰膝酸软，纳呆便溏，舌质淡红或有瘀斑，舌苔薄白或白腻或薄黄，脉沉细无力或沉弦或沉涩。

【护理问题】

1. 脾肾气虚 素体虚弱，或劳倦过度，或饮食失节，或房劳多产，损伤脾肾，故经期提前或经期错后或先后无定期、月经量多、色淡质稀、面色萎黄、精神萎靡、头晕目眩、腰膝酸软、纳呆便溏、舌淡红、苔薄白、脉沉细。

2. 肝郁气滞 情志内伤冲任失司，故月经不调、烦躁易怒、乳房胀痛、舌质红、苔薄黄、脉弦。

3. 热迫血行　损伤冲任，故月经先期、量多质稠、甚至崩漏。

4. 寒凝血瘀　生冷或涉水感寒血行迟滞，故月经后期、痛经、闭经、舌紫暗或有瘀点、脉沉涩。

5. 痰湿阻滞　肥胖或劳逸过度、饮食不节损伤脾气，痰湿壅滞冲任，故月经错后、闭经、舌淡胖、苔白腻、脉滑。

【护理措施】宜营养丰富，不宜过食生冷或辛辣刺激性食物；防止过劳，节制房事；保持精神舒畅，避免精神刺激；注意经期卫生，避寒热湿邪复袭；经行腹痛者应注意保暖；出血量多者应卧床休息。

二、病证举要

（一）月经不调

【概述】月经不调是指由于月经周期、经期、经量、经色和经质等的异常而出现的一系列病理变化的病证。包括月经先期、月经后期、月经先后无定期、月经过多、月经过少等。若月经偶有异常，且无明显症状者，一般不属月经不调。西医学中的排卵型功能失调性子宫出血、盆腔炎、子宫肌瘤、子宫内膜异位症、性腺功能低下、子宫内膜结核等疾病，凡有月经的周期、月经的量、色、质等异常者，均可参照本病证辨证施护。

【病因病机】主要是外感邪气、内伤七情、房劳多产、饮食不节、体质因素等导致脏腑功能失调，气血不和，冲任二脉损伤而发病。

【护理总则】辨明寒热虚实。经期不宜大寒大热之剂；经前勿滥补，宜疏导；经后勿强攻，宜调补。

【辨证施护】

1. 气虚

证候：经期提前，或量多，色淡质稀，神疲乏力，少气懒言，小腹空坠，食少便溏，舌淡苔薄，脉细无力。

调护原则：健脾养心，益气补血。

调护方法：

（1）药物方法：归脾汤或补中益气汤加减。汤药宜温服。月经过多者，可用人参3g、三七粉5g炖服。

（2）针灸方法：温针灸气海、三阴交、关元、血海、足三里等穴，用补法。

（3）饮食方法：饮食宜增加营养，忌食生冷及辛辣食物。可服参芪大枣粥，取党参、黄芪各15g，大枣适量水煎取汁，加入粳米煮粥服食。

（4）生活护理：经期应避免剧烈运动和劳累，注意经期卫生。

2. 血热

①阴虚血热

证候：经期提前，月经量少，色红质稠，颧赤唇红，手足心热，舌红少苔，脉细数。

调护原则：滋阴清热调经。

调护方法：

（1）药物方法：乌鸡白凤丸。经前一周服药。

（2）针灸方法：针刺三阴交、太溪、关元、血海、肾俞等穴，用补法。

（3）饮食方法：忌食辛辣、香燥之品。可服地黄粥，取生地黄 30g 煎汤取汁，加入大米、冰糖适量，煮粥服食。亦可用清炖甲鱼汤。

（4）生活护理：注意经期卫生。

②阳盛血热

证候：经期提前，月经量多，色紫质稠，或夹血块，心烦胸闷，渴喜冷饮，大便燥结，小便短赤，舌红苔黄，脉滑数。

调护原则：清热凉血调经。

调护方法：

（1）药物方法：固经丸加减。

（2）针灸方法：针刺太冲、隐白、关元、血海、神门等穴，用泻法。

（3）饮食方法：饮食宜清淡，忌食辛辣、香燥之品。可选用鲜藕粥，现将粳米煮至半熟，加入鲜藕片，煮熟服食。亦可服用鲜藕汁。

（4）生活护理：经期避免剧烈运动，注意经期卫生。

（5）情志护理：保持心情舒畅，避免情志刺激。

③肝郁血热

证候：经期提前，量多或少，经色紫红，质稠有块，经前乳房、胸胁、少腹胀痛，烦躁易怒，口苦咽干，舌红苔黄，脉弦数。

调护原则：疏肝清热。

调护方法：

（1）药物方法：丹栀逍遥散加减。

（2）针灸方法：针刺太冲、隐白、关元、血海、神门等穴，用泻法。

（3）饮食方法：饮食宜清淡。可服用月季花粥，将粳米 50g、桂圆肉 10g 煮粥，当快熟时加入蜂蜜、月季花，稍煮即可服食。亦可用佛手 10g 泡水代茶饮。

（4）生活护理：经期应避免剧烈运动和劳累。

（5）情志护理：保持心情舒畅，避免精神刺激。

3. 血虚

证候：经期错后，月经量少，色淡质稀，小腹空痛，头晕眼花，心悸失眠，面色苍白或萎黄，舌淡苔薄，脉细无力。

调护原则：补血调经。

调护方法：

（1）药物方法：人参养荣汤或八珍益母丸加减。

（2）针灸方法：针刺加灸气海、三阴交、足三里、血海、天枢、归来等穴，用补法。

（3）饮食方法：饮食宜富有营养，多食蛋、奶、鱼、肉等补益之品。可服用当归粥，将当归15g水煎去渣取汁，与粳米、大枣、红糖同煮成粥服食。

（4）生活护理：注意休息，避免剧烈运动和重体力劳动，注意经期卫生。

4. 血寒

证候：经期错后，量少色暗，或夹瘀块，小腹冷痛，喜暖喜按，形寒肢冷，腰酸乏力，舌淡苔薄白，脉沉迟或沉紧。

调护原则：温经散寒，养血调经。

调护方法：

（1）药物方法：艾附暖宫丸加减。

（2）针灸方法：针刺加灸气海、三阴交、天枢、关元、归来等穴。少腹可热敷温熨。

（3）饮食方法：饮食宜加强营养，忌食生冷。可服艾叶粥，取艾叶30g水煎去渣取汁，加入粳米、红糖熬粥服食。或用羊肉500g，生姜20g，煮至烂熟，饮汤食肉。

（4）生活护理：经期注意保暖、休息，避免劳累、受寒，注意经期卫生。

5. 气滞

证候：经期错后，月经量少，经色暗红，或有血块，精神抑郁，胸闷不舒，乳房、胸胁胀痛，舌苔正常，脉弦。

调护原则：理气行滞，活血调经。

调护方法：

（1）药物方法：乌药汤加减。

（2）针灸方法：针刺三阴交、足三里、血海、归来、气海、太冲等穴，平补平泻。

（3）饮食方法：可服月季花茶，取月季花5g，红糖适量共煎汤，冲甜酒服用。亦可用橘皮泡水代茶饮。

（4）生活护理：经期注意休息，避免劳累、感受寒湿，注意经期卫生。

（5）情志护理：注意患者情绪变化，消除思想顾虑，避免忿郁暴怒，保持心情舒畅。

6. 血瘀

证候：经行量多或少，或持续难净，经色紫暗，质稠有块，经行腹痛，舌质紫暗或有瘀点，脉涩有力。

调护原则：活血化瘀，理气调经。

调护方法：

（1）药物方法：桃红四物汤或通瘀煎加减。

（2）针灸方法：针刺艾灸三阴交、血海、行间等穴，少腹部可热熨。

（3）饮食方法：可服用益母草粥，取益母草60g，水煎去渣取汁，加入粳米100g，红糖适量煮粥服食。

（4）生活护理：经期注意休息，避免劳累，注意经期卫生。

7. 肝郁

证候：经行或先或后，经量或多或少，色暗红，有血块，或经行不畅，胸胁、乳房、少腹胀痛，精神抑郁，时欲太息，嗳气食少，舌质正常，苔薄，脉弦。

调护原则：疏肝解郁，和血调经。

调护方法：

（1）药物方法：逍遥散加减。

（2）针灸方法：针刺气海、三阴交、足三里、肾俞、肝俞等穴，用泻法。

（3）饮食方法：可服用三花调红茶，将玫瑰花、月季花、红花少许，以沸水闷泡10分钟代茶饮。

（4）生活护理：经期注意休息，避免劳累、感受寒湿，注意经期卫生。

（5）情志护理：消除思想顾虑，避免忿郁暴怒，保持心情舒畅。

8. 肾虚

证候：经行或先或后，量少、色淡、质稀，头晕，耳鸣，腰酸腿软，小便频数，舌淡，苔薄，脉沉细。

调护原则：温补肾阳，调经止痛。

调护方法：

（1）药物方法：金匮肾气丸或固阴煎加减。

（2）针灸方法：针刺气海、血海、三阴交、足三里、肾俞等穴，用补法。

（3）饮食方法：可服用肉桂粥，取肉桂5g，煎浓汁待用，另水煮粳米，将熟时加入肉桂汁和红糖适量，稍煮即可服用。或用黑豆煮粥，加红糖适量服用。平日可多食用猪腰、核桃仁、紫河车等滋养补肾填精之品。

（4）生活护理：经期注意休息，避免劳累、受寒，注意保暖。

9. 痰湿

证候：经期错后，月经量少，色淡，质黏，头晕体胖，心悸气短，胸闷恶心，带下量多，舌淡，苔白腻，脉滑。

调护原则：燥湿化痰，活血调经。

调护方法：

（1）药物方法：芎归二陈汤加减。

（2）针灸方法：针刺气海、三阴交、中极、地机、丰隆等穴，用泻法。

（3）饮食方法：饮食应少食多餐，忌荤腥、油腻、生冷之品。可服用薏苡仁粥，取薏苡仁同粳米各50g煮粥，待粥熟后加入适量砂糖、桂花服用。

（4）生活护理：经期注意休息，避免劳累，注意经期卫生。

（二）痛经

【概述】 妇女经期或经行前后，出现周期性小腹疼痛，或痛引腰骶，甚至剧痛晕厥者，称为“痛经”，亦称“经行腹痛”。

西医学中的原发性痛经和继发性痛经均可参照本病证辨证施护。

【病因病机】

1. 肾气亏虚 先天不足，或房劳多产，或久病及肾，肾虚则精亏血少，冲任不足，经后血滞，胞脉愈虚，“不荣则痛”，故致痛经。

2. 气血虚弱 素体虚弱，气血不足；或大病、久病，耗伤气血；或脾胃虚弱，化源不足；气虚血少，经行血泻，冲任气血更虚，胞脉失养，“不荣则痛”，故致痛经。

3. 气滞血瘀 素性抑郁，或忿怒伤肝，肝郁气滞，气滞血瘀，经期产后，余血内留，蓄而成瘀，瘀滞冲任，血行不畅，经前期气血下注冲任，胞脉气血更加瘀滞，“不通则痛”，故致痛经。

4. 寒凝血瘀 经期产后，感受寒邪，或过食生冷，寒客冲任，与血搏结，气血凝滞，经前期气血下注冲任，胞脉气血更加瘀滞，“不通则痛”，故致痛经。

5. 湿热蕴结 素有湿热内蕴，或经期产后，感受湿热之邪，与血搏结，稽留于冲任胞宫，气血凝滞，经行之际，气血下注冲任，胞脉气血更加瘀滞，“不通则痛”，故致痛经。

【护理总则】 辨明虚实，总以调理气血为主。

【辨证施护】

1. 气滞血瘀

证候：经前或经期，小腹胀痛拒按，胸胁、乳房胀痛，经行不畅，经色紫暗有块，块下痛减，舌质紫暗，或有瘀点，脉弦或弦涩有力。

调护原则：活血化瘀，行气止痛。

调护方法：

（1）药物方法：膈下逐瘀汤加减。

（2）针推方法：针刺中极、次髎、气海、子宫、合谷、地机等穴，用泻法。睡前排尿后仰卧，用手掌反复揉按小腹部约 3 ~ 5 分钟，手法由轻至重；用拇指点按气海穴 2 分钟或揉捏双侧三阴交穴约 2 分钟。

（3）饮食方法：经期或经前期忌食生冷、酸涩之品，可服用桃仁生地粥，取桃仁 10g，生地 30g，水煎去渣取汁，加入粳米煮粥，熟后加入桂心、红糖，稍煮即可服用。或服丹参酒。或以益母草煮鸡蛋：益母草 30g，鸡蛋 2 个，加水同煮，蛋熟后去壳，再煮片刻，吃蛋饮汤，每天 1 次，连服 3 ~ 5 天。

（4）生活护理：保持居室整洁舒适、安静。腹部剧痛时应卧床休息，注意保暖。

（5）情志护理：给予精神安慰，保持心情舒畅，避免情志刺激。

2. 寒湿凝滞

证候：经前或经期，小腹冷痛拒按，得热痛减，经血量少，色暗有块，畏寒肢冷，面色青白，舌暗，苔白，脉沉紧。

调护原则：温经散寒，祛瘀止痛。

调护方法：

（1）药物方法：艾附暖宫丸或温经汤加减。或用艾叶 10g，生姜 2 片，红糖适量，水煎服，每日 2 次。

（2）针推方法：针刺中极、次髎、合谷、地机等穴，艾灸气海、关元等穴。亦可用热熨、药熨小腹部。

（3）饮食方法：忌食生冷。可服用桂浆粥，水煮粳米至米开花时，加入肉桂末 3g，红糖少许，再煮2～3分钟，煮沸即可服用。亦可用红糖、生姜汤代茶热饮。寒重者，可将山楂肉15g、桂枝5g，红糖30～50g，水煎煮沸服食。

（4）生活护理：注意保暖，腹部剧痛时应卧床休息，注意经期卫生，经期避免劳累及感受寒湿。

3. 湿热蕴结

证候：经前或经期，小腹灼痛拒按，痛连腰骶，经色紫红，质稠有块，或伴低热，或有带下黄稠量多，小便黄赤，舌红，苔黄腻，脉滑数或濡数。

调护原则：清利湿热，调经止痛。

调护方法：

（1）药物方法：清热调血汤加减。

（2）针推方法：针刺气海、三阴交、中极、合谷、行间等穴，用泻法。

（3）饮食方法：饮食宜清淡，忌辛辣、刺激之物。可服用栀子仁粥，以水煮粳米50g，将熟时调入栀子仁末5g，稍煮即可服食。

（4）生活护理：腹部剧痛时应卧床休息，注意经期卫生，经期避免劳累。

4. 气血虚弱

证候：经期或经后，小腹隐痛喜按，月经量少，色淡质稀，神疲乏力，头晕心悸，失眠多梦，面色苍白，舌淡，苔薄，脉细弱。

调护原则：补益气血，和中止痛。

调护方法：

（1）药物方法：人参养荣汤或十全大补丸。

（2）针推方法：针刺足三里、关元、命门、肾俞等穴，用补法。可热熨小腹部以缓急止痛。

（3）饮食方法：饮食加强营养，可服用羊肉粥，将羊肉切细与粳米同煮成粥服食。痛经发作时，可用韭菜250g捣烂取汁，兑入煮沸的红糖水中，每天饮用1次。或以羊肉炖当归黄芪：当归50g，羊肉500g，黄芪30g，共炖汤，食肉喝汤。

（4）生活护理：注意保暖，腹部剧痛时应卧床休息，避免劳累。

5. 肝肾亏损

证候：经期或经后，小腹隐痛喜按，月经量少，色淡质稀，头晕耳鸣，腰膝酸软，小便清长，面色晦暗，舌淡，苔薄，脉沉细。

调护原则：滋补肝肾，调经止痛。

调护方法：

（1）药物方法：安坤赞育丸或调肝汤加减。

（2）针推方法：针刺足三里、关元、命门、肾俞等穴，用补法。可热熨小腹部以缓急止痛。

（3）饮食方法：可服菟丝子粥，以菟丝子15g水煎，去渣取汁，以药汁煮粳米，熟后加入白糖服食。或用鸡蛋2个，黑豆60g，加水煮熟，去蛋壳再煮片刻，加入米酒120g，吃蛋喝汤。

（4）生活护理：注意保暖，腹部剧痛时应卧床休息，避免劳累，节制房事。

（三）闭经

【概述】 女子年逾18周岁，月经尚未来潮，或月经来潮后又中断3个月以上者，称为“闭经”。前者称原发性闭经，后者称继发性闭经，古称“女子不月”、“月事不来”、“经水不通”、“经闭”等。妊娠期、哺乳期或更年期的月经停闭属生理现象，有的少女初潮2年内偶尔出现月经停闭现象，可不予治疗。

西医学中能用药物治疗之闭经，可参照本病证辨证施护，先天性生殖器官缺如，或后天器质性损伤致无月经者，因药物治疗难以奏效，不属于本节讨论范围。

【病因病机】

1. 肾虚　先天不足，少女肾气未充，精气未盛，或房劳多产，或久病伤肾，肾精亏损，冲任气血不足，血海不能满溢，遂致月经停闭。

2. 脾虚　饮食不节，思虑或劳累过度，损伤脾气，气血生化乏源，冲任气血不充，血海不能满溢，遂致月经停闭。

3. 血虚　素体血虚，或数伤于血，或大病久病，营血耗损，冲任血少，血海不能满溢，遂致月经停闭。

4. 气滞血瘀　七情内伤，素性抑郁，或忿怒过度，气滞血瘀，瘀阻冲任，气血运行受阻，血海不能满溢，遂致月经停闭。

5. 寒凝血瘀　经产之时，血室正开，过食生冷，或涉水感寒，寒客冲任，血为寒凝成瘀，滞于冲任，气血运行受阻，血海不能满溢，遂致月经停闭。

6. 痰湿阻滞　素体肥胖，痰湿内盛，或脾失健运，痰湿内生，痰湿、脂膜壅塞冲任，气血运行受阻，血海不能满溢，遂致月经停闭。

【护理总则】 辨明虚实，虚则补益调经，实则祛邪行滞，切忌妄行攻破。

【辨证施护】

1. 气血虚弱

证候：闭经，面色苍白或萎黄，倦怠乏力，头晕目花，心悸怔忡，口淡食少，唇舌质淡，苔薄白，脉细弱。

调护原则：补气养血调经。

调护方法：

（1）药物方法：八珍益母丸或益坤丸加减。

（2）针推方法：针刺脾俞、气海、足三里、三阴交、关元、中极等穴。

（3）饮食方法：饮食要加强营养，多食猪肝、乌鸡、甲鱼、鳝鱼等补益之品。可服用红枣桂圆汤，将红枣、桂圆文火煎煮后饮用。

（4）生活护理：注意休息，避免劳累。

2. 肝肾不足

证候：月经初潮来迟，或经期错后量少，渐至闭经，头晕耳鸣，腰酸腿软，小便频数，性欲淡漠，舌质红，苔薄白，脉沉细。

调护原则：补益肝肾，养血调经。

调护方法：

（1）药物方法：左归丸或六味地黄丸加减。或用女贞子15g，熟地25g，当归15g，枸杞子15g，水煎服，每日2次。

（2）针推方法：针刺艾灸肾俞、肝俞、气海、关元、命门、足三里、三阴交等穴。

（3）饮食方法：可服用肝肾饭，将猪肾去脂膜、臊腺；猪肝去脂洗净，均切小块，用熟植物油、姜汁、白糖、料酒腌后与粳米煮饭食用。亦可用乌贼鱼一条洗净，与桃仁10g共煮熟后调味，吃鱼喝汤。

（4）生活护理：注意休息，避免劳累，节制房事。

3. 气滞血瘀

证候：闭经数月，小腹胀痛拒按，精神抑郁，烦躁易怒，胸胁胀满，嗳气叹息，舌质紫暗或有瘀点，脉沉弦或涩而有力。

调护原则：行气活血，祛瘀通经。

调护方法：

（1）药物方法：膈下逐瘀汤或益母草冲剂等。亦可用益母草45g，红糖适量，水煎服，每日2次。

（2）针推方法：针刺中极、合谷、血海、三阴交、行间等穴，用泻法。

（3）饮食方法：可服用桃仁粥，先将去皮尖的桃仁10g研碎与粳米煮粥服用。或用红花酒，取红花15g，用黄酒1斤浸泡5天，适量饮服。

（4）生活护理：保持居室整洁舒适、安静。

（5）情志护理：避免抑郁恼怒，保持心情舒畅。

4. 痰湿阻滞

证候：闭经数月，带下量多，色白质稠，形体肥胖，或面浮肢肿，神疲肢倦，头晕目眩，心悸气短，胸脘满闷，舌淡胖，苔白腻，脉滑。

调护原则：豁痰除湿，活血通经。

调护方法：

（1）药物方法：丹溪治湿痰方或苍附导痰丸加减。或用薏米根50g，水煎服，每日1剂。

（2）针推方法：针刺脾俞、丰隆、中极、合谷、血海、三阴交等穴，用泻法。

（3）饮食方法：平时节制饮食，少食油腻、甜黏之品。可服用减肥粥，将冬瓜洗净，切成小块，与粳米同人砂锅中，加水适量，文火煮粥服用。

（4）生活护理：保持居室干燥、通风。

5. 寒凝血瘀

证候：闭经数月，小腹冷痛剧按，得热痛减，形寒肢冷，面色青白，舌紫暗，苔白，脉沉紧。

调护原则：温经散寒，活血调经。

调护方法：

（1）药物方法：温经汤加减。

（2）针推方法：针刺中极、次髎、合谷、地机等穴，艾灸气海、关元等穴。亦可用热熨、药熨小腹部。

（3）饮食方法：忌食生冷。可服用桂浆粥，水煮粳米至米开花时，加入肉桂末3g，红糖少许，再煮2～3分钟，煮沸即可服用。亦可用红糖、生姜汤代茶热饮。

（4）生活护理：注意保暖，适当活动，加强锻炼。

第二节　带下病证

带下病

【概述】带下又称“白带”，是指阴道内的分泌物明显增多，色、质、气味发生异常，或伴全身、局部症状者，称为“带下病”。又称“下白物”、“流秽物”。临床表现主要有带下量多；色白或淡黄，或赤白相兼，或黄绿如脓，或浑浊如米泔；质或清稀如水，或稠黏如脓，或如豆渣凝乳，或如泡沫状；气味无臭，或有臭气，或臭秽难闻；可伴有外阴、阴道灼热瘙痒，坠胀或疼痛等。

西医学中的阴道炎、宫颈炎、盆腔炎、妇科肿瘤等疾病引起的带下增多，均可参照本病证辨证施护。

【病因病机】

1. 脾阳虚　饮食不节，劳倦过度，或忧思气结，损伤脾气，运化失职，湿浊停聚，流注下焦，伤及任带，任脉不固，带脉失约，而致带下病。

2. 肾阳虚　素禀肾虚，或恣情多欲，肾阳虚损，气化失常，水湿内停，下注冲任，损及任带，而致带下病；或肾阳虚损，精关不固，精液滑脱，也致带下病。

3. 湿热下注　脾虚湿盛，郁久化热，或肝郁化火，肝热脾湿，湿热互结，流注下焦，损及任带，约固无力，而为带下病。

4. 湿毒蕴结　经期产后，胞脉空虚，或房事不慎，或手术损伤，以致感染湿毒，损伤任带，约固无力，而为带下病。

【护理总则】辨明寒热虚实，总以健脾、升阳、除湿为主，辅以疏肝固肾。

【辨证施护】

1. 脾阳虚

证候：带下量多，色白或淡黄，质稀薄，无臭气，绵绵不断，神疲倦怠，四肢不温，纳少便溏，两足跗肿，面色㿠白，舌质淡，苔白腻，脉缓弱。

调护原则：健脾益气，升阳除湿。

调护方法：

（1）药物方法：完带汤加减。亦可用白扁豆花30g，水煎分服。

（2）针推方法：针刺艾灸三阴交、足三里、关元、带脉、气海、脾俞、肾俞等穴，用补法。

（3）饮食方法：饮食宜清淡，忌食肥甘、厚腻、生冷食品。可服用山药薏米粥，用山药30g，薏苡仁30g，共煮为粥服用。

（4）生活护理：保持外阴清洁，内裤宜柔软宽松，每日更换。

2. 肾阳虚

证候：带下量多，色白清冷，稀薄如水，淋漓不断，头晕耳鸣，腰膝酸软，畏寒肢冷，小腹发凉，尿频清长，大便溏薄，面色晦暗，舌淡润，苔白，脉沉细而迟。

调护原则：温肾助阳，涩精止带。

调护方法：

（1）药物方法：内补丸或千金止带丸加减。或用小茴香15g，干姜10g，红糖适量，水煎分服。

（2）针推方法：针刺带脉、气海、三阴交、关元、足三里等穴，用补法。亦可用艾叶500g，葱500g共捣烂，炒热装入袋中，置放于外阴处，上用热水袋热熨1小时。推拿可沿脊柱两侧从裤带向下，直到尾骨，反复推擦，直至发热；用手掌鱼际于肚脐下3寸，反复转圈搓擦至热。

（3）饮食方法：饮食注意营养，多食肉、蛋、鱼、山药、白果等温补食品。可服用韭菜粥，如常法煮米粥，米熟入韭菜微炖即可服用。

（4）生活护理：注意休息，防寒保暖。

3. 湿热下注

证候：带下量多，色黄质稠，有臭味，或伴阴部瘙痒，胸闷心烦，口苦咽干，纳差，小腹疼痛，尿短赤，舌红，苔黄腻，脉濡数。

调护原则：清利湿热止带。

调护方法：

（1）药物方法：止带方加减。外用苦参60g，黄柏、蛇床子各30g，苍术、薏苡仁各15g，水煎后熏洗外阴及阴道，每日2次。

（2）针推方法：针刺带脉、气海、三阴交、行间、阴陵泉等穴，平补平泻。

（3）饮食方法：饮食宜清淡，可服用薏苡仁粥，取薏苡仁30g，与粳米煮粥，待熟后放入适量砂糖、桂花服食。或将茯苓60g研为细粉，加入白面100g，糖、水适量，烙饼食用。

（4）生活护理：保持外阴清洁，内裤宜柔软宽松，每日更换。

4. 湿毒蕴结

证候：带下量多，黄绿如脓，或赤白相兼，状如米泔，气味臭秽，小腹疼痛，腰骶酸痛，口苦咽干，小便短赤，舌红，苔黄腻，脉滑数。

调护原则：清热解毒，利湿止带。

调护方法：

（1）药物方法：内服五味消毒饮加味。外用黄柏、蛇床子、白鲜皮各50g，苦参、龙胆草、荆芥各15g，水煎后熏洗外阴及阴道，每日2次。

（2）针推方法：针刺带脉、气海、三阴交、行间、阴陵泉等穴，用泻法。

（3）饮食方法：可服用蕺菜粥。将蕺菜洗净切碎段，同粳米煮粥，加入猪油、精盐各少许，服食。

（4）生活护理：保持外阴清洁，及时更换内裤。

第三节　妊娠病证

妊娠期间，发生与妊娠有关的疾病，称妊娠病证。亦称胎前病证。临床常见的病证有妊娠恶阻、胎动不安等。

一、护理概要

【护理评估】

1. 病因发病　妊娠病证的发生不外乎外感六淫，情志内伤以及劳逸过度，房室不节，跌仆闪挫等。其发病机制主要是妊娠期血聚于冲任以养胎，出现阴血偏虚，阳气偏亢则易发妊娠恶阻；脾肾亏虚，胎失所养则病发胎动不安。

2. 四诊所得　恶心呕吐，发作频繁，头晕厌食，精神萎靡，腰酸腹痛，胎动下坠，或伴阴道少量流血，舌淡苔白或黄，脉滑。

【护理问题】

1. 脾胃虚弱　血聚冲任养胎或痰饮内停，冲脉气盛胃失和降，故恶心呕吐、厌食。

2. 肝胃不和　性躁多怒肝郁化热，胃失和降，故呕吐频繁。

3. 肾气亏损　素体肾虚或孕后房事不节，损伤肾气，故腰酸腹痛、胎动不安。

4. 气血虚弱　饮食、过劳损伤脾胃，气虚冲任不固，血虚胎失所养，故胎动不安、精神萎靡、舌淡苔白、脉滑。

5. 阴虚血热　素体阴虚或肝郁化热，或过食辛辣，或外感邪热，热扰冲任，故胎动不安、舌苔黄。

6. 外伤　跌仆闪挫或登高持重，或劳累过度，气血紊乱冲任失调，故胎动不安。

【护理措施】居处应环境安静清洁，避免异味刺激；注意食物色香味的调配，多食水果蔬菜，饮食不宜过于滋补；保持安定情绪，消除思想顾虑；熟悉峻下、破瘀、耗气、发汗、滑利及有毒药物等的应用、禁忌或慎用范围；呕吐严重者应卧床休息，暂时禁食；胎动不安者应严禁房事，避免疲劳；若腹坠痛者须防流产。

二、病证举要

（一）妊娠恶阻

【概述】妊娠早期，出现严重的恶心呕吐，头晕厌食，甚则食入即吐者，称为“妊娠恶阻”。又称“子病”、“病儿”、“阻病”。

西医学中的妊娠剧吐，可参照本病证辨证施护。

【病因病机】

1. 胃虚　孕后经血停闭，血聚冲任养胎，冲脉气盛，冲脉隶属于阳明，若胃气虚弱，胃失和降，冲气挟胃气上逆，而致恶心呕吐。

2. 肝热　性躁多怒，肝郁化热，孕后血聚养胎，肝血更虚，肝火愈旺，且冲脉气盛，冲脉附于肝，肝脉挟胃贯膈，冲气挟肝火上逆犯胃，胃失和降，遂致恶心呕吐。

3. 痰滞　脾阳素虚，痰饮内停，孕后经血壅闭，冲脉气盛，冲气挟痰饮上逆，以致恶心呕吐。

【护理总则】 辨明寒热虚实，总以调气和中，降逆止呕为主，注意饮食、情志调节，用药忌升散之品。

【辨证施护】

1. 脾胃虚弱

证候：妊娠早期，恶心呕吐，甚则食入即吐，脘腹胀闷，不思饮食，头晕体倦，懒言思睡，舌淡，苔白，脉缓滑无力。

调护原则：健脾和中，降逆止呕。

调护方法：

（1）药物方法：香砂六君子汤加减。

（2）针推方法：针刺足三里、内关、中脘、行间等穴，用补法。可按摩脾俞、胃俞、内关、足三里等穴。

（3）饮食方法：饮食宜少食多餐，经常更换饮食品种，以增进食欲。可服用砂仁粥，用粳米煮粥，将熟时加入砂仁5g，稍煮即可服食。亦可用生姜、陈皮煎水代茶饮。

（4）生活护理：居室宜安静、舒适、清洁、通风，注意卧床休息。每次呕吐后淡盐水漱口。

（5）情志护理：关心理解患者，解除紧张情绪，消除心理负担。

2. 肝胃不和

证候：妊娠早期，呕吐酸水或苦水，胸闷胁胀，嗳气叹息，头晕目眩，精神抑郁，烦渴口苦，便秘，溲赤，舌红，苔黄，脉弦滑数。

调护原则：清肝和胃，降逆止呕。

调护方法：

（1）药物方法：加味温胆汤加减。

（2）针推方法：同胃虚型。

（3）饮食方法：饮食宜少食多餐，避免食用能引起呕吐的油腻和异味食物。可选用鲜竹茹粥，取鲜竹茹60g，水煎去渣取汁，加入糯米50g煮粥服食。或用菊花、黄芩各10g，煎水代茶。若呕吐剧烈者可暂不进食。

（4）生活护理：居室宜安静、通风，注意卧床休息。

（5）情志护理：安慰患者，解除紧张情绪。

3. 痰湿阻滞

证候：妊娠早期，呕吐痰涎，胸腹满闷，不欲饮食，口中淡腻，头晕目眩，心悸气短，舌淡胖，苔白腻，脉滑。

调护原则：化痰除湿，降逆止呕。

调护方法：

（1）药物方法：青竹茹汤加减。

（2）针推方法：同胃虚型。

（3）饮食方法：饮食宜少食多餐，忌食油腻、甘甜、厚味食物。可食用砂仁蒸鲫鱼，将砂仁10g研成粉末，与酱油、精盐搅匀后放入鲫鱼腹中，用淀粉封住刀口，放在盘中上笼蒸熟服食。亦可用生姜煎水代茶，频频饮服。

（4）生活护理：居室宜安静、舒适、清洁、通风，注意卧床休息。每次呕吐后淡盐水漱口。

（5）情志护理：解除病人紧张情绪，消除心理负担。

（二）胎动不安

【概述】 妊娠期出现腰酸腹痛，胎动下坠，或阴道少量流血者，称为“胎动不安”。又称“胎气不安”。

西医学中的先兆流产、难免流产、不完全流产、完全流产、过期流产、习惯性流产、感染性流产等疾病，均可参照本病证辨证施护。

【病因病机】

本病的发生多为素体虚弱，或孕后多病、房事不节、跌仆闪挫等损伤肝肾，导致冲任气血失调，胎元不固所致。

【护理总则】 辨明安胎还是去胎，总以补肾固冲，辅以益气、养血、清热。

【辨证施护】

1. 肾气亏虚

证候：妊娠期，腰酸腹痛，胎动下坠，伴阴道少量流血，色暗淡，头晕耳鸣，两膝酸软，小便频数，或曾屡有堕胎，舌淡，苔白，脉沉细而滑。

调护原则：补肾益气，固冲安胎。

调护方法：

（1）药物方法：寿胎丸加味。

（2）饮食方法：可服用艾叶鸡蛋汤，取艾叶30g煮汤，打入鸡蛋煮熟，加入白糖即可食用。

（3）生活护理：孕期严禁房事，避免劳力持重。

（4）情志护理：消除紧张心理，做好安慰、解释工作，保持情绪安定。

2. 气血虚弱

证候：妊娠期，腰酸腹痛，小腹空坠，或阴道少量流血，色淡质稀，精神倦怠，头晕目眩，心悸气短，面色㿠白，舌淡，苔薄，脉细滑无力。

调护原则：益气养血，固冲安胎。

调护方法：

（1）药物方法：保胎丸或胎元饮加减。

（2）饮食方法：可服用黄芪粥，取黄芪30g，水煎去渣取汁，再用药汁煮粳米，熟后加入陈皮末少许，烧煮即可服食。

（3）生活护理：卧床休息，避免劳累。

（4）情志护理：保持精神愉快，避免情绪激动，消除紧张心理。

3. 血热

证候：妊娠期，腰酸腹痛，小腹下坠，或阴道少量流血，血色深红或鲜红，心烦少寐，渴喜冷饮，便秘，尿赤，舌红，苔黄，脉滑数。

调护原则：清热凉血，固冲安胎。

调护方法：

（1）药物方法：保阴煎加减。

（2）饮食方法：忌香燥、辛辣之品。可服用安胎鲤鱼粥，取苎麻根30g，水煎去渣取汁，鲤鱼去鳞及内脏，洗净切块煎汤，用苎麻根汤和粳米共煮粥服用。也可用梨汁、藕汁代茶，频频饮用。

（3）生活护理：卧床休息，避免劳累。

（4）情志护理：避免情绪激动，消除紧张心理。

4. 外伤

证候：妊娠期，跌仆闪挫，或劳力过度，继发腰腹疼痛，胎动下坠，或伴阴道流血，精神倦怠，脉滑无力。

调护原则：养血活血，固肾安胎。

调护方法：

（1）药物方法：加味圣愈汤加减。亦可用当归15g，川芎6g，水煎以黄酒冲服。若跌仆伤重，加青木香3g，益母草6g。

（2）饮食方法：可服用莲子葡萄干汤，取莲子50g去皮、心，洗净，与葡萄干同装入陶瓷罐里，隔水炖熟服食。

（3）生活护理：卧床休息，避免劳累。注意观察病情，发现异常，及时就医。

（4）情志护理：耐心做好安慰工作，摆脱忧虑、恐惧心理。

第四节　产后病证

产妇在产褥期内发生与分娩或产褥有关的疾病，称为“产后病证”。临床常见病证有产后发热、恶露不绝、缺乳等。

一、护理概要

【护理评估】

1. 病因发病　产后病证的发生常与体质、分娩和产褥因素有关。

其发病机制可以概括为三个方面：一是失血过多，亡血伤津，或血虚火动；二是瘀血内阻，血行不畅，或气机逆乱；三是外感六淫或饮食房劳所伤等，导致产后发热、恶露不绝，缺乳等。

2. 四诊所得　发热恶寒，或低热不退，或高热寒战，恶露不绝，产后乳少或全无，舌红或紫暗或有瘀点，苔薄白或薄黄，脉细或弦涩或弦数。

【护理问题】

1. 气血虚弱 素体虚弱亡血伤津，故产后发热、缺乳或全无、恶露不绝、苔薄白、脉细。

2. 气滞血瘀 寒邪或七情内伤，故恶露淋漓不绝、缺乳、舌紫暗或有瘀点，脉弦涩。

3. 阴虚血热 产后失血或过食辛辣温燥之品，热伤冲任，故恶露不绝、舌红苔薄黄、脉弦数。

4. 肺卫不宣 风寒袭肺，故发热恶寒、苔薄白。

5. 感染邪毒 产后虚弱，邪毒稽留胞中，故发热恶寒或高热寒战。

【护理措施】居住应保持安静整洁，空气流通，饮食注意营养，忌食生冷厚腻辛燥之品，起居有常，注意保暖，谨戒房事，避免劳累，保持衣被、肌肤、乳房、阴部的清洁卫生及情志畅达，恶露不绝者宜卧床休息；寒热者宜衣着适中，避免六淫复袭。

二、病证举要

（一）产后发热

【概述】产褥期内，高热寒战或发热持续不退，并伴有其他症状者，称为“产后发热”。

西医学中的产褥感染可参照本病辨证施护。

【病因病机】

1. 感染邪毒 产后气血耗伤，血室正开，产时接生不慎，或护理不洁，或不禁房事，致使邪毒乘虚而入，稽留于冲任、胞脉，正邪交争，因而发热。

2. 外感风寒 产后百脉空虚，腠理不密，卫阳不固，以致风寒袭表犯肺，营卫不和，因而发热。

3. 血虚 产时产后失血过多，阴血暴虚，阳无所附，虚阳浮越于外，而令发热。

4. 血瘀 产后情志不遂，或为寒邪所客，瘀阻冲任，恶露不下，败血停滞，阻碍气机，营卫不通，而致发热。

【护理总则】辨明虚实，轻重，总以调和营卫为主。

【辨证施护】

1. 感染邪毒

证候：产后发热恶寒，或高热寒战，小腹疼痛拒按，恶露初时量多，继则量少，色紫暗，气味臭秽，心烦不宁，口渴喜饮，小便短赤，大便燥结，舌红，苔黄而干，脉数有力。

调护原则：清热解毒，凉血化瘀。

调护方法：

（1）药物方法：解毒活血汤或白虎加人参汤加减。若壮热不退，神昏谵语者，可服安宫牛黄丸或紫雪丹。若病情危重者，采取中、西医结合治疗。

（2）针推方法：针刺合谷、风池、曲池等穴至微汗出。

(3) 饮食方法：多饮水，选用绿豆汤、鲜果汁、西瓜水等补充体液，保证营养。

(4) 生活护理：保持室内空气流通、凉爽，卧床休息，取半卧位，以利恶露排出。体温过高给予物理降温。

(5) 情志护理：避免情志刺激，保持心情舒畅。

2. 外感风寒

证候：产后发热，恶寒，头痛身疼，鼻塞流涕，咳嗽，苔薄白，脉浮紧。

调护原则：祛风散寒，调和营卫。

调护方法：

(1) 药物方法：通宣理肺丸或荆防四物汤加减。

(2) 针推方法：针刺迎香、外关、列缺等穴，用泻法。

(3) 饮食方法：饮食亦清淡，忌寒凉之品。可选用葱、豉煮粥服食；亦可服生姜、红糖汤以助汗出。

(4) 生活护理：保持室内适宜温度，注意防寒保暖。

3. 血虚

证候：产后失血过多，低热汗出，头晕眼花，心悸少寐，恶露或多或少，色淡质稀，小腹隐痛，舌淡红，脉细弱。

调护原则：益气养血，和营退热。

调护方法：

(1) 药物方法：八珍汤加减。

(2) 针推方法：针刺合谷、风池、曲池等穴至微汗出。

(3) 饮食方法：饮食易消化，富有营养。可选用羊肉汤，将羊肉切细与当归 15g，生姜适量，文火炖服，食肉喝汤。亦可食用母鸡汤、甲鱼汤等。

(4) 生活护理：卧床休息，避风保暖，汗出较多者及时更换衣被，切忌汗出当风。

4. 血瘀

证候：产后乍寒乍热，恶露不下，或下亦甚少，血色紫暗，夹有瘀块，小腹疼痛拒按，舌紫暗，或有瘀点、瘀斑，脉弦涩有力。

调护原则：活血化瘀，和营除热。

调护方法：

(1) 药物方法：血府逐瘀汤加减。

(2) 针推方法：针刺三阴交、血海、地机等穴，用泻法。艾灸天枢、关元、气海、中极等穴。亦可热敷小腹部。

(3) 饮食方法：可服用山楂茶，将山楂、生姜、红糖共煎代茶饮。

(4) 生活护理：保持半卧位，以利于恶露排出；保持外阴清洁。

(二) 恶露不绝

【概述】 产后恶露持续 3 周以上，仍淋漓不尽者，称为“恶露不绝”。又称“恶露不尽”、“恶露不止”。

西医学中的子宫复旧不良，感染，胎盘、胎膜残留等所致产后晚期出血可参照本病证辨证施护。

【病因病机】

1. 气虚　素体虚弱，产后气随血耗，或产后操劳过早，损伤脾气，中气虚陷，冲任不固，血失统摄，而致恶露不绝。

2. 血热　素体阴虚，产后亡血伤阴，营阴更亏，阴虚则内热，或产后过食辛辣，或肝郁化热，热伤冲任，迫血妄行，而致恶露不绝。

3. 血瘀　产后胞脉空虚，寒邪乘虚而入，血为寒凝，或七情内伤，气滞血瘀，瘀阻冲任，血不归经，导致恶露不绝。

【护理总则】辨明寒热虚实，虚者补之，瘀者攻之，热者清之。不可轻用固涩之剂。

【辨证施护】

1. 气虚

证候：产后恶露过期不止，量多，色淡质稀，无臭味，精神倦怠，四肢无力，气短懒言，小腹空坠，面色㿠白，舌淡苔薄白，脉缓弱。

调护原则：益气摄血。

调护方法：

（1）药物方法：补中益气汤或归脾汤加减。

（2）针推方法：针刺关元、气海、血海、三阴交、天枢、归来、肾俞、脾俞等穴，用补法。

（3）饮食方法：饮食宜营养，宜消化，多食鸡汤、鱼汤、桂圆汤等。亦可服用黄芪大枣粥。

（4）生活护理：保持半卧位，以利于恶露排出；保持外阴清洁。注意休息，避免受寒。

2. 血热

证候：产后恶露过期不止，量较多，色深红，质黏稠，气臭秽，口燥咽干，面色潮红，舌红，苔少，脉细数。

调护原则：养阴清热，凉血止血。

调护方法：

（1）药物方法：乌鸡白凤丸或保阴煎加减。

（2）针推方法：针刺关元、气海、血海、三阴交、中极、行间、然谷等穴，用泻法。

（3）饮食方法：饮食宜清淡，忌辛辣。可用生藕捣烂取汁，用热开水冲后温服。或用鲜藕粥。

（4）生活护理：保持外阴清洁，忌盆浴，戒房事。

（5）情志护理：调节情志，心情舒畅。

3. 血瘀

证候：产后恶露过期不止，淋漓量少，色暗有块，小腹疼痛拒按，舌紫暗或有瘀点，脉弦涩。

调护原则：活血化瘀，理血归经。

调护方法：

（1）药物方法：生化汤加味。或用益母草30g煎汤服。

（2）针推方法：针刺关元、气海、血海、三阴交、地机、膈俞等穴，用泻法。

（3）饮食方法：饮食宜清淡，富有营养，忌寒凉。可服用益母草汁粥，将鲜益母草、鲜生地、鲜藕各30g和生姜15g绞汁与粳米熬粥，加入蜂蜜服食。

（4）生活护理：适当活动，以利于恶露排出；保持外阴清洁，忌盆浴，戒房事。

（三）缺乳

【概述】 哺乳期内，产妇乳汁甚少，或全无，称为“缺乳”。亦称“乳汁不行”，“乳汁不足”。

【病因病机】

1. 气血虚弱 素体气血虚弱，复因产后耗气伤血，或脾胃虚弱，气血生化不足，气血虚弱，无以化乳，则乳汁甚少。

2. 肝郁气滞 产后情志抑郁，肝失条达，肝气郁结，气滞不畅，乳汁运行受阻，而致缺乳。

【护理总则】 辨明虚实，虚者补益，实者疏解，均佐以通乳之品。

【辨证施护】

1. 气血虚弱

证候：产后乳少，甚或全无乳，乳汁清稀，乳房柔软不胀，面色少华，神倦食差，舌淡，苔薄，脉细弱。

调护原则：补气养血通乳。

调护方法：。

（1）药物方法：通乳丹加减。

（2）针推方法：针刺乳根、膻中、少泽、天宗、合谷、肝俞、膈俞等穴，用补法。推拿以五指做梳状，自乳根向乳头方向轻柔梳理10～20次，以食指中指指腹按揉乳根穴1分钟。

（3）饮食方法：饮食增加营养，多食鸡汤及鱼、肉、蛋类。可选猪蹄汤，取猪蹄2只，通草15g，加水炖熟，去通草，食蹄饮汤。

（4）生活护理：注意休息，避免受凉，加强乳房护理。

2. 肝郁气滞

证候：产后乳汁涩少，浓稠，或乳汁不下，乳房胀硬疼痛，情志郁闷，纳差，或微热，舌质正常，苔薄黄，脉弦细或弦数。

调护原则：疏肝解郁，通络下乳。

调护方法：

（1）药物方法：下乳涌泉散加减。

（2）针推方法：针刺乳根、膻中、少泽、天宗、合谷、内关、期门等穴，平补平泻。

（3）饮食方法：可选用猪蹄粥，先将猪蹄煮熟取汤，再煎通草、漏芦各 30g 取汁，两汤同与粳米煮粥，熟后放入葱，稍煮即可服用。

（4）生活护理：保持环境安静、舒适，加强乳房护理。

（5）情志护理：做好精神护理，保持精神舒畅，避免情志刺激。

思考题

1. 简述痛经的辨证施护要点。
2. 简述妊娠病的护理总则。

（谭跃勤）

第十七章　儿科病证护理

学习目标

1. 掌握厌食、积滞、疳腮、遗尿的概念；掌握儿科常见病证的护理概要。
2. 熟悉疳腮、遗尿的病因病机及辨证施护方法。
3. 了解儿科常见病证的病因病机。

第一节　常见病证

儿科常见病证多由饮食不节，或喂养不当，或长期偏食，损伤脾胃正常的运化功能，或内伤乳食，停聚不化而引起。临床常见病有“小儿感冒”、“肺炎咳喘”、“厌食”、“积滞”等。

一、护理概要

【护理评估】

1. 病因发病　儿科常见病的发生与喂养不当，饮食不节或内伤乳食有关。脾运失健、脾胃气虚、胃阴不足、乳食内积及脾虚夹积为发病主因。

2. 四诊所得　厌恶进食，食不知味，多食或逼迫进食后则恶心，呕吐，脘腹胀满；或不思进食，形体偏瘦，面色少华，食少便多，大便入水易散，夹未消化物，易出汗，易外感；或纳谷呆钝，食少饮多，面色萎黄，皮肤失润，大便偏干，小便短赤；或面黄肌瘦，烦躁多啼，呕吐酸馊乳食，腹胀或有时疼痛，小便短黄或如米泔；或面色萎黄，困倦无力，不思饮食，腹满喜按，大便溏薄酸臭；舌淡或红，苔白或白腻或黄，脉细弱或滑数，指纹青或青紫或紫红。

【护理问题】

1. 外感风邪　小儿脏腑娇嫩、腠理松薄，卫外功能未固，加之冷暖不能自调，故易为外邪时气所伤，卫表失和，肺失宣降，导致恶寒、发热、头痛、鼻塞、流涕、咳嗽、全身不适。

2. 邪气闭肺　外感风热，或热邪炽盛，或热痰胶结，闭阻于肺。引起发热、咳嗽、气急、鼻煽。严重可发生心阳虚衰、邪陷厥阴等变证。

3. 脾运失健　饮食喂养不当，或湿浊困遏脾气，脾阳失于舒展，运化失职，故见厌恶进食，食不知味，脘腹胀满，舌淡苔白腻，脉细弱，指纹青紫。

4. 脾胃气虚　病程较长，或素体不足，脾气虚弱，运化失职，故见不思饮食，形体偏瘦，面色少华，食少便多，易出汗，易外感，舌淡苔白脉细弱，指纹青。

5. 胃阴不足　病程较长，或素体阴虚，胃阴亏损，濡养失职，故见纳谷呆钝，食少饮多，面色萎黄，皮肤失润，大便偏干，小便短赤，舌红苔少脉细数，指纹紫红。

6. 乳食不化　乳食不节，喂养不当，或过食生冷厚味之品，损伤脾胃，受纳运化失职，升降失调，故见面黄肌瘦，烦躁多啼，不思饮食，腹胀或有时疼痛，呕吐酸馊乳食，小便如米泔，舌淡苔白脉细，指纹紫红。

7. 脾虚夹积　乳食不当，或素体不足，脾胃虚弱，运化失职，故见面色萎黄，困倦无力，不思饮食，腹满喜按，舌淡苔白脉细，指纹青紫。

【护理措施】生活环境要舒适清洁，避免外邪侵袭，预防外感。调节饮食，纠正不良的饮食习惯，定时进食，建立规律性的生活制度，根据患儿年龄，供给营养丰富且易消化的食物。

二、病证举要

（一）小儿感冒

【概述】感冒，俗称“伤风”。以恶寒、发热、头痛、鼻塞、流涕、咳嗽、全身不适等为主要临床表现。四季皆可发生，尤以春、冬多见。

西医学的流行性感冒，上呼吸道感染等疾病可参照本证辨证施护。

【病因病机】其病因是由于感受六淫之邪，尤以感受风邪为主。冬季多见风寒，春季多见风热，夏季多夹暑湿，秋季多兼燥气。由于小儿脏腑娇嫩、腠理松薄，卫外功能未固，加之冷暖不能自调，故易为外邪时气所侵。

【护理总则】辨别风寒风热，注意解表药的煎法和服药后的护理。

【辨证施护】

1. 风寒感冒

证候：恶寒重，发热轻，无汗，鼻塞，声重，时流清涕，咳嗽咽痒，咳痰清稀色白，口不渴，头身疼痛，舌苔薄白，脉浮或浮紧，指纹浮红。

调护原则：辛温解表，宣肺散寒。

调护方法：

（1）药物方法：通宣理肺丸。或用生姜10g、葱白三根，加适量红糖煎汤热服，盖被使微汗出。

（2）针推方法：针刺风池、风门、列缺、合谷、大椎，用泻法。发热无汗者，可行背部捏脊直至背部发热；肢体疼痛者，可局部按摩；头痛者，可按摩印堂、太阳、头维、百会等穴及前额部；鼻塞流涕者，可用热毛巾敷鼻额部，或按摩迎香、印堂穴；风池、风门、外关穴可行拔火罐。

（3）饮食方法：饮食宜清淡，忌生冷、油腻、辛辣之品。可多饮热水和热粥，或用生姜10g，葱白3根，红糖适量，煎汤热服，以助发汗。

（4）生活护理：病室内温、湿度适宜，空气新鲜，室内定期消毒，感冒流行季节，注意预防，可用食醋熏蒸法（每$m^3$5～10ml，加水1～2倍稀释，熏2小时）或大蒜液滴鼻法（10%大蒜液加适量甘油，每日滴3～5次，每次1滴）。注意防寒保暖，随时增减衣服，避免受凉，防止复感。

2. 风热感冒

证候：发热重，微恶风寒，汗出，头痛，咳嗽痰黄黏稠，咽喉红肿疼痛，鼻流黄浊涕，口渴欲饮，舌苔薄黄，舌边尖红，脉浮数，指纹浮露，色较红赤。

调护原则：辛凉解表，宣肺清热。

调护方法：

（1）药物方法：银翘散加减。汤药宜轻煎，香气大出即停煎。感冒流行期间，可用贯众15g，板蓝根30g水煎服，或贯众15g，泡水代茶饮，连用2～3日。

（2）针推方法：针刺列缺、合谷、风池、外关、大椎、曲池。可取大椎、曲池点刺放血。可按摩印堂、太阳、迎香、风池、曲池、合谷等穴。

（3）饮食方法：应多饮水，饮食宜清淡、凉润，多食用新鲜蔬菜水果，忌辛辣刺激、油腻之品。

（4）生活护理：室温宜凉爽。高热病人应卧床休息，汗出后应及时用毛巾擦干，更换衣物。

3. 暑湿感冒

证候：身热，微恶风寒，无汗或少汗，肢体酸重疼痛，头昏重胀痛，咳嗽痰黏或口中黏腻，渴不多饮，胸闷泛恶，小便短赤，舌苔薄黄而腻，脉濡数。

调护原则：清暑、祛湿、解表。

调护方法：

（1）药物方法：新加香薷饮加减。夏月暑湿当令，可用藿香、佩兰各5g，薄荷2g，水煎服预防感冒。

（2）针推方法：针刺列缺、合谷、风池、外关、大椎、曲池，用泻法。可按摩印堂、太阳、迎香、风池、中府、足三里等穴。

（3）饮食方法：饮食宜清淡易消化，多食清热解暑之品，如西瓜、绿豆汤、薏米粥等，忌食生冷、甜、黏、油腻、煎炸之品。

（4）生活护理：居室宜凉爽、通风，保持空气清新。

（二）肺炎咳喘

【概述】肺炎咳喘是小儿常见肺系疾病之一，以发热、咳嗽、气急、鼻煽为主要临床表现。四季皆可发病，春、冬两季多见。

西医学的支气管炎、间质性肺炎、毛细支气管肺炎等疾病可参照本证辨证施护。

【病因病机】

1. 风邪闭肺　感受外邪，邪气闭肺，肺失宣发，清肃之令不行，导致肺炎喘嗽。因风邪夹寒热不同，有风寒闭肺和风热闭肺之证。

2. 痰热闭肺 外邪闭肺初期失治，或邪热太盛，或素体虚弱，致邪热不解，热邪炽盛，闭阻于肺；或热灼津液，炼液成痰，热痰胶结，闭阻于肺。若病情进一步发展，可导致以下变证。

（1）心阳虚衰：热邪闭肺，肺气郁闭，百脉运行不畅，血脉瘀阻，累及于心；或因邪热炽盛，壮火食气，致宗气生成不足，行血乏力，血脉瘀滞，累及于心。

（2）邪陷厥阴：热邪炽盛，正不胜邪，内陷心包，或热痰蒙蔽心包，或化火动风。

3. 正虚邪恋 肺炎喘嗽经治疗后，发热渐退，咳喘渐平，病邪已去大半，但因壮热久咳，耗伤肺阴，导致低热不退，干咳少痰等阴虚肺热之象；或素体脾虚，肺气耗伤太过，导致肺脾气虚。

【护理总则】 辨明常证、变证，分清虚实，注意变证的抢救、护理。

【辨证施护】

常证

1. 风热闭肺

证候：发热重，恶寒轻，咳嗽，喘急，鼻煽，鼻塞流涕，咽喉红肿，舌红苔薄黄，脉浮数或指纹青紫。

调护原则：疏风清热，宣肺开闭。

调护方法：

（1）药物方法：麻杏石甘汤合银翘散加味。或大青叶、板蓝根各10g，草河车、柴胡、僵蚕各6g，水煎服。

（2）针推方法：针刺肺俞、列缺、合谷、天突、大椎、曲池等穴，咽喉肿痛配少商、尺泽等穴。

（3）饮食方法：饮食宜清淡，富有营养，忌油腻、辛辣刺激食物。

（4）生活护理：保持室内清洁和空气流通，加强身体锻炼，气候变化时及时增减衣物，避免感冒，冬春季节注意居室空气消毒。

2. 痰热闭肺

证候：壮热，咳喘咯痰，呼吸急促，鼻翼煽动，喉间痰鸣，胸闷胀满，泛吐痰涎，或口唇青紫，舌红苔黄厚，脉滑数或指纹青紫。

调护原则：清热涤痰，宣肺开闭。

调护方法：

（1）药物方法：葶苈大枣泻肺汤合五虎汤加减，外治可鱼腥草注射液雾化吸入。

（2）针推方法：针刺肺俞、尺泽、大椎、曲池、丰隆等穴，用泻法。

（3）饮食方法：饮食宜清淡，富有营养，忌油腻、辛辣刺激食物。发热时宜流质、半流质饮食。

（4）生活护理：保持室内清洁和空气流通，加强身体锻炼，气候变化时及时增减衣物，避免感冒，冬春季节注意居室空气消毒，定时翻身拍背，必要时吸痰。

3. 阴虚肺热

证候：低热不退，干咳少痰，面色潮红，盗汗，口渴，唇红，苔少而干或舌苔花剥，脉细数或指纹紫。

调护原则：清热宣肺，滋阴润肺。

调护方法：

（1）药物方法：沙参麦门冬汤加味。

（2）针推方法：针刺肺俞、太渊、三阴交、膏肓等穴，用补法。

（3）饮食方法：饮食宜清淡，富有营养，忌油腻、辛辣刺激食物。

（4）生活护理：保持室内清洁和空气流通，加强身体锻炼，气候变化时及时增减衣物，避免感冒，冬春季节注意居室空气消毒。

变证

1. 心阳虚衰

证候：突然面色苍白，口唇发绀，呼吸急促，心悸，烦躁不安，汗出不温，四肢厥冷，舌紫暗，苔白，脉微急促。

调护原则：益气温阳，救逆固脱。

调护方法：

（1）药物方法：参附龙牡救逆汤加味。

（2）针推方法：针刺素髎、水沟、内关、中冲、涌泉等穴，用补法，亦可艾灸关元、神阙、百会等穴。

2. 邪陷厥阴

证候：壮热神昏，烦躁谵语，四肢抽搐，颈项强直，两目上视，舌红绛，脉数。

调护原则：清热泻火，平肝熄风。

调护方法：

（1）药物方法：羚角钩藤汤合牛黄清心丸加味或用安宫牛黄丸、紫雪丹灌服。

（2）针推方法：针刺百会、印堂、人中、合谷、太冲、大椎、十宣等穴，用泻法。

（三）厌食

【概述】厌食是指小儿较长时间食欲不振，厌恶进食的病证。本病在城市儿童中发病率较高，夏季症状可加重，预后良好。病程较长者，可演变为疳证。

西医学中的“小儿厌食症”可参照本证辨证施护。

【病因病机】小儿脏腑娇嫩，脾常不足，若喂养不当，病后失调，先天不足，情志失调，均可影响脾胃的正常纳运功能，致脾失健运、脾胃气虚或胃阴不足而发生厌食。

【护理总则】辨明虚实，调节饮食，定时定量。

【辨证施护】

1. 脾失健运

证候：厌恶进食，食不知味，多食或逼迫进食后则恶心、呕吐，脘腹胀满，大便不畅，舌质淡，苔白腻，脉细弱，指纹青。

调护原则：健脾助运。

调护方法：

（1）药物方法：人参健脾丸加减。亦可用鸡内金粉，每次 1g，每日 2 次，吞服；或以炙黄芪、鸡内金、焦白术、五谷虫各 5g，炒山药 10g，研末，调成糊状，敷贴于脐部，用胶布固定，每周 2 次，10 次为 1 个疗程。

（2）针推方法：针刺中脘、足三里、内关、脾俞、胃俞等穴，用补法。点刺四缝，挤出黄白色液体，隔日 1 次，10 次 1 个疗程。可用捏脊疗法。

（3）饮食护理：可选用山药苡仁扁豆粥，取山药、薏苡仁、扁豆各 10g，粳米 50g 一同煮粥，加白糖调味，分 2 次食。亦可选用大枣粥，取洗净大枣浸泡片刻，加粳米和水煮成稀粥，每日早晚服食。

（4）生活护理：指导家长给予患儿合理膳食，改进不合理喂养，使患儿养成良好的饮食习惯；忌用有损脾胃的药物，如大苦大寒类中药等。

（5）情志护理：仔细分析厌食的精神因素，消除患儿紧张、恐惧、孤独的心理。

2. 脾胃气虚

证候：不思饮食，形体偏瘦，面色少华，食少便多，大便入水易散，夹杂未消化食物，易出汗，易外感，舌淡，苔白，脉细，指纹青紫。

调护原则：益气健脾。

调护方法：

（1）药物方法：人参健脾丸加减。

（2）针推方法：针刺中脘、内关、足三里、脾俞、胃俞、气海、阴陵泉等穴，用补法，亦可温和灸。可用捏脊疗法。

（3）饮食护理：可选用黄芪粥，取黄芪 15g，水煎去渣取汁，入粳米煮至米花汤稠为度，加红糖少许，早晚温热各服一顿，7 天为 1 个疗程。亦可服牛奶花生粥，取花生 100g，粳米 50g 加水共煮，将熟时兑入牛奶 250ml 煮沸，白糖调味，分 2 次服。

（4）生活护理：指导家长合理喂养患儿，纠正不良饮食习惯，忌用刺激性强的药物和食物，减少脾胃损伤。

（5）情志护理：消除引起厌食的精神因素，与患儿沟通，鼓励患儿逐渐增加进食。

3. 胃阴不足

证候：纳呆，食少饮多，面色萎黄，皮肤失润，大便偏干，小便短黄，舌红少津，少苔，脉细，指纹紫红。

调护原则：益胃养阴。

调护方法：

（1）药物方法：用胡黄连粉、鸡内金粉，按 1∶3 混匀，每服 1～2g，1 日 3 次。或以沙参、麦冬、鸡内金、五谷虫各 5g，炒山药 10g，研末，调成糊状，敷贴于脐部，用胶布固定，每周 2 次，10 次为 1 个疗程。

（2）针推方法：针刺中脘、内关、足三里、脾俞、胃俞、气海、阴陵泉等穴，用补法，亦可温和灸。点刺四缝，挤出黄白色液体，隔日 1 次，10 次 1 个疗程。可用捏脊疗法。

（3）饮食护理：可选用梨藕粥，将梨、藕切碎，榨汁，与粳米共煮粥，分 2 次服。

亦可用萝卜酸梅饮，萝卜切片，加水与乌梅共煮，加白糖调味，分2次服。

（4）生活护理：指导家长给予患儿合理膳食，改进不合理喂养，使患儿养成良好的饮食习惯；忌用有损脾胃的药物，如大苦大寒类中药等。

（5）情志护理：仔细分析厌食的精神因素，消除患儿紧张、焦虑、恐惧的心理。

（四）积滞

【概述】小儿积滞是指小儿内伤乳食，停聚不化，气滞不行所形成的以不思饮食，食而不化，腹部胀满，大便不调为主要临床表现的一种疾病。与伤乳、伤食、疳证等有密切关系。一般来说，伤于乳食，经久不愈，病情进展，可变成积；积久不消，迁延失治，形体日渐羸瘦，可转化成疳。

西医学的“小儿营养不良”可参照本证辨证施护。

【病因病机】

1. 乳食不化　喂养不当，乳食不节，或过食生冷、厚味之品，损伤脾胃，受纳、运化失职而成积滞。

2. 脾虚夹积　素体虚弱，或乳食内积，停聚不化，使脾胃受伤，形成脾虚夹积之证。

【护理总则】辨明寒热虚实，健脾消食，和中导滞，消补兼施。

【辨证施护】

1. 乳食内积

证候：面黄肌瘦，烦躁多啼，夜卧不安，食欲不振，或呕吐酸馊乳食，小便短黄或如米泔，大便溏薄，舌红，苔腻，脉滑数，指纹紫红。

调护原则：消乳化食，导滞和中。

调护方法：

（1）药物方法：儿康宁或万应丸。或用炙黄芪、鸡内金、山楂、焦麦芽各5g，炒山药10g研末，调成糊状，敷贴于脐部，以胶布固定，每周2次，10次为1疗程。

（2）针推方法：针刺中脘、足三里、内关、脾俞、胃俞等穴，平补平泻；或针刺四缝，挤出黄白色液体，隔日1次，10次1个疗程。配合捏脊疗法，亦可辅以揉按中脘、内关、足三里等穴。

（3）饮食护理：可选用曲末粥，将神曲10g水煎取汁，人粳米同煮为粥，分2次服。亦可用山楂粥，取山楂15g煎取浓汁，加入粳米煮粥，粥成后加白糖调味，分2次服。

（4）生活护理：生活环境要舒适清洁，增加户外活动，纠正不良的饮食习惯，定时进食，建立规律性的生活制度。

2. 脾虚夹积

证候：面色萎黄，困倦无力，夜睡不安，不思饮食，腹满喜按，呕吐酸馊乳食，大便溏泄，舌淡，苔白，脉细，指纹青紫。

调护原则：健脾消积。

调护方法：

（1）药物方法：健脾八珍糕或健脾丸；或用淮山药粉、鸡内金粉按2∶1混匀冲服，每服1～2g，每日1次；或以炙黄芪、鸡内金、山楂各5g，炒扁豆、山药各10g，研末，调成糊状，敷贴于脐部，以胶布固定，每周2次，10次为1疗程。

（2）针推方法：艾条温和灸中脘、内关、足三里、脾俞、胃俞、气海等穴。也可采用捏脊疗法，辅以揉按足三里、内关、中脘、脾俞、胃俞等穴。

（3）饮食护理：根据患儿年龄，供给营养丰富且易消化的食物；亦可用肉豆蔻与粳米煮粥，待粥成后加入生姜少许，早晚温服；或用山药、莲子各10g，大枣5枚，粳米适量煮粥，分2次服。

（4）生活护理：生活环境要舒适清洁，增加户外活动。纠正不良的饮食习惯，定时进食，建立规律性的生活制度。

第二节　时行疾病

时行疾病是风温时邪自口鼻而入，热毒蕴结，热盛阳明而引起的一系列病证。临床常见病有“痄腮”等。

一、护理概要

【护理评估】

1. 病因发病　时行疾病的发生与季节、环境关系密切。温毒袭表、热毒蕴结为发病主因，冬、春季节易发。

2. 四诊所得　轻微发热恶寒，呕吐，一侧或两侧耳下腮部弥漫性肿痛；或壮热烦躁，头痛，口渴欲饮，腮部弥漫性肿大，疼痛，坚硬拒按，咀嚼困难，咽红肿痛；舌红苔黄，脉浮数或滑数。

【护理问题】

1. 温毒袭表　外感风温时邪，由口鼻侵入足少阳胆经，表里开合失司，胆火上逆，故见恶寒发热，呕吐；耳下腮部为少阳经循行之处，邪入少阳，经脉壅滞，气血流行不畅，故见腮部肿痛，舌红苔黄，脉浮数。

2. 热毒蕴结　热邪入里，毒热亢盛，故壮热烦躁，热毒蕴结少阳，热毒内蕴阳明，故见头痛，口渴欲饮，腮部弥漫性肿大，坚硬拒按，咀嚼困难，舌红苔黄，脉滑数。

【护理措施】保持室内空气清新及流通，对病室内各种排泄物，如大小便、呕吐物、痰液等应及时清除并消毒，防止交叉感染，饮食宜细软、易消化、营养高。禁食油炸煎烤食品，忌荤腥发物。

二、病证举要

痄腮

【概述】痄腮是由风温邪毒引起，临床以发热、耳下腮部漫肿疼痛为主要临床表现的一种急性传染病。冬、春季节易于流行，多发于3岁以上儿童，以5～9岁小儿多见。

传染期为腮腺肿大前24小时至消肿后3天，一般预后较好，病后可获终身免疫。但年长儿可发生邪毒引睾窜腹，出现少腹病，睾丸肿痛；若正不胜邪，可导致邪毒内陷厥阴，出现抽搐，昏迷的危重变证。

西医学的流行性腮腺炎可参照本证辨证施护。

【病因病机】 本病由外感风温时邪，经口鼻而入，壅阻少阳经脉，郁而不散，结于腮部所致。

【护理总则】 辨明虚实轻重，总以清热为主。

【辨证施护】

1. 温毒在表

证候：发热恶寒，头痛，一侧或双侧腮腺漫肿疼痛，咀嚼不便，或有咽痛，舌尖红，舌苔薄白或微黄，脉浮数。

调护原则；疏风清热，散结消肿。

调护方法：

（1）药物方法：银翘散加减。局部用紫金锭或青黛散醋调外敷，每日数次；或如意金黄散、芙蓉叶各30g研末，菊花9g浸汁加蜜糖适量拌和，每日2次外涂敷；或蒲公英、鸭跖草、水仙花根、马齿苋等捣烂外敷，可减轻疼痛。

（2）针推方法：针刺合谷、外关、商阳、少商、曲池、翳风等穴，用泻法。

（3）饮食护理：宜给予流质或半流质饮食，同时避免酸性和辛辣刺激食品。可选用牛蒡子粥，取牛蒡子10g水煎去渣取汁，入粳米煮粥，加冰糖调味，分2次服。

（4）生活护理：保持空气清新，注意病室温度、湿度，发热时应注意卧床休息，隔离患者至腮肿消退为止。

（5）其他方法：可用氦氖激光照射局部及少商、合谷穴，能减轻胀痛，可缩短肿胀时间。

2. 热毒蕴结

证候：壮热头痛，烦躁口渴，食欲不振，或伴呕吐，腮部漫肿硬痛，咀嚼困难，舌红苔黄，脉滑数。

调护原则：清热解毒，软坚散结。

调护方法：

（1）药物方法：普济消毒饮加减。局部用紫金锭或青黛散醋调外敷，每日数次；或如意金黄散、芙蓉叶各30g研末，菊花9g浸汁加蜜糖适量拌和，每日2次外涂敷；或蒲公英、鸭跖草、水仙花根、马齿苋等捣烂外敷，可减轻疼痛。

（2）针推方法：针刺外关、太冲、颊车、合谷、曲池、翳风等穴，用泻法。

（3）饮食护理：宜给予流质或半流质饮食，同时避免酸性和辛辣刺激食品。鼓励病儿多饮开水及清凉饮料，如梨汁、甘蔗汁、鲜藕汁、西瓜汁等。可选用蒲公英粥，取鲜公英120g，水煎去渣取汁，入粳米同煮为粥。

（4）生活护理：保持空气清新，注意病室温度、湿度；发热时应注意卧床休息，隔离患者至腮肿消退为止；年长儿应注意有无腹痛，睾丸肿痛等症状。

（5）其他方法：可用氦氖激光照射局部及少商、合谷穴，能减轻胀痛，可缩短肿胀时间。

第三节　小儿杂病

小儿杂病是因肾气不足，肺脾气虚，膀胱失约，或肝经湿热，火热内迫而引起的一系列病证。临床常见病有“遗尿”等。

一、护理概要

【护理评估】

1. 病因发病　小儿杂病的发生与季节、环境及禀赋有关。肾气不足，肺脾气虚及肝经湿热为发病主因。

2. 四诊所得　睡中遗尿，醒后方觉，每晚1次以上，小便清长，面色苍白，神疲乏力，肢冷畏寒，智力较差；或睡中遗尿，白天尿频，经常感冒，咳嗽痰喘屡作，或气短自汗，面色少华，四肢无力，食欲不振，大便溏薄；或睡中遗尿，小便黄而量少，性情急躁，夜梦纷纭，夜间磨牙，口渴欲饮；舌淡或红，苔白或黄，脉细无力或弦数。

【护理问题】

1. 肾气不足　下元虚寒，肾气不足，不能温养膀胱，膀胱气化功能失调，闭藏失职，不能制约水道，故见睡中遗尿，小便清长，面色苍白，神疲乏力，肢冷畏寒，智力较差，舌淡苔白脉细弱。

2. 肺脾气虚　当肺脾气虚，上虚不能制下，下虚不能上承，致使无权约束水道，故见睡中遗尿，白天尿频，经常感冒，咳嗽痰喘屡作，或气短自汗，面白少华，四肢无力，食欲不振，大便溏薄，舌淡苔白脉细弱。

3. 肝经湿热　肝经湿热郁结，热郁化火，迫注膀胱，故见睡中遗尿，小便黄而量少，性情急躁，夜梦纷纭，夜间磨牙，舌红苔黄脉弦数。

【护理措施】患儿多身体虚弱，平素应注意锻炼身体，增强体质；耐心教育，鼓励患儿消除怕羞、紧张情绪，建立起战胜疾病的信心；每日晚饭后注意控制饮水量；临睡前提醒患儿排尿，睡后按时唤醒排尿1～2次，从而逐渐养成自行排尿的习惯；白天不宜过度玩耍，以免疲劳贪睡。居处宜空气清新，注意四时气候变化。

二、病证举要

遗尿

【概述】遗尿俗称“尿床”，是指3岁以后仍不能自觉控制排尿，或睡中小便自遗，醒后方觉的一种病证。轻者数夜1次，重者可1夜数次。

西医学的“遗尿症”可参照本证辨证施护。

【病因病机】

1. 肾气不足　先天不足，如早产、双胎等因素，使元气未充，影响肾气固摄，致使膀胱失约而成遗尿。

2. 肺脾气虚 屡患咳喘、泄痢，或大病之后，脾肺俱虚，上虚不能制下，以致无权约束水道，则小便自遗。

此外，蛲虫寄生爬扰，刺激尿道，也可遗尿。

【护理总则】 辨明虚实寒热，慎起居，适冷暖，注重心理调节。

【辨证施护】

1. 肾气不足

证候：睡中遗尿，醒后方觉，每晚1次以上，小便清长，面色苍白，神疲乏力，肢冷畏寒，反应迟钝，舌淡苔白，脉细弱。

调护原则：温补肾阳，固涩止遗。

调护方法：

（1）药物方法：缩泉丸或金匮肾气丸加减。

（2）针推方法：艾灸关元、三阴交、神门等穴。或选神阙、关元等穴拔罐，每日或隔日1次。可用捏脊疗法。耳穴按摩选肾、膀胱、皮质下、枕、耳尖、外生殖器、交感等穴。

（3）饮食护理：加强营养，多食韭菜、羊肉、牛肉等食物。用桑螵蛸3g，炒焦研末，加红糖少许，每日下午温水调服，连服3天。可服用雀儿药粥，取菟丝子、覆盆子、枸杞子各10g水煎去渣取汁，将麻雀去毛及内脏，洗净酒炒，入粳米、药汁一同煮粥，将熟时加盐、葱白、生姜，煮粥服食，3～5天1个疗程。亦可用肉桂炖鸡肝。

（4）生活护理：注意保暖，尿床后及时更换衣被，保持皮肤清洁，睡前尽量排空膀胱，少食利尿作用的饮料及食品，训练定时排尿的习惯，逐渐建立良性排尿反射。

（5）情志护理：耐心开导患儿，避免责备、打骂患儿，消除惊恐、紧张情绪，以减轻心理负担，积极配合治疗。

2. 肺脾气虚

证候：睡中遗尿，白天尿频，面色无华，少气懒言，神疲乏力，食欲不振，大便溏薄，舌淡苔白，脉细弱。

调护原则：补益肺脾，固涩止遗。

调护方法：

（1）药物方法：补中益气汤合缩泉丸加减。亦可用五倍子、何首乌各3g，研末，用醋调敷于脐部，外用纱布覆盖，每晚1次，连用3～5次。

（2）针推方法：针刺脾俞、胃俞、足三里、三阴交、气海、关元、阴陵泉等穴，用补法，可用艾灸。或选神阙、关元等穴拔罐，每日或隔日1次。可用捏脊疗法。

（3）饮食护理：可服金樱子粥，取金樱子15g，水煎去渣取汁，入芡实10g、粳米30g煮粥，白糖调味，分2次服。亦可用狗肉黑豆汤，将狗肉切成小块，与黑豆加水炖至都烂肉熟，将桑螵蛸、益智仁水煎取汁，加入汤中，以盐姜调味，分2次服食。

（4）生活护理：尿床后及时更换衣被，保持皮肤清洁，睡前尽量排空膀胱，少食利尿作用的饮料及食品，养成定时排尿的习惯，逐渐建立良性排尿反射。

（5）情志护理：避免情志刺激，保持患儿心情舒畅，鼓励其树立战胜疾病的信心。

3. 肝经湿热

证候：睡中遗尿，小便黄而量少，性情急躁，夜梦纷纭，或夜间磨牙，口渴欲饮，面赤唇红，舌红苔黄，脉弦数。

调护原则：清肝泻热，缓急止遗。

调护方法：

（1）药物方法：知柏地黄丸加减。

（2）针推方法：针刺肝俞、悬钟、太冲、行间、三阴交、阴陵泉等穴，用泻法。

（3）饮食护理：可服蒲公英粥。亦可用车前苡仁炖猪膀胱，取猪膀胱1个，车前子10g纱布包，薏苡仁15g，加入生姜、花椒、盐适量放入猪膀胱中，两端扎紧，加水炖至烂熟，去车前，分2～3次服。

（4）生活护理：尿床后及时更换衣被，保持皮肤清洁，睡前尽量排空膀胱，少食利尿作用的饮料及食品，训练定时排尿的习惯，逐渐建立良性排尿反射。

（5）避免情志刺激，保持心情舒畅。

思考题

1. 试述小儿常见疾病的护理措施。
2. 简述厌食、积滞、疳腮的概念。
3. 简述小儿感冒的辨证施护要点。
4. 何为疳腮？简述其调护原则。
5. 简述遗尿的病因病机及预防施护的方法。

（于丽丽）

附录一　教学大纲（试行）

《中医护理学》是将中医学基础理论、中医护理学基本知识、中医常用疗法及护理操作技术融为一体的一门综合学科，是护理专业的主干基础课程之一。该课程体现了中医传统理论、医药、医护合一的特点，既突出理论的系统性和临床的实用性，又注重各学科之间的联系和区别，反映出中医护理学的基本特点。

本课程的教学，注重岗位技能培养和岗位知识学习。通过学习后既能够掌握中医学基础理论和中医护理学基本知识，又能具备从事护理专业领域实际工作的能力及基本操作技能，为学习临床各科具体课程打下良好的基础。

本门课程的内容主要包括：中医基础理论、中医护理基本知识、辨证施护、中医常用疗法、护理操作技术及临床常见病证的护理等。

本课程按118学时设计，其中理论讲授106学时，自学、教学见习或实践12学时。教学过程中应充分利用CAI课件、录像、幻灯、图表等多种手段，以增强学生对中医护理基础知识的认知能力，培养学生的动手能力及发现问题和解决问题的实际能力。各院校在教学中可按照本校教学计划，适当调整教学时数，但一定要达到本大纲规定的教学要求。

上篇　中医护理基础知识

第一章　绪　论

【目的要求】

1. 掌握中医护理学理论体系的基本特点。
2. 熟悉中医护理学的基本概念。
3. 了解各个历史时期对中医护理学有突出贡献的医家及其学术著作。

【教学内容】

1. 中医护理学的基本概念。
2. 中医护理学理论体系的形成和发展。
3. 重点讲解中医护理学的基本特点：整体观念；辨证施护。
4. 病、证、症的基本概念；病护异同；辨证与辨病相结合。

【教学时数】

课堂教授4学时。其中中医护理学发展概况2学时，基本特点2学时。

第二章　阴阳五行学说

【目的要求】

1. 掌握阴阳的基本概念和阴阳学说的基本内容。
2. 掌握五行的基本概念和五行学说的基本内容。
3. 了解阴阳学说和五行学说在中医护理学中的应用。

【教学内容】

［第一节］　阴阳学说

1. 重点介绍阴阳的基本概念；事物阴阳属性的划分；事物阴阳属性的相对性。
2. 阴阳学说的基本内容：对立制约；互根互用；消长平衡；相互转化；阴阳交感。
3. 运用阴阳学说的基本内容简要说明人体的组织结构、生理功能、病理变化、疾病诊断和防护，以及归纳药物性能等。

［第二节］　五行学说

1. 五行的基本概念，五行的特性和事物属性的五行归类。
2. 重点讲解五行学说的基本内容：相生与相克各自的概念与次序；相乘与相侮各自的概念、次序、形成原因和相互关系。
3. 简要叙述五行学说在阐述人体五脏的生理特性，相互关系，病理影响，以及疾病的诊断和治疗等方面的应用。

【教学时数】

课堂讲授为6学时。其中阴阳学说3学时，五行学说3学时。

第三章　藏　象

【目的要求】

1. 掌握藏象的基本概念，以及脏、腑和奇恒之腑的生理特点。
2. 掌握五脏各自的主要生理功能。
3. 掌握六腑各自的主要生理功能。
4. 熟悉五脏的生理特性，以及与五体、官窍、五志、五液的生理联系。
5. 熟悉脏与脏、脏与腑、腑与腑之间的关系。
6. 了解奇恒之腑各自的主要生理功能。

【教学内容】

概述：藏象的概念；藏象学说的形成；藏象学说的内容与特点；中西医同名脏器的区别。

［第一节］　五　脏

1. 重点介绍五脏各自的主要生理功能。
2. 熟悉五脏与五体、官窍、五志、五液的生理联系。

［第二节］ 六 腑

1. 重点讲述六腑各自的主要生理功能及生理特性。

2. 三焦的部位划分和功能特点。

［第三节］ 奇恒之腑

1. 了解奇恒之腑各自的主要生理功能。

［第四节］ 脏腑之间的关系

1. 脏与脏之间的关系：心与肺；心与脾；心与肝；心与肾；肺与脾；肺与肝；肺与肾；肝与脾；肝与肾；脾与肾。

2. 脏与腑之间的关系：心与小肠；肺与大肠；脾与胃；肝与胆；肾与膀胱。

3. 腑与腑之间的关系。

【教学时数】

共14学时。课堂讲授12学时（其中五脏8学时，六腑、奇恒之腑2学时，脏腑关系2学时）；自学2学时。

第四章 气血津液

【目的要求】

1. 掌握气的概念、生成、功能及分类。

2. 掌握血、津液的概念、生成、运行和生理功能。

3. 了解气血津液之间的关系。

【教学内容】

［第一节］ 气

1. 气的概念；气的生成与脏腑的关系；气的运动及气运动失常的表现形式。

2. 气的功能：推动作用；温养作用；防御作用；固摄作用；气化作用。

3. 气的分类：元气、宗气、营气、卫气的生成、分布及生理功能。

［第二节］ 血

1. 血的基本概念；血的生成。

2. 血循行的主要因素及与相关脏腑的关系。

3. 血的功能：营养滋润作用；神志活动的物质基础。

［第三节］ 津液

1. 津液的概念：包括津与液的区别。

2. 重点介绍津液的生成、输布、排泄及与相关脏腑的关系。

3. 津液的功能：滋润濡养；充养滑利血脉。

［第四节］ 气血津液之间的关系

1. 气与血的关系：气能生血、行血、摄血，为血之帅；血能载气、养气，为气之母。

2. 气与津液的关系：气能生津、行津、摄津；津能载气。

3. 血与津液的关系：津血同源。

【教学时数】

课堂讲授4学时。

第五章　经络学说与腧穴

【目的要求】

1. 熟悉经络的概念及经络系统的组成。
2. 熟悉十二经脉的走向交接规律、分布规律、表里关系及流住次序。
3. 熟悉奇经八脉的概念及冲脉、任脉、督脉、带脉的功能特点。
4. 熟悉经络的生理功能。

【教学内容】

［第一节］　经络学说的概论与组成

1. 经络的概念。
2. 经络系统的组成。

［第二节］　经络的分布、走向与交接规律

1. 十二经脉的命名。
2. 十二经脉的走向、交接、分布规律、表里关系及流注次序。
3. 十二经脉循行的大体部位：手太阴肺经；手阳明大肠经；足阳明胃经；足太阴脾经；手少阴心经；手太阳小肠经；足太阳膀胱经；足少阴肾经；手厥阴心包经；手少阳三焦经；足少阳胆经；足厥阴肝经。

［第三节］　奇经八脉

1. 奇经八脉的概念及功能。
2. 奇经八脉中督脉、任脉、冲脉、带脉循行的大体部位。

［第四节］　经络的生理功能和经络学说的应用

1. 经络的生理功能：沟通联系作用；运输渗灌作用；感应传导作用；调节作用。
2. 经络学说的应用：阐释病理变化；指导疾病的诊断；指导疾病的治疗。

［第四节］　腧　穴

1. 腧穴的分类：十四经穴；奇穴；阿是穴。
2. 腧穴的作用：近治作用；远治作用；特殊作用。
3. 腧穴的定位法：体表解剖标志定位法；骨度分寸定位法；手指同身寸定位法。
4. 配穴处方原则：近部取穴，远部取穴，随证取穴法。
5. 常用腧穴。

【教学时数】

共6学时，其中课堂讲授4学时，自学2学时。

第六章 病因 发病 病机

【目的要求】

1. 掌握六淫的概念和六淫致病的共同特点。
2. 掌握六淫各自的性质及致病特点。
3. 掌握七情的概念和七情内伤的致病特点。
4. 掌握痰饮、瘀血、结石的基本概念及致病特点。
5. 熟悉疠气的概念及致病特点。
6. 熟悉饮食失宜、劳逸失度的几种情况。
7. 熟悉发病的基本原理。
8. 了解邪正盛衰与虚实变化及疾病发展转归的关系。
9. 了解阴阳偏盛、偏衰、互损、格拒、转化、亡失的病机特点。
10. 了解气血失常、津液代谢失常的病机特点。

【教学内容】

[第一节] 病 因

六淫与六气；六淫致病的共同特点；内生五邪。

1. 风邪的性质和致病特点：风为阳邪，其性开泄，易袭阳位；风性善行数变；风性主动；风为百病之长。

2. 寒邪的性质和致病特点：寒为阴邪，易伤阳气；寒性凝滞，主痛；寒性收引。

3. 暑邪的性质和致病特点：暑为阳邪，其性炎热；暑性升散，易伤津耗气；暑多夹湿。

4. 湿邪的性质和致病特点：湿为阴邪，易阻遏气机，损伤阳气；湿性重浊；湿性黏滞；湿性趋下，易袭阴位。

5. 燥邪的性质和致病特点：燥性干涩，易伤津液；燥易伤肺。

6. 火（热）邪的性质和致病特点：火（热）为阳邪，其性炎上；火（热）易扰心神；火（热）易伤津耗气；火（热）易生风动血；火（热）易致疮痈。

7. 疠气的概念、致病特点及疠气发生和疫病流行的因素。

8. 七情的基本概念及致病特点：影响脏腑气机；直接伤及内脏；影响病情变化。

9. 饮食劳逸包括：饮食所伤；劳逸失度。

[第二节] 发 病

1. 发病的基本原理：正气与邪气的概念及在发病中的作用。

2. 影响发病的因素：环境因素与发病；体质因素与发病；精神因素与发病。

3. 发病的基本类型：卒发；缓发；伏发；继发；复发。

[第三节] 病 机

1. 邪正盛衰与虚实变化：虚实病机；虚实变化。

2. 邪正盛衰与疾病转归：正胜邪退；邪胜正衰；正虚邪恋；邪去正虚。

3. 阴阳失调包括：阴阳偏盛；阴阳偏衰；阴阳互损；阴阳格拒；阴阳转化；阴阳亡失。

4. 气的失常：气虚及气机失调的病机特点。

5. 血的失常：血虚；血瘀；血热；血寒。

6. 气血关系失调：气滞血瘀；气虚血瘀；气血两虚；气不摄血；气随血脱；血随气乱。

7. 津液代谢失常：津液不足；津液输布排泄障碍。

【教学时数】

课堂讲授8学时。其中六淫与疠气3学时，七情内伤、饮食劳逸3学时，发病与病机2学时。

中篇　中医护理技能

第七章　中医护理程序

【目的要求】

1. 了解望、闻、问、切四诊的基本方法及注意事项。
2. 掌握望神、望色、望舌的基本内容和临床意义。
3. 了解望形态、望皮肤、望头面五官、望排泄物、望小儿指纹的基本内容及临床意义。
4. 掌握问诊中主诉及常见症状的表现特点及临床意义。
5. 熟悉诊脉部位，正常脉象的特点，及其常见病脉的特征和临床意义。
6. 了解按诊的主要内容及临床意义。

【教学内容】

［第一节］　中医护理评估与四诊

1. 望诊包括：望神；望面色；望形态；望皮肤；望头颈五官；望排出物；望小儿指纹；望舌。
2. 闻诊包括：听声音；嗅气味。
3. 问诊包括：问诊的重要性；问诊的方法；问诊的主要内容；问现在症状。
4. 切诊包括：脉诊；按诊。

［第二节］　中医护理诊断与中医辨证方法

1. 中医护理诊断。
2. 中医辨证方法：八纲辨证、脏腑辨证。

［第三节］　中医护理计划的制定、实施与评价

1. 中医护理计划的制定：中医护理计划的基本形式、制定中医护理计划的基本要求。

2. 中医护理计划的实施与评价。

［附］中医护理病历：中医护理入院病历、中医护理住院病历、中医护理出院病历。

【教学时数】

共安排12学时。讲授10学时（望诊中，望神、望色、望舌4学时；问诊2学时；闻诊、切诊2学时；辨证方法2学时）；自学、见习2学时。

第八章 防治与护理原则

【目的要求】

1. 掌握正治与反治、治标与治本、扶正祛邪、调整阴阳、三因制宜等治疗原则。
2. 熟悉未病先防及既病防变的中医预防思想。
3. 了解治则与治法的关系。

【教学内容】

［第一节］ 预 防

1. 未病先防：增强体质，提高抗病能力；防止病邪侵害。
2. 既病防变：早期诊治；控制传变。

［第二节］ 治疗与护理原则

1. 正治与反治：正治；反治。
2. 治标与治本：急则治标；缓则治本；标本同治。
3. 扶正祛邪：扶正与祛邪的概念；扶正与祛邪的临床应用。
4. 调整阴阳：损其偏盛；补其偏衰。
5. 三因制宜：因时制宜；因地制宜；因人制宜。

【教学时数】

课堂讲授4学时。

第九章 中药方剂

【目的要求】

1. 掌握中药四气五味、升降浮沉的含义、作用。
2. 熟悉中药的分类和用法，常用方剂的组成、主治；
2. 熟悉中药十八反、十九畏的内容。
4. 了解中药剂量、剂型、煎服法的相关内容。

【教学内容】

［第一节］ 中药基本知识

1. 中药的性能：四气五味、升降沉浮、归经、毒性。
2. 中药的应用：配伍、用药禁忌、剂量、煎服方法。

3. 中药分类及常用中药：解表药、清热药、化痰止咳平喘药、芳香化湿药、理气药、活血化瘀药、止血药、消导药、泻下药、温里药、利水渗湿药、祛风湿药、驱虫药、开窍药、安神药、平肝熄风药、补益药、固涩药、杀虫止痒药等。

［第二节］　方剂基本知识

1. 方剂的组成：君药、臣药、佐药、使药的含义与作用。

2. 方剂的剂型：常用的剂型有汤剂、丸剂、散剂、膏剂、酒剂、丹剂、搽剂、栓剂、冲剂、片剂、糖浆剂、滴丸剂、海绵剂、油剂、霜剂、气雾剂、泡袋剂、针剂等。

3. 常用中药代表方剂。

【教学时数】

课堂讲授 4 学时。

第十章　中医一般护理

【目的要求】

1. 掌握生活起居护理的目的；情志护理的基本原则；饮食调护的重要性。

2. 熟悉情志护理的基本方法；饮食护理的基本原则和方法。

3. 熟悉病证后期调护的主要内容；康复护理的基本原则。

4. 了解康复护理的方法。

【教学内容】

［第一节］　生活起居护理

1. 生活起居护理的基本原则：顺应自然，平衡阴阳；优化环境，促进康复；起居有常，活动适度。

2. 良好的治疗环境包括：病室应安静整洁；经常通风；温、湿度适宜；光线适宜。

［第二节］　情志护理

1. 情志护理的基本原则：诚挚体贴，无微不至；有的放矢，因人施护；清静养神，宁心寡欲；怡情畅志，乐观愉快。

2. 情志护理的基本方法：说理开导；移情移性；以情胜情；顺情从意。

［第三节］　饮食护理

1. 饮食护理的重要性。

2. 食物的分类和功用：清热类食物；清补类食物；温补类食物；平补类食物；辛散类食物。

3. 饮食护理的基本原则：饮食有节，定时定量；调和四气，谨和五味；辨证施食，相因制宜；饮食清洁，习惯良好；搭配相宜，不损药效。

4. 五脏病证的饮食宜忌：心系病证；肺系病证；脾胃系病证；肝胆系病证；肾系病证。

［第四节］　病证恢复期护理

1. 防止因邪复发：扶正助卫；谨避外邪。

2. 防止因食复发：合理调养；注意忌口。

3. 防止过劳复发：防体力过劳；防脑力过劳；防房事太过。

4. 防止因情复发：心情要舒畅；力避情志太过。

［第五节］ 康复护理

1. 康复护理的基本原则：预防为主；整体康复；综合护理；因人、因证、因病而异。

2. 康复护理的方法：运动康复法；娱乐康复法；推拿康复法；自然疗养因子康复法。

【教学时数】 共12学时。讲授10学时（生活起居及情志调护6学时；饮食、恢复期护理、康复护理4学时）；自学2学时。

第十一章 中药应用与护理

【目的要求】

1. 掌握中药的服用原则及药后护理内容。

2. 熟悉中药煎煮方法；常用中药内服法及护理；中药中毒的解救原则。

3. 了解常用中药外用法与护理。

【教学内容】

［第一节］ 中药煎服法

1. 中药汤剂的煎煮：煎药容器；煎药用水；煎前浸泡；煎药火候与时间；煎药次数与取药；特殊药物的煎法。

2. 中药的服法：服药方法；服药剂量；服药温度；服药时间。

［第二节］ 常用中药内服法及护理

1. 解表药的服用及护理。

2. 清热药的服用及护理。

3. 温里药的服用及护理。

4. 泻下药的服用及护理。

5. 消导药的煎服及护理。

6. 补益药的服用及护理。

7. 安神药的煎服及护理。

8. 理气药的服用及护理。

9. 活血化瘀药的服用及护理。

10. 祛湿药的服用及护理。

11. 化痰止咳平喘药的服用及护理。

12. 止血药的服用及护理。

［第三节］ 常用中药外用法与护理

主要介绍敷药法、药熨法、熏洗法、中药擦洗降温法、换药法、涂药法、吹药法、坐药法、保留灌肠法、中药离子导入法、超声雾化吸入法、全身药浴法的适用证、禁忌证、操作与护理方法及注意事项。

［第四节］　常用中药中毒的解救原则与护理

1. 中药中毒的原因：剂量过大或服用时间过长；炮制或制剂不当；配伍不当；药不对症等。

2. 中药中毒的预防与解救护理。

【教学时数】 4 学时。

第十二章　辨证施护

【目的要求】

1. 熟悉八纲辨证的基本证侯特点及护理措施和方法。
2. 了解八纲辨证施护的分型及调护要点。
3. 熟悉脏腑辨证施护的基本类型、证侯表现及护理要点。
4. 熟悉高热、剧痛、神昏、痉厥、出血等危重症的一般护理措施和辨证施护。

【教学内容】

［第一节］　八纲辨证施护

1. 表里证的辨证施护：表证；里证；表证与里证的鉴别要点；表证与里证的关系。
2. 寒热证的辨证施护：寒证；热证；寒证与热证的鉴别要点；寒证与热证的关系。
3. 虚实证的辨证施护：虚证；实证；虚证与实证的鉴别要点；虚证与实证的关系。
4. 阴阳证的辨证施护：阴证；阳证；亡阴与亡阳。

［第二节］　脏腑辨证施护

1. 心与小肠病的辨证施护：心气虚、心阳虚、心阳暴脱；心血虚、心阴虚；心火亢盛；心脉痹阻；痰火扰心；痰蒙心包；小肠实热。

2. 肺与大肠病的辨证施护：肺气虚；肺阴虚；风寒犯肺；风热犯肺；燥邪犯肺；痰热壅肺；痰浊阻肺；大肠湿热；肠燥津亏。

3. 脾与胃病的辨证施护：脾气虚；脾虚气陷；脾不统血；脾阳虚；寒湿困脾；湿热蕴脾；胃阴虚；胃热炽盛；胃寒；食滞胃肠。

4. 肝与胆病的辨证施护：肝气郁结；肝火炽盛；肝阴虚、肝血虚；肝阳上亢；肝风内动；肝胆湿热。

5. 肾与膀胱病的辨证施护：肾阴虚；肾阳虚；肾精不足；肾虚水泛；肾气不固；肾不纳气；膀胱湿热。

【教学时数】 共 6 学时。其中讲授 4 学时，见习 2 学时。

第十三章　中医常用疗法及护理操作技术

【目的要求】

1. 熟悉毫针的操作程序及针刺意外的护理及预防。

2. 了解耳穴的分布、主治与探查方法，以及耳针操作程序。

3. 了解灸法的适应证、分类及操作程序。

4. 熟悉拔罐法的适应证、火罐种类、拔罐方法及操作程序。

5. 熟悉痧的概念、刮痧法的适应证及操作程序。

6. 了解推拿法的适应证、常用推拿手法及操作程序。

【教学内容】

[第一节] 针刺法

1. 毫针刺法的基本知识：体位选择；进针方法；进针角度与深度；得气与行针；针刺补泻；留针与出针。

2. 针刺意外的护理及预防：晕针；滞针；弯针；断针；血肿；气胸。

3. 三棱针针刺的基本知识：针具；操作方法；适应证及注意事项。

4. 耳针疗法：耳穴的定位；临床应用。

[第二节] 灸法

1. 灸法的原料；作用；适应证。

2. 灸法分类：艾条灸；艾炷灸；温针灸。

3. 灸法的操作程序。

[第三节] 刮痧法

1. 刮痧疗法的概念、作用。

2. 适应证与禁忌证。

3. 刮痧疗法的操作方法。

[第四节] 拔罐法

1. 罐的种类及材料：玻璃罐；陶罐；竹罐；新型罐具。

2. 操作方法：闪火法：贴棉法、投火法、架火法、煮罐法、抽气罐法。

3. 拔罐法临床应用和适应证。

4. 拔罐法的注意事项。

[第五节] 推拿法

1. 分为成人推拿与小儿推拿两种。

2. 成人推拿常用手法：推法；拿法；按法；摩法；揉法；摇法；滚法；掐法；搓法；抖法；叩法等。

3. 小儿推拿常用手法及特定穴位。

4. 推拿介质的种类与作用。

【教学时数】 共12学时。讲授10学时；自学、见习2学时。

下篇 中医临床常见病证护理

第十四章 内科病证护理

【教学内容】

重点讲述内科常见病证如感冒、中暑、咳嗽、喘证、呕吐、胃痛、腹痛、泄泻、便秘、癃闭、淋证、腰痛、心悸、不寐、黄疸、胁痛、眩晕、中风、郁证、水肿、汗证、血证、消渴、痹证、头痛的护理概要、护理问题及各个病证的概念、病因病机及辨证施护。

【教学时数】 共8学时。

第十五章 外科病证护理

【教学内容】

重点讲述外科常见病证如疮疡：痈、疖、瘰疬、乳痈、乳癖、湿疹、白疕、痔、肛裂的护理概要、护理问题及各个病证的概念、病因病机及辨证施护。

【教学时数】 共4学时。

第十六章 妇科病证护理

【教学内容】

重点讲述妇科常见病证如月经不调、痛经、闭经、带下病证、妊娠恶阻、胎动不安、产后发热、恶露不绝、缺乳的护理概要、护理问题及各个病证的概念、病因病机及辨证施护。

【教学时数】 共6学时。

第十七章 儿科病证护理

【教学内容】

重点讲述儿科常见病证小儿感冒、肺炎咳喘、厌食、积滞、痄腮、遗尿的护理概要、护理问题及各个病证的概念、病因病机及辨证施护。

【教学时数】 4学时。

课时安排

教学内容	授课时数	自学、见习时数
第一章　绪论	4	
第二章　阴阳五行学说	6	
第三章　藏象	12	2
第四章　气血津液	4	
第五章　经络	4	2
第六章　病因　发病　病机	8	
第七章　中医护理程序	10	2
第八章　中医防治与护理原则	4	
第九章　中药方剂	4	
第十章　中医一般护理	10	2
第十一章　中药应用与护理	4	
第十二章　辨证施护	4	2
第十三章　中医常用疗法与护理操作技术	10	2
第十四章　内科病证护理	8	
第十五章　外科病证护理	4	
第十六章　妇科病证护理	6	
第十七章　儿科病证护理	4	
合　　计	106	12
118		

附录二　常用方剂

一　画

一贯煎（《柳州医话》）沙参　麦冬　当归　生地黄　枸杞子　川楝子

二　画

二陈汤（《太平惠民和剂局方》）半夏　陈皮　茯苓　炙甘草

人参胡桃汤（《济生方》）人参　胡桃　生姜

八正散（《太平惠民和剂局方》）木通　车前子　萹蓄　瞿麦　滑石　甘草梢　大黄　山栀　灯心草

三　画

三子养亲汤（《韩氏医通》）苏子　白芥子　莱菔子

大补元煎（《景岳全书》）人参　炒山药　熟地黄　杜仲　枸杞子　当归　山茱萸　炙甘草

大补阴丸（《丹溪心法》）知母　黄柏　熟地黄　龟板　猪脊髓

大定风珠（《温病条辨》）白芍　生地黄　麦冬　阿胶　生龟板　火麻仁　五味子　生牡蛎　生鳖甲　鸡子黄　炙甘草

大承气汤（《伤寒论》）大黄　厚朴　枳实　芒硝

川芎茶调散（《太平惠民和剂局方》）川芎　荆芥　白芷　羌活　细辛　防风　薄荷　甘草

小柴胡汤（《伤寒论》）柴胡　黄芩　半夏　人参　甘草　生姜　大枣

小蓟饮子（《济生方》）生地黄　小蓟　滑石　木通　炒蒲黄　淡竹叶　藕节　当归　山栀　甘草

千金犀角散（《太平圣惠方》）犀角屑　人参　茯神　龙齿　麦门冬　黄芩　甘草

四　画

天王补心丹（《摄生秘剂》）人参　丹参　玄参　茯苓　五味子　远志　桔梗　当归　天冬　麦冬　柏子仁　酸枣仁　生地黄　辰砂

天麻钩藤饮（《杂病诊治新义》）天麻　钩藤　生石决明　川牛膝　桑寄生　杜仲　山栀　黄芩　益母草　朱茯神　夜交藤

五仁丸（《世医得效方》）桃仁　杏仁　柏子仁　松子仁　郁李仁

五磨饮子（《医方集解》）乌药　沉香　槟榔　枳实　木香

六味地黄丸（《小儿药证直诀》）熟地黄　山药　茯苓　丹皮　泽泻　山茱萸

化斑汤（《温病条辨》）石膏　知母　玄参　犀角（水牛角代）　粳米　甘草

牛黄承气汤（《温病条辨》）安宫牛黄丸　大黄末

丹栀逍遥散（《医统》）当归　白芍　白术　柴胡　茯苓　甘草　煨姜　薄荷　丹皮　山栀

少腹逐瘀汤（《医林改错》）小茴香　干姜　延胡索　没药　当归　川芎　肉桂　赤芍　蒲黄　五灵脂

止嗽散（《医学心悟》）桔梗　甘草　白前　橘红　百部　紫菀　荆芥

五　画

玉女煎（《景岳全书》）石膏　熟地黄　麦冬　知母　牛膝

玉屏风散（《世医得效方》）黄芪　白术　防风

龙胆泻肝汤（《医方集解》）龙胆草　泽泻　木通　车前子　当归　柴胡　生地黄　黄芩　栀子　甘草

左归丸（《景岳全书》）熟地黄　山药　山萸肉　枸杞子　菟丝子　鹿角胶　龟板胶　川牛膝

右归丸（《景岳全书》）熟地黄　山药　山茱萸　枸杞子　杜仲　菟丝子　附子　肉桂　当归　鹿角胶

四君子汤（《太平惠民和剂局方》）人参　白术　茯苓　甘草

四物汤（《太平惠民和剂局方》）当归　白芍　川芎　熟地

四逆散（《伤寒论》）柴胡　枳实　芍药　甘草

四妙丸（《丹溪心法》）苍术　牛膝　黄柏　薏苡仁

生脉散（《备急千金要方》）人参　麦冬　五味子

白头翁汤（《伤寒论》）白头翁　秦皮　黄连　黄柏

白虎汤（《伤寒论》）石膏　知母　甘草　粳米

白虎加人参汤（《伤寒论》）石膏　知母　甘草　粳米　人参

半夏白术天麻汤（《医学心悟》）半夏　白术　天麻　陈皮　茯苓　甘草　生姜　大枣

归脾汤（《济生方》）人参　黄芪　白术　茯神　酸枣仁　龙眼肉　木香　炙甘草　当归　远志　生姜　大枣

栝楼薤白半夏汤（《金匮要略》）栝楼实　薤白　白酒　半夏

失笑散（《太平惠民和剂局方》）蒲黄　五灵脂

六　画

百合固金汤（《慎斋遗书》）百合　熟地黄　生地黄　当归　白芍　桔梗　玄参　贝母　麦冬　甘草

芎芷石膏汤（《医宗金鉴》）川芎　白芷　石膏　菊花　藁本　羌活

安宫牛黄丸（《温病条辨》）牛黄　郁金　犀角（水牛角代）　黄连　朱砂　冰片　珍珠　山栀　雄黄　黄芩　麝香　金箔衣

血府逐瘀汤（《医林改错》）当归　生地黄　桃仁　红花　枳壳　赤芍　柴胡　甘草　桔梗　川芎　牛膝

华盖散（《太平惠民和剂局方》）苏子　赤茯苓　桑白皮　陈皮　杏仁　麻黄　甘草

导赤散（《小儿药证直诀》）生地黄　木通　竹叶　甘草

导痰汤（《济生方》）半夏　陈皮　枳实　茯苓　甘草　制南星

七　画

两地汤（《傅青主女科》）生地　玄参　麦冬　白芍　阿胶　地骨皮

苏合香丸（《太平惠民和剂局方》）白术　青木香　犀角（水牛角代）　香附　朱砂　诃子　檀香　安息香　沉香　麝香　丁香　荜茇　苏合香油　熏陆香　冰片

杞菊地黄丸（《医级》）枸杞子　菊花　熟地黄　山茱萸　山药　泽泻　丹皮　茯苓

杏苏散（《温病条辨》）杏仁　紫苏叶　橘皮　半夏　生姜　枳壳　桔梗　前胡　茯苓　甘草　大枣

沙参麦冬汤（《温病条辨》）沙参　麦冬　玉竹　桑叶　甘草　天花粉　生扁豆

羌活胜湿汤（《内外伤辨惑论》）羌活　独活　炙甘草　藁本　川芎　防风　蔓荆子

良附丸（《良方集腋》）高良姜　香附

补中益气汤（《脾胃论》）人参　黄芪　白术　炙甘草　当归　陈皮　升麻　柴胡

附子理中丸（《太平惠民和剂局方》）炮附子　人参　白术　炮姜　炙甘草

补肺汤（《云岐子保命集》）桑白皮　熟地黄　人参　紫菀　黄芪　五味子

八　画

青蒿鳖甲汤（《温病条辨》）青蒿　鳖甲　细生地　知母　丹皮

河车大造丸（《扶寿精方》）紫河车　熟地黄　杜仲　天冬　麦冬　龟板　黄柏　牛膝

泻心汤（《金匮要略》）大黄　黄芩　黄连

泻白散（《小儿药证直诀》）桑白皮　地骨皮　生甘草　粳米

定喘汤（《摄生众妙方》）白果　麻黄　桑白皮　款冬花　半夏　杏仁　苏子　黄芩　甘草

实脾饮（《济生方》）附子　干姜　白术　甘草　厚朴　木香　草果　槟榔　木瓜　生姜　大枣　茯苓

肾气丸（《金匮要略》）桂枝　附子　熟地黄　山萸肉　山药　茯苓　丹皮　泽泻

金锁固精丸（《医方集解》）沙苑子　芡实　莲须　龙骨　牡蛎　莲肉

参附汤（《妇人良方》）人参 熟附子 姜 枣

九 画

枳实导滞丸（《内外伤辨惑论》）大黄 枳实 黄芩 黄连 神曲 白术 茯苓 泽泻

荆防败毒散（《外科理例》）荆芥 防风 羌活 独活 柴胡 前胡 川芎 枳壳 茯苓 桔梗 甘草

茵陈五苓散（《金匮要略》）茵陈蒿 桂枝 白术 茯苓 泽泻 猪苓

胃苓汤（《丹溪心法》）苍术 厚朴 陈皮 甘草 生姜 大枣 桂枝 白术 泽泻 茯苓 猪苓

养心汤（《证治准绳》）黄芪 茯苓 茯神 当归 川芎 炙甘草 半夏曲 柏子仁 酸枣仁 远志 五味子 人参 肉桂

保和丸（《丹溪心法》）神曲 山楂 茯苓 半夏 陈皮 连翘 莱菔子

十 画

秦艽鳖甲散（《卫生宝鉴》）地骨皮 柴胡 秦艽 鳖甲 知母 当归 乌梅

真武汤（《伤寒论》）炮附子 白术 茯苓 芍药 生姜

桂枝汤（《伤寒论》）桂枝 芍药 生姜 炙甘草 大枣

桂枝甘草汤（《伤寒论》）桂枝 甘草

柴胡疏肝散（《景岳全书》）柴胡 枳壳 芍药 甘草 香附 川芎 陈皮

益胃汤（《温病条辨》）沙参 麦冬 生地黄 玉竹 冰糖

逍遥散（《太平惠民和剂局方》）柴胡 白术 白芍 当归 茯苓 炙甘草 薄荷 煨姜

通窍活血汤（《医林改错》）赤芍 川芎 桃仁 红花 生姜 老葱 麝香 大枣 酒

通瘀煎（《景岳全书》）归尾 山楂 香附 红花 乌药 青皮 木香 泽泻

桑杏汤（《温病条辨》）桑叶 杏仁 沙参 浙贝母 豆豉 山栀 梨皮

桑菊饮（《温病条辨》）桑叶 菊花 连翘 薄荷 桔梗 杏仁 芦根 甘草

消渴方（《丹溪心法》）黄连 天花粉 人乳汁（或牛乳） 藕汁 生地汁 姜汁 蜂蜜

十一画

理中丸（《伤寒论》）人参 白术 干姜 炙甘草

黄土汤（《金匮要略》）灶心黄土 甘草 干地黄 白术 炮附子 阿胶 黄芩

黄芩汤（《伤寒论》）黄芩 芍药 炙甘草 大枣

椒梅汤（《温病条辨》）川椒 乌梅 白芍 人参 黄连 黄芩 干姜 半夏 枳实

麻子仁丸（《伤寒论》）麻子仁　芍药　炙枳实　大黄　炙厚朴　杏仁

麻杏石甘汤（《伤寒论》）麻黄　杏仁　石膏　炙甘草

麻黄汤（《伤寒论》）麻黄　桂枝　杏仁　炙甘草

羚角钩藤汤（《通俗伤寒论》）羚羊角　桑叶　川贝　鲜生地　钩藤　菊花　白芍　生甘草　鲜竹茹　茯神

清营汤（《温病条辨》）犀角（水牛角代）　生地黄　玄参　竹叶心　麦冬　丹参　黄连　银花　连翘

清胃散（《兰室秘藏》）当归　生地黄　牡丹皮　升麻　黄连

温经汤（《金匮要略》）吴茱萸　当归　川芎　芍药　半夏　人参　桂枝　阿胶　丹皮　麦冬　甘草　生姜

银翘散（《温病条辨》）金银花　连翘　豆豉　牛蒡子　薄荷　荆芥穗　桔梗　甘草　竹叶　鲜芦根

十二画以上

犀角地黄汤（《备急千金要方》）犀角（水牛角代）　生地黄　白芍　牡丹皮

葛根芩连汤（《伤寒论》）葛根　黄芩　黄连　炙甘草

槐角丸（《太平惠民和剂局方》）槐角　地榆　黄芩　当归　炒枳壳　防风

镇肝熄风汤（《医学衷中参西录》）淮牛膝　龙骨　生白芍　天冬　麦芽　代赭石　牡蛎　玄参　川楝子　茵陈蒿　甘草　龟板

黛蛤散（《卫生鸿宝》）青黛　蛤粉

礞石滚痰丸（《养生主论》）青礞石　沉香　大黄　黄芩　朴硝

新加香薷饮（《温病条辨》）银花　香薷　连翘　扁豆花　厚朴

藿香正气散（《太平惠民和剂局方》）大腹皮　白芷　紫苏　茯苓　半夏曲　白术　陈皮　厚朴　苦梗　藿香　甘草

痛泻要方（《丹溪心法》）炒白术　炒白芍　炒陈皮　防风

参考文献

1. 孙广仁主编．中医基础理论．北京：中国中医药出版社，2002.
2. 李德新主编．中医基础理论．北京：人民卫生出版社，2002.
3. 宋传荣主编．中医学基础．山东：山东科技出版社，2002.
4. 朱文峰主编．中医诊断学．北京：中国中医药出版社，2002.
5. 刘燕池主编．中医基础理论．北京：北京科技出版社，2002.
6. 袁秀英主编．中医护理学．北京：人民卫生出版社，2004.
7. 刘革新主编．中医护理学．北京：人民卫生出版社，2002.
8. 姚军汉主编．中医护理基础．北京：科学出版社，2004.
9. 唐永忠主编．中医护理学基础．北京：中国中医药出版社，2005.
10. 张凤娥、刘健美主编．中医护理学．北京：中医医药科技出版社，2009.